形成外科治療手技全書 II

形成外科の基本手技2

監　修　波利井清紀
　　　　野﨑幹弘
総編集　平林慎一
　　　　川上重彦
編　集　清川兼輔
　　　　亀井　譲

克誠堂出版

形成外科治療手技全書

監　修

波利井 清紀

杏林大学医学部形成外科学教室教授

東京大学名誉教授

野﨑 幹弘

東京女子医科大学名誉教授

総 編 集

平林 慎一

帝京大学名誉教授

川上 重彦

金沢医科大学形成外科学教室教授

形成外科治療手技全書 Ⅱ 形成外科の基本手技２

【編　著】 清川 兼輔　久留米大学医学部形成外科・顎顔面外科学講座教授
亀井　 讓　名古屋大学大学院医学系研究科総合医学専攻運動・形態外科学講座形成外科学教授

【執筆者】 青　 雅一　独立行政法人国立病院機構岩国医療センター形成再建外科
秋月 種高　東京警察病院形成外科
秋元 正宇　日本医科大学千葉北総病院形成外科
安倍 吉郎　徳島大学医学部形成外科
今川 賢一郎　医療法人横美会ヨコ美クリニック
王丸 陽光　久留米大学医学部形成外科・顎顔面外科
大西　 清　東邦大学医学部形成外科
岡崎　 睦　東京医科歯科大学大学院医歯学総合研究科形成・再建外科学分野
岡田 恵美　東邦大学医学部形成外科
荻野 晶弘　東邦大学医学部形成外科
尾崎　 峰　杏林大学医学部形成外科
鍵本 慎太郎　横浜市立大学医学部形成外科
柏木 圭介　徳島大学医学部形成外科
菊池 雄二　日本大学医学部形成外科学系形成外科学分野
黒川 正人　熊本赤十字病院形成外科
黒木 知明　昭和大学医学部形成外科
古賀 憲幸　久留米大学医学部形成外科・顎顔面外科
櫻井 裕之　東京女子医科大学形成外科
櫻庭　 実　国立がん研究センター東病院形成外科
島田 賢一　金沢医科大学形成外科
関堂　 充　筑波大学医学医療系形成外科
竹内 正樹　東京女子医科大学八千代医療センター形成外科
田中 克己　長崎大学医学部形成外科
冨田 興一　大坂大学医学部形成外科
永竿 智久　香川大学医学部形成外科
仲沢 弘明　日本大学医学部形成外科学系形成外科学分野
橋本 一郎　徳島大学医学部形成外科
林　 明照　東邦大学医学部形成外科
林　 祐司　名古屋第一赤十字病院形成外科
深水 秀一　浜松医科大学附属病院形成外科
前川 二郎　横浜市立大学医学部形成外科
水上 高秀　浜松医科大学附属病院形成外科
三鍋 俊春　埼玉医科大学総合医療センター形成外科・美容外科
宮本 慎平　国立がん研究センター中央病院形成外科
宮脇 剛司　東京慈恵会医科大学形成外科学講座
八木 俊路朗　鳥取大学医学部附属病院形成外科
矢野 健二　大阪大学医学部形成外科乳房再生医学寄附講座
吉村 浩太郎　自治医科大学形成外科
吉本 信也　昭和大学医学部形成外科
力丸 英明　久留米大学医学部形成外科・顎顔面外科

（敬称略，五十音順）

形成外科治療手技全書

監修にあたって

形成外科は過去半世紀以上にわたり非常な発展を遂げ，現在，ほとんどの大学で講座、診療科が設置されており，一般社団法人日本形成外科学会の認定する専門医は2,500名を超えております。また，2018年度から日本専門医機構が認定する基本領域19診療科の一つとして，新しい専門医研修プログラムによる研修もスタートされます。

一方，形成外科が診療する疾患の範囲は非常に幅広く，他科の診療分野とのオーバーラップ，疾患名と治療手技が一致しないことなどがあり，形成外科の治療手技を体系的に記述した日本の教科書はありませんでした。

今回，本全書を刊行する目的の一つに，臨床外科の一分野として発展してきた形成外科を，将来に向けて広く独立した学問としてとらえた教科書を作りたい，ということがあります。すなわち，「形成外科学」を一つの体系としてとらえ，共通の概念に基づく診断から治療法の選択，そして治療の実際に関する標準的かつ最新の知識を網羅した，大系的な教科書作りを目指しております。

「形成外科学」の，より一層の発展に寄与できれば幸いです。

監修　波利井 清紀
野﨑 幹弘

序

このたび，形成外科治療手技全書の3巻めとして「形成外科の基本手技2」を上梓する運びとなりました。前巻の「基本手技1」では周術期管理や切開縫合など，外科系各科に共通する基本的手技を含めて編集しました。これに対し本巻は，plastic（形を作る）の名が示すように形成外科を代表する手技である組織移植術を主体とした内容となっています。

本巻を編纂するにあたって最も議論となったのが，掲載する皮弁（皮弁・組織弁）の選択，分類でした。皮弁の血行にaxial patternの概念が提唱されてからまだ半世紀に過ぎませんが，この間に開発，報告された各種皮弁の数は夥しいものです。しかしその中には，挙上が難しい，血行が安定しないなどの理由で使用されなくなったものも少なくありません。

今回は，臨床現場で活用できる実践書という本全書の趣旨から，このように使われなくなったものには敢えて言及せず，いま最も有用と思われる皮弁のみ選択して解説しました。また，分類にあたっても，特に血行形態からの分類に関し，著者・編者の間で一部意見の相違を見るところがありました。理由は皮弁が開発された経緯，言い換えれば歴史的背景の捉え方にあると思われましたが，今回は最終的にこのような形に落ち着きました。

前述しましたように，組織移植の手技は形成外科の土台となるものです。本書が読者の日常診療の役に立てば幸いです。

2017年3月1日

総編集　平林 慎一
　　　　川上 重彦
編　集　清川 兼輔
　　　　亀井　 譲

形成外科治療手技全書 Ⅱ 形成外科の基本手技 2

もくじ

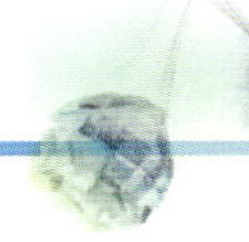

第4章 皮弁：乱走型皮弁 91

第5章 皮弁：軸走型皮弁・筋膜皮弁 127

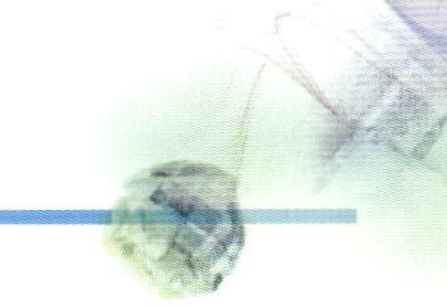

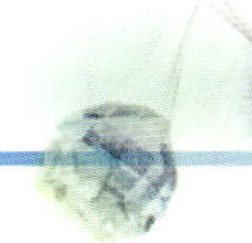

第10章 Tissue expansion 法 287

第11章 知っておきたい知識 305

形成外科治療手技全書

II

形成外科の
基本手技 2

第1章 遊離皮膚移植術

p. 1

概　説

清川兼輔・王丸陽光

分類

遊離皮膚移植術（植皮）は，1869年にReverdinによって初めて報告されて以降，形成外科医にとって基本的かつ不可欠な手術手技である[1)]。

実際に植皮を行う際には，①移植床の状態（肉芽の状態，骨や腱の露出の有無，感染の有無など），②整容面（色調・質感や色素沈着など），③機能面（特に関節部のような伸展や収縮が行われるところなど）を考慮しながら，全層植皮術や分層植皮術を選択する（表）。また，植皮部だけでなく採皮部についても，整容的に目立ちにくい部位や皮膚の性状を十分に考慮しながら採取部位を決定する必要がある。

生着機序

植皮片の生着機序は，血清浸漬期と血行再開期に大別される[2) 3)]。

■血清浸漬期（移植直後～2日）

植皮直後より移植床から血漿が漏出し，約24時間後にはフィブリン網によって植皮片が固定される。以前は，漏出した血漿が植皮片内を循環することによって，植皮片が栄養されていると考えられていた。しかし現在では，フィブリノーゲンを消費した血清が植皮片に吸収されることによって，植皮片への栄養供給だけでなく，毛細血管の開存維持や乾燥予防がなされていると考えられている（図1-a）。

■血行再開期（3～7日）

植皮後3日目ごろより，移植床と植皮片の血行が再開する。この機序については，それぞれの血管の断端同士が吻合するだけでなく，移植床からの新生血管が移植片内に侵入して血行が再開すると考えられている（図1-b）。薄い植皮片ほど汚染に強く生着しやすいのは，皮膚表層に近いほど血管が細かく分岐しているため，薄くなるほど植皮片側にある血管の断端数が多くなるためである（図2）。また移植床側が，血管の断端が少ないもしくは存在しない骨や軟骨および腱などである場合，この上に植皮は基本的には生着しない。しかし，移植床の辺縁から血行が再開する架橋現象（bridging phenomenon）も起こることから，骨や腱などの上であっても小範囲であれば植皮片は生着する。8日目以降になると，植皮片への血行再開はほぼ完成される。

植皮片と移植床の癒合については，3日目よりフィブリン網から線維芽細胞が出現し，コラーゲンが産生されることで両者の癒合は強固なものとなっていく。ただし，外力に対して植皮片が十分に耐えることができるまでには，植皮後2～3週が必要である。

表　分層植皮と全層植皮の違い

	分層植皮	全層植皮
生着度	◎ （植皮片が薄いほど生着する）	○ （移植床の血行が良い場合に限る）
感染	強い	弱い
色素沈着	強い	弱い
収縮	大きい	小さい
目的	上皮化促進 （皮膚欠損など）	整容的・機能的改善 （顔面瘢痕や瘢痕拘縮など）

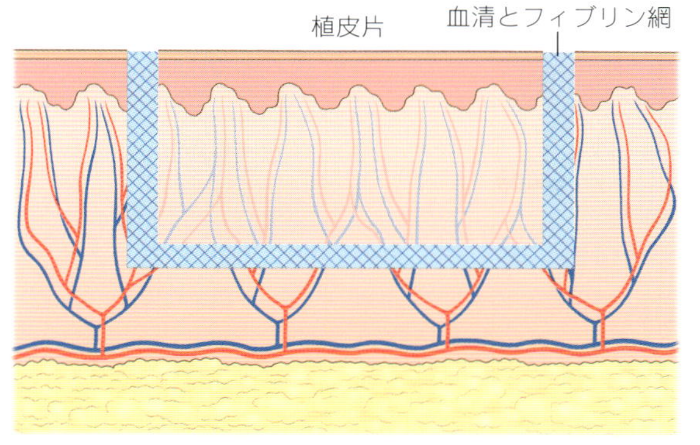

(a) 血清浸漬期
植皮片はフィブリン網で固定され，血清によって毛細血管の開存維持や栄養供給および乾燥予防が行われている。

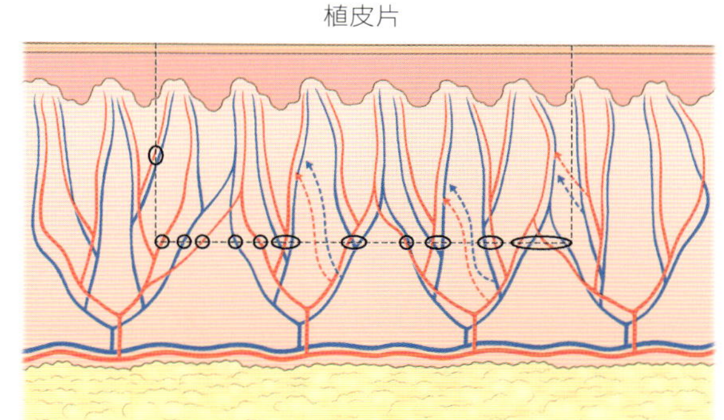

(b) 血行再開期
○：血管吻合部位，矢印：新生血管
移植床と植皮片の血管断端同士が吻合したり，移植床からの新生血管が植皮片に侵入して血行が再開する。

図 1　植皮の生着機序

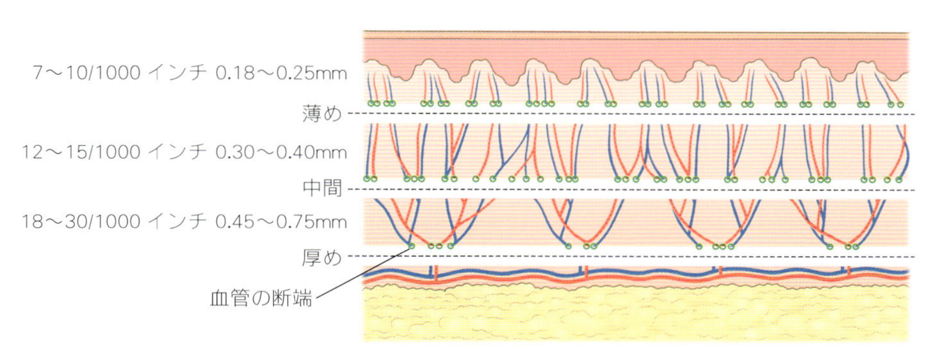

図 2　植皮片の厚さによる血管断端の数
真皮が薄い植皮片ほど血管断端の数が多く，生着しやすくなる。

なお，遊離植皮が生着しない要因は以下の点が考えられるので注意する。
①植皮片直下の血腫および感染
②不十分な固定や圧迫による植皮片のズレ
③血行不良や感染のある移植床
④移植床の不十分な wound bed preparation
（壊死組織や不良肉芽の存在）

手技

臨床において一般的に行われる自家植皮は，表皮および真皮の一部を含む分層植皮（split thickness skin graft：STSG）と表皮および真皮全層を含む全層植皮（full thickness skin graft：FTSG）の 2 種類に分けられる。また，一般的に分層植皮は含まれる真皮層の厚さによって，次のように分類される[4]。
薄め（7～10/1000 インチ，0.18～0.25mm）
中間（12～15/1000 インチ，0.30～0.40mm）
厚め（18～30/1000 インチ，0.45～0.75mm）

■分層植皮

●シート状植皮

創部の範囲に合わせて採皮し，全範囲を被覆するように移植を行う。滲出液が少ない移植床に対して用いる場合が多い。

●網状植皮（mesh graft）

シート状に採皮した植皮片をスキンメッシャーにて網目状に加工して植皮をする。1.5～6 倍まで加工が可能であり，広範囲の熱傷や皮膚欠損創に用いられる（図 3）。滲出液が多い移植床に対して用いることが多い。

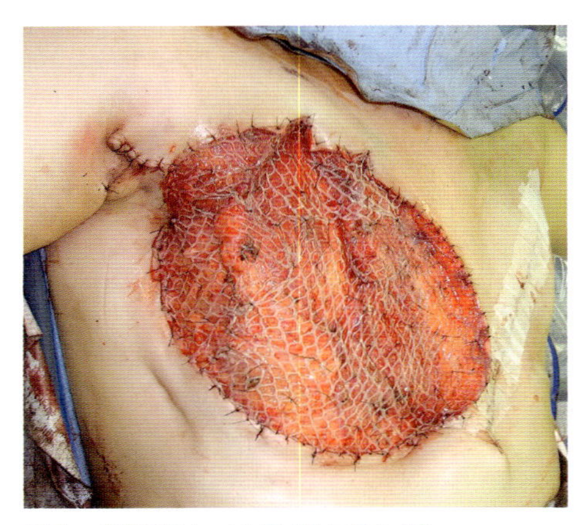

図3 網状植皮（右胸部皮膚欠損）

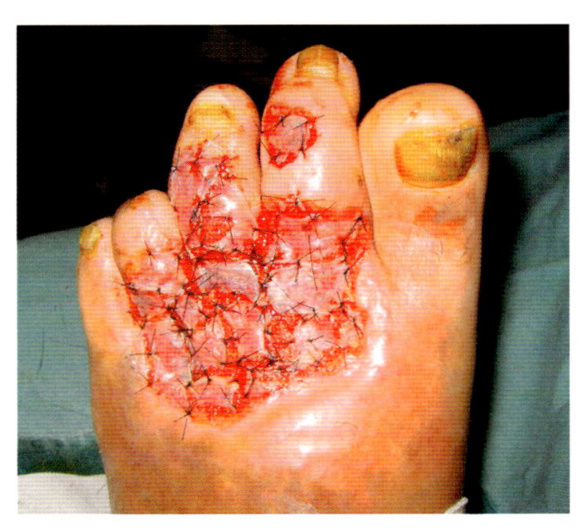

図4 切手状植皮（左足潰瘍）

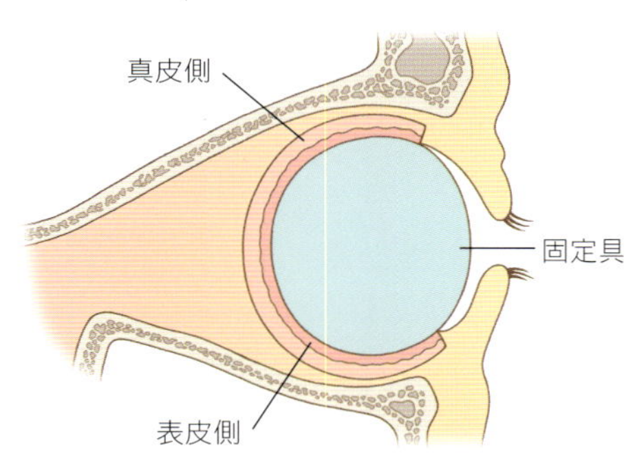

図5 埋め込み植皮（眼窩部：シェーマ）

●切手状植皮（stamp graft, patch graft）

植皮片を切手大もしくはやや小さめに分割し，その小さい植皮片を移植する。褥瘡など数回に分けて行う場合や小範囲の皮膚欠損に用いることが多い（図4）。

■全層植皮

●全層植皮

植皮片は表皮と真皮全層を含んでおり，分層植皮に比べ術後の収縮や色素沈着が少ない。このため，顔面などの整容的再建や関節部などの機能的再建を目的として用いられる。

●含皮下血管網植皮

植皮片は，表皮と真皮全層に加えて真皮直下の血管網を含んでいる。全層植皮に比べ生着率では劣るものの，術後の収縮や色素沈着がより少ない。

■特殊な植皮法

●埋め込み植皮（inlay graft）

植皮片の真皮を外側にして円形などに加工し，眼窩や腟内腔など内腔壁の再建に用いられる（図5）。

引用文献

1）Converse JM: Reconstructive Plastic Surgery. pp126–239, WB Saunders, Philadelphia, 1977
2）添田周吾，塚田貞夫，大浦武彦：図説臨床形成外科講座1　創傷治癒，組織移植．pp70–73，メジカルビュー社，東京，1987
3）柏克彦，遠野久幸，小林誠一郎ほか：遊離植皮術のコツとupdate．PEPARS 34：1–6，2009
4）百束比古，清澤智晴，丸山優：組織移植術．標準形成外科学（第5版），秦維郎ほか編．pp36–44，医学書院，東京，2008

History & Review

●形成外科の基本手技を解説している。

Converse JM: Reconstructive Plastic Surgery. pp126–239, WB Saunders, Philadelphia, 1977

1. 分層植皮

島田賢一

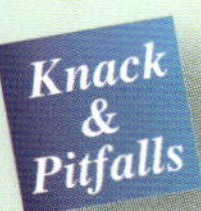

◎頭部は上皮化が早く複数回の採皮が可能である。肥厚性瘢痕を生じず採皮部が毛髪に隠れるため，女性・小児においては採皮部の第1選択となる
◎大腿部は大きな植皮片の採取が可能で術後管理が容易であり，最も頻用される
◎土踏まずからは手指へのカラーマッチが良い角質を含む植皮片が採取できる
◎網状植皮は固定が簡便で生着が良い。しかし鱗状の醜状形が残る
◎電動式デルマトームの使用法に精通する
◎採皮部は早期に治癒させる必要がある。難治化すると醜状瘢痕が残る

分層植皮はOliier（1872年），Thiersch（1874年）らにより始められ，真皮中層までの植皮片を採取して行う植皮術である。生着がしやすく，感染に強いとされる。現在では，ダーマトームの進歩で，より簡便に採取することが可能となり，必須の形成外科手術手技である。

適応と分類

広範囲の皮膚欠損創（広範囲熱傷，外傷後の皮膚・軟部組織欠損創），あるいは皮弁採取部の皮膚欠損創の閉鎖に用いる。このほか，腫瘍切除後や母斑切除後の皮膚欠損創や難治性潰瘍の閉鎖に適用される。整容性を求めない部位や移植床の状態が良くない場合に用いられる。

移植には血行を有する移植床が必須である。移植床としては，皮膚（真皮），皮下組織（脂肪組織），筋膜，筋肉，神経鞘，血管，骨膜・軟骨膜などが利用できる。骨，軟骨では直接植皮はできない。骨においては，骨皮質表面を剥削することにより植皮が可能な場合もある。

分層植皮は薄め分層植皮（大腿内側12/1000インチ以下），中間分層植皮（大腿内側15〜25/1000インチ），厚め分層植皮（大腿内側30/1000インチ以上）に分類される。薄め分層植皮は，生着しやすく，感染に強い特徴を有し，採皮部の瘢痕が目立たないことより最も頻用される。しかし，術後に収縮しやすい，外力に弱い，色素沈着を来たす，などの欠点を有する。移植する皮片の形状からは，シート植皮，パッチ植皮，網状植皮などがある。

シート植皮はダーマトームで採取した皮膚をそのままシート状に移植する方法である。生着後の皮膚の凹凸が少なく，分層植皮のなかでは整容性に優れる。関節部位，手背部，顔面，頸部などの術後機能的・整容的に問題が生じ得る部位に用いられる。

網状植皮は植皮片に網目状の小切開を加え，これを引き延ばして移植する方法である。小さな皮膚片でより大きな皮膚欠損が被覆可能である。通常，専用の器具（メッシャー）を用いて作成する。移植床が凸凹の不整であってもよく密着し生着がよい。網の目から滲出液，血液がドレナージされるので植皮片下の血腫，漿液腫が生じないため，感染にも有利である。一方，植皮部は鱗状の醜状痕を呈する。

パッチ植皮は植皮片を切手大の大きさに細分して創面に移植する方法である。おのおのの植皮片を間隔をあけて配置することで，少ない植皮片で大きな面積の創を閉鎖できる。どこからでも採取可能で侵襲が少ない。しかし，植皮部はシート植皮と比べて整容性に劣る。本法はベッドサイドで局所麻酔でも可能であり，高齢者の重症例や合併症などで全身麻酔が困難な症例に用いられる。

採取部の選択

分層皮片は身体のあらゆる部位から採取可能であるが，非露出部で，皮膚の凹凸が少なく，大きく採取可能な大腿部が最もよく選択される。また，採取部の瘢痕が目立たないことから，女性・小児においては頭部が第１選択となる。広範囲熱傷においては腹部，背部，下腿，上腕，前腕などからも採取する。手指への植皮には色調，質感が良い足底皮膚が第１選択となる。足底皮膚は，採取部の肥厚性瘢痕を来たしにくいため，厚め分層皮片の採取が可能である。

分層皮片の採取にはデルマトーム（電動式，フリーハンド），シルバーナイフ，採皮刀などが用いられるが，その簡便性と汎用性から，電動式ダーマトームを使用することが多い。皮膚が薄い場合（小児）や，採取部位の深部に骨が存在し突出している部位（肩甲骨，肋骨），やせている患者などはデルマトームによる採皮が難しいので注意を要する。

後療法

薄め分層植皮は7～10日で上皮化する。通常著しい瘢痕は生じないが，若干の色素沈着，色素脱失は残存する。なお，上皮化直後は再生上皮が脆弱なために，軽微な外力でびらんを生じる。いったん潰瘍化すると，難治性となり治癒が遅れ，醜状瘢痕となるので注意が必要である。

植皮部は色素沈着を予防するため遮光する。また，薄め分層植皮の場合，皮片には皮膚付属器がほとんどないので術後乾燥する傾向にある。これを予防するために保湿剤（ヒルドイド®など）を用いる。

中間分層や厚め分層植皮の採皮部は上皮化に２週間以上要するため，同部には瘢痕が生じる。高度の色素沈着や色素脱失，場合によっては肥厚性瘢痕を生じる場合がある。肥厚性瘢痕の予防にいろいろな治療が試されているが，完全に予防できる治療法は現在ない。

下腿からの採皮の場合，下肢の下垂によりうっ血を呈する。うっ血が継続すると色素沈着を来たすことがある。下腿の圧迫包帯が有用である。

I 採取と創処置：頭部

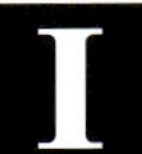
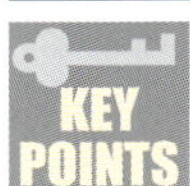

- 頭皮（帽状腱膜）下に局所麻酔剤や生理食塩水を注入し，採皮部の止血を図るとともに，同部を平坦化させる
- 術後採皮部はよく洗浄し，血痂を洗い流す

❶ 準備

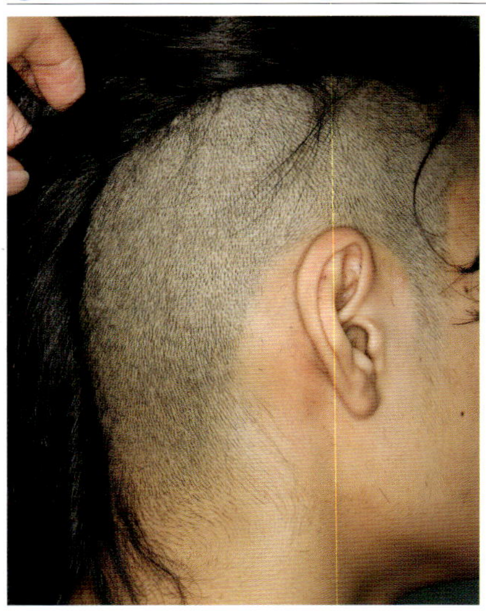

採取部の頭髪はあらかじめバリカンなどでカットする(採取サイズより1cmほど大きめに)。

小さめの植皮片が必要な場合，耳介後部の平坦な部分からが採取しやすいが，頭頂部，後頭部からの採皮も可能である。採皮部位は必要とする植皮片の大きさで決めればよい。

頭頂部，側頭部の毛髪により採取部を隠すことができる。

10万倍エピネフリン添加0.5%キシロカインを帽状腱膜下に注入する（局所麻酔薬の極量に注意）。この際，頭皮を十分に膨隆させることが重要である。

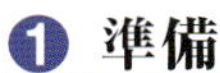

・仰臥位で頸部を若干ひねるだけで採皮が可能である。頭皮下の局注は10万倍エピネフリン加生理食塩水でもよい。

❷ 採皮

電動式デルマトームを用いて，厚さ 8〜12/1000 インチで採取する。頭部は弯曲しているので，デルマトームの採皮幅は 3 インチが採取しやすい。採取後残存する皮片内の毛髪は，生理食塩水で洗い流しながら鑷子を用いて除去する。薄く採皮すると上皮化が早く，10 日程度で再度採皮することも可能である。

Advice

・より厚めの皮膚が必要な場合は 30/1000 インチまで採取可能である。

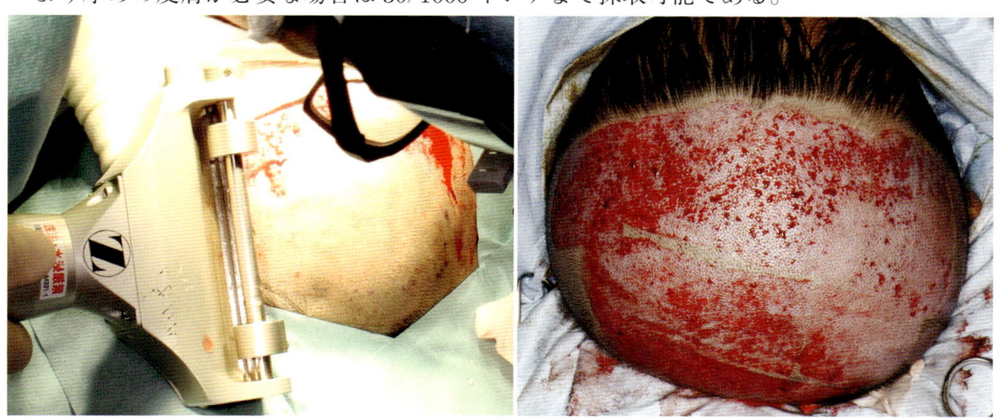

❸ 創処置

採皮部にはハイドロゲル吸収体創傷被覆材（ビューゲル®）を貼布し，skin stapler にて固定する。辺縁を 1cm ほど残して被覆材をカットする。ステープラー固定の間隔は採皮部からの出血，滲出液がドレナージできるように粗めとする。辺縁をカバーするようにガーゼドレッシング，あるいはそのまま吸水シートでカバーする。

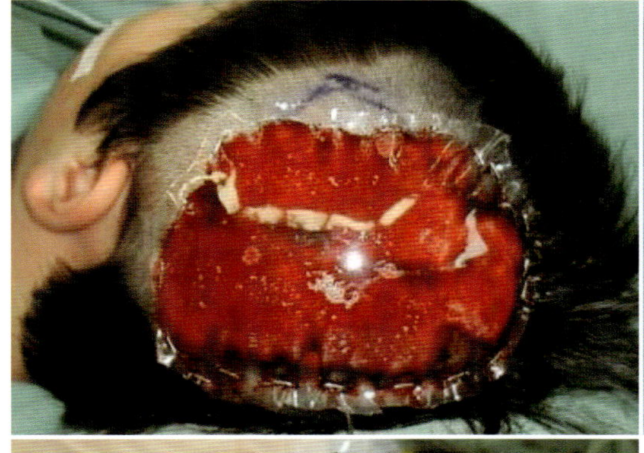

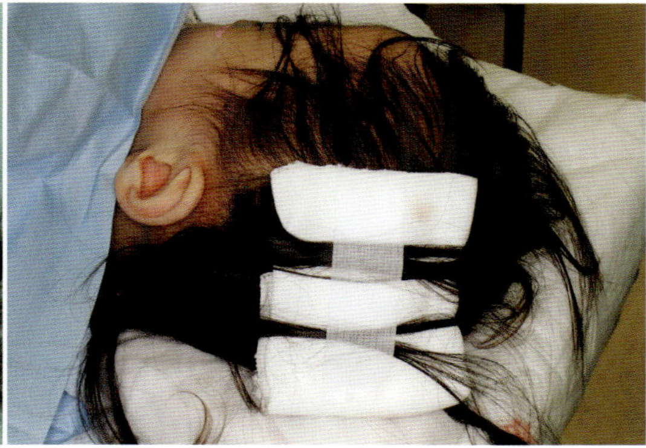

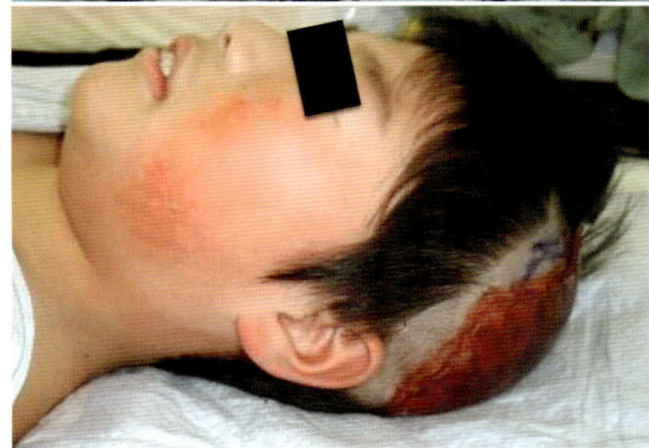

術後2日から洗髪が可能である。ビューゲル® 内の凝血塊を積極的に洗い流すとともに洗髪することにより，QOLが向上する。頭部では，8～10/1000の採皮であれば，1週間で上皮化する。

Advice

・採取部に非固着性ガーゼを貼付した場合，ガーゼ下に形成された血痂が頭皮に固着することがある。放置すると潰瘍となり，難治化するので注意が必要である。

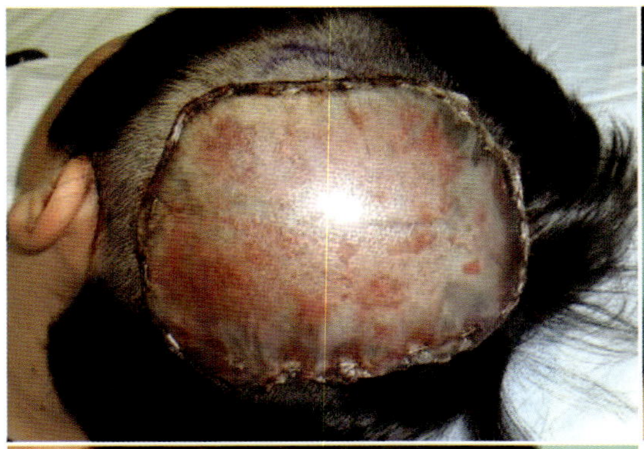

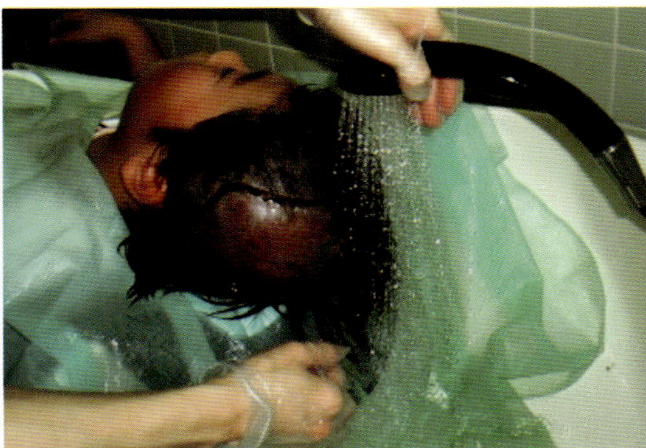

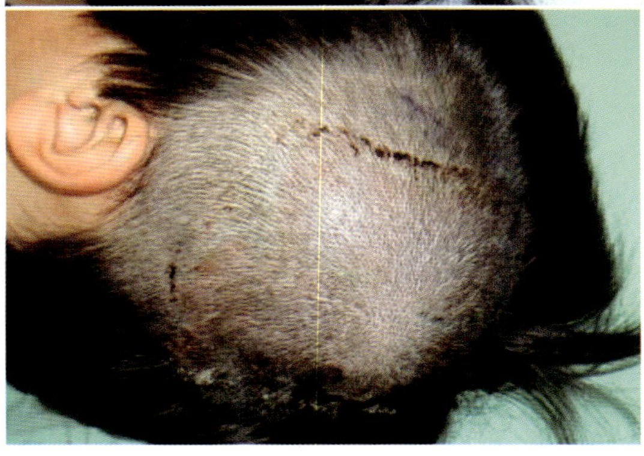

術後6日

II 採取と創処置：大腿部

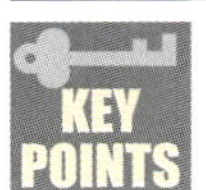

- 皮膚に緊張を与えて採取する
- 介助者のアシストでより容易に採皮できる

❶ 準備

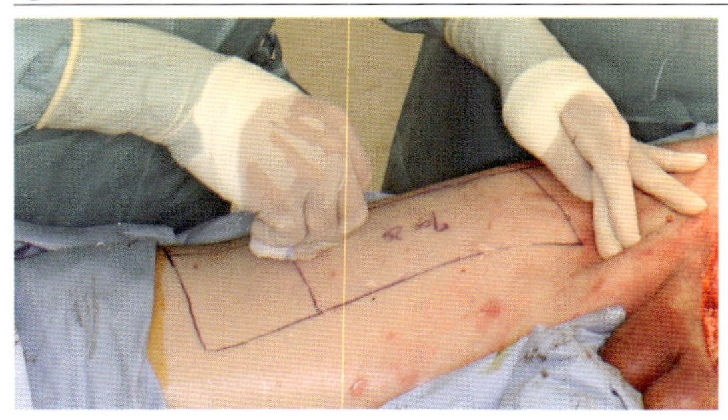

大腿前面から外側にかけて採取部をデザインする。局所麻酔の場合は真皮直下に局所浸潤麻酔（10万倍エピネフリン加キシロカイン）を採取部より広めに皮下注射する。

採取部の皮膚を生理食塩水で清拭する。採皮直前に，再度デルマトームの設定（採取皮膚の厚さ）を確認する。

❷ 採皮

アシストする手で採皮部の末梢側を軽く牽引する（⟵）。デルマトームの刃と皮膚との角度（α）を一定として採皮する。この時，手首でデルマトームを押すと（α）が変化し皮片の厚さが薄くなり，皮膚上をデルマトームが滑ることがあるので注意する。

Advice

・アシストする際，滑りやすいのでガーゼなどを用いてしっかり牽引する。
・角度（α）が鋭角になると植皮片は薄く，鈍角になると厚くなる。

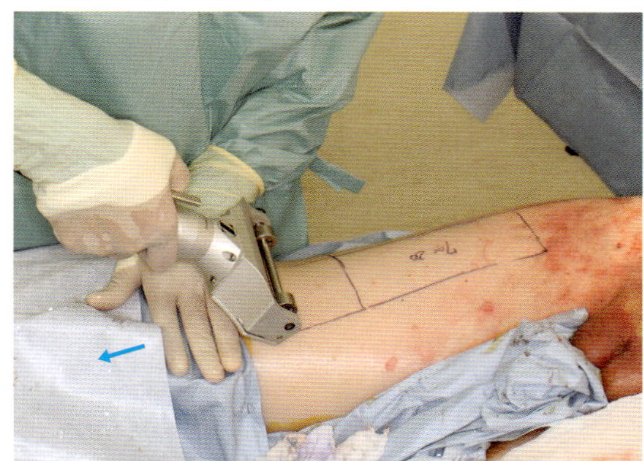

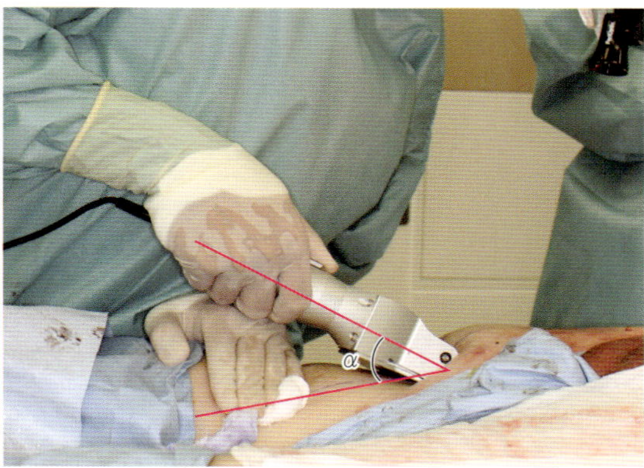

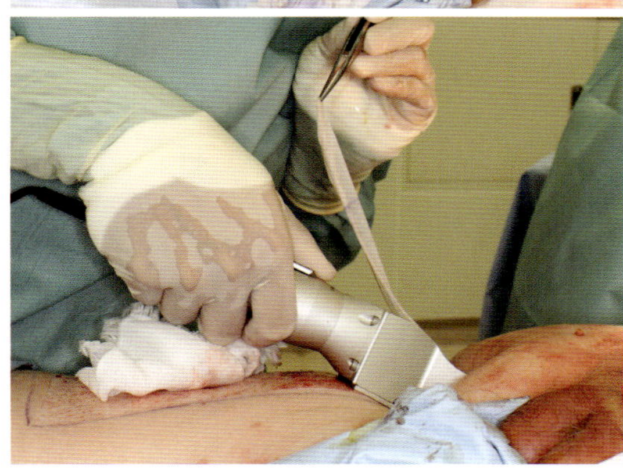

角度（α）を保ちながら，体全体でデルマトームを押すような感覚でゆっくり採皮する。

予定した範囲まで採皮できたら，デルマトームを跳ね上げると皮片がスムーズに切断され採皮が完了する。

Advice

・採皮中にいったんデルマトームを止めて，デルマトームの角度や向きを修正しても採皮に支障はない。

❸ 創処置

採皮部は湿潤環境を維持する被覆材を貼布することで速やかな上皮化が得られる。ここでは筆者が行っている方法を示す。

採皮部位より大きめのポリウレタンフィルム（テガダーム®など）を同部に貼布する。採皮部の下方の皮膚側に剪刀でフィルムにスリットを作成する。スリット部分に綿ガーゼを置き，ガーゼをポリウレタンフィルムで被覆する。

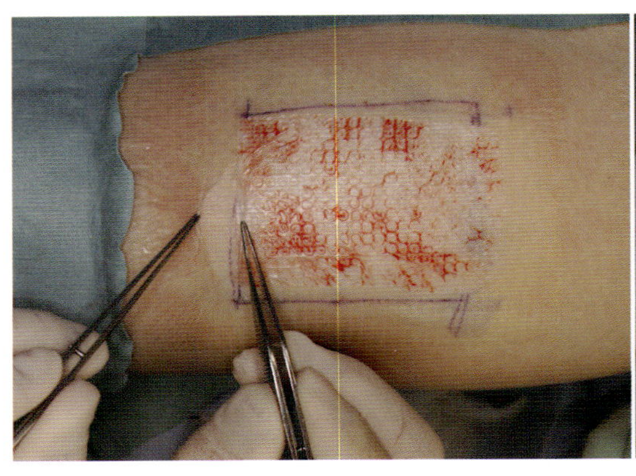
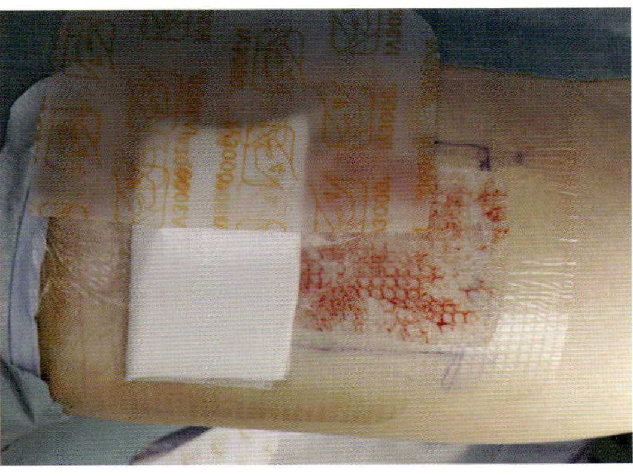

2日目，血性汚染を認めるガーゼ上のフィルムのみ剪刀でカットし，ガーゼを除去，新しいガーゼを置き，フィルムで被覆する。

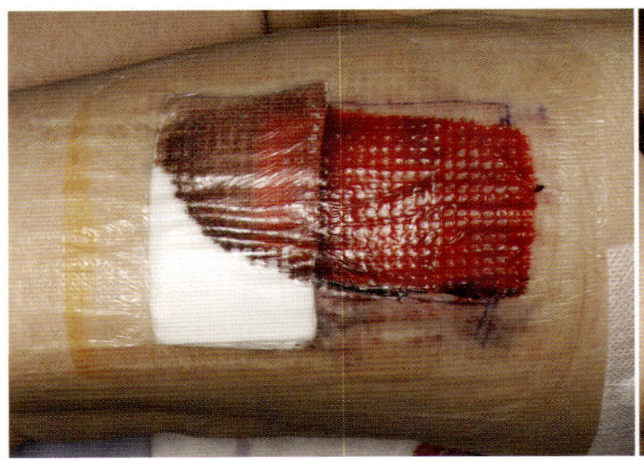
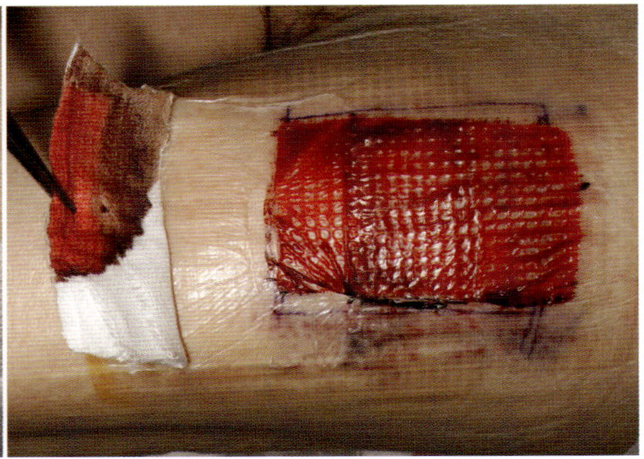

以降5日目までは，ガーゼの血性汚染を認めた場合は同様の処置を行う。

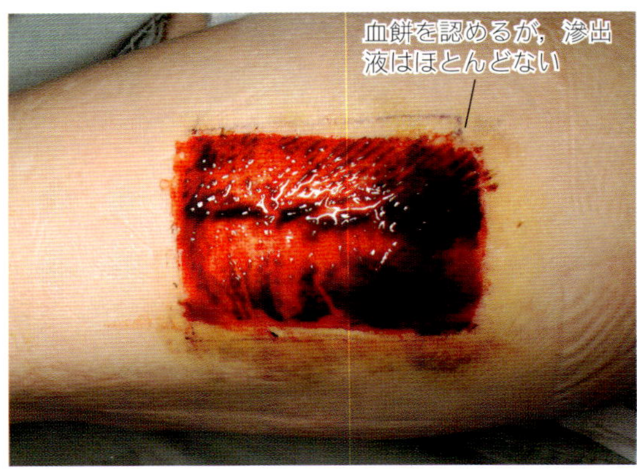

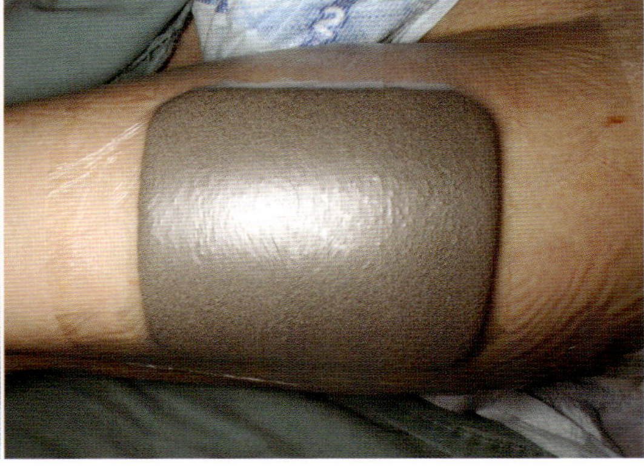

5日目，創面のフィルムドレッシングを除去し，ポリウレタンフォーム（メピレックスAg®など）を貼布する。上皮化まで貼布したままとする。

III 採取と創処置：土踏まず

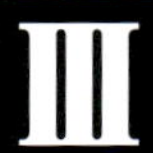
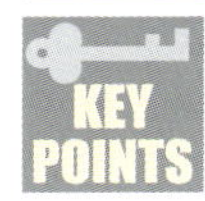

- 土踏まずに局所麻酔薬あるいは生理食塩水を十分注入し膨隆させることにより，採取が容易となる

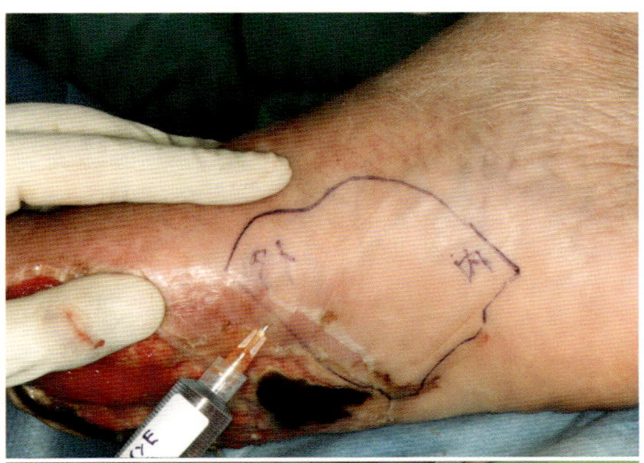

❶ 準備

足底非荷重部にデザイン，エピネフリン加キシロカインを皮下注射し，陥凹した土踏まず部分を膨隆させる。

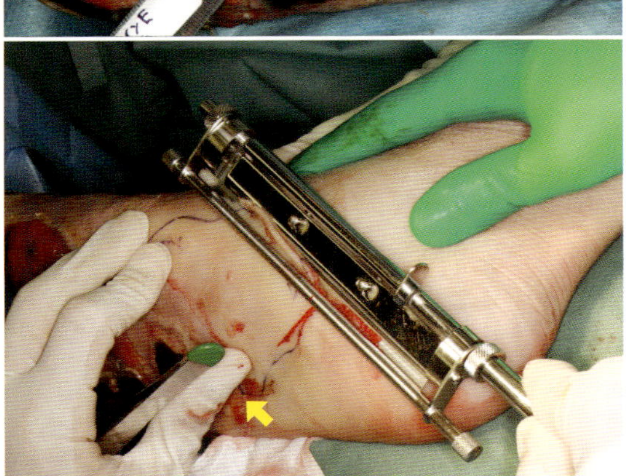

❷ 採皮

フリーハンドナイフ（あるいはシルバーナイフ）を用いて採皮する。対側の手（⇨）で皮膚を牽引し採取部を平坦化し，刃をしっかり皮膚に食い込ませて採取する。足底は角質が厚いので，十分な厚さの皮膚を採取することを意識する。採皮部は大きい点状出血が確認できる。

Advice

- 膨隆が不十分だと皮膚全層の採取となり，真皮下の脂肪が露出する。

❸ 創処置

足底は滲出液で浸軟しやすいため，滲出液をよく吸収できる創傷被覆材を用いる。著者はハイドロファイバードレッシング，ポリウレタンフォームドレッシングを用いて，2日に1回交換している。

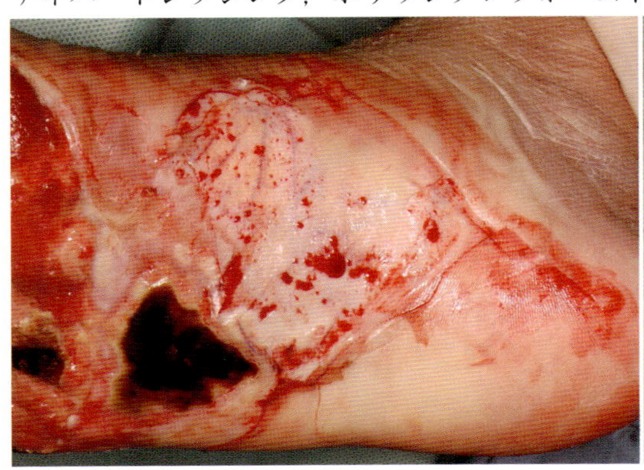
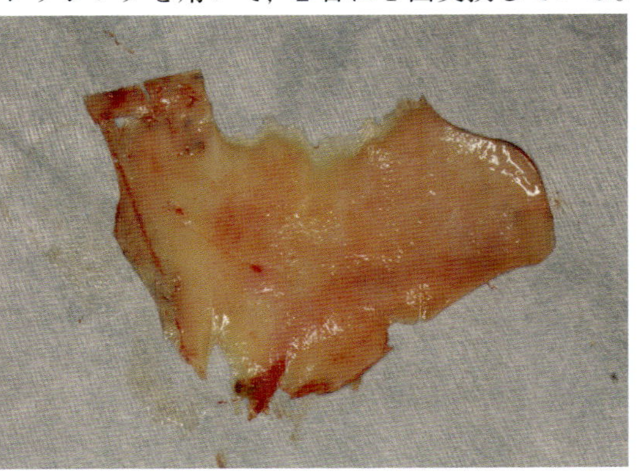

Ⅳ 移植と固定法

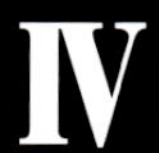

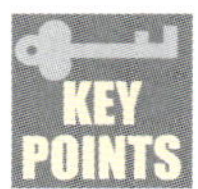

KEY POINTS

- 通常，植皮片の固定はタイオーバー法が施行されるが，分層植皮においてはより簡単な固定でも十分に生着する
- 非固着性ガーゼとグリセリン綿花による圧迫固定のほか，不織布テープ，ステープラーによる固定も有用である
- 関節可動部位や移植床に凹凸や陥凹がある場合は，局所陰圧閉鎖療法（以下，NPWT）による固定も可能である

シート状植皮片

シート状に採取した皮片を欠損に合わせトリミングする。移植床の止血を十分に行い，必要ならば，植皮片にドレナージ用の小スリットを作成する（⇨）。また漿液腫・血腫予防のために，植皮片を下床にアンカーする場合もある。血腫や漿液腫が生じた場合は皮片に切開を加え速やかに除去，洗浄する。これにより植皮を救済することができる。

固定は通常タイオーバー固定を行うが，四肢においては圧迫包帯でも十分生着する。

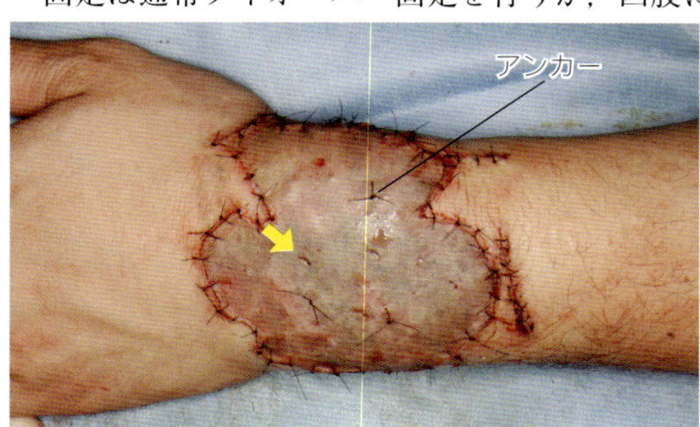

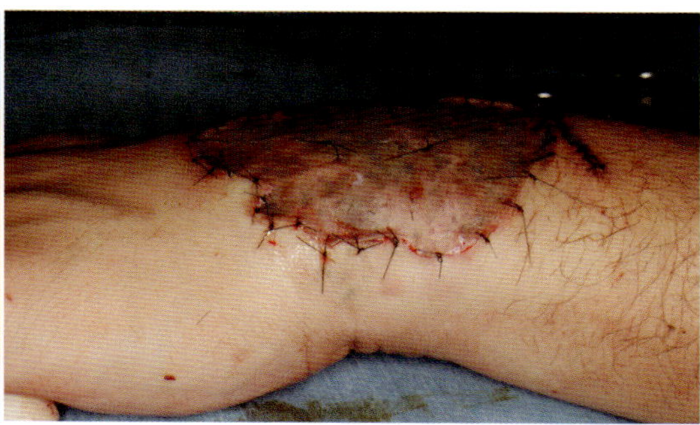

網状植皮片

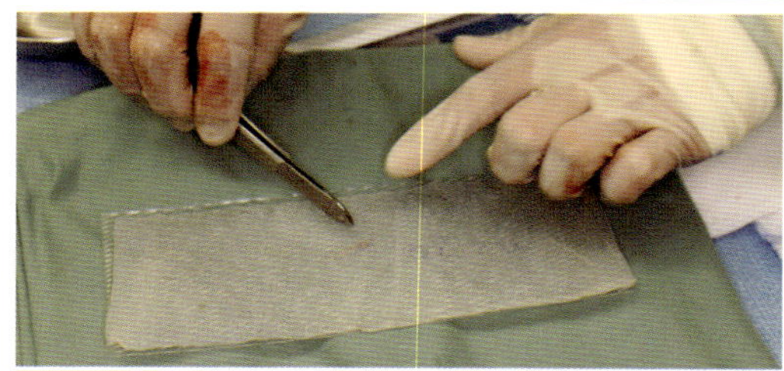

①作成したい倍率に応じたメッシュキャリアー（1.5, 3, 6, 9倍）を用意する。採取した植皮片をキャリアーにのせる。この際しわができないように伸ばす

Advice

・キャリアーには裏表があるので注意する

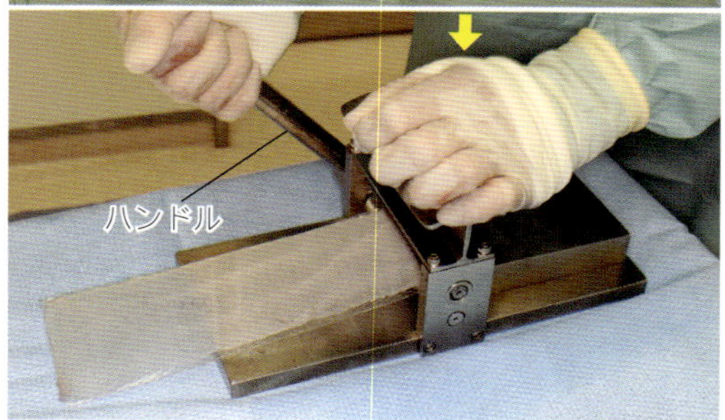

②キャリアーと刃の間に適度な圧を加えるため，メッシャーの上部を押さえながらハンドルを前後に動かし，キャリアーを進める（⇨）

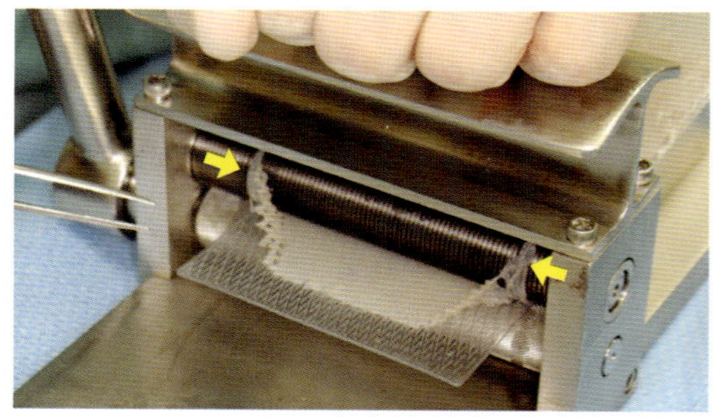

③刃に植皮片が付着し巻き込むことがあるので注意する（⇨）

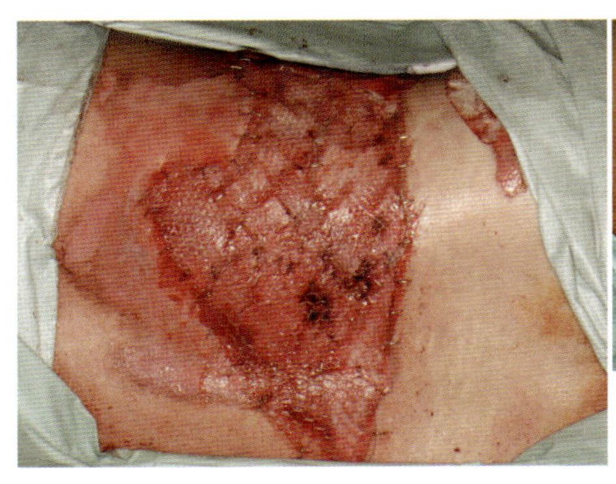

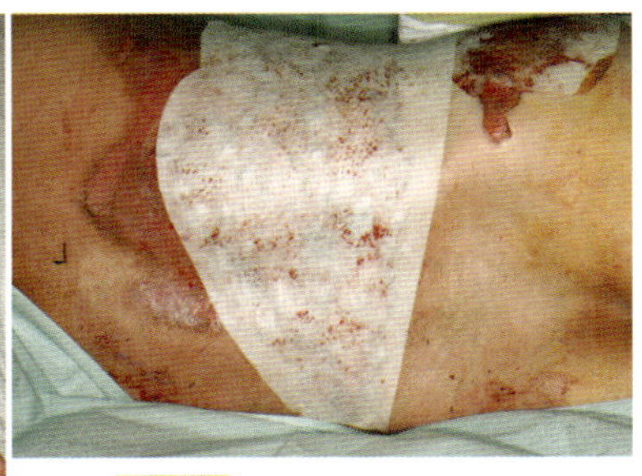

④植皮部の周囲が健常皮膚であれば，滅菌した不織布テープ（ソフポア®，メディポア®など）を用いて固定できる

Advice

・植皮生着後のテープ除去時はピーナッツオイルなどを用いると生着した植皮に損傷を与えず，除去できる。

NPWT による固定

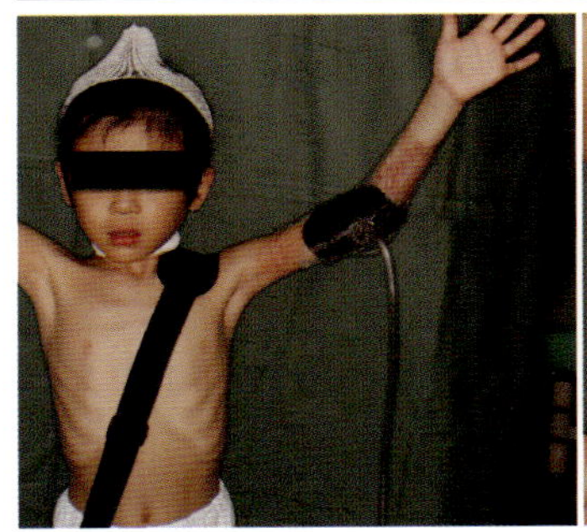

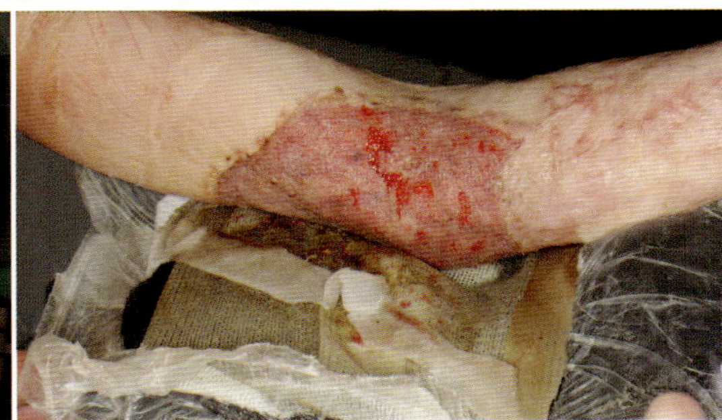

植皮片に非固着性ガーゼを貼布し，固定用のフォームにて弱めの陰圧（75～100mmHg）で固定する。固定性に優れ，QOL も高い。小児に良い適応である。

症例 1　前胸部悪性腫瘍拡大切除に対する大腿部からの分層植皮術

47 歳，男性，隆起性皮膚線維肉腫（鎖骨部）

左鎖骨下の隆起性皮膚線維肉腫を大胸筋筋膜を含め拡大切除した。大腿部より 10/1000 インチの分層植皮片を採取，1.5 倍網状植皮，タイオーバー固定を施行した。術後 6 年で，植皮の色素沈着は軽度であるが，網状の瘢痕は残存している。

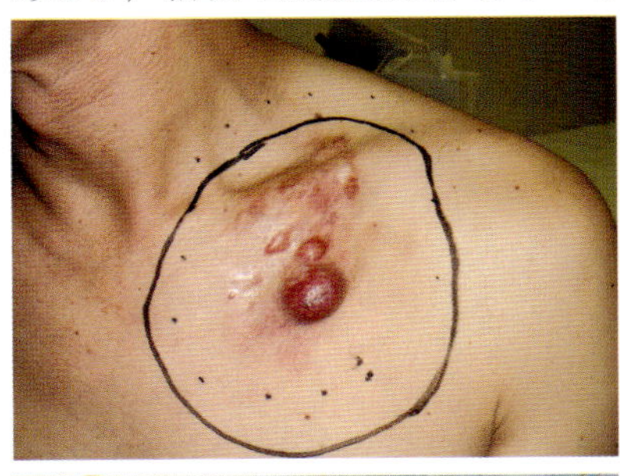

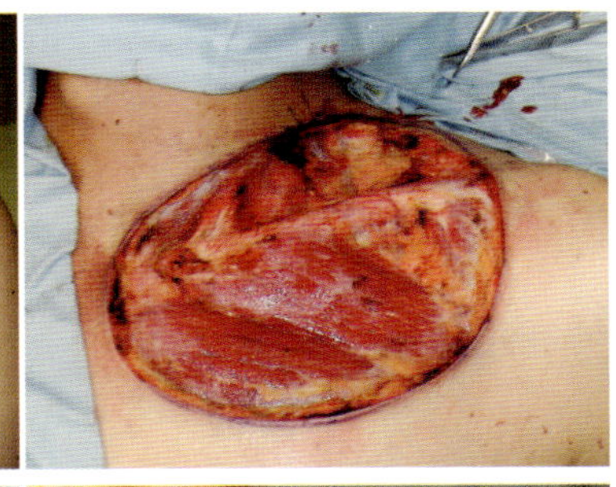

筋膜を含め切除，
鎖骨部は骨膜上で摘出

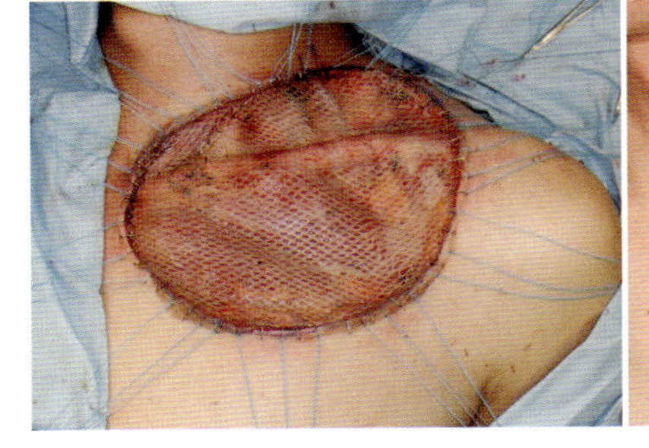

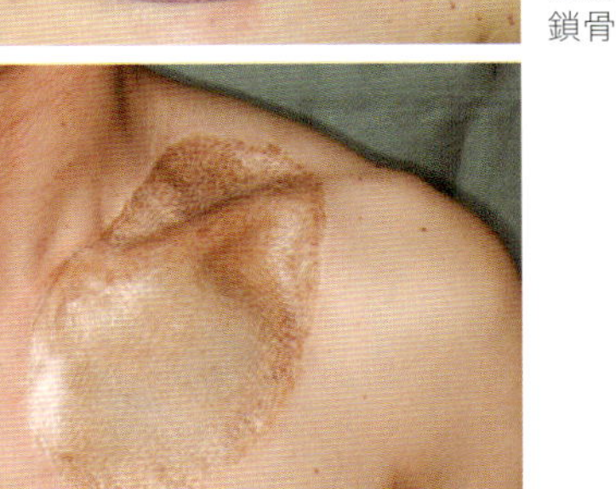

術後 6 年

症例2 手背熱傷に対する大腿部からの分層植皮術

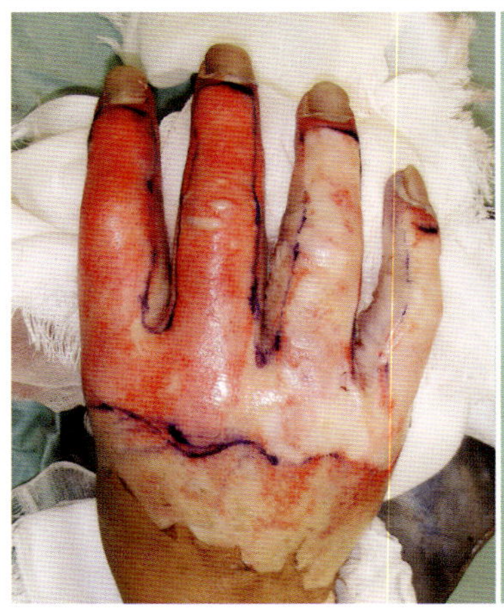

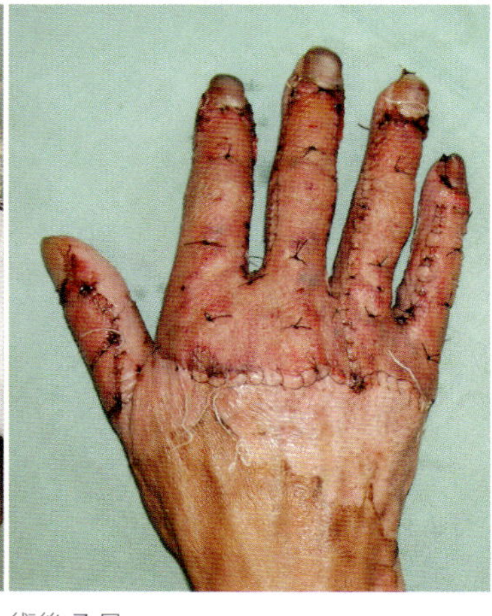

術後7日

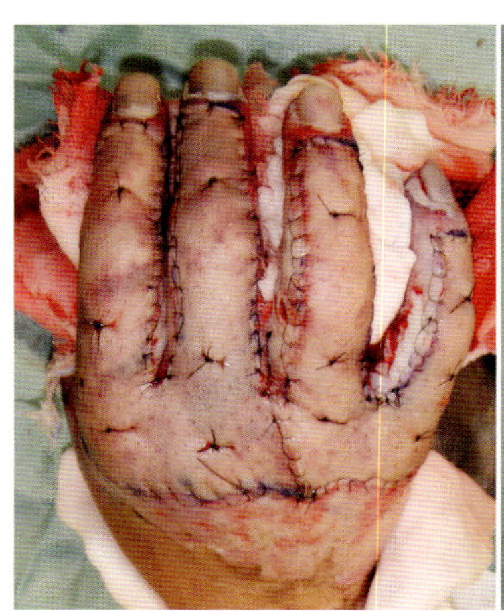

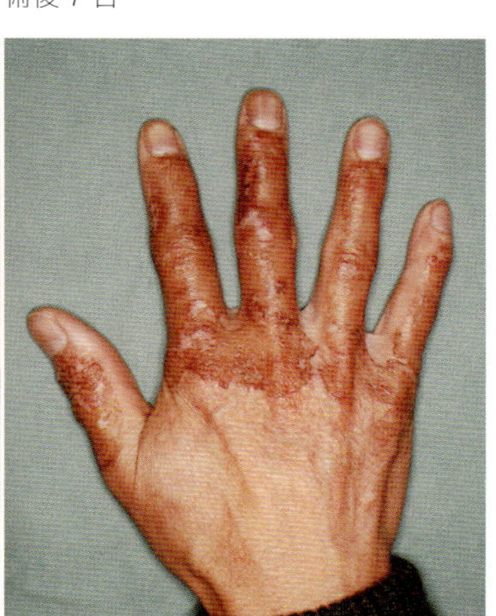

術後6カ月

55歳，男性，深達性Ⅱ度熱傷（左手背）

ガスコンロに引火し受傷した。左手手背に水疱を伴うⅡ度熱傷を認めた。手機能の温存目的に，受傷7日目にearly tangential excisionを施行し，大腿部より11/1000インチの分層植皮片を採取，シート状植皮を施行した。

術後7日で，植皮は全生着した。術後6カ月で，色素沈着が残存するが指関節可動域は問題ない。

History & Review

- 植皮の歴史からダーマトーム，タイオーバーの方法まで詳しく述べてある。
  倉田喜一郎：植皮術の実際．pp135-148，中外医学社，東京，1972
- 遊離植皮に関する教育研修会をまとめたテキスト，時の植皮術の名人達の質疑応答は一読に値する。
  平山俊，富士森良輔：図解・遊離植皮術テキスト．pp243-280，克誠堂出版，東京，1983
- 土踏まずからの厚め分層植皮の初めての報告。
  Le Worthy GW: Sole-skin as donor site to replace palmar skin. Plast Reconstr Surg 32: 30-38, 1963
- 分層植皮の簡便な固定法の方法についてわかりやすく記載。
  西部泰弘ほか：粘着固定シートテープを用いた植皮片の固定，熱傷 28：97-102，2002

2. 全層植皮

島田賢一

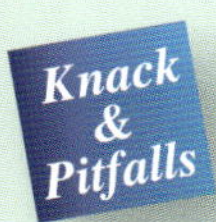

◎顔面など整容性が求められる部位に用いる
◎瘢痕拘縮解除後の再拘縮予防目的で用いる
◎タイオーバー法に精通しなければならない
◎採取部の皮膚の性質は移植部にも引き継がれる
◎生着後は色素沈着と二次拘縮の予防を行う

全層植皮術はWolfe（1985）とKrause（1893）により考案された皮膚全層片を遊離移植する植皮術である。原則として植皮片は皮下脂肪組織を含んでいない。

全層植皮は移植床の血行が良好で，感染のない状態でなければ生着しにくいが，皮膚全層を含むので整容的・機能的には分層植皮より優れている。

適応と分類

ティッシュエキスパンション法が開発されて以降，全層植皮術の適応は限定されつつあるのが現状である。現在では熱傷や外傷後の瘢痕拘縮に対する機能的再建，特に手足，関節部に最も適応されている。また，ティッシュエキスパンション法を用いることができない部位（眼瞼や口唇など）の再建にも用いられる。全層植皮には古典的なWolfe-Krauzeに準じた方法と含皮下血管網遊離全層植皮法（preserved subcutaneous vascular network skin graft：以下，PSVN植皮）がある（図）。

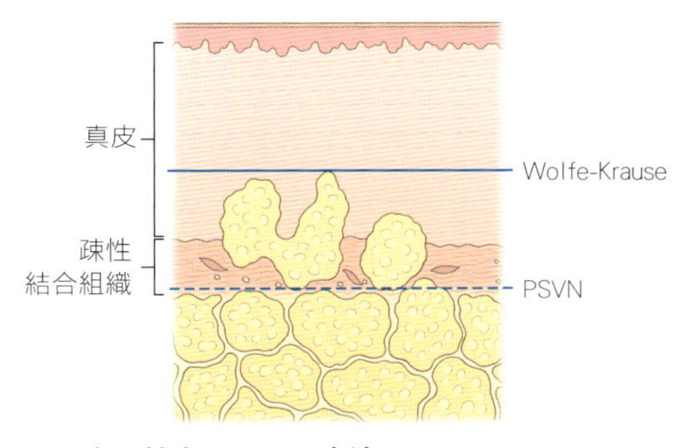

図　全層植皮の2つの方法

採取部の選択

採取部皮膚の性質は移植部に移動しても本質的に変わらない。したがって，移植部周囲の皮膚と色調，質感が良い採皮部を選択する必要がある。顔面への移植は耳前部・耳後部，または鎖骨上・下部が選択される。手掌・指腹部へは色素沈着の少ない足底・内顆下方が選択される。顔面や手掌など以外では，通常鼠径部が選択される。採取部は基本的には縫縮されるため，採取量は制限される。

■採取部の処置

採取部は通常縫縮されるが，採取する部位と皮膚のサイズにより縫縮できないことがある。その場合，ドミノ植皮が行われる。耳前部・耳後部や土踏まずから比較的大きい植皮片を採取した場合，採取部には鼠径部からの全層植皮が行われる。鼠径部は縫縮されるため一次治癒が可能である。

後療法

色素沈着と拘縮の予防を行う。色素沈着に対しては術後の紫外線曝露が露出部への植皮において問題となる。通常6～12カ月は遮光を行う必要がある。拘縮に対してはスポンジを用いて植皮片の辺縁を含め圧迫療法を3～6カ月行う。時に，頸部や関節部などではスプリントを用いた伸展固定を行うこともある。

I 採取と創処置：鼠径部

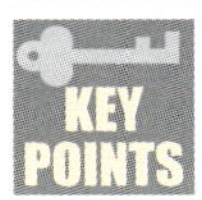

- 皮切は植皮片側に60°程度斜めに行う
- 皮片の採取は皮下血管網直下で行い，植皮片には皮下脂肪を多く付けない
- 恥骨周囲と上前腸骨棘周囲では皮膚の厚さ，質感が異なるので，移植部位を考慮して採取する
- ティッシュエキスパンダーを併用し大きな植皮片を採取する場合，伸展された皮膚は生着が悪いため，伸展されていない皮膚を植皮片として採取し，伸展された皮膚は一次縫縮に利用する

❶ デザイン

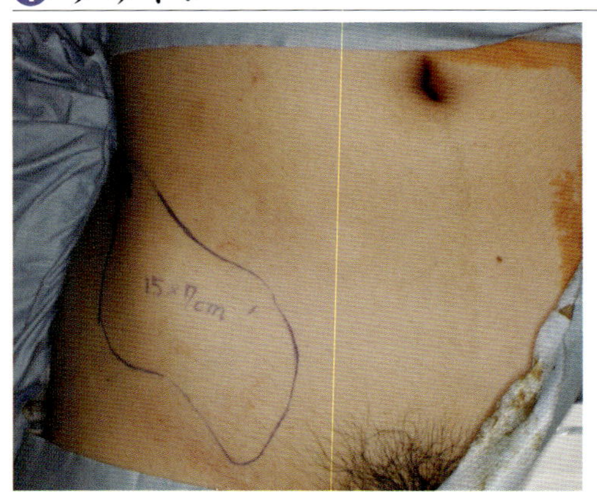

鼠径部皮膚は伸展性に富み，大きな植皮片が採取可能である。しわの方向に平行に細長い皮片を採取すれば，10cm幅の植皮片の採取が可能で，採取部は一期的に縫縮できる。

皮片デザインは縫縮できるように紡錘形とする。有毛部（恥毛）に注意しデザインを行う。腸骨稜下方の皮膚は，大腿皮膚であるため皮膚が厚いことをデザインの際考慮する。

❷ 採取と加工

デザイン後，切開予定線より皮下（真皮下と皮下脂肪層間）にエピネフリン添加局所麻酔剤（通常0.5～1.0%キシロカインE）を注入し，止血効果が現れるまで待機する。

15あるいは# 10メスを用いてデザインに沿って採取する。皮切は植皮片側に約60°ほど斜めに行う（⇨）。これにより植皮片固定の際に，移植床と植皮片辺縁の接着面積をより広くすることが可能となり，辺縁壊死を防止する効果がある。

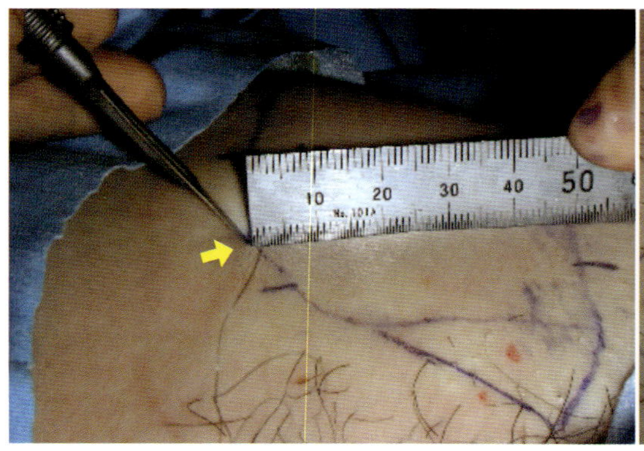

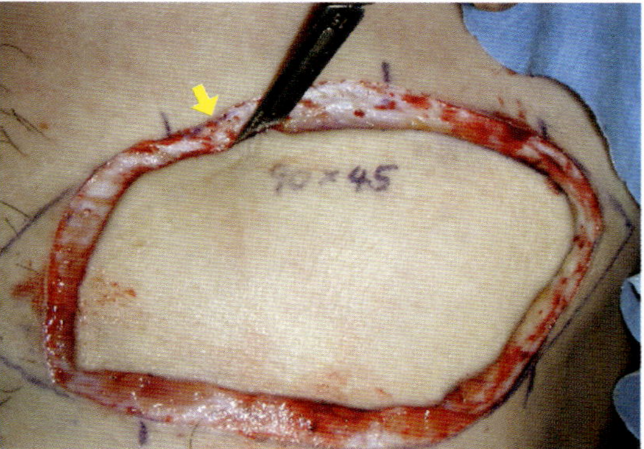

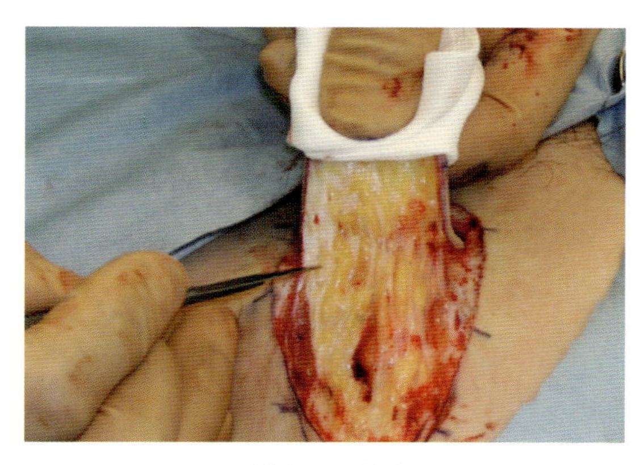

真皮下の血管網を温存し，皮下脂肪が薄く付着する厚さで均一に採取する。皮下組織の血管は，双極電気メスで止血しながら採取を進める。植皮片の一端を生理食塩水を浸漬したガーゼ（以下，ぬれガーゼ）でつまみ，上方へ剥がすように適度に牽引しながら採取すると容易である。

Advice

・含皮下血管網直下で皮片を剥離すれば，少量の出血で採取可能である。

ぬれガーゼ上に採取した植皮片を置き，真皮を凸面として大きめの曲剪刀を用いて，真皮上の脂肪組織，脂肪柱を愛護的に除去していく。PSVN 植皮片の場合は，真皮直下の血管網を損傷しないように剪刀の腹部分で皮下脂肪を除去し，脂肪柱と皮下血管網を温存する。

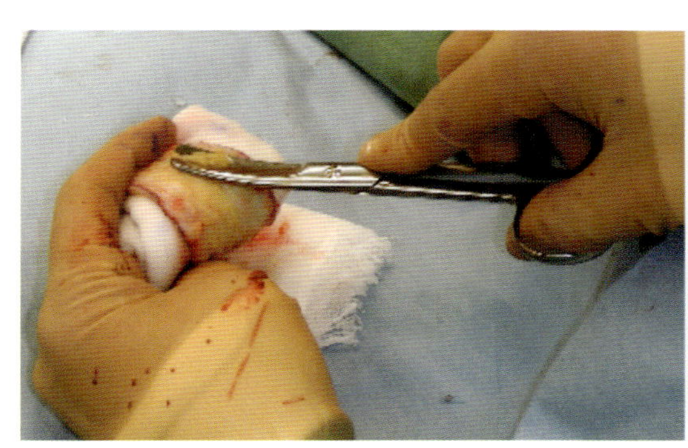

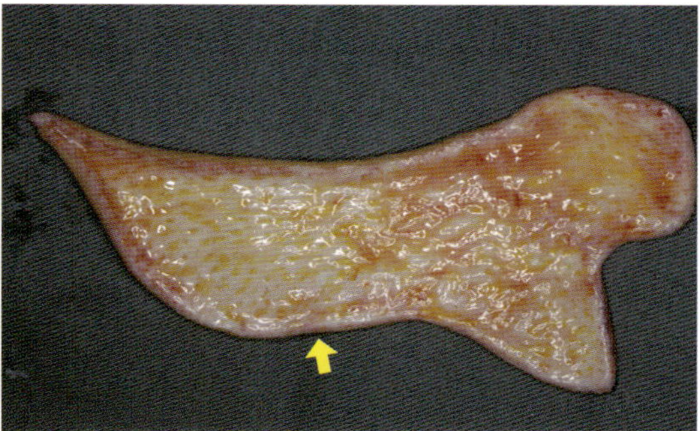

植皮片辺縁で，疎性結合組織が皮片外へはみだす部分（⇨）を除去する

Advice

・皮下脂肪を曲剪刀で挟みながら削ぐように除去すると真皮や血管網を傷つけない。
・植皮片の基本的な採取と加工は，他の採取部位でも同様である。

❸ 創閉鎖

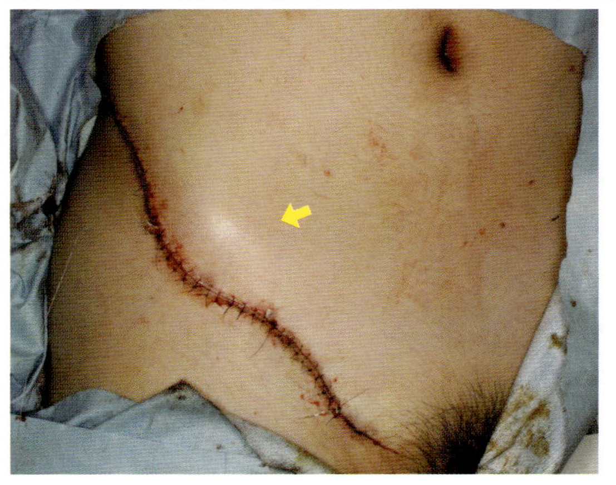

上前腸骨棘を避けて縫縮する

植皮片採取部の創床の皮下脂肪織は温存する。皮膚欠損部辺縁の斜めに切開された真皮と一部皮下脂肪組織は切除する。これにより縫縮が容易となる。縫縮後の瘢痕が腸骨稜上を走行しないように配慮する（⇨）。

Advice

・上前腸骨棘内側には外側大腿皮神経が走向するので注意が必要である。

- さらに大きな植皮片が必要な場合は，tissue expander を挿入し皮膚を伸展すれば，より大きな植皮片を採取することができる。
- 小児の鼠径部から全層植皮片を採取する場合，将来発毛があることを考慮しなければならない。鼠径部皮膚は顔面との色調に劣るが，広範囲な瘢痕拘縮のため大きい全層植皮片が必要な場合は用いられることもある。
- 露光部への植皮の場合，色素沈着が高度なことも留意しなければならない。

II 採取と創閉鎖：耳前部・耳後部

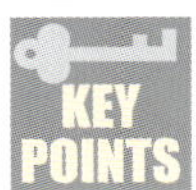

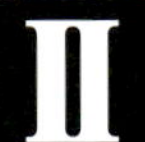

- 耳前部からは 2 × 4cm，耳後部からは 5 × 5cm まで採取可能である
- 耳後部からは，有毛部を含めた植皮片を採取することができる。眉毛欠損部への移植に有用である
- 耳後部の皮膚は真皮下の血管網に富み，生着しやすい

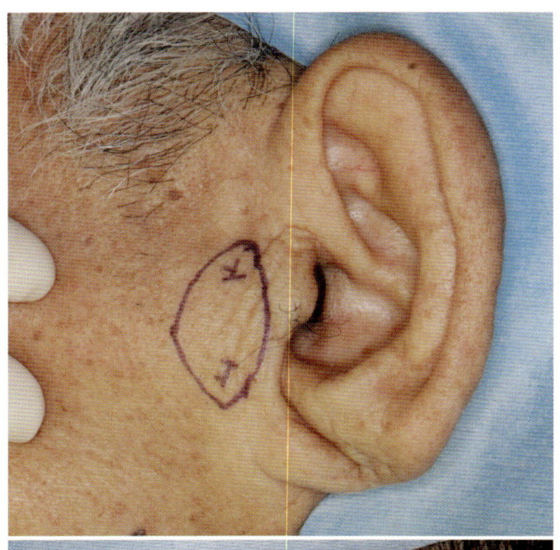

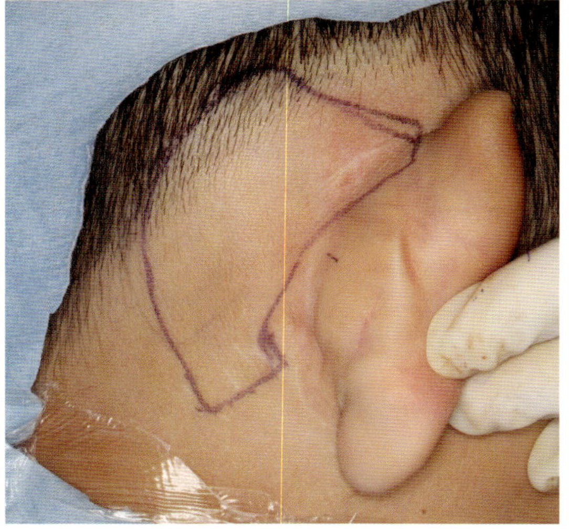

❶ デザイン

顔面の全層植皮片の採取部は耳前部・耳後部がよい。眉毛への移植では，有毛部を含めて採取することもできる。

❷ 採取と加工

耳前部からの採皮では，もみあげによる有毛部があるため無毛部は最大幅 2cm 程度採取できる。耳後部では耳介後面を含めれば，最大幅 5cm の無毛皮膚片の採取が可能である。

❸ 創閉鎖

耳後部においては幅 2cm までであれば縫縮可能であるが，それ以上では植皮（ドミノ植皮）が必要となる。

Advice

・耳前部の皮膚は薄いため，眼瞼部の植皮に用いられる。

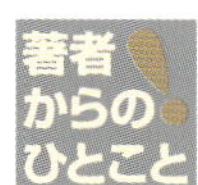

耳介後面の皮膚は血管に富み，色調は赤い。移植後もその傾向を有するため顔面への植皮時，特に色白の患者には注意が必要である。

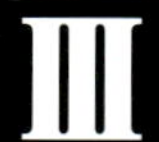

Ⅲ 採取と創処置：鎖骨部

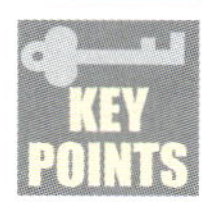

- 顔面の全層植皮片の採皮において，耳前部・耳後部でサイズが足りない場合，鎖骨部から採皮する

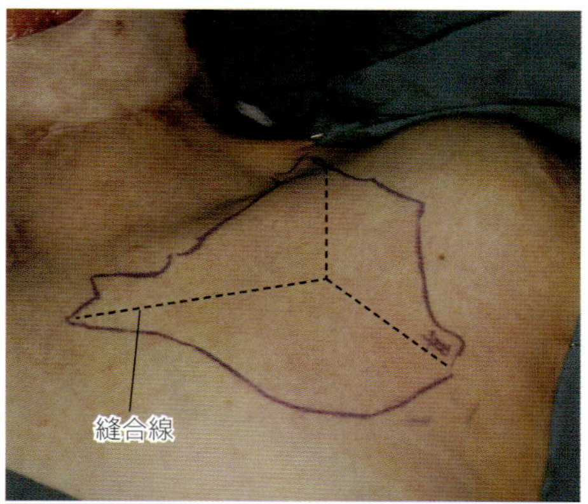

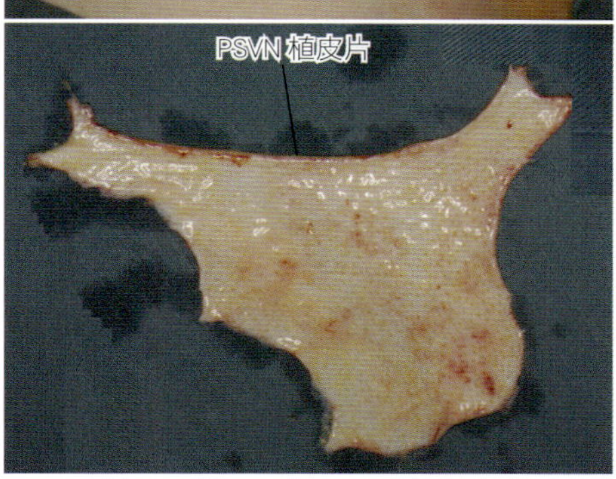

❶ デザイン

指でつまみ，縫縮できる範囲でデザインする。鎖骨上部の皮膚は薄く，鎖骨下部は厚いので移植部位には考慮して採取する。

❷ 採取と加工

鎖骨部は大きな植皮片が採取可能であり，顔面においては aesthetic unit に合わせて植皮ができる。最大 10cm 幅まで採取可能である。

❸ 創閉鎖

採皮部は一期的に縫縮するが，上肢の肢位に注意し dog ear が肩方向あるいは，腋下方向にできるように配慮する。

Ⅳ 採取と創処置：足部

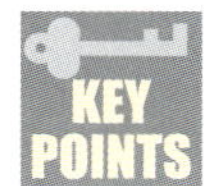

- 手掌，指腹部は露出部であるため移植された植皮片は色素沈着が目立ちやすい。そのため採皮部として，足底からの全層植皮が選択される
- 内顆下方より採取した植皮片は色素沈着が少なく，術後の収縮も少ないことから頻用される

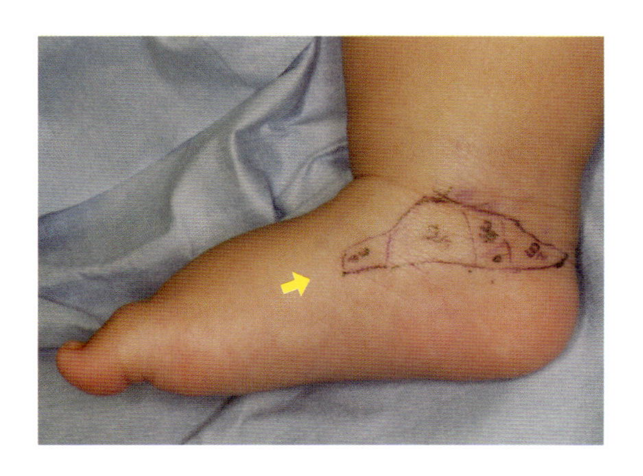

❶ デザイン

足底皮膚と足背皮膚の移行部を考慮して採皮する（⇨）。小児においては内顆に近いほど皮膚の伸展が良いため，縫縮しやすい。

❷ 採取と加工

小児においては，脛骨内顆下方から大きな植皮片（2cm）を採取することができる。

❸ 創閉鎖

採取部は縫縮し，足関節を内反してギプス固定する。足関節の拘縮などは生じない。

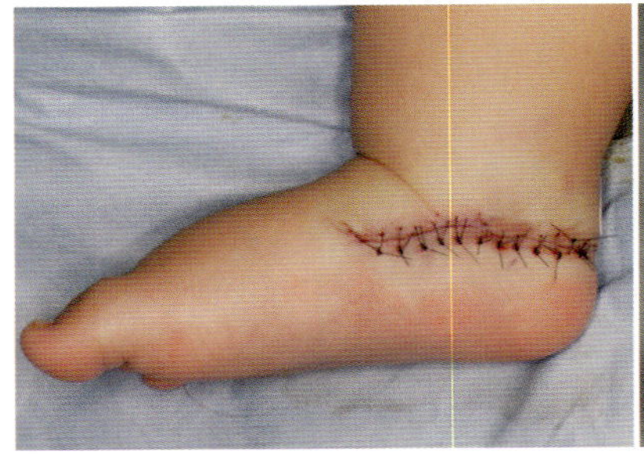

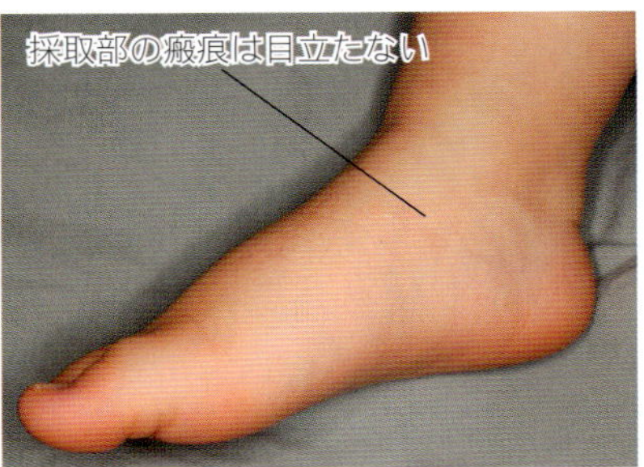

Advice

・脛骨内顆下方と土踏まずでは皮膚の色調，質感が異なる。土踏まずはより白い皮膚であり，内顆下方は若干の色素を有するので配慮して使用することが望ましい。

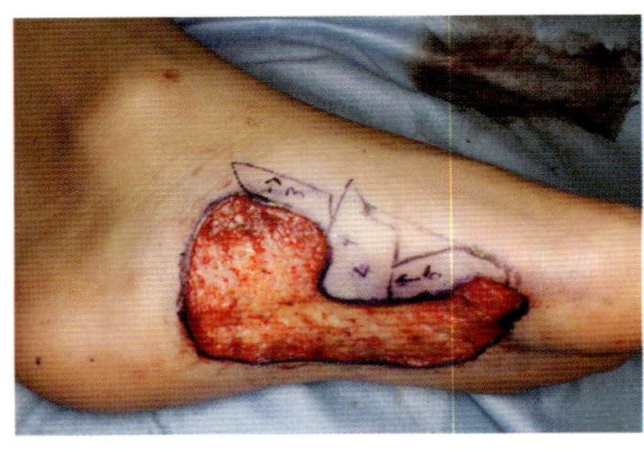

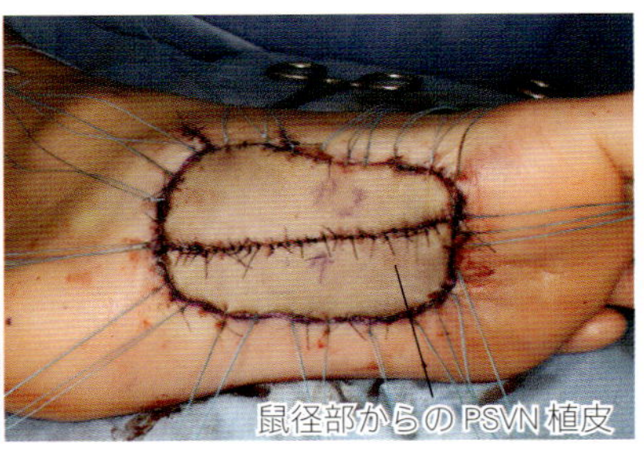

成人において採取部が縫縮できない場合，閉鎖のためにさらに植皮が必要となる（ドミノ植皮）。この場合，鼠径部からの全層植皮や分層植皮により創閉鎖する。

V 移植と固定法：タイオーバー固定法

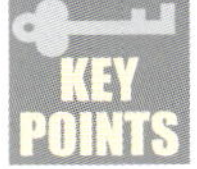

KEY POINTS

- タイオーバーを行う縫合糸の間隔がせますぎると，辺縁の血行不全を起こすので注意する
- タイオーバー用縫合糸は 1 週間で除去する。除去が遅れると糸による瘢痕が生じる
- PSVN 植皮においては，タイオーバー除去直後に植皮片がうっ血色を呈することがあるが，この場合は数日間生食湿布を施行すると回復する

固定糸は 60cm の 3-0，4-0 のナイロン撚り糸を使用する。植皮片をデザインに合わせて移植床に置き，数カ所固定する。その後 0.5～1.0cm 間隔で縫合・固定していく。

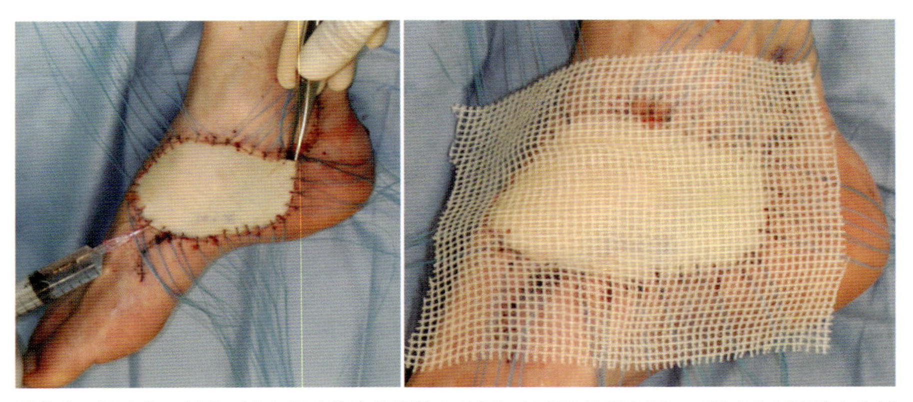

①縫合・固定後，鈍針（または血管内留置針の外筒）付き注射器を用いて植皮片の間隙より植皮片下に生理食塩水を注入し，貯留した血腫を洗浄する。排液に新鮮血が混入しているようであれば抜糸し，もう一度止血を行う。この操作はたとえ手術時間が延長しても確実に行う必要がある

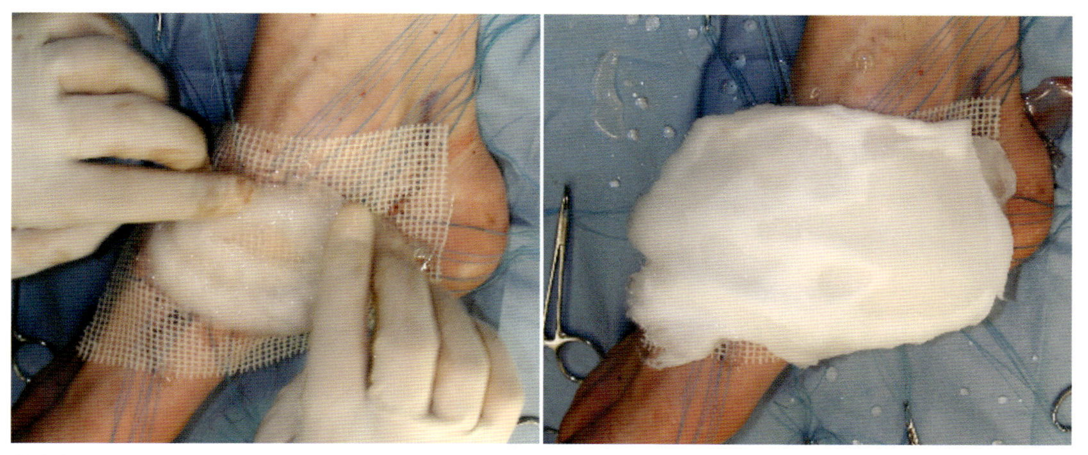

②出血がなければチュールガーゼを置き，グリセリンを浸漬した綿花を植皮片上に置いていく。移植床に陥凹がある場合はその陥凹に合わせてグリセリン綿花を採型し挿入する。グリセリン綿花は植皮片全体よりひと回り大きく均一になるように置く。そのうえに乾燥綿花，さばきガーゼを重層し全体の形を整える

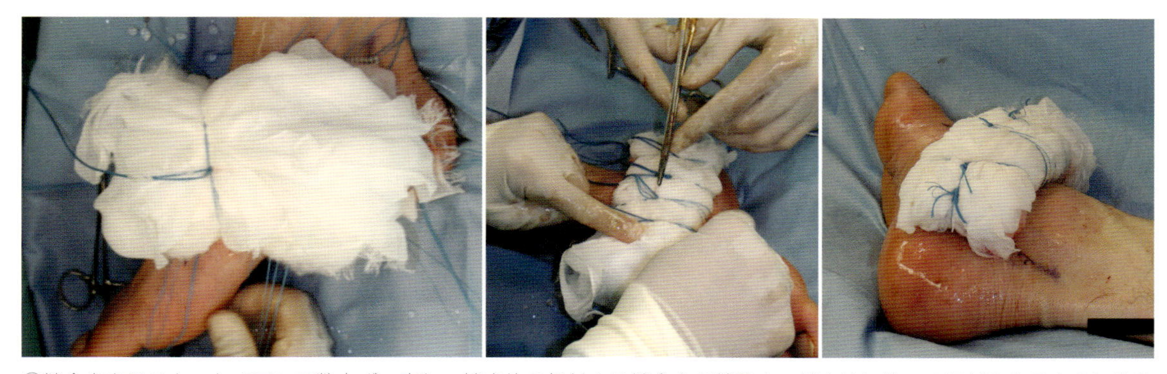

③縫合糸をモスキートペアンで数本ずつ束ね，植皮片の相対する縫合糸を綿花上で植皮片に均一の圧がかかるように結紮していく

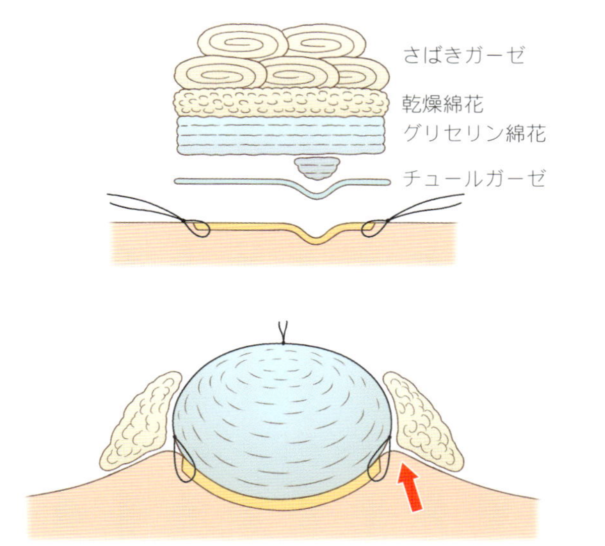

植皮片辺縁での固定糸の皮膚からの立ち上がり角度が鈍角（90° 以上）となるようにタイオーバーの綿花を調整する（矢印）。この角度が 90° 以下になると植皮片は内方に牽引され浮き上がり，皮下に血腫・漿液種を形成する。

生食に浸し絞ったさばきガーゼをタイオーバー基部周囲に巻き付け，滲出液の吸収を図る。タイオーバーは通常，1 週間目に除去するが，毎日タイオーバー周囲を観察し，周囲の発赤や滲出液の状態などを考慮し，必要であれば早期にタイオーバーを除去し植皮片を確認する。

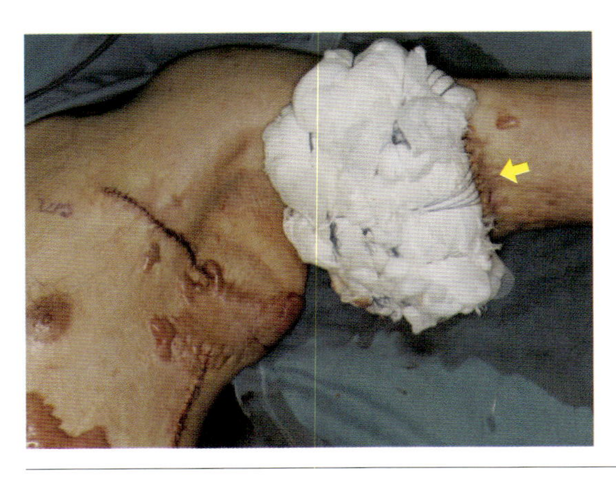

肩関節の可動により植皮片下に血腫が生じた(⇨)。この場合には即座にタイオーバーを除去し，植皮片に切開を加え除去し，必要なら止血を行う。これにより全生着は得られなくともある程度植皮を救済することができる。

Advice

・タイオーバー用縫合糸の結紮の強さは，移植床の硬さに左右される。柔らかい場合は強めに，硬い場合は弱めに結紮する。

- 顔面の植皮など重力でタイオーバーが下垂する場合には，植皮片上部の固定力が低下し生着が悪くなることがある。タイオーバー全体を弾力包帯などで固定し下垂を防止する必要がある。
- 関節可動部などでは，植皮片縁の瘢痕が術後肥厚してくることがある。肥厚性瘢痕の防止には，タイオーバー用の縫合糸の間隔を少し広げて，その間に真皮縫合を行うことも有用である。

症例 1 眉毛部母斑に対する耳後部からの全層植皮術

19 歳，女性，眉毛部色素性母斑（左眉毛）

眉毛部の母斑を皮下組織を含め全層で切除した。毛流の方向を考慮してデザインし，耳後部の有毛部を含めて全層植皮片を採取，植皮した。術後の経過は良好で植皮は全生着した。術後 1 年で，発毛を認める。

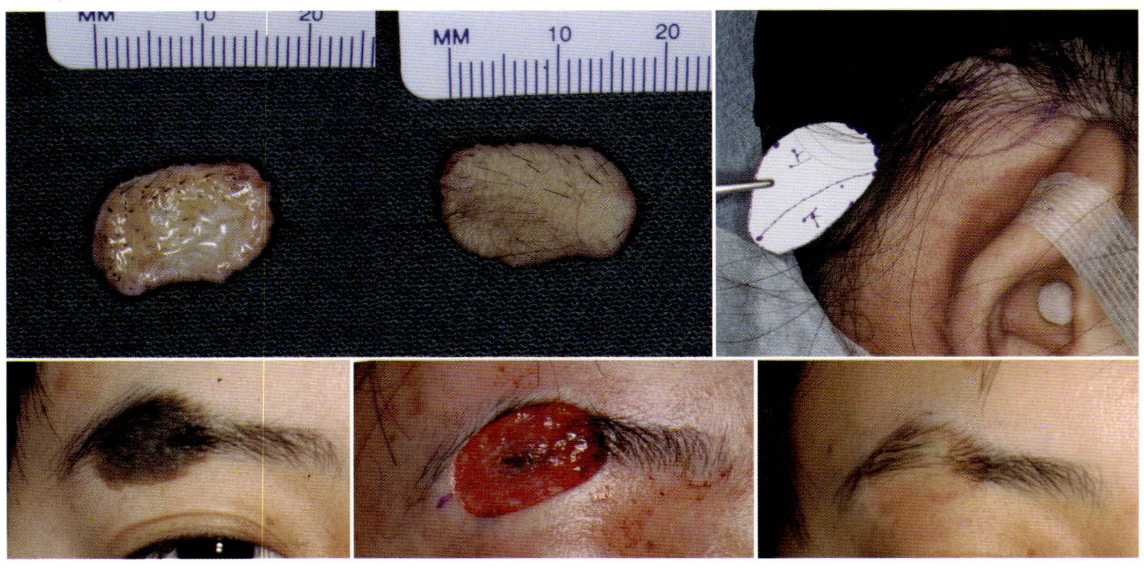

症例 2 手背熱傷瘢痕拘縮に対する鼠径部からの PSVN 植皮術

27 歳，女性，熱傷瘢痕拘縮（左手背）

手背の移植分層皮膚と皮下の瘢痕組織を切除した。MP 関節部は授動し関節の可動を図った。鼠径部から PSVN 植皮片を採取，手背に移植した。MP 関節を屈曲位として植皮片をタイオーバー固定した。

術後の経過は良好で植皮は全生着した。術後 8 年で，植皮は若干の色素沈着を呈しているが，植皮片は柔らかくしなやかである。関節可動域も問題ない。

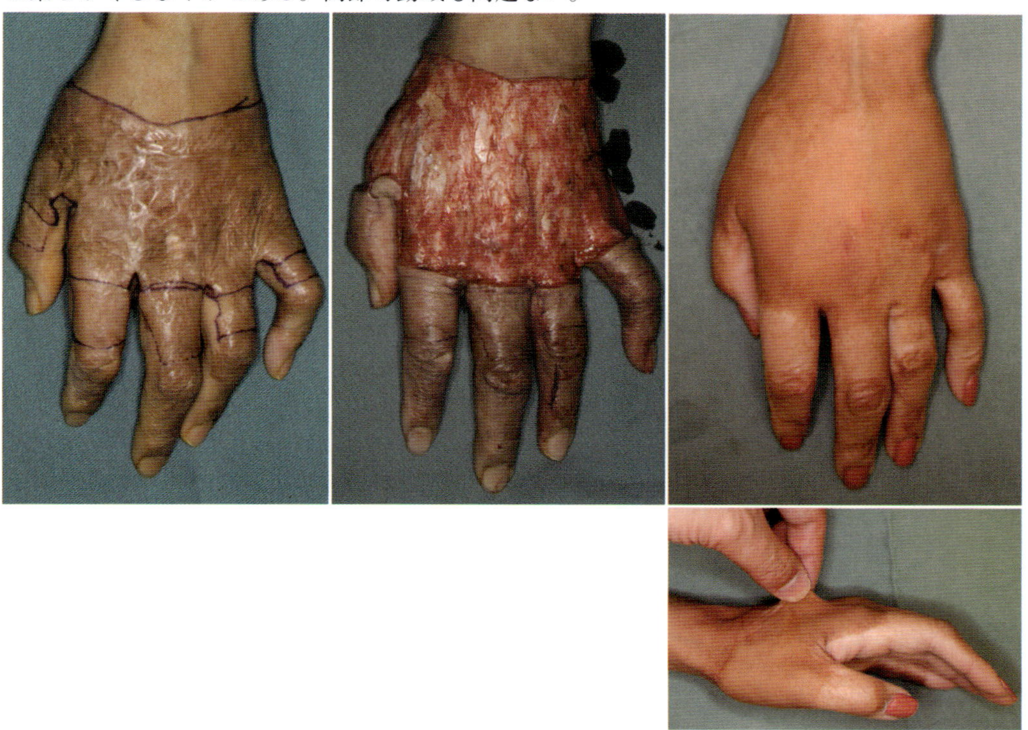

症例3 手関節色素性母斑に対する土踏まずからの全層植皮術

11歳，男児，色素性母斑（右手関節部）

母斑を皮下脂肪を付けて切除した。左土踏まずから採皮し，手掌部分に足底側の皮膚が，前腕部分に脛骨内顆下方皮膚が配置されるように全層植皮術を施行した。採皮部には鼡径部からPSVN植皮術を施行した。術後の経過は良好で植皮は全生着した。術後7年で，手関節部は色素沈着なく質感も良好である。土踏まずの移植皮膚は若干の色素沈着を呈しているが，柔らかくしなやかである。二次性徴に伴い，一部に硬毛を認める。

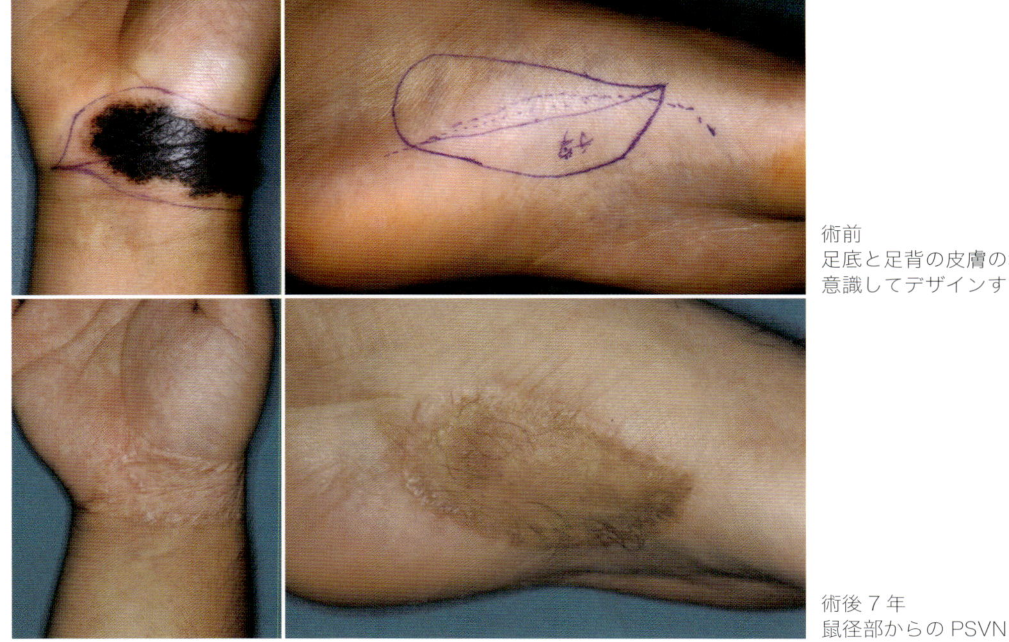

術前
足底と足背の皮膚の境界を
意識してデザインする

術後7年
鼠径部からのPSVN

History & Review

●植皮全般（適用，採取法，後療法，合併症）にわたり詳細に記載されている。
倉田喜一郎：植皮術の実際．pp100-170，pp251-267，中外医学社，東京，1972

●遊離植皮に関する教育研修会をまとめたテキスト，時の植皮術の名人達の質疑応答は一読に値する。また，塚田により考案された含皮下血管網遊離全層植皮についても記載されている。
平山俊，富士森良輔：図解・遊離植皮術テキスト．pp105-128，pp176-178，pp219-225，pp244-280，克誠堂出版，東京，1983

●Reverdinのpinch graft，Thiersch，Ollierのsheet graft，Wolf & Krauzeの全層植皮に至るまでその歴史を詳細に記載，一読の価値あり。
倉田喜一郎：植皮の歴史．pp110-119，克誠堂出版，東京，1985

●含皮下血管網遊離全層植皮法について初めて報告した論文。
Tsukada S: Transfer of free skin grafts with a preserved subcutaneous vascular network. Ann Plast Surg 4: 504-506, 1980

●脛骨内顆下方から手掌への全層植皮を初めて報告した論文。
Webster JP: Skin graft for hairless areas of hands and feet. Plast Reconstr Surg 15: 83-101, 1955

●全層植皮片，含皮下血管網遊離全層植皮片採取のコツについて記載。
川上重彦ほか：全層植皮の適応と採取法．形成外科 42：S117-S120，1999

第2章 その他の組織移植術

p.25

1. 粘膜移植

吉本信也・黒木知明

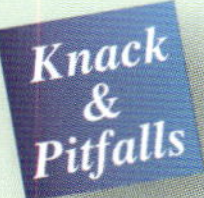

◎頬粘膜の採取時には，耳下腺管開口部を損傷しないようにする
◎頬粘膜を大きく採取した場合，開口障害などを来たすことがある
◎下眼瞼で瞼板にも欠損がある場合の結膜再建の材料としては，粘膜の性質を有するほか，支持性が要求される。それには硬口蓋粘（骨）膜の方が適している
◎赤唇欠損の再建では，使用する粘膜弁に選択肢がある場合は，移植部との色調や質感などを参考にして決定する
◎舌弁は，舌幅の 2/3 までは機能障害などを残さずに使用可能と言われている
◎舌弁など，緊張のかかりやすい粘膜弁は，3-0 などの太い糸で縫合する

粘膜の欠損は，粘膜で修復されるのが生理的にも合目的である。粘膜を皮膚で修復することの欠点は，移植皮片の強い収縮，体毛などの皮膚付属器の再生による障害などである。特に，尿道では体毛のため，結石ができやすかったり，掻痒感が激しかったりすると言われている。また，結膜の場合は，体毛や皮膚付属器により角膜を損傷する。

粘膜移植には遊離粘膜移植術と有茎粘膜弁移植術がある。

■遊離粘膜移植術

形成外科領域では眼瞼の再建によく用いられるが，結膜とともに瞼板が欠損している場合は，再建組織の湿潤性とともに支持性が求められる。そのため，鼻中隔粘膜と軟骨の複合移植はよく行われてきたが，採取がやや困難で，大きさも限られている。また，軟骨が厚すぎて細工が困難であったり，再建された眼瞼が厚ぼったくなったりする。さらに，採取部の鼻中隔穿孔の可能性もある。このような理由で，最近は硬口蓋粘（骨）膜が使用されることが多い。この方法は，1985 年に Siegel によって初めて発表されたものである。硬口蓋粘骨膜は粘膜であるとともに厚く，しっかりした組織であり，支持性もある。術後の収縮も少ない。また，比較的大きな移植片が採取できるという利点がある。

■有茎粘膜弁移植術

主に赤唇や口腔内の粘膜欠損に用いられる。特に，口蓋裂における術中の粘膜欠損部や術後瘻孔への頬部粘膜弁，硬口蓋粘骨膜弁，舌弁，顎裂部閉鎖時の歯槽粘膜弁，また，鼻咽腔閉鎖機能不全に対する咽頭弁，赤唇部粘膜欠損に対する口腔前庭粘膜弁などがある。また，鼻中隔穿孔も周囲からの粘軟骨膜弁にて閉鎖されることもある。

適応

以下の粘膜欠損である：結膜，赤唇，口腔内，鼻腔，眼窩，尿道，涙道など。

採取部の選択

頬部口腔，（硬）口蓋，口唇，鼻中隔，舌，膣内腔などがある。口唇や頬部の粘膜はほとんどの部位の粘膜欠損に適応可能であるが，瞼板の欠損を伴う結膜欠損には硬口蓋粘膜が適している。また硬口蓋の大きな瘻孔には舌弁が適応となる。

I 遊離粘膜移植

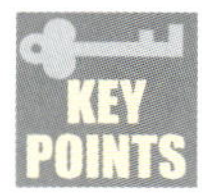

- 手技は，基本的には皮膚移植術と同じである
- 下眼瞼で瞼板も欠損している場合の結膜再建には，支持性のある粘膜（硬口蓋粘膜）を使用する方がよい
- 硬口蓋粘膜も，移植後にある程度収縮するので，少し大きめに移植する

❶ 採取と採取部の処置

・硬口蓋粘膜

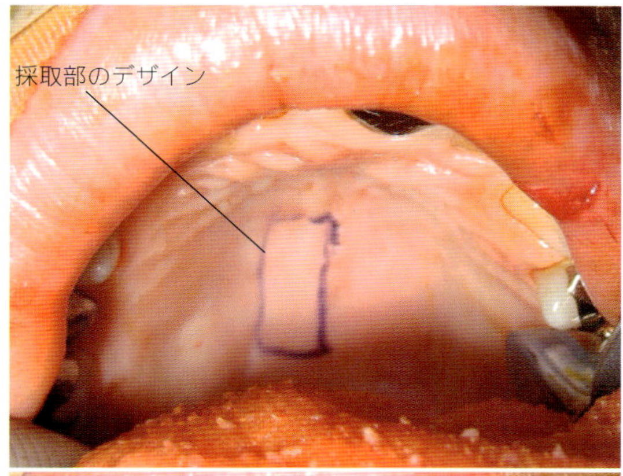

硬口蓋正中の右または左側に必要な採取範囲をマーキングし，メスで周囲に切開を加える。さらにメスまたはハサミを用いて，骨膜状または骨膜を一部含めて採取する。

Advice

・移植片は，二次収縮を念頭に置き，少し大きめに移植する。

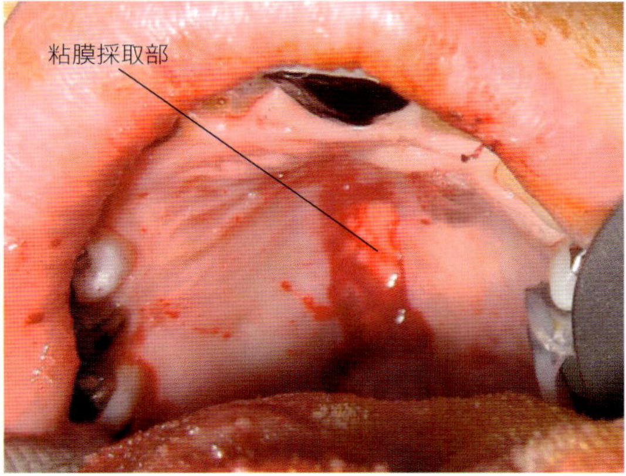

粘膜採取部（硬口蓋）の処置：硬口蓋は開放のままでよい。

Advice

・硬口蓋は，骨が露出していても小範囲であれば数週で上皮化する。

・口腔粘膜

粘膜片の採取は皮膚の採取とほぼ同じで，下口唇では局所麻酔薬の注入で膨らませた後，カミソリで採取することもできるが，一般にはメスで採取して採取部は縫縮する。縫縮できない部分は開放のままとするか分層植皮を行う。

Advice

・頬粘膜を大きく採取した場合，瘢痕拘縮による開口障害や水かきを形成したりすることがある。
・上顎第 2 小臼歯に接する部分の頬粘膜に開口する耳下腺管を損傷しないように注意する。

❷ グラフトの加工

採取した粘膜は，粘膜上皮の下方に粘膜固有層と粘膜下層が存在するが，その境界は不鮮明であり，その厚さも部位によって違う。ハサミを用いてこれらの組織を切除して一定の厚さとするが，頬粘膜の場合はこれらの組織が厚いのでグラフトの厚さが 1mm 位になるようにする。

口蓋粘膜は支持性を求められることが多い。その場合は一部，骨膜を付着させて厚いまま使用する。

❸ 移植と固定法

・粘膜の移植

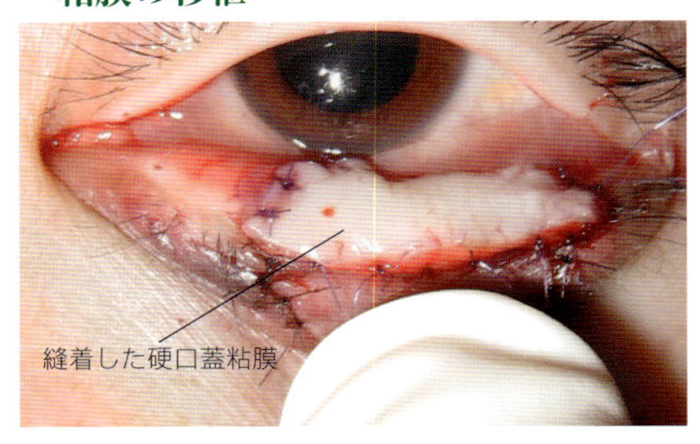

硬口蓋粘膜を6-0バイクリルで結膜に縫着する。硬口蓋粘膜は厚くしっかりしているので，瞼板の代わりにもなる。そのため，硬口蓋粘膜は結膜とともに瞼板にも縫着する。

Advice

- まず，硬口蓋粘膜を縫着した後に，前葉を再建する方が行いやすい。
- 結膜への移植時には，角膜への刺激を軽減するため，縫合糸の結び目が眼球側にできないように連続縫合とした方がよい（右図では，結膜側に出ている）。

・Tarsorrhaphy

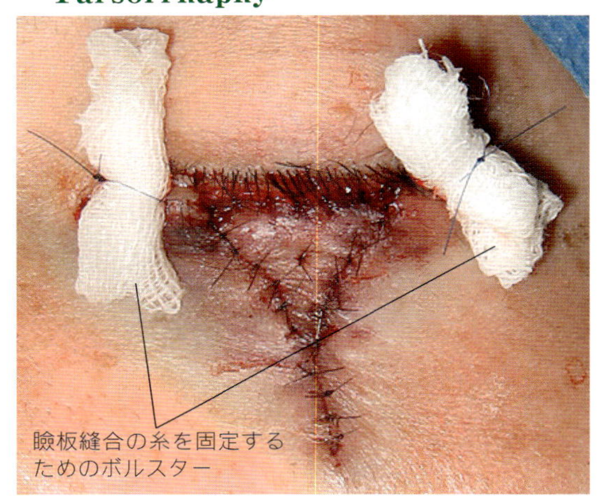

局所の安定のために，一時的に瞼板縫合を行う。瞼板縫合は，1週前後で解除する。

Advice

- 遊離粘膜移植の場合はタイオーバー固定を行うが，結膜再建では一時的な瞼板縫合のみでよい。
- 頬粘膜への移植片の固定は外れやすいので，頬部の粘膜面から皮膚側にタイオーバー用の糸を出し，両面から固定するとよい。

Ⅱ 有茎粘膜弁移植：舌弁

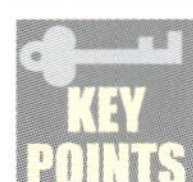

- 手技は，基本的には皮弁移植術と同じである
- 舌弁は基部の幅に対してその2.5～3倍の長さまでは安全に挙上できる
- 舌弁は，厚くすると口腔内でかなりbulkyとなるので，厚くしない方がよい

❶ デザイン

硬口蓋のほぼ全欠損部の周囲に幅約5mm程度のturning up muco-periosteal flapをデザインして挙上する。次に，舌尖部を基部として幅約3cmの舌弁をデザインし，周囲を切開する。

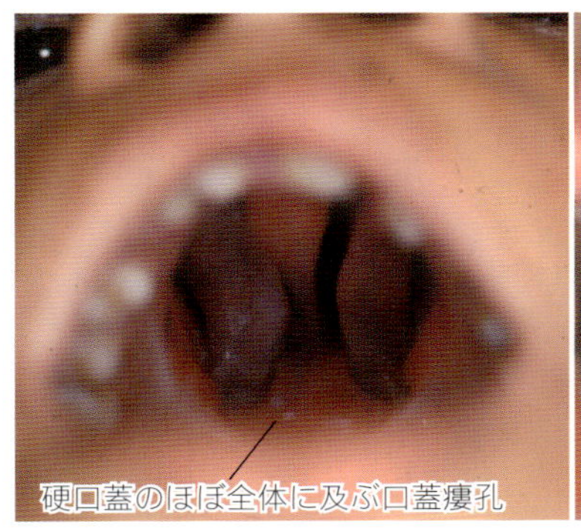

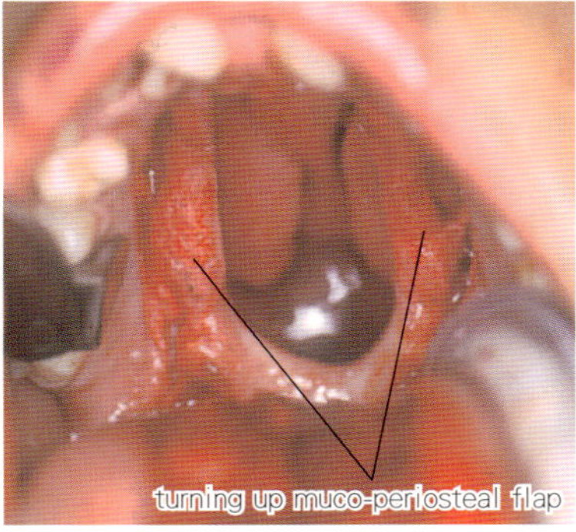

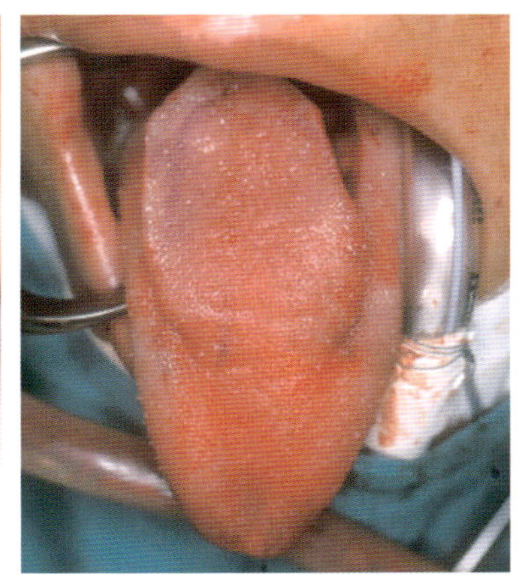

❷ 粘膜弁の挙上と移動

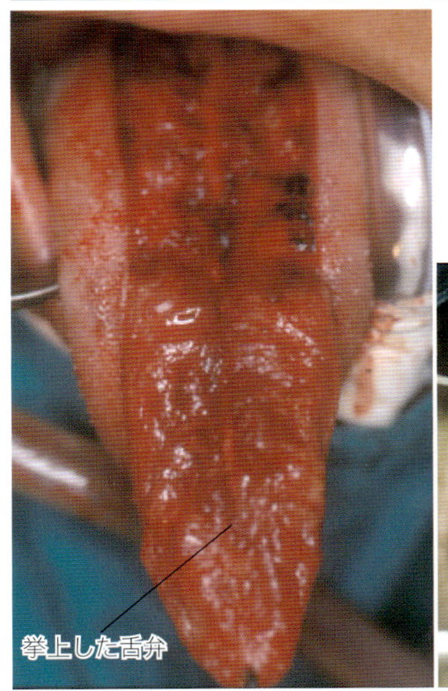

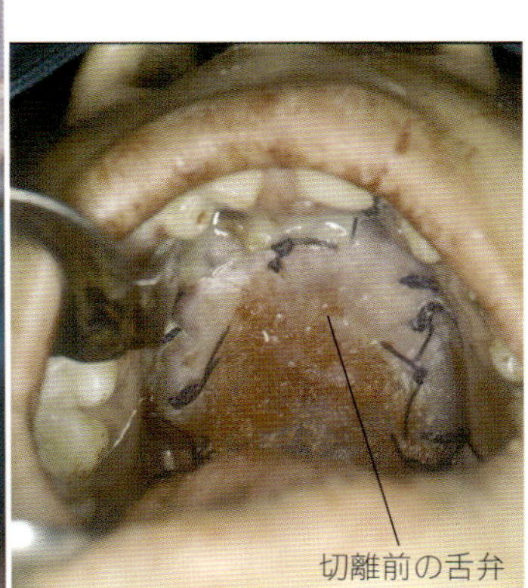

筋肉を少し付着させて，約 3mm の厚さで皮弁を挙上し，その周辺を瘻孔周囲の turning up flap の上に重ねてマットレス縫合を行う。

Advice

- 緊張で組織が切れて糸が外れてしまうため，太い糸で粗に縫合した方がよい。
- 術後，舌弁の感覚の回復はほとんどないが，舌弁はかなり丈夫な組織であり，術後に傷や潰瘍を作ることは少ない。
- 術後，採取部の形態や機能の損失はほとんどみられない。

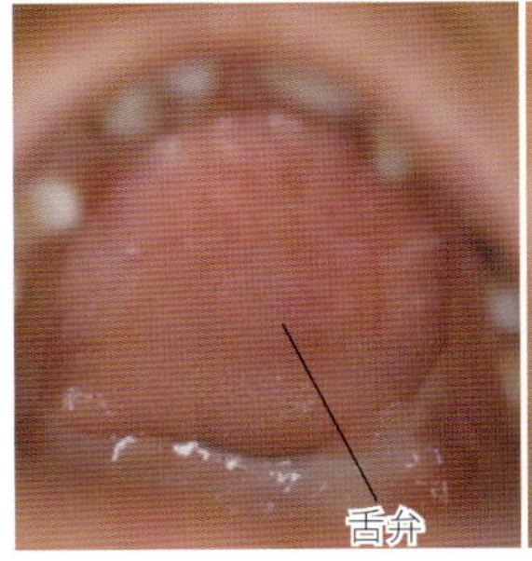

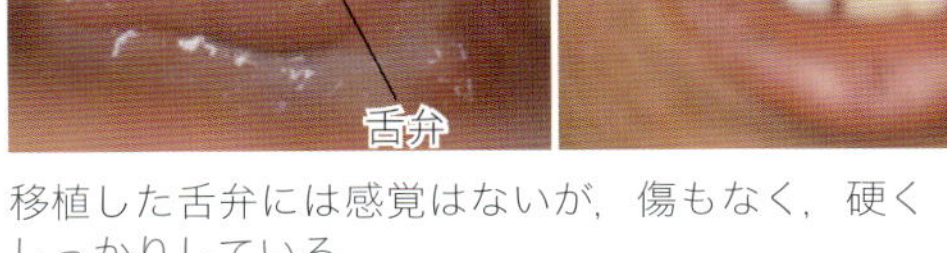

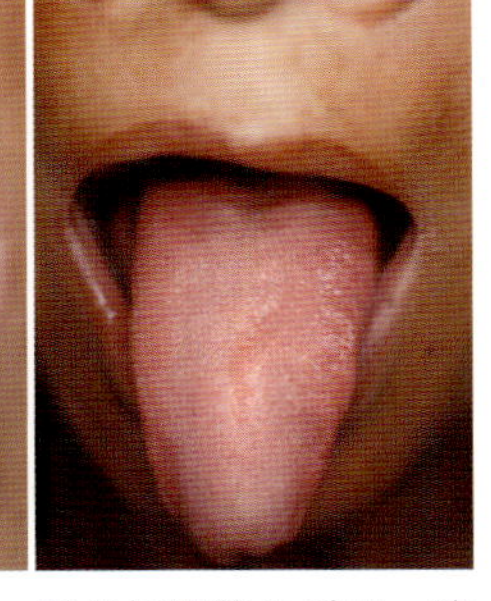

移植した舌弁には感覚はないが，傷もなく，硬くしっかりしている

舌弁採取後の舌は，違和感はなく，機能的にも問題がない

術後 6 年

症例 下眼瞼悪性腫瘍に対する眼輪筋を茎とするV-Y島状粘膜皮弁移植術

35歳，女性，左下眼瞼縁の悪性腫瘍

数年前に左下眼瞼に黒色斑が出現し徐々に増大してきた。10日前，近医にて生検を受け，基底細胞癌の診断で当科を紹介された。腫瘍から2〜3mm離してマーキングし，瞼板を含めて全層で切除した。その結果，18 × 6mmの眼瞼の全層欠損を生じた。前葉再建のため，皮膚欠損部の下方（瞼頬部）に眼輪筋を茎とするV-Y島状皮弁をデザインし，頭側に移動して縫合した。その後，硬口蓋より採取した20 × 8mmの粘骨膜片にて後葉を再建した。

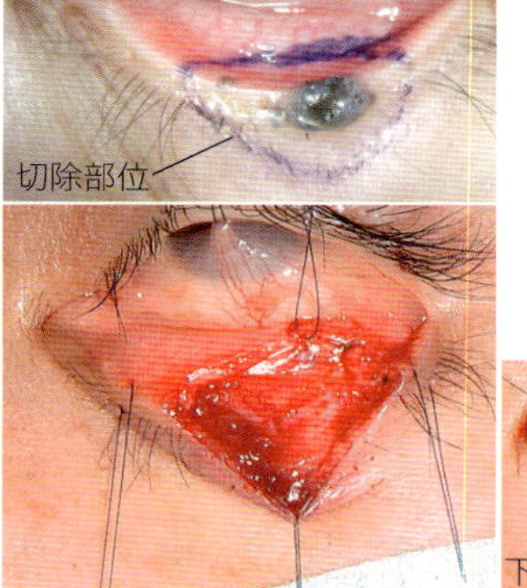

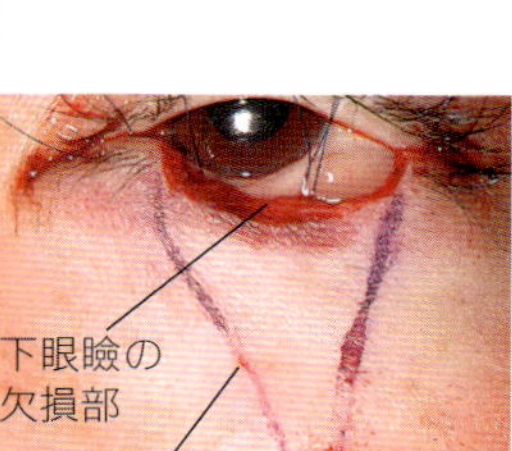

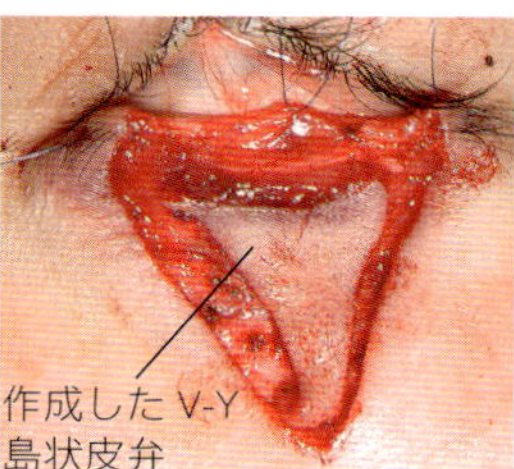

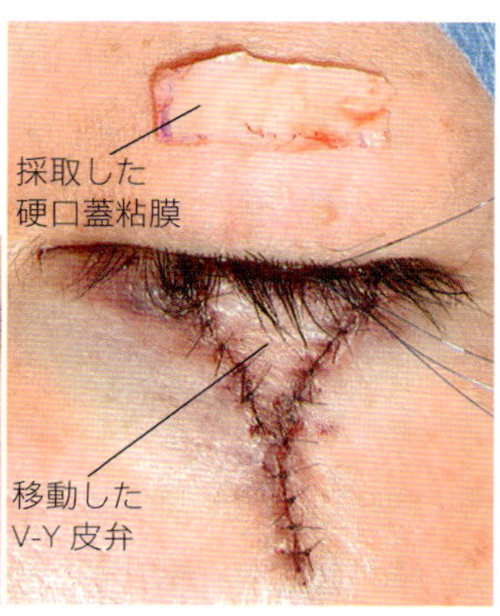

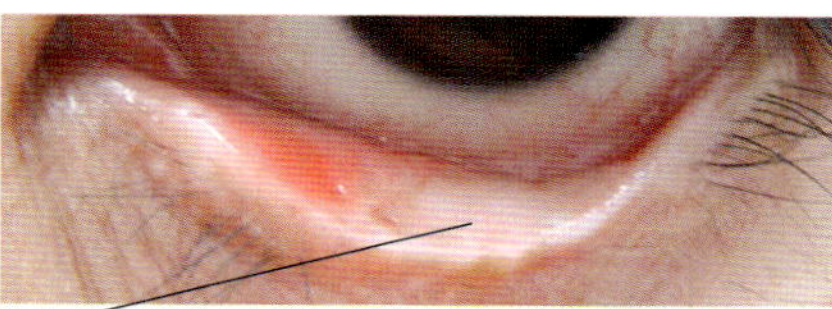

移植口蓋粘膜は移植後2〜3カ月で浮腫も消失し，かなり周囲になじんでくる。色も最初ピンクであったのが，硬口蓋粘膜本来の白っぽい色となる。やや収縮が見られるが，6カ月以降は，収縮や萎縮もほとんど進行していない。

術後9カ月の所見

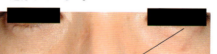

粘膜の収縮による再建部の瞼縁の下降も少し見られるが，術後6カ月の時点とほとんど変わりがない。

Advice

・切除時に組織に緊張を加えにくい部位では切除部位の周囲に糸を掛け，それを引っぱって組織に緊張をかけながら切除する。

History & Review

●硬口蓋粘膜による眼瞼再建について初めて述べた論文。
Siegel RJ: Palatal graft for eyelid reconstruction. Plast Reconstr Surg 76: 411–414, 1985
●頬粘膜採取部の合併症について述べた論文。
Neuhaus RW, Baylis HI, Shorr N: Complications at mucous membrane donor sites. Am J Ophthalmol 93: 643–647, 1982
●硬口蓋粘膜による眼瞼再建について述べた論文。
柳澤大輔，岩澤幹直，加藤浩康ほか：口蓋粘膜移植を用いた眼瞼再建．日形会誌 33：402–409，2013
●粘膜移植に関して図とともに概説したもの。
鬼塚卓弥：粘膜移植術．形成外科手術書（改訂第4版）基礎編，pp323–324，南江堂，東京，2007
●粘膜移植術に関して図とともにまとめたもの。
小山久夫：粘膜移植術．図説臨床形成外科講座（第2巻）：形成外科の基本手技，塚田貞夫編，pp68–69，メジカルビュー社，東京，1987

2. 真皮脂肪移植

吉本信也

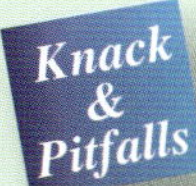

◎真皮脂肪片の脂肪の厚さは，術後の吸収を考慮して必要量の40～50%増しとする
◎移植片の真皮の切除が少なすぎると感染の危険性が増し，嚢腫発生の危険性もある
◎広汎な真皮脂肪移植（大きな真皮脂肪片）では，術後の硬結や異物感が長期間にわたって残存することがある。また，偏位や重力による下垂，過矯正などに対する修正が必要になることがある

真皮脂肪移植術は，真皮と脂肪の遊離複合移植であるが，基本的には脂肪移植の一種である。脂肪移植は，1893年にNeuberによって最初に行われたと言われており，その後Lexerによって広められた。Neuberは大きな脂肪片は生着が悪いため，多数の小さな脂肪片の移植を推奨した。一方，脂肪の生着をよくするために血管の豊富な真皮と連続させた脂肪を移植する真皮脂肪移植は，1900年代を通して顔面の変形などに対して行われてきた。しかし，種々の要因が作用するため，その生着率の予測は困難でかなり生着の差がある。また，感染を起こすと瘻孔を形成し，融解した液状脂肪が数週間排泄される。その後は自然治癒するが，移植脂肪の吸収は大きい。移植脂肪内の皮脂腺は数週，毛嚢は数カ月で消失するが，汗腺は永久に残存する。分泌される汗は周囲の毛細血管に吸収されて問題とはならない。一般に，真皮脂肪として移植された脂肪の20～50%が1年後には吸収されるため，必要量の40～50%増しの真皮脂肪量を移植する必要があると言われている。そのため，特に広範囲な症例に対しては，生着率を上げ，合併症を減少させる工夫として，有茎（あるいは血管柄付き遊離）真皮脂肪弁移植術が行われるようになったが，最近では簡便な脂肪注入術の発達により，真皮脂肪移植術の適応はかなり限られたものとなっている。

適応

顔面輪郭の不整，神経と皮膚の間のバリア，腱などの滑走する部位の癒着の防止などであるが，形成外科領域では，先天性・後天性の全身，特に血行がよく，また変形が目立つ顔面の小～中等量の輪郭の不整に使用されることが多い。具体的には，顔面半側萎縮症，外傷後の陥凹変形などである。

採取部の選択

全層植皮術の採皮部となり得るところはどこでも可能であるが，目立たない部位で，毛が少なく，脂肪の豊富なところがよい。一般的には，下腹部，殿部，鼠径部，大腿部，上腕内側部，背部などである。

後療法

移植部を軽く圧迫し，血腫予防と局所の安静を図る。出血が心配な時はドレーンを挿入する。感染などで瘻孔を生じた場合，液状化した脂肪が漏出するが，一般に数週間で自然治癒する。しかし，移植片の容量減少は大きくなる。移植片の真皮上層を確実に切除しておけば，皮膚付属器からの嚢腫発生はまれである。移植片は，一般に術後1年前後で安定する。有茎（血管柄付き遊離）真皮脂肪弁移植で移植組織の余剰や下垂などが見られた場合は，余剰部の切除や脂肪吸引術などでの減量が必要となる。また，体重の増加により移植脂肪組織にも増大が見られる。

手技

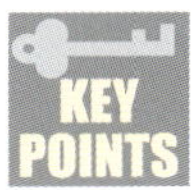

- 移植片の上皮と真皮上層部は確実に切除する
- 移植片が乾かないようにする。そのためには，まず移植部の準備がすんだ後に移植片を採取し，そのまま移植する
- 移植片は，真皮面が移植部とたるみなく密着するように，周囲数カ所に糸を通してポケット周囲に固定する

❶ 採取と採取部の処置

移植片の採取部に，移植部よりやや大きな範囲を紡錘状にデザインする。

まず，その部位の表皮および真皮上層部を切除する。もともと瘢痕の存在する部位から移植片を採取する場合は，移植片に瘢痕が含まれないように採取前に瘢痕部と移植片の境目に，メスで切開線を加えておく。採取部は，通常の方法で閉鎖する。移植片は損傷を少なくするため，移植部の準備ができてから採取し，すぐに移植できるようにする。

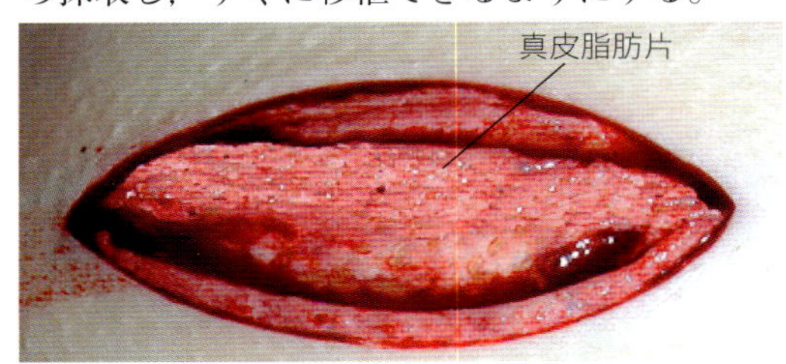

Advice

- 移植片の採取にあたっては，採取後に表皮を除去するよりも，採取前に除去する方が容易である。
- 表皮の除去にあたっては真皮の上層まで除去するが，浅過ぎると表皮様嚢腫の発生や感染の率が高くなる。
- 移植片の厚さは2cmまでとする。
- 移植片は愛護的に扱わないと生着率が下がる。

❷ グラフトの加工

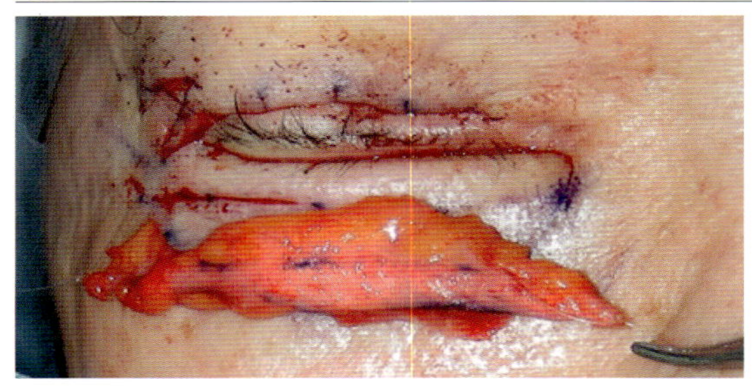

移植片は大きめに採取し，適度にトリミングする。最終的に，移植片は実際の欠損量より大きめ（20～50％増し）にする。

❸ 移植と固定法

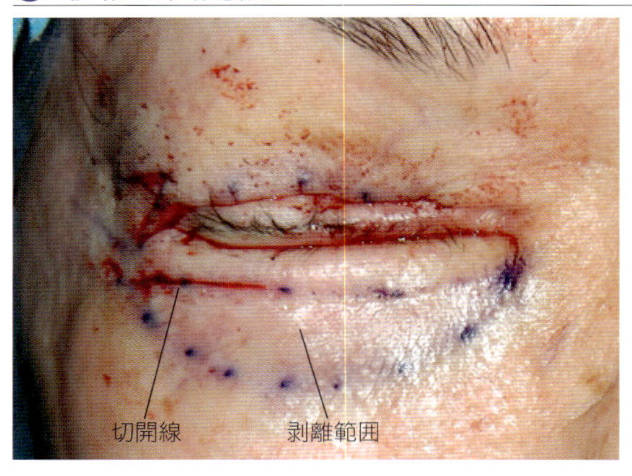

1. 切開線は，皮膚の血行や移植片の露出の面などからは剥離範囲にかからない方がよいが，剥離部に近い方が止血や誘導糸を通すのは比較的容易となる。眼瞼の場合は眼輪筋内で行う。剥離は，一般的な剥離層で行う。止血は丁寧に行う。血腫は移植片の生着を悪くすると考えられる。

Advice

- 移植片は真皮側を下（移植床側）にしても上（表面側）にしてもよい。
- 移植片は，真皮側が外側となるようにして，2つに折って移植することもある。
- 眼瞼などの皮膚の薄い部位では，真皮側を表面側にすると術後のその部位の皮膚が硬くなるので，脂肪側を表面側にする。

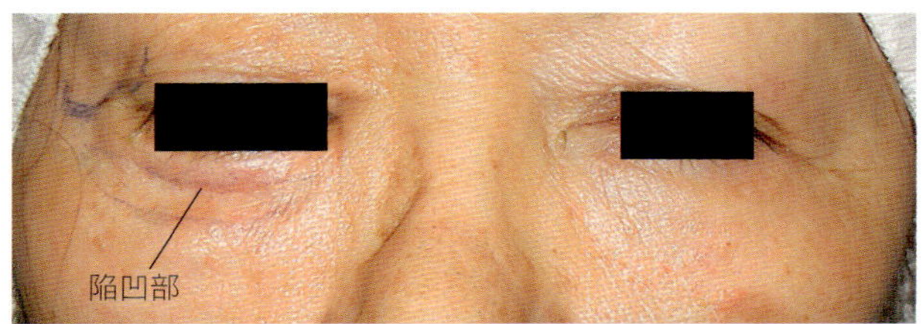

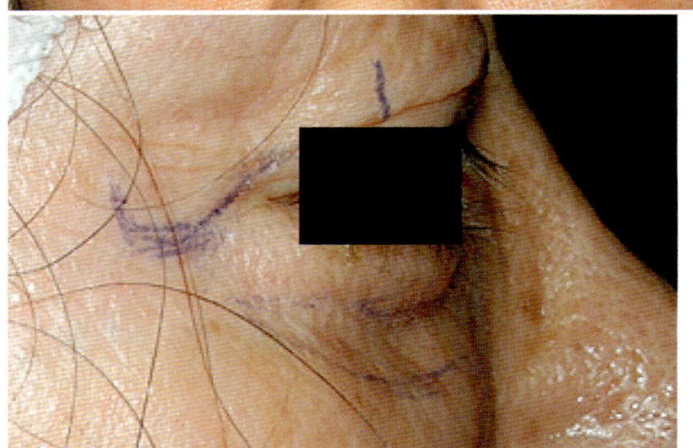

2. 陥凹部の範囲をマーキングする。実際の剥離範囲はこれよりやや広くし，真皮脂肪片を移植した後の段差を予防する。

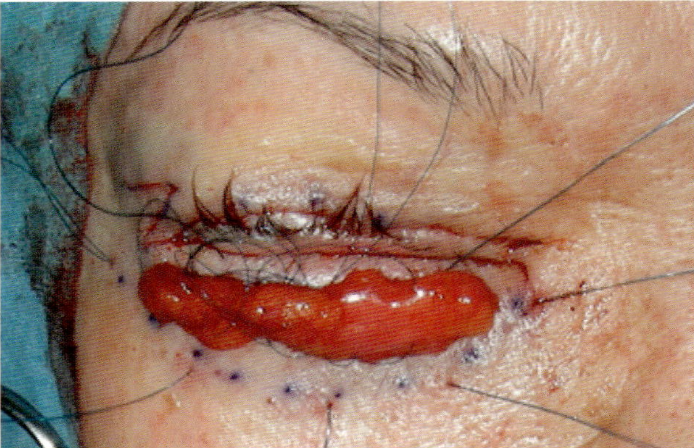

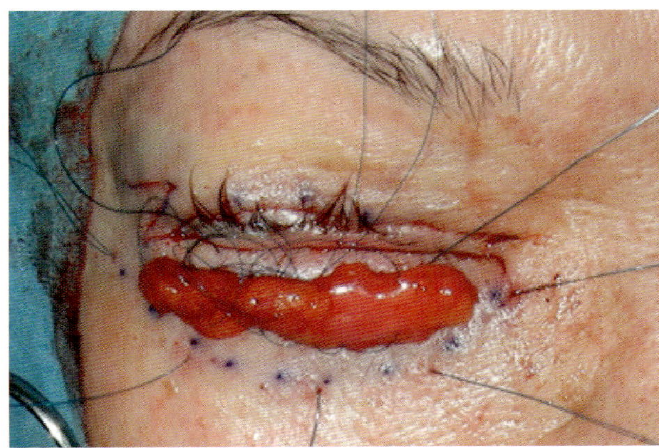

3. 移植片は，糸を掛けてポケット内に誘導する。移植片の周辺数カ所に糸を掛け，移植部のポケット内で移植片が均等に広がり，移植部に密着するようにする。この糸はポケット内を通して相当する部分で皮膚の外に出す。

Advice

- 誘導糸は，組織がちぎれないように脂肪ではなく，真皮に掛ける。
- 誘導糸は，23G の注射針などを用いてポケット内を通す。

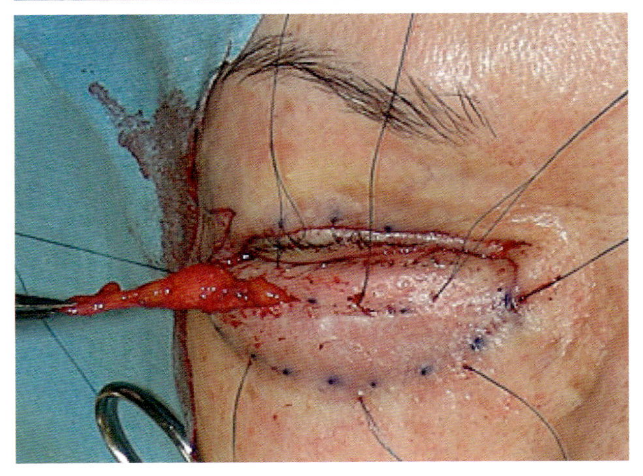

4. 移植片がちぎれたり裂けたりしないように注意しながら，ポケット内に誘導する。

Advice

- 血流再開の元となる真皮がたるみなく，移植部に密着するようにする。

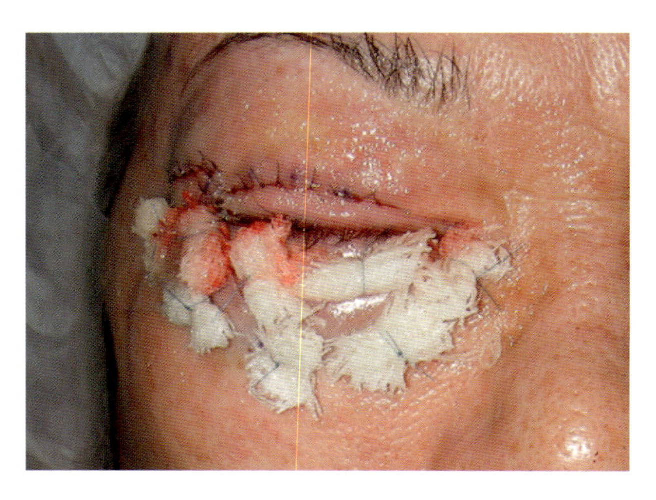

5. 誘導糸をボルスターを用いて固定する。
その後，全体を軽く圧迫して血腫を予防するが，ボルスター部での褥瘡に注意する。出血が心配な時は，ドレーンを挿入する。

Advice

・皮膚に褥瘡を作らないように，ボルスター固定は強すぎないようにする。

症例 正中鼻裂の鼻尖部変形に対する真皮脂肪移植術

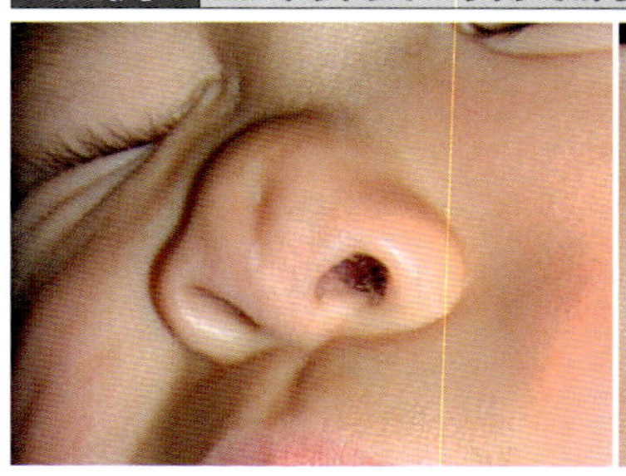

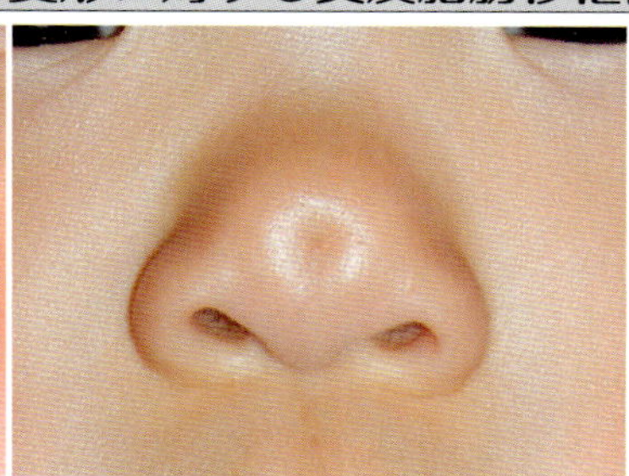

術前

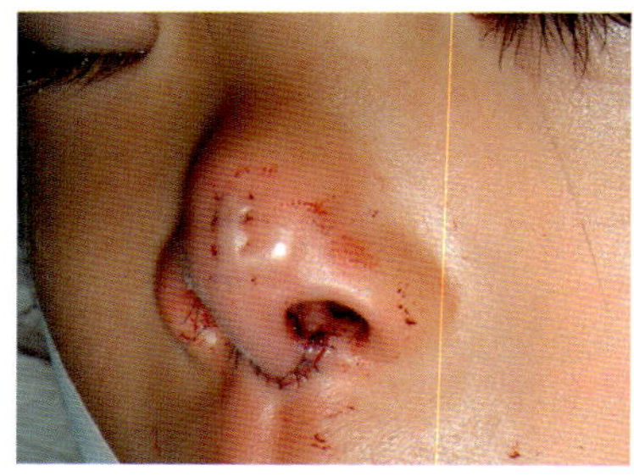

術直後

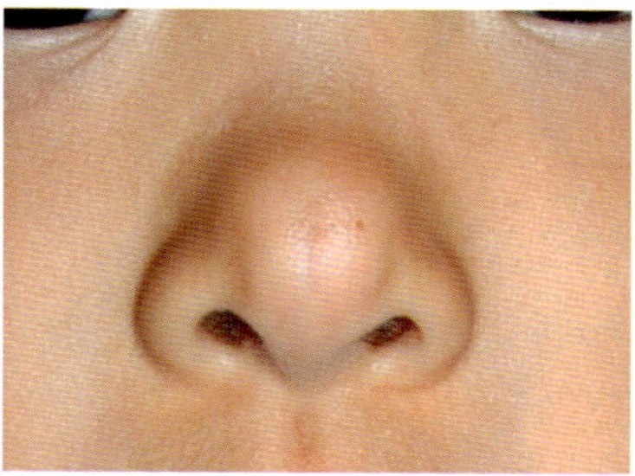

術後２年６カ月

3歳，女児，正中鼻裂（先天性の鼻尖部の扁平化および陥凹変形）

鼠径部から真皮脂肪移植術を施行した。移植片は真皮側を表面側に向けたが，ポケットが深く，また，移植片の固定も行わなかったため，移植片はポケット内で丸まった状態であった。しかし，術後2年6カ月の状態で移植片の吸収はわずかで鼻尖部の形態も良好である。

History & Review

●本邦における真皮脂肪移植に関する初期の論文。
神村瑞夫：顔面の陥凹性瘢痕に対する free dermal fat grafting．形成外科 8：150-154，1964

●真皮脂肪移植術に関して，特に顔面の広範な部位に施行した症例の問題点について詳述した論文。
鬼塚卓弥，今井進，儀保元惟ほか：顔面の広汎な陥凹瘢痕に使用した free dermal fat graft とその長期経過観察．形成外科 20：115-120，1977

●真皮脂肪移植術の基本についてまとめたもの。
鬼塚卓弥：真皮・真皮脂肪・脂肪移植術．形成外科手術書（改訂第４版）：基礎編，pp309-316，南江堂，東京，2007

●真皮脂肪移植についてまとめ，手技について図説したもの。
浜本淳二：真皮脂肪移植術．図説臨床形成外科講座 2：形成外科の基本手技，塚田貞夫編，pp70-71，メジカルビュー社，東京，1987

●真皮脂肪移植について詳述したもの。
Stevenson TR, Whetzel TP: Repair and grafting of dermis, fat, and fascia. Plastic Surgery (2nd ed), edited by Mathes SJ, Vol 1, pp569-589, Saunders Elsevier Philadelphia, 2006

3. 脂肪移植

吉村浩太郎

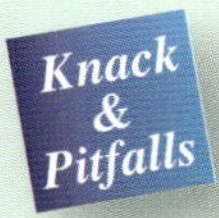

◎脂肪注入は，“正しく行われれば”，単純な量的フィラーとしてだけではなく，病的組織の賦活化という，他の方法では得られない質的治療効果が得られる
◎脂肪注入術における移植組織の壊死，それによる油液嚢疱の形成を避けるためには，適切なデバイスの選択と術者の注入技術の上達とが必要で，注入技術の判定には術後早期の超音波診断が役立つ
◎移植部に，瘢痕や癒着がある場合には，鋭針を使った前処理（needling や rigottomy と呼ばれる）で，皮膚の可動性を獲得することが重要である

人工物の弊害が広く認識される中で，美容，再建目的のフィラーとして自家脂肪の価値が再評価されてきている[1)~3)]。従来はフェイスリフトや乳房再建などでも，脂肪移植はあくまで補助的に行う手技という位置づけであったが，最近では脂肪注入術を主役として位置付ける治療戦略が多くなった。

こうした変化の理由は，一つは技術的な進歩により信頼できる臨床結果が得られるようになってきたことであり，もう一つは他の手術では決して得られない質的改善（後述する組織の賦活化/肥沃化 Revitalization/Fertilization）が得られることがわかってきたことである。放射線障害，難治性潰瘍のほか，デュプイトレン拘縮や熱傷後遺症をはじめとする瘢痕拘縮など，従来では考えられなかったような治療目的に対して，脂肪注入術は優れた効果が得られる治療術式として確立されつつある。一方で，脆く傷みやすい組織であり，脂肪壊死に伴う不確実性を最小化するためには基本に忠実に，厳密に施術を行うことが重要である。

脂肪移植の基礎

■脂肪組織の特徴

脂肪組織には1g あたり 400～500 万個の細胞が存在し，その体積の 90％以上を占める脂肪細胞（約 100 万個）以外に，同等数の脂肪幹（前駆）細胞（adipose stromal cells：ASC）や血管内皮細胞，そして周皮細胞やマクロファージなど多くの細胞が存在する[4)]。脂肪細胞以外の細胞群は間質血管細胞群（stromal vascular fraction：SVF）と呼ばれ，脂肪組織を酵素処理することにより，分離することができる。脂肪細胞は数年から 10 年でゆっくりとターンオーバーしており，毛細血管に接して存在している ASC が分裂・分化して次世代の脂肪細胞となり，恒常性を維持している。脂肪組織は他の臓器に比べて阻血に極端に弱く，3 時間の阻血で多くの脂肪細胞が壊死するため，その ASC による再生がみられる（図）。

■移植脂肪の生着メカニズム[5)~7)]

脂肪移植は，外科医にとっては，見えない治療法であり，生着のメカニズムなどの基礎研究の知見は，今後の治療法の改善や標準化のために極めて重要である。

●短期（移植から１週間）

移植した脂肪組織は血行が再開するまでの初期，栄養や酸素は周囲組織からの拡散によって供給される。表面から 100～300 μm の脂肪細胞はその拡散で生存可能であるが，それ以上の脂肪細胞はすべて壊死する[6)]。しかし脂肪組織内の幹細胞は 3 日間は酸素がなくても生存可能であり，むしろ細胞死に伴い活性化されて増殖・遊走を始める。3 日以内に血管新生により微小環境が改善されれば幹細胞により新世代の細胞が供給され，組織は部分的に再生される。しかし，3 日以内に血管が届かない中心部は，幹細胞も死んで，その部分は組織壊死となる。再生可能なのは表面からせいぜい 1～1.5mm 程度である。すなわち，移植組織の大きさや移植のされ方が重要であることがわかる[7)]。

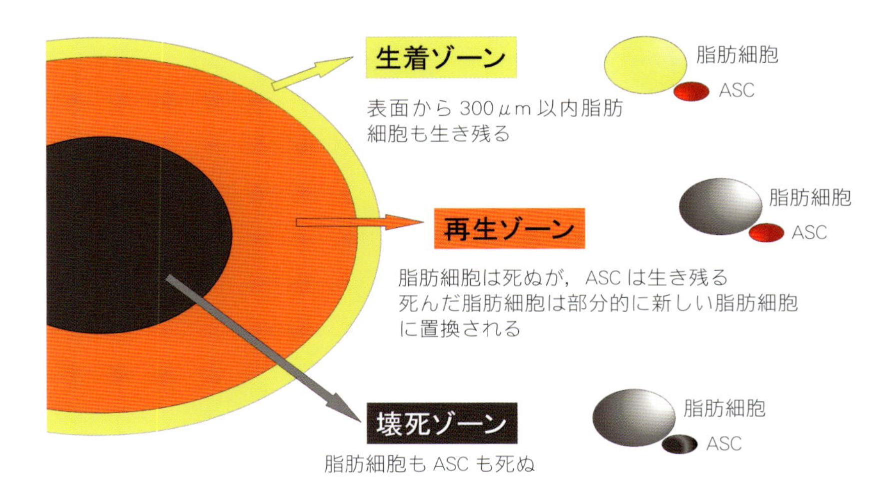

図　移植脂肪組織における3つの領域（ゾーン）

最外層は300μm以内の厚さで，脂肪細胞が周囲からの拡散によって栄養され生存する領域で，中層（1mm程度）は脂肪細胞は死ぬがASCは生存できるため活性化されて再生しようとするため部分的に再生される領域である。最内層は長期にわたり拡散が効かないためASCも死滅し壊死する領域である。すなわち，組織が大きいと壊死する領域が増える。
(Kato H, et al: Degeneration, regeneration, and cicatrization after fat grafting: Dynamic total tissue remodeling during the first three months. Plast Reconstr Surg 133: 303e-313e, 2014より引用改変)

●中期（1週間から3か月）

再生領域では死滅した脂肪細胞をM1マクロファージが貪食し，同時にASCが増殖分化して脂肪細胞に成長する。油滴の貪食には数週間の時間を要するので，移植組織全体の大きさはあまり変わらない。新しい小脂肪細胞数が4週間でピークとなる。3カ月までに脂肪新生は終了する[7)]。

●後期（3カ月以降）

壊死した部分が小さければ，油滴の貪食が進むとともにM2マクロファージが線維化で置換していく。大きな壊死がある部分では油滴の貪食が完了する前に線維化の壁ができるため，油性嚢疱Oil cystとなる[8)]。嚢疱となった場合は，1年以降で嚢疱壁の最内側に石灰化を生じ，数年経つと壁全体に広がる。嚢疱にならなかった壊死部でも程度に応じて砂のような石灰化が数年にわたって形成される。

手術の適応

脂肪移植術の適応は，非常に広い。なぜなら，脂肪移植は組織の体積を増やすためだけでなく，瘢痕を柔らかくし，癒着を剥がし，血流を改善することが，知られるようになったからである[9)~11)]。従来は，移植部位の組織が悪い（虚血，癒着性瘢痕，放射線障害など）＝脂肪の生着が悪い＝適応ではない，と考えられていた。今では全く正反対で，そういう病的組織の治療法として，脂肪移植は最優先で検討すべき治療手技である。なぜなら，脂肪移植はその病的組織（幹細胞欠乏組織）に幹細胞を与えることができる，ほとんど唯一の方法だからである。

美容目的では，乳房や臀部の増大，顔の陥凹部位（こめかみや頬，上眼瞼など）の修正や，若返り（下眼瞼や鼻唇溝など顔の中央部など）のために，リフト手術と併用させることも多い[1) 2)]。

再建では，温存療法を含めてあらゆるタイプの乳がん術後に適応できるとともに，ロンバーグ病，エイズ薬剤後遺症や深在性エリテマトーデスなど，炎症や線維化を伴う顔面組織の萎縮症には第1選択といえる。放射線障害組織の治療にも第1選択である[9) 10)]。さまざまな部位における後天性の陥凹性瘢痕，軟部組織の変形，さらには，熱傷瘢痕，肥厚性瘢痕，ASOやバージャー病などの阻血組織，糖尿病や放射線照射などに由来する難治性潰瘍や骨髄炎，など多岐にわたる[11)]。外科的に困ったときの脂肪移植，と言えるほどその適応は広がってきた。

術前の評価法

■採取部の評価，選択

採取部の選択は，①必要な採取量，②患者の部位ごとの採取可能量，③患者が切除したい部位，により判断する。基本は，腹部，腰背部，および大腿部である。採取部の視診，触診，超音波（もしくはMRI，CT）などで総合的に判断する。採取候補部位の皮膚，皮下組織のピンチ診で，各面からどの程度皮下脂肪組織を短時間で凹凸を形成することなく安全に採取できるかを正確に評価することが重要であるが，一定の経験を要する。

採取量が少量（30ml以内），中程度（120ml以内）の場合は，前腹部，側腹部，腰背部などから採取可能なことが多い。痩せている場合はやむをえず大腿から採取する（大腿の場合は痩せていてもある程度は採取可能である）。200mlを超える大量の場合は，太っている患者であれば，同様に側腹，腰背部などから可能であるが，痩せている患者の場合は，大腿部から広く採取する必要がある。痩せている患者からやむを得ず500mlを超える大量に採取する場合には，大腿の全周を用いることになる。二の腕や下腿など，患者が美容的に吸引を望む場合もあるが，特別な場合を除き，行わない。

■移植部位の評価

主に触診で，移植予定部位の皮膚の緊張，余剰の程度，可動性を評価するとともに，軟部組織の量と硬さを測定し，瘢痕や癒着があればその程度，放射線照射の影響の程度・症状などを評価する。乳房の場合は，乳房被覆皮膚（skin envelop）は制限要因となるので，その余剰の評価は極めて重要である。

後療法

第一に，移植部位の安静である。植皮と同様に，血流のない組織移植である脂肪注入では，最初の数日における毛細血管の侵入が重要となる。顔の場合は簡単なテーピング，乳房の場合は適切な大きさのスポーツブラ，肩関節の動きを禁ずるなど胸筋の安静を保つ。安静ははじめの1–2週間が重要であるが，移植部の積極的なマッサージや運動は3カ月禁止する。入院している場合は，術後の酸素の継続マスク投与も一定の効果が期待できる。

乳房の術後の経過観察には，超音波検査が必須である。壊死した脂肪組織は油滴となり，低エコー領域として描出される。術後1カ月めで観察し，注入技術の良否が判断できる。万一，油滴がある場合は，位置や大きさを記録して，3，6，12カ月と経過を観察する。5mm以上大きいものは，硬結（油液嚢疱）となる可能性がある。マンモグラフィーによる石灰化の観察も，1年経過後に1年ごとに行うことが望ましい。

今後の展開

脂肪組織，脂肪細胞についての研究は，この10数年の間に飛躍的に進歩した。その理由は，①脂肪細胞には，糖尿病，メタボリックシンドロームに密接に関連する内分泌器官としての機能があり，重要な治療対象器官として認識されるようになったこと，②脂肪組織には，骨髄の間葉系幹細胞に匹敵する多能性の組織幹細胞が存在することが明らかになり，脂肪は採取しやすいことから将来の細胞治療の有用なツールとして注目を浴びるようになったこと，である。脂肪細胞，脂肪組織，前駆細胞についての知見が今後も蓄積され続けることにより，脂肪移植においても治療技術の改良が進むことが予想される。

脂肪注入移植術は，侵襲も小さく，瘢痕を残さず，異物による後遺症を伴わない，組織の質的な改善をもたらす，など多くの利点を持つ治療である。何よりも，正常な治癒が期待できない，すなわち手術できない病態（幹細胞欠乏組織）において，有効性が期待できる唯一の方法としての価値は今後いっそう認識されていくだろう。一方で，脂肪組織は阻血に弱く，扱いが難しい組織であるために，脂肪の採取，処理，保存，や移植に伴う技術やデバイスの影響を強く受ける。近年の脂肪注入に関する技術的進歩により，臨床効果の大きな改善がみられ，治療技術の標準化が進んでおり，今後形成外科領域における基本手技としての確立が期待されている。

脂肪注入術

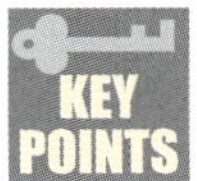

- 大量の脂肪移植では全身麻酔が原則である。少量であれば，局所麻酔で行うことも可能である
- 大量の脂肪移植ではポンプ式脂肪吸引機の利用が望ましいが，少量であれば，シリンジでの吸引でも可能である
- 吸引脂肪は傷みやすい。不要な水分や油分を取り除く処理を手際よく行い速やかに移植する
- 脂肪移植術で臨床結果に最も影響する過程は，最後の注入術である。適切なデバイスやカニューレを用いて，移植物の表面積を最大化するように移植し，術後は超音波診断で組織壊死を評価する

❶ 脂肪吸引法（脂肪採取法）

脂肪注入材料を採取するための脂肪吸引法（採取法）では，痩身のための脂肪吸引法とは異なった，その目的に特化した吸引方法を行うことが重要となる。

1. 麻酔法

麻酔は原則として全身麻酔で行うが，少量であれば局所麻酔でも可能である。なお，注入部位に局所麻酔剤を打っておくと形態が変わって，注入しにくくなることがある。その点を勘案して麻酔法を選択する。

Advice

- 全身麻酔の場合は，術後の疼痛管理として，採取後に採取した皮下の吸引腔（組織内ではない）に，0.5% キシロカインを注入する（大腿半周で 30〜40ml 程度）。
- 局所麻酔の場合は，キシロカインの極量に注意する。数時間をかけて緩徐に血中に移行するため体重 50kg で 0.05% であれば 5ℓ までは問題なく使用可能である。

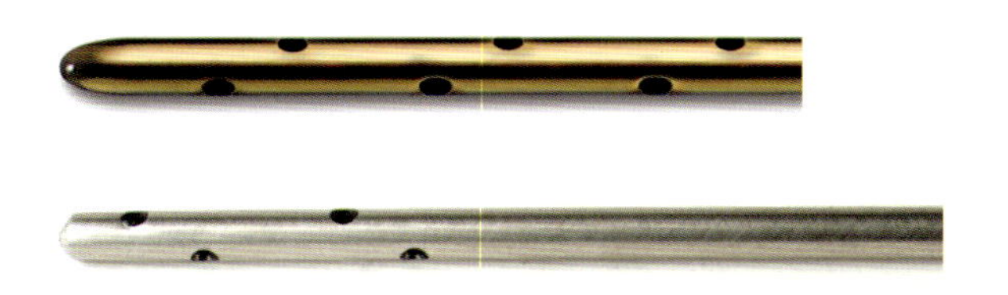

Tumescent 液注入用カニューレ
組織に刺しやすいように細くて，小さい放出穴が全方向に多数開口している。外径 2mm 程度，25〜35cm 長が望ましい。

2. Tumescent 液の注入

採取部にはまず専用カニューレで Tumescent 液を注入する。まずメスを用いて皮膚に 5mm 程度の切開を加え，皮下にカニューレを挿入する。切開部には，プロテクターを装着する。全身麻酔であれば，100 万倍エピネフリン入りの温生理食塩水を，局所麻酔の場合はさらに最終濃度 0.05〜0.10％程度のキシロカインとする。注入量は採取部位が十分に膨隆するように，大腿半周で 1ℓ 程度，注入する。

3. 脂肪の吸引

吸引には複数穴の鈍カニューレを用いる。太さは外径 3〜4mm のものが基本であるが，顔などで注入に細いカニューレを使用する場合は吸引にも 1.5〜2.5mm のものを用いる。

吸引器は，ストッパー付きの吸引用シリンジ（コールマン法）や，ポンプにより持続陰圧をかける装置（suction-assisted lipectomy：SAL）

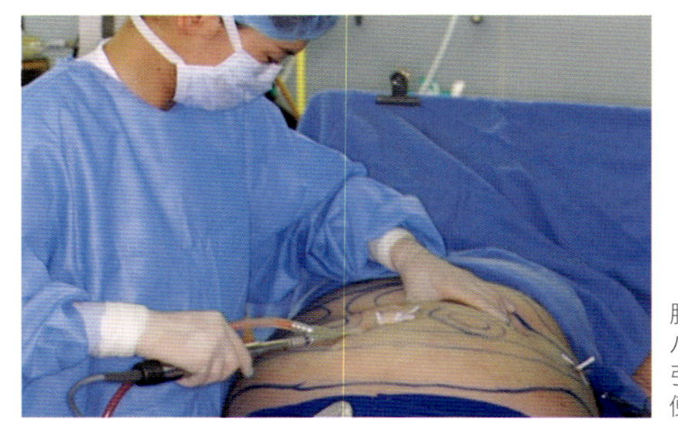

脂肪の採取
パワード式（カニューレが電動で前後に振動する）の吸引機で腹部より採取しているところ。大量採取の時には便利だが，単純な吸引機やシリンダ吸引でも十分である

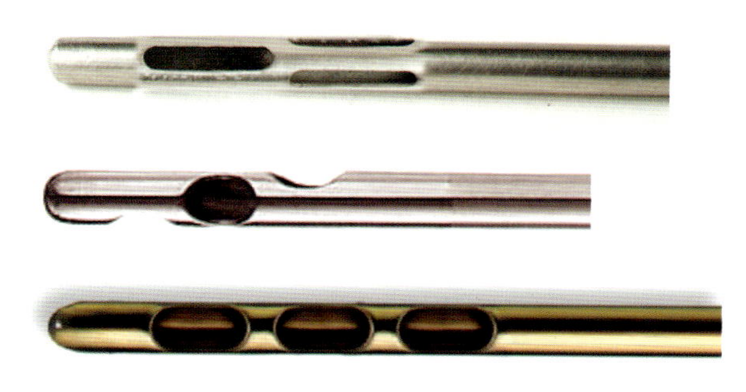

脂肪吸引用カニューレ
外径が 3～4mm，長さが 25～35cm のものが望ましい。吸引穴の数や配置は様々である。全方向に開口しているものや，片側だけに開口しているものなどがある

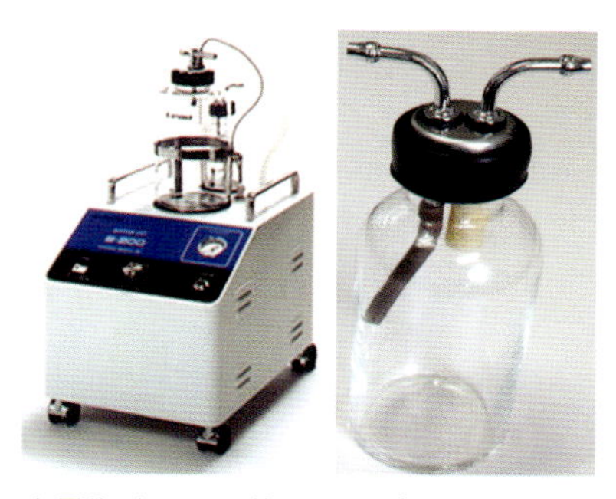

大量脂肪吸引に使用するポンプ式の吸引機（左）と滅菌用中間瓶（右）
大量脂肪吸引時には，吸引機とカニューレとの間に滅菌した中間瓶をつないで，吸引脂肪を回収する

などを用いる。

コールマン法では 10ml のシリンジでプランジャーを 3ml 程度まで引いて，また SAL では 500～700mmHg の陰圧をかけて吸引する。

吸引カニューレは小刻みに小さなストロークで早く前後に動かす。その際，吸引部位を片手で皮膚の上から圧迫し，横方向のずり摩擦がカニューレにかかるようにする。また，押さえた手でカニューレの位置や深さを確認しながら，ストロークごとに，横方向に少しずつずらしてゆく。

Advice

- 超音波や水流を用いる脂肪吸引器は，脂肪細胞が熱や機械的外力により破壊もしくは死滅する傾向がみられる。移植脂肪の採取には不適当である。
- カニューレの吸引穴は 3～5 個で，形態は丸から楕円，片側半周に開いているもの，全周に均等に開いているもの，などがある。カニューレ径が大きいほど，吸引穴が多いほど，脂肪を早く簡単に採取できるが，陥凹変形を作りやすいので注意が必要である。

❷ 脂肪処理法（脂肪組織の洗浄，純化と濃縮）

水分（tumescent 液），油分（破壊された脂肪細胞），血球（出血に由来する）などの不要成分を，移植前に可及的に取り除く作業は必須である。分離方法には，単純フィルター法，陰圧フィルター法，遠心法（コールマン法など），倒置分離法（デカンタ）などがある。

混入している血液が少量であれば特に洗浄の必要はないが，出血が多くて全体が赤みを帯びた液体になっている場合は洗浄した方がよい。洗浄には，フィルター上で生理食塩水を流す方法や，倒置分離（60ml のカテーテルチップなどで）で冷生理食塩水を用いて複数回洗浄する方法などが行われる。

・遠心法による脂肪処理

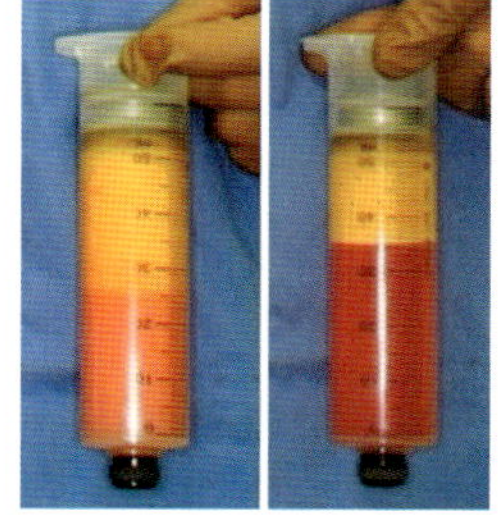

遠心前　遠心後

遠心することにより，水分や油分とともに血球の多くも除かれ，脂肪組織が効率的に濃縮，純化される。

研究用の滅菌コニカルチューブと遠心機で行うことも可能である

・倒置分離法による脂肪処理

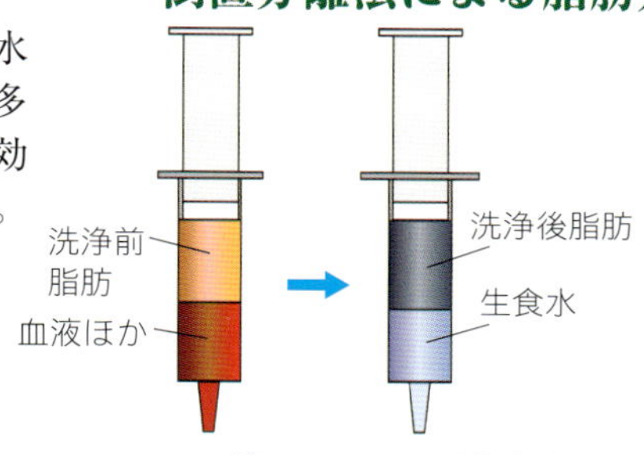

カテーテルチップシリンジのデカンタを用いて繰り返し冷生理食塩水で組織を洗浄することで，きれいに血液成分をとり除くことができる。この後に，さらに遠心をすると水分も取り除かれる。

Advice

・顔面への少量の移植の場合は，洗浄や濃縮は必ずしも臨床結果に決定的な影響を与えないが，乳房などへの多量の移植の場合は，遠心法でしっかりと純化，濃縮することが望ましい。

採取した脂肪組織は，時間とともに劣化するので，できるだけ速やかに移植することが必要である。空気に触れると表面の脂肪細胞は死滅しやすいので，シリンジなどで閉鎖された状態での保存が可能であればより望ましい。採取した脂肪組織をいったん凍結して，別の日に使用することは，細胞の大半が壊死するため，望ましくない。

③ 脂肪注入法

脂肪移植の壊死を減らすためには，注入技術が最も重要である。たとえば，1ml をワンショットで注入すれば，理論上は 60％以上が壊死に陥る。理想的には，2mm 程度の細いヌードル上に注入し，重なって注入しないようにする配慮が必要である。2mm にするためには，理論上は，1cc の脂肪を 30cm 以上の長さになるように移植しなければならない。

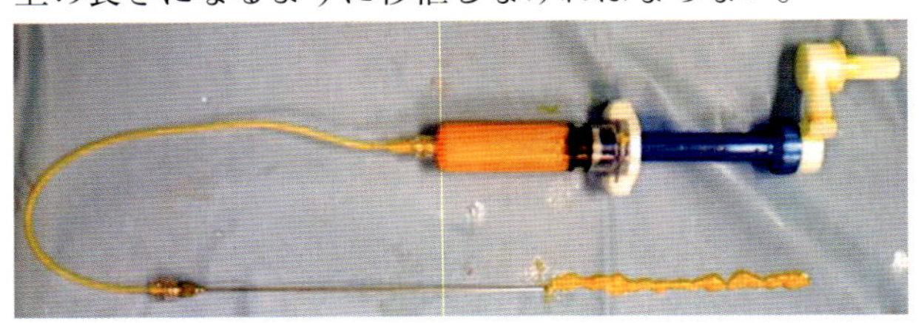

20mL のシリンジに，スクリュータイプのプランジャーを持つディスポシリンジ（日本製）
助手が 1 回転（0.5ml 注入）させる間に，術者がカニューレを 10cm 以上引いて動かすようにする。写真では，150mm の 18G 鋭針とともに使用している

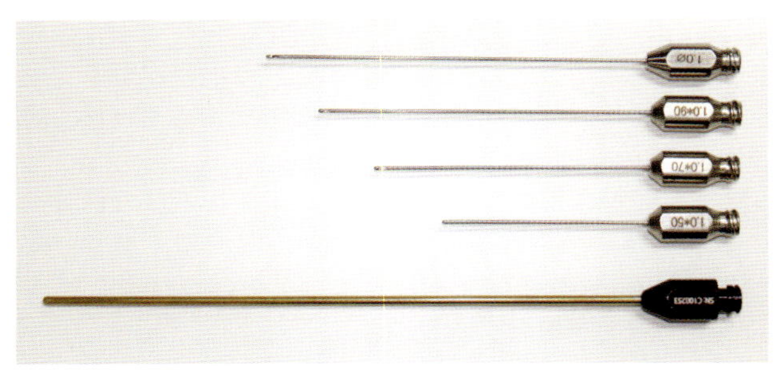

注入用カニューレ
用途に応じて，様々な長さのものを使い分ける

1. シリンジについて

Coleman は顔面の場合は 1ml のシリンジを，それ以外の部位では 2.5ml のシリンジを推奨している。極細の的確な注入を行うには，5ml や 10ml のシリンジでは不可能である。乳房や臀部など大量の脂肪注入には，10ml や 20ml のスクリュー式プランジャーのディスポシリンジが有用である。助手が必要になるが，注入フラッシュを避けることができ，的確な注入が短時間で可能であるため，大量の脂肪注入を行う際には重宝する。

2. 注入カニューレについて

原則として先端が鈍のカニューレを用いる。顔の場合は，径 0.7～1.0mm（22～18G），長さは 5～9cm が一般的である。

乳房の場合は，15cm もしくはそれ以上の長いものが必要になる。太さは，18～16G 程度（1.0～1.2mm 程度）が望ましい。

瘢痕など硬い組織に注入する場合には鋭針（18G など）が有用である。カニューレは意図的に湾曲させて用いることもある。

Advice

・顔

脂肪を皮下から骨膜上までできるだけ全体にわたり重層化して瀰漫性に移植する。瘢痕や靭帯などで皮膚の可動・挙上に制限があるときは，18G 針で needling（rigottomy）を行う。その場合，大きな空間を作ることのないように留意する。Needling で作った蜂巣状の空間は，丁寧に脂肪で充填する。

・乳房

乳腺組織内への注入は避ける。肋骨上の筋層（最下層）から皮膚直下（最上層）まで，丁寧に注入していく。瘢痕や靭帯はやはり needling で処理をして，授動する。18G 程度の細いカニューレであれば，乳房下溝や乳輪，瘢痕上など多くの個所から刺入して，重ならないように瀰漫性に充填していく。皮膚の緊張が強くなったことを目安に，注入最大量と判断する。

著者からのひとこと

脂肪吸引の作業は簡単に見えるが技術的には奥深く，①短時間で，②狭い部位から，③きれいな黄色い（出血のない），④大量の，脂肪組織を採取することは，術者の技術によるところが大きい。安易に捉えることなく，吸引技術の向上に向け，100 例を一つの目安に十分な研鑽を積む必要がある。

症例 1 ロンバーグ病による右顔面陥凹変形に対する CAL を用いた再建

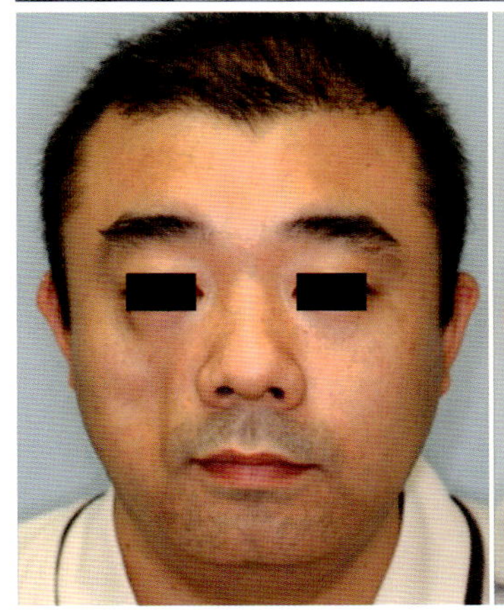

術前

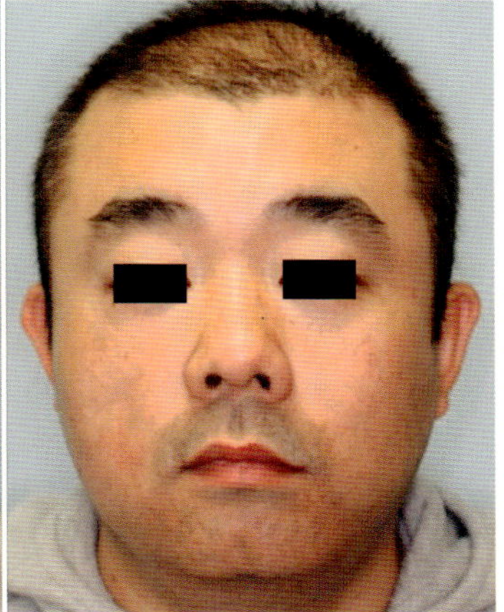

術後 12 カ月

38 歳，男性，ロンバーグ病

約 75ml を移植した。移植脂肪は自然な形態，質感を実現し，十分な増大効果が維持されている。顔面に手術瘢痕を認めない。

（Yoshimura, K. et al. Cell-assisted lipotransfer for facial lipoatrophy: efficacy of clinical use of adipose-derived stem cells. Dermatol Surg 34: 1178–1185, 2008 より引用改変）

症例 2 人工乳房と脂肪移植術のハイブリッド法を行った乳房再建

39 歳，女性，右乳癌による右乳腺全摘

リンパ節郭清を行い，放射線治療は行っていない。組織拡張器を抜去し，180ml の人工乳房と 200ml の脂肪移植を行った。術後 6 カ月，この後，乳頭乳輪の形成とともに，人工乳房を 90ml のものに置換し，脂肪移植を行う予定である。

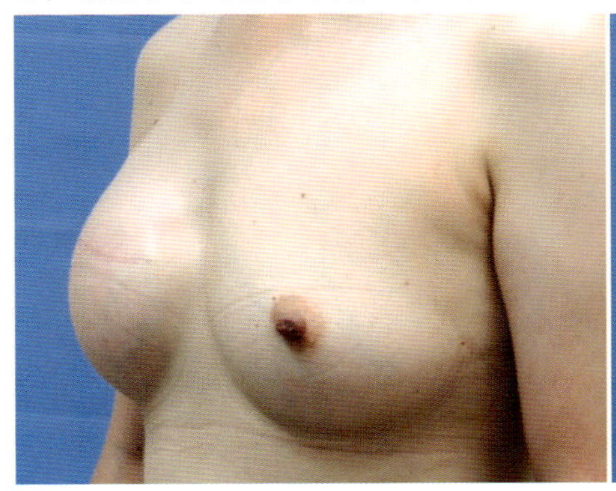

二次的に組織拡張器を挿入し，450ml の拡張を行った状態

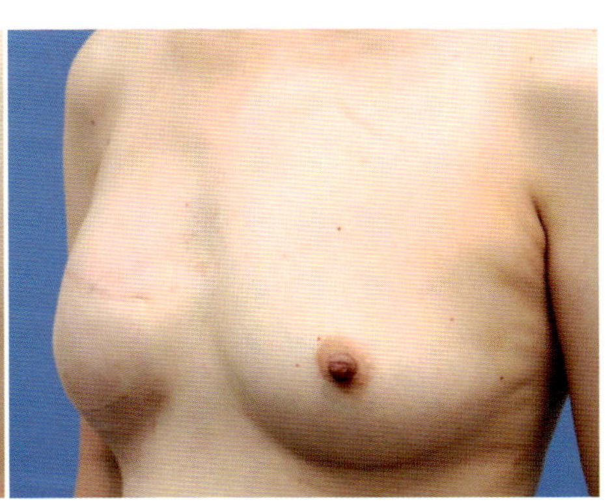

術後 6 カ月

引用文献

1) Coleman SR: Structural fat grafting: more than a permanent filler. Plast Reconstr Surg 118: 108S–120S, 2006
2) Coleman SR, Saboeiro AP: Fat grafting to the breast revisited: safety and efficacy.Plast Reconstr Surg 119: 775–785, 2007
3) Yoshimura K, Sato K, Aoi N, et al: Cell-assisted lipotransfer (CAL) for cosmetic breast augmentation -supportive use of adipose-derived stem/stromal cells-. Aesthetic Plast Surg 32: 48–55, 2008
4) Yoshimura K, Shigeura T, Matsumoto D, et al: Characterization of freshly isolated and cultured cells derived from the fatty and fluid portions of liposuction aspirates. J Cell Physiol 208: 64–76, 2006
5) Yoshimura K, Eto H, Kato H, et al: In vivo manipulation of stem cells for adipose tissue repair/reconstruction. Regen Med 6: 533–541, 2011
6) Eto H, Kato H, Suga H, et al: The fate of adipocytes after non-vascularized fat grafting: Evidence of early death and replacement of adipocytes. Plast Reconstr Surg 129: 1081–1092, 2012
7) Kato H, Mineda K, Eto H, et al: Degeneration, regeneration, and cicatrization after fat grafting: Dynamic total tissue remodeling during the first three months. Plast Reconstr Surg 133: 303e–313e, 2014
8) Mineda K, Kuno S, Kato H, et al: Chronic inflammation and progressive calcification as a result of fat necrosis: the worst end in fat grafting. Plast Reconstr Surg 133: 1064–1072, 2014
9) Rigotti G, Marchi A, Galiè M, et al: Clinical treatment of radiotherapy tissue damage by lipoaspirate transplant: a healing process mediated by adipose-derived adult stem cells. Plast Reconstr Surg 119: 1409–1422, 2007
10) Salgarello M, Visconti G, Barone-Adesi L: Fat grafting and breast reconstruction with implant: another option for irradiated breast cancer patients. Plast Reconstr Surg 129: 317–329, 2012
11) Klinger M, Lisa A, Klinger F, et al: Regenerative approach to scars, ulcers and related problems with fat grafting. Clin Plast Surg 42: 345–352, 2015

History & Review

●現代的脂肪移植法の基礎を築いた Coleman による総説。

Coleman SR, Katzel EB: Fat Grafting for Facial Filling and Regeneration. Clin Plast Surg 42: 289–300, 2015

●脂肪組織の採取後から注入までの処理に関する総説。

Kuno S, Yoshimura K: Condensation of tissue and stem cells for fat grafting. Clin Plast Surg 42:191–197, 2015

●注入脂肪組織の移植から生着に至るまでのメカニズムの研究。

Kato H, Mineda K, Eto H, et al: Degeneration, regeneration, and cicatrization after fat grafting: Dynamic total tissue remodeling during the first three months. Plast Reconstr Surg 133: 303e-313e, 2014

●脂肪幹細胞の機能から Cell-assisted lipotransfer までの総説。

Yoshimura K, Suga H, Eto H: Adipose-derived stem/progenitor cells: Roles in adipose tissue remodeling and potential use for soft tissue augmentation. Regen Med 4: 265–273, 2009

●脂肪移植によって放射線障害が改善することを示した。

Rigotti G, Marchi A, Galiè M, et al: Clinical treatment of radiotherapy tissue damage by lipoaspirate transplant: a healing process mediated by adipose-derived adult stem cells. Plast Reconstr Surg 119: 1409–1422, 2007

●体外式皮膚拡張器を併用した脂肪移植の有効性を示した。

Khouri RK, Rigotti G, Khouri RK Jr, et al: Tissue-engineered breast reconstruction with Brava-assisted fat grafting: a 7-year, 488-patient, multicenter experience. Plast Reconstr Surg 135: 643–658, 2015

●瘢痕拘縮や皮膚潰瘍に対する脂肪移植の総説。

Klinger M, Lisa A, Klinger F, et al: Regenerative approach to scars, ulcers and related problems with fat grafting. Clin Plast Surg 42: 345–352, 2015

4. 筋膜移植

菊池雄二・仲沢弘明

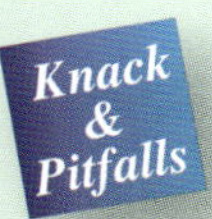

◎筋膜は線維方向に強靭な支持力があり，採取が容易な自家組織である
◎組織の吊り上げ術の材料や補強材料として用いられる
◎側頭筋膜は側頭筋と連続される有茎弁として顔面神経麻痺による閉瞼障害や口角下垂の治療に用いられる
◎大腿筋膜は眼瞼下垂の前頭筋吊り上げ術に頻用され，また腹壁瘢痕ヘルニアに対する補強素材として遊離移植される

McArthurが1904年にヘルニアなどに用いた筋膜移植が最初の報告である。1926年にBlairらは，顔面神経麻痺への使用を報告した。

筋膜は線維方向には裂けやすいが，線維の直交方向には強靭であり，自家組織であるため感染にも強い。遊離組織移植片として用いるほか，側頭筋膜は側頭筋と連続させて有茎弁として顔面神経麻痺による閉瞼障害や口角下垂の治療に広く用いられている。一方，側頭筋膜を帽状腱膜に連続させると菲薄な広い有茎皮弁となり，顔面の死腔充填に利用できる。

大腿筋膜は遊離組織片として用いるほか，大腿筋膜張筋に連続した有茎弁としても利用できる。

適応

菲薄で強い支持性があることから，組織の吊り上げ術の材料だけでなく，脆弱組織の補強材料などにも使用でき利便性は高い。本材の良い適応として，顔面神経麻痺に対する上下口唇・口角の吊り上げ術や，兎眼矯正術や眼瞼下垂の吊り上げ術が挙げられる。また，胸壁・腹壁の部分欠損への補強材料として用いられたり，時に隆鼻術の充填材料としても用いられることもある。

また，まれに手・足部の腱癒着防止のために，sliding flapとして血管柄付き遊離組織移植することもある。

採取部の選択

採取部位は，主に大腿筋膜と側頭筋膜である。大腿筋膜は最長25～30cm程度の長さの大きく厚い筋膜が採取できる。側頭筋膜は遊離組織移植片として採取されるが，有茎や血管柄付き遊離組織として利用されることもある。採取部が毛髪で隠れるため瘢痕が目立ちにくい利点がある。

後療法

筋膜採取部は下床の筋肉や腱断端よりの出血が生じやすいため，十分な止血操作と術後の圧迫固定が重要である。また，広範囲に大腿筋膜を採取した場合は皮膚への血流が減少するため愛護的な皮膚縫合操作が必要である。

手技

- 遊離移植にも有茎移植にも用いられる
- 大きな筋膜が必要な場合は大腿部から採取する
- 小さな筋膜の場合，または顔面の手術の場合，側頭筋膜も有用である
- 筋膜は白色の光沢を帯びており，同定しやすく採取しやすい組織である

❶ 採取と採取部の処置

・大腿筋膜の採取

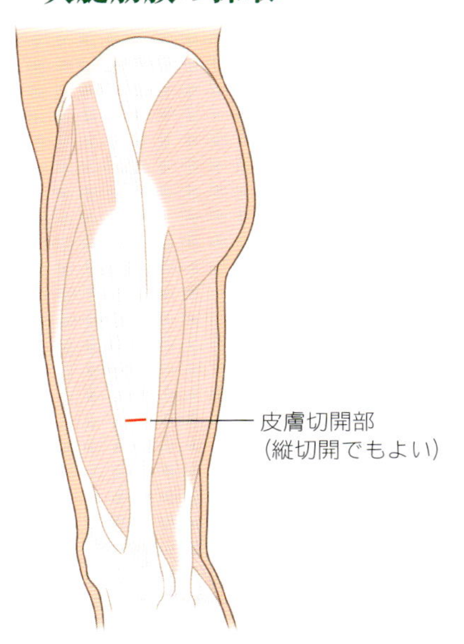

1. まず，小切開より大腿筋膜に達し，コの字状に筋膜を挙上，内筒の先端の穴から側方の穴に通し把持する。

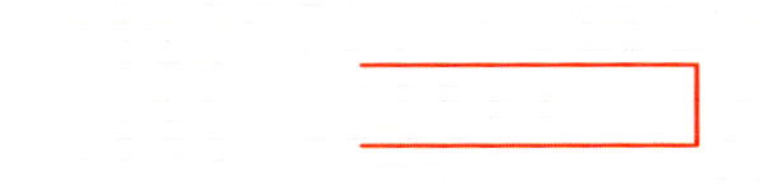

コの字状に筋膜を切開し挙上する

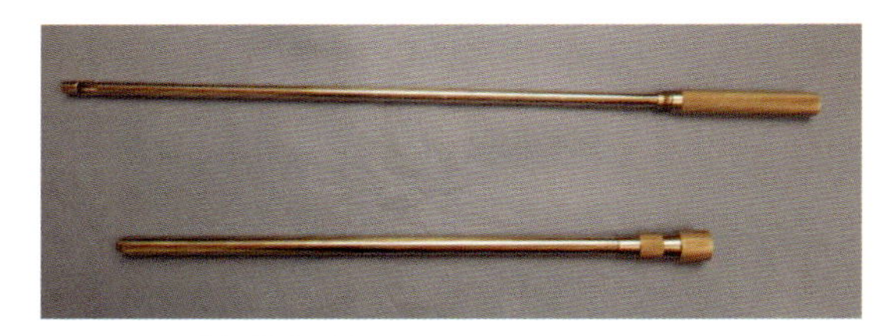

Manson 型筋膜採取機

2. 内筒を腱膜採取が必要な長さまで進め，内筒の持ち手部分を外し，外筒を挿入する。外筒を内筒の側面の穴まで進めることにより，筋膜を切断することができる。

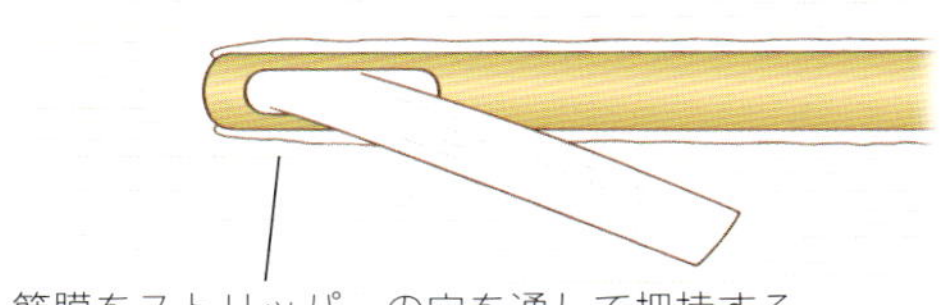

筋膜をストリッパーの穴を通して把持する

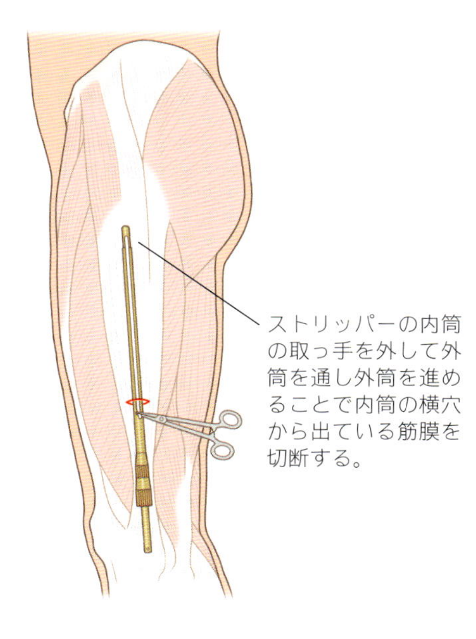

ストリッパーの内筒
の取っ手を外して外
筒を通し外筒を進め
ることで内筒の横穴
から出ている筋膜を
切断する。

3. 股関節を内転内旋させると大腿筋膜が緊張し，触れやすくなる。
   小さな筋膜が必要な場合は，直上で切開（横切開でも縦切開でもよい）し，大きな筋膜が必要な場合は近位・遠位2カ所に横切開を加えて筋膜上を剥離し，メスと鋏で採取する。
   紐状（帯状）の筋膜が必要な場合は，筋膜採取機（fascia stripper）を用いると1カ所あるいは2カ所の小さな切開から採取可能である。Manson 型筋膜採取機を使うことにより1カ所の皮膚切開で紐状の筋膜が採取できる。
   筋膜採取部の欠損部は原則として縫縮する必要はないが，十分な止血をして，血腫の予防のために弾性包帯にて圧迫固定する。

・側頭筋膜の採取

耳介前上方部から側頭部にわたり浅側頭動脈のやや後方に直線あるいはジグザグに皮膚切開を加える。また，大きな筋膜を必要とする場合は頭頂部側にＴ字型となるように切開を追加してもよい。

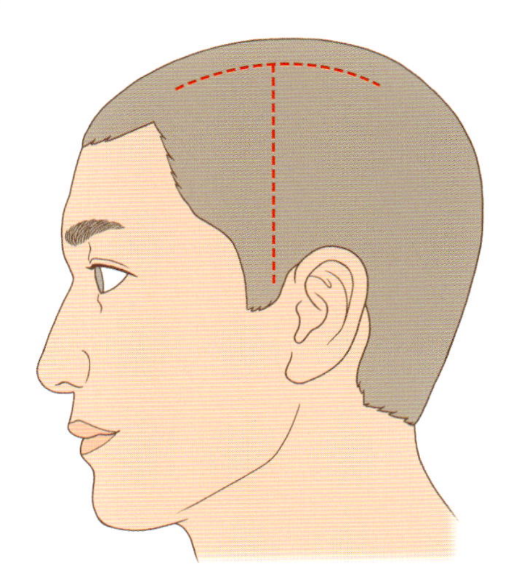

側頭筋膜採取時の切開
（大きく切除する場合にＴ字型にする）

❷ グラフトの加工

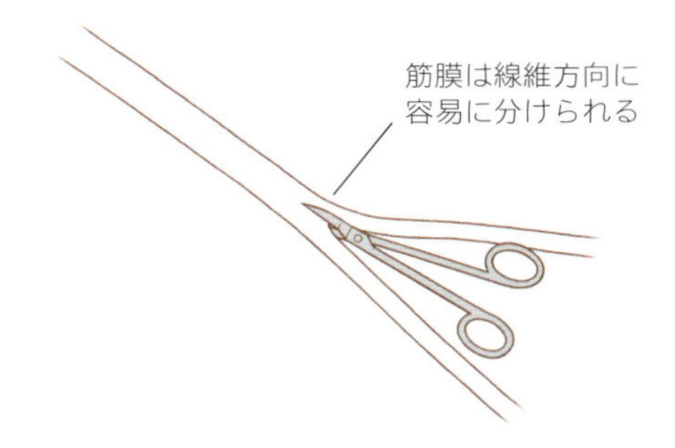
筋膜は線維方向に
容易に分けられる

筋膜に残っている筋は除去する。枝分かれした筋膜移植にする場合は筋線維に沿って行う。

採取した筋膜は，生理食塩水にじかにつけておくと組織がふやけて裂けやすくなるため，生理食塩水で湿らせたガーゼに包んで乾燥を防ぐ。

❸ 固定法

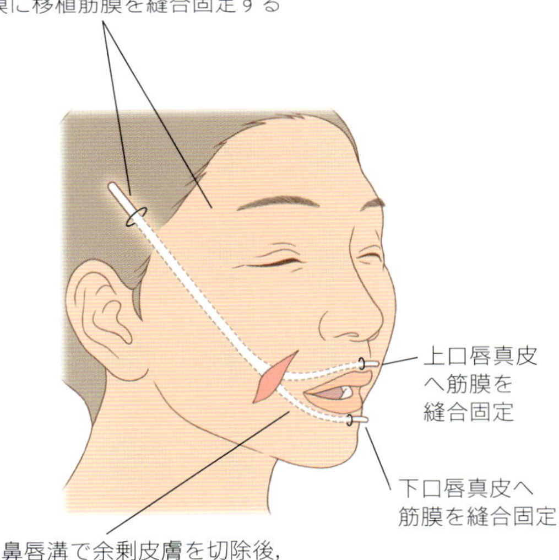
側頭部の切開より筋膜断端に緊張をかけ位置を調整して側頭筋膜に移植筋膜を縫合固定する
上口唇真皮へ筋膜を縫合固定
下口唇真皮へ筋膜を縫合固定
鼻唇溝で余剰皮膚を切除後，真皮に筋膜を縫合固定

筋膜を皮下を通して移植する場合，小児用ケリーなどを用いてトネンルを作成する。筋膜の一方の断端をナイロン糸などで結紮し，まず糸をトンネル内に通すことにより筋膜も容易に通る。この時，腱誘導鉗子の使用も有用である。筋膜は線維に直行する方向に避けやすいため，固定はマットレス縫合や腱縫合に準じた方法を用いる。

Advice

・筋膜の長さにゆとりをもって移植し，術後緊張が強かった場合は固定位置をずらせるようにしておく。

症例1 上眼瞼浮種と下垂に対する大腿筋膜移植

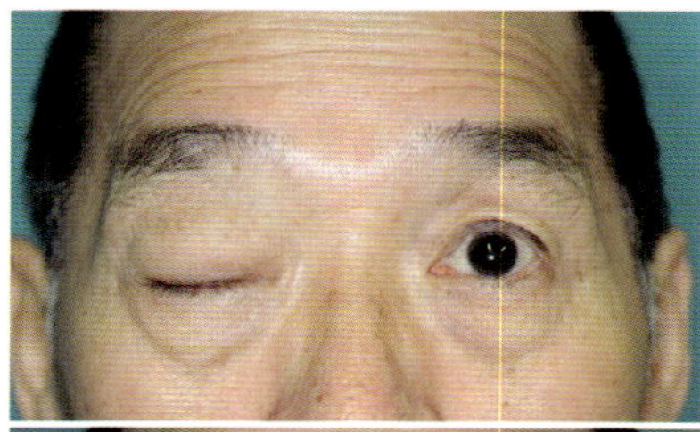

術前

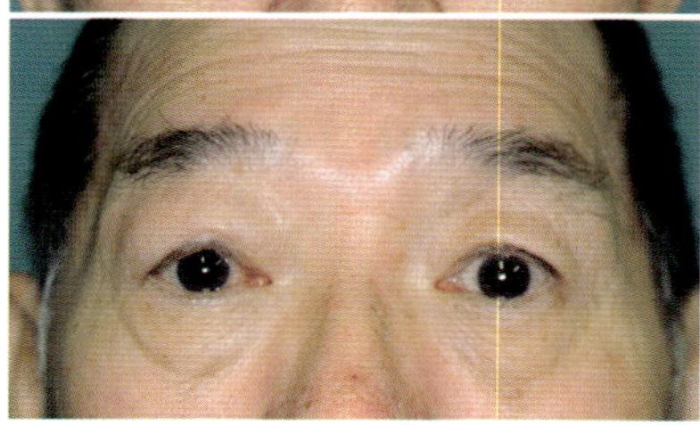

筋膜移植後
2年

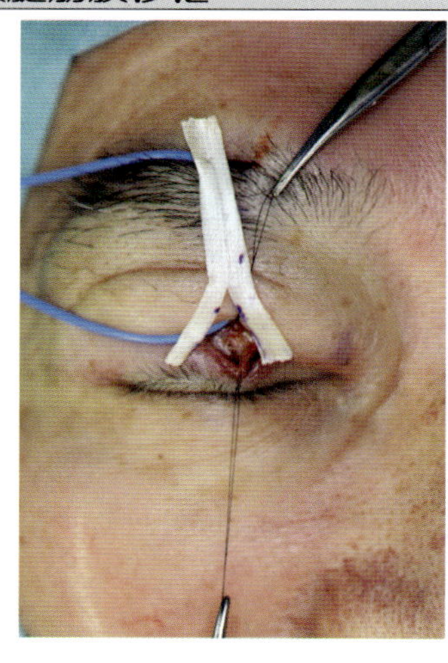

筋膜移植

66歳，男性，原因不明の右上眼瞼浮腫と下垂

突然発症し，開瞼不能となった。挙筋機能は3mmであった。大腿筋膜移植による右上眼瞼吊り上げ術を施行した。術後2年の状態で良好な開瞼が得られている。

症例2 Bell麻痺による顔面変形に対する大腿筋膜を用いた口角・口唇の静的再建

79歳，女性，Bell麻痺による顔面変形

口角の下垂を認め，大腿筋膜移植を行った。この時，筋膜と真皮は4-0ナイロンにてマットレス縫合し，口角の挙上は強めにして側頭部に筋膜を長めに余らせておく。筋膜移植後，ゴールドプレート挿入等も行った。術後2年6カ月の状態で口角の左右対称を認める。

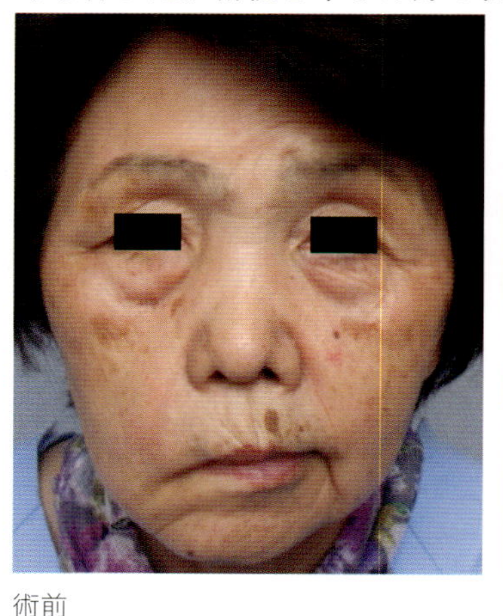

術前

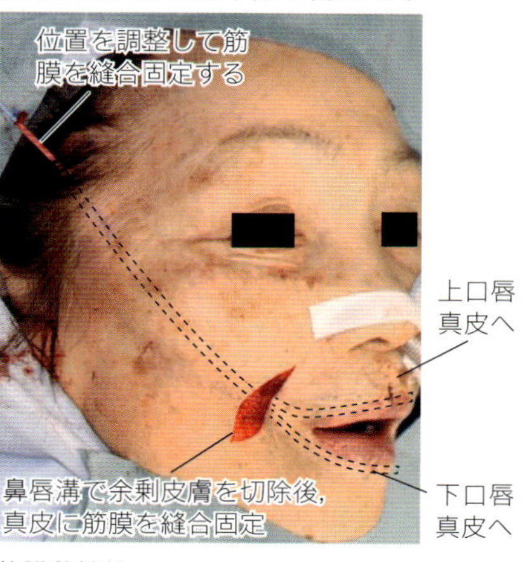

筋膜移植後

筋膜移植後2年6カ月

History & Review

- 初めての筋膜移植報告。
  McArthur LL: Autoplastic sutures in hernia and other diseases. JAMA 43: 1039, 1904
- 現在につながる筋膜移植による顔面神経麻痺治療の論文。
  Blair VP: Notes on the operative corrections of fascia palsy. South Med J 19: 116–120, 1926
- 筋膜移植に関する教科書。
  Stevenson TR, Whetzel TP: Repair and grafting of dermis, fat, and fascia. Mathes Plastic Surgery, pp585–588, Saunders, 2006
- 筋膜移植術のReview。
  Freeman BS: Review of long-term results in supportive treatment of facial paralsis. Plast Reconstr Surg 63: 214–218, 1979
- 側頭部の解剖の詳細な報告。
  Nakajima H, Imanishi N, Minabe T: The arterial anatomy of the temporal region and the various temporal flaps. Br J Plast Surg 48: 439–450, 1995

5. 骨移植

宮脇剛司

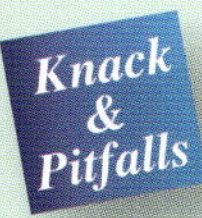

◎自家骨は頭蓋骨，上顎骨前壁，下顎骨，肋骨，腸骨，橈骨，尺骨，脛骨などの部位から採取できる
◎腸骨と頭蓋骨は大きな骨を比較的安全に採取できる。特に腸骨は骨髄採取にも適している
◎腸骨採取部位は，採取部の変形と外側大腿皮神経の損傷を避けるため，上前腸骨棘から 2cm 以上後方とする
◎頭蓋骨は外板のみ，あるいは全層で採取できるが，採取できる骨髄は腸骨より少ない
◎頭蓋骨は厚みのある頭頂骨から採取し，直下に静脈洞のある正中部や頭蓋骨縫合部，前頭洞の存在する前頭部は避ける
◎術後は血腫予防のために骨採取部を圧迫し，必要に応じてドレーンを入れる

適応

骨移植は形成外科の基本手技の１つで，骨欠損部の連続性の回復や骨増生，輪郭形成などを目的に行われ，頭蓋骨，下顎骨，上顎骨前壁，腸骨，肋骨，脛骨などのさまざまな部位から採取できる。

■腸骨

腸骨は体の中で最も骨量が大きく顔面や四肢長管骨の再建に広く利用されている。骨採取は後上腸骨棘の前方からも可能だが，腸骨稜の最も厚い上前腸骨棘から腸骨結節の間の前方 1/3 から採取することが多い。腸骨稜は，腸骨内側の腸骨筋と外側の殿筋群，頭側には内・外腹斜筋や腹横筋が起始している。特に前二者は腸骨稜を介してその内外から筋束を形成するため，閉創の際に筋束を緩みなく縫合する。

合併症には，腸骨稜の内下方を進み鼠径靭帯の下方を通過する外側大腿皮神経の伸展損傷に伴う大腿外側の知覚障害が知られる。その他，疼痛やそれに伴う一次的な歩行障害，骨盤骨折，術中出血や術後の血腫，ヘルニア，腸骨稜の陥凹変形がある。また，止血目的で骨蝋を過剰に使用した場合は感染の危険性が高い。

■頭蓋骨

頭蓋骨の自家骨移植は Muller（1890）によって初めて報告され，Tessier（1982）の報告によって普及し，Jackson（1983）が外鼻変形に応用した。頭蓋骨は膜状骨という特徴から頭蓋顎顔面領域への適合性に優れ，十分な強度や移植後の吸収が少なく，創が毛髪に隠れ，術後疼痛が軽度であるなどの利点があり，腸骨には劣るが骨髄も採取可能である。骨採取には頭蓋骨外板のみを採取する半切採取法と，頭蓋骨全層で採取し内板と外板に分けて利用する方法がある。5 歳以下の小児では板間層が少なく半切採取は困難である。

合併症は硬膜外血腫，硬膜裂傷，感染，漿液貯留，血腫，骨採取部の陥凹変形，瘢痕などである。硬膜裂傷は修復を要するが，そのほかは保存的に軽快する。

■肋骨

肋骨は緩やかに弯曲した細く長い形態から，頭蓋骨や顔面骨の再建に用いられる。また，肋軟骨と肋骨を連続して採取し，軟骨を関節面に利用して下顎骨関節頭や手指の関節再建に用いられる。また肋骨の外側面だけを半切採取し外鼻再建に利用できる。合併症は気胸や血胸，肋間神経損傷，複数本採取した際の胸郭変形などである。

■下顎骨

顎矯正手術などの口腔内の手術では同一術野から下顎骨角部の外板を採取できる。頭蓋骨と同様に吸収されにくく，強度のある皮質骨が採取できる。眼窩底の再建にも利用されるが，硬く緻密なために微妙な湾曲加工は難しい。合併症は下顎神経や顔面神経，下顎後静脈の損傷などである。

■四肢長管骨

長管骨では脛骨前面や橈骨あるいは尺骨の肘頭から骨採取できる。しかし，荷重骨である脛骨は採取後の骨折の危険性があり慎重に検討する。橈骨は手根骨への血管柄付骨弁として利用されるほか，尺骨とともに手指への骨移植にも利用される。いずれも露出部であり，骨採取のみを目的として利用することは少ない。

採取部の選択

骨採取部は，骨欠損の面積，必要とされる骨強度，移植骨の加工性や固定性を考慮して選択する。例えば外鼻再建には瘢痕拘縮などで軟部組織の負荷が大きい場合，強度の優れる頭蓋骨で cantileve graft を行うか，加工の容易な腸骨で L 型移植を選択する。瘢痕の軽度な場合は半切肋骨も cantileve graft の適応となる。また腸骨の皮質骨は眼窩底などの弯曲した形状に容易にベンディングでき，皮質骨面は表面平滑なため眼窩脂肪や外眼筋の癒着予防に適している。移植部位の形態に即した部位から骨採取することも重要で，顔面骨では腸骨内板や外板が，また手や足では腸骨稜が適合しやすい。手指の関節や下顎骨関節頭の再建には肋軟骨と連続した肋骨を採取し軟骨の関節面を有する骨移植が可能である。肋骨は長さ 20cm 程度を採取可能で数本を半切し頭蓋骨再建にも用いられる。

骨採取部の骨強度の低下や疼痛は，スポーツ選手のパフォーマンスや安全性に影響する可能性があり，症例ごとに骨採取部を検討することも重要である。

後療法

いずれの骨採取部位も血腫予防のために圧迫固定し，必要に合わせてドレーンを留置する。腸骨や肋骨の採取後は 2～3 週間疼痛が継続することや，長管骨から骨採取後は術後の運動制限があることをあらかじめ患者に伝えておく。

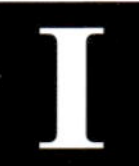

I 腸骨

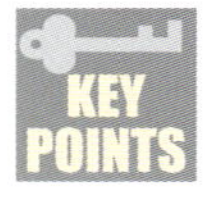

- 外側大腿皮神経の走行を理解し温存する
- 上前腸骨棘から 2cm 以上後方で骨採取する
- 可能な限り腸骨稜を温存する
- 腸骨筋や殿筋群を損傷しない
- 医原性の骨盤骨折を避ける

❶ 採取と採取部の処置

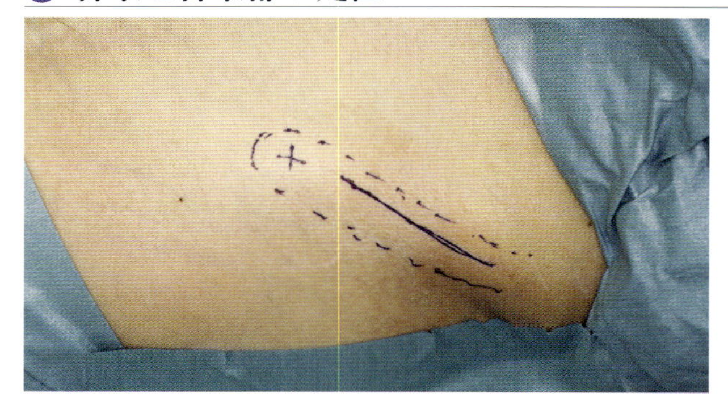

腸骨はアプローチが容易である。まず上前腸骨棘（×）から腸骨稜に沿ってマーキングし（破線），皮膚切開は上前腸骨棘から数 cm 後方で腸骨稜にほぼ平行にやや内側か外側にデザインする（実線）。腸骨稜の直上を横切る瘢痕は術後にベルトや下着が当たり疼痛の原因になるため腸骨稜直上の切開は避ける。

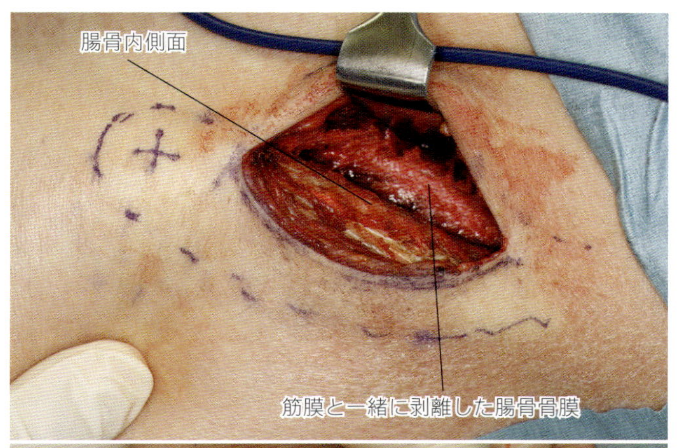

1. 皮膚を切開し腸骨稜に沿って骨膜まで切開を加える。その後，腸骨の内側面に沿って骨膜下に剥離を進め，腸骨内板を露出する。

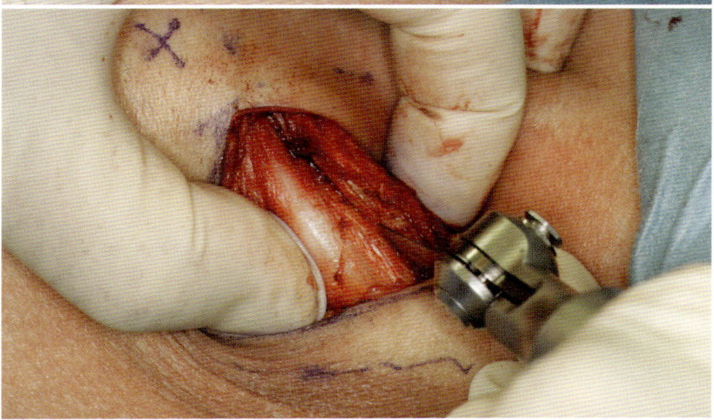

2. bone saw，あるいは平ノミを用いて腸骨内板を骨切りする。
　はじめに腸骨稜に沿って腸骨稜の稜線を骨切りする。
　一気に深くまでノミを進めるのではなく，まず bone saw で骨皮質を骨髄まで必要な深さに骨切りする。次に腸骨稜の骨切り線の両端から内板に沿って縦に骨切りを行う。最後に内板の深部で横方向の骨切りを行う。

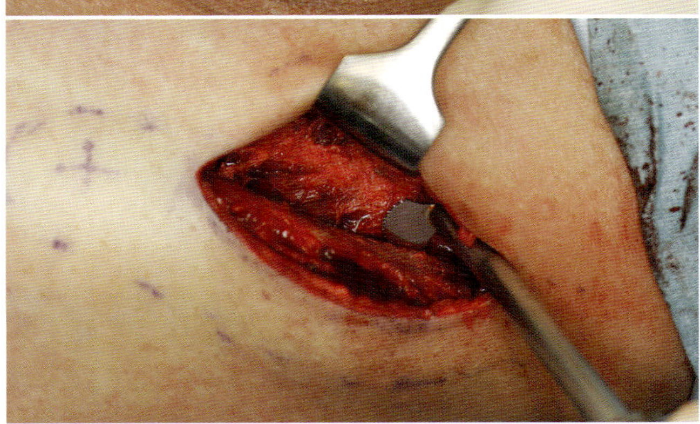

3. 深部の骨切りは先曲がりのノミや oscillating saw が操作しやすい。

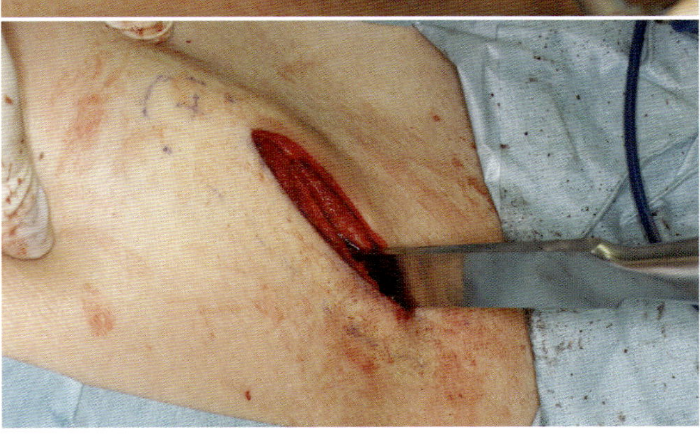

4. 最後に腸骨稜から深部に向けて平ノミを内板に平行に進めて慎重に骨を切り出す。

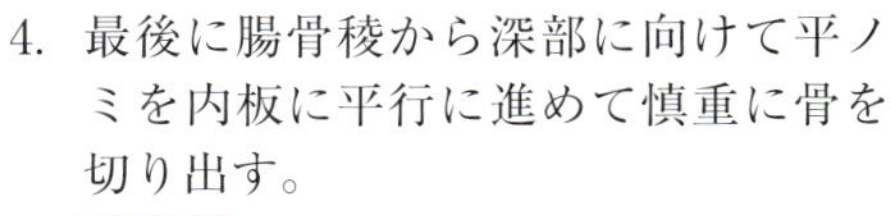

・saw を使わずにノミだけで骨切りは可能だが，特に腸骨稜から深部に向かってノミを打ち込む時に骨盤底まで達する骨折を来たすことがあるので注意を要する。また，採取する骨片が骨折する危険も大きい。
・骨髄からの出血は止血ノミで止血を図る。
・骨蝋は感染の要因となるため使用は最小限とする。

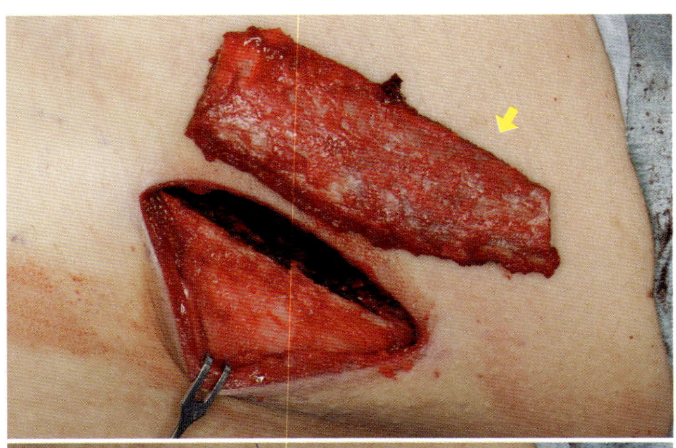

5. 採取した腸骨片（内板と骨髄）（⇨）を示す。

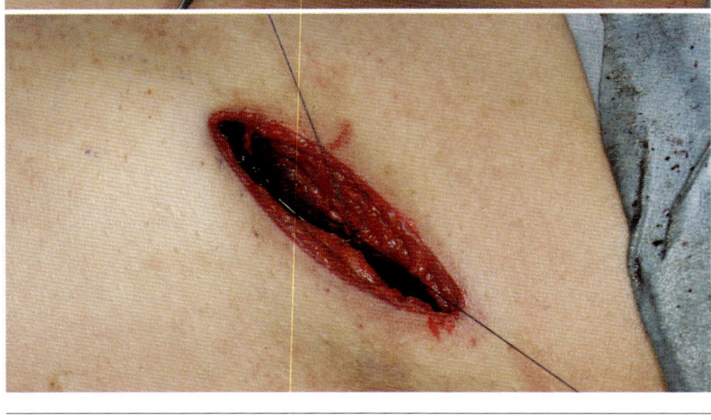

6. 最後に腸骨稜上で切開した筋膜同士をしっかり縫合閉鎖したのち，骨膜下にドレーンを挿入し皮膚を縫合閉鎖する。

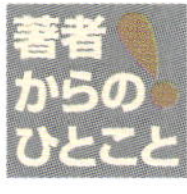

- 腸骨稜の輪郭を温存する工夫として，腸骨稜から起始する筋を骨膜から剥離せずに腸骨稜の内側あるいは内側と外側を骨弁として挙上し，腸骨の内板や骨髄などの必要な骨採取の後に骨弁を元の位置に戻して骨膜を縫合する方法である。
- 骨採取を骨弁の骨切り線の両端から5mm程度内側にすると，閉創の際に骨弁が安定する。この方法は骨切りがやや煩雑で術野が多少狭くなるが，腸骨稜を解剖学的に整復することで腸骨稜の変形や，腸骨筋や殿筋群などの腸骨稜に起始する筋肉の転位も予防できる。

❷ グラフトの加工

腸骨は骨髄も含め極めて加工しやすく，リュエルやハサミで骨皮質をトリミングし，bone bender で弯曲させることもできる。

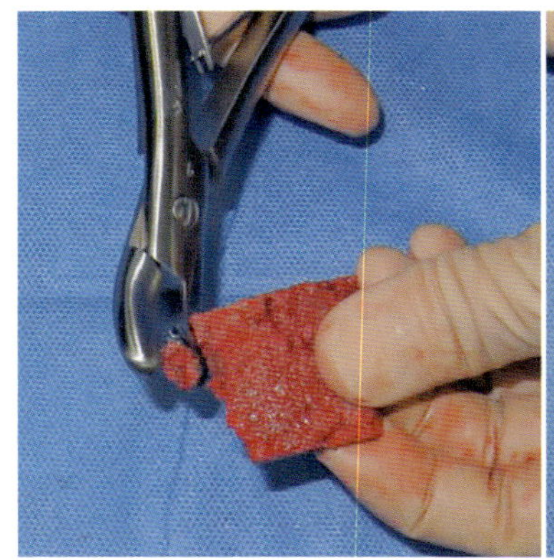

リュエル

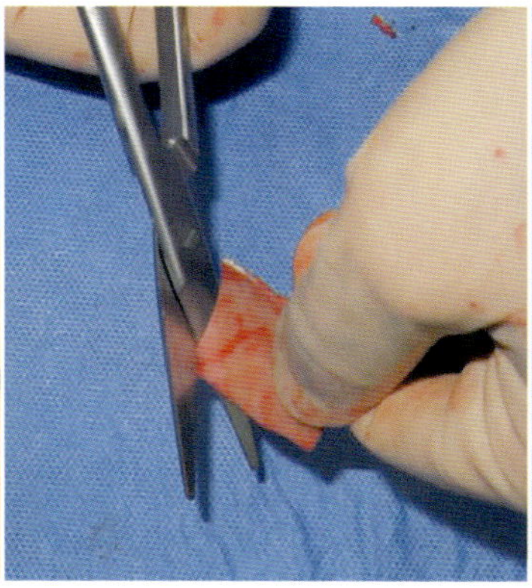

ハサミ

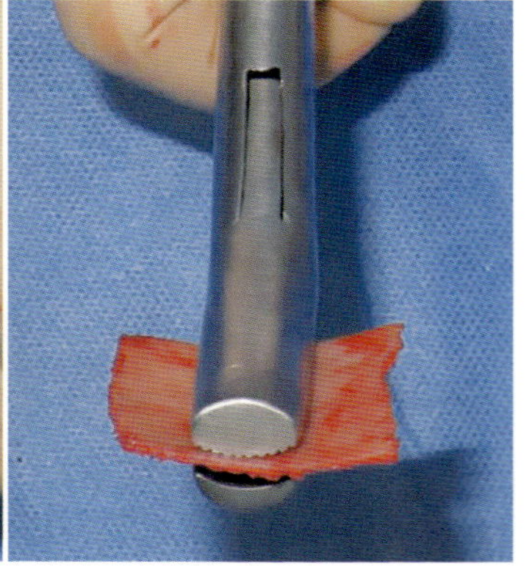

bone bender

❸ 移植と固定

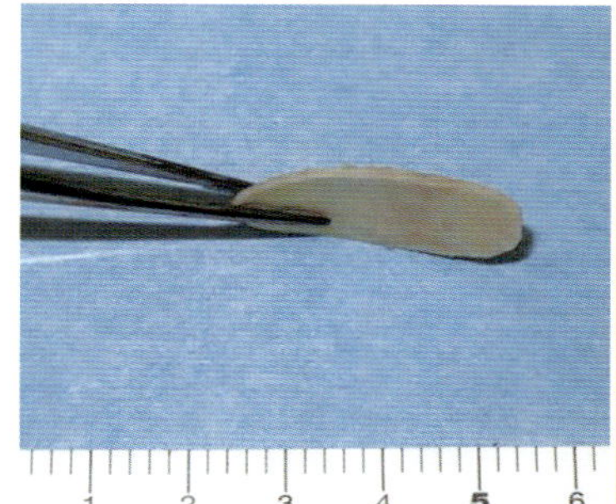

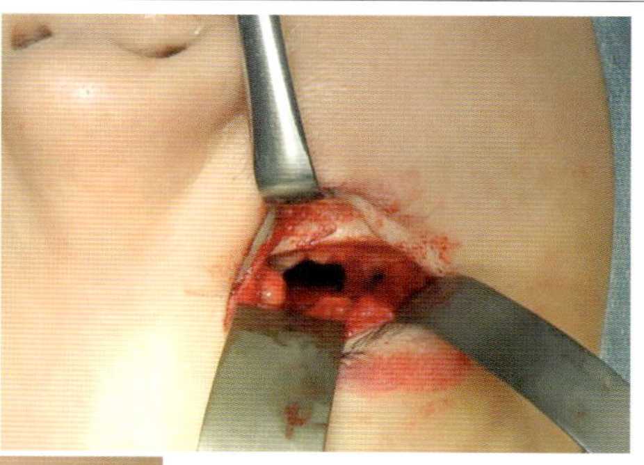

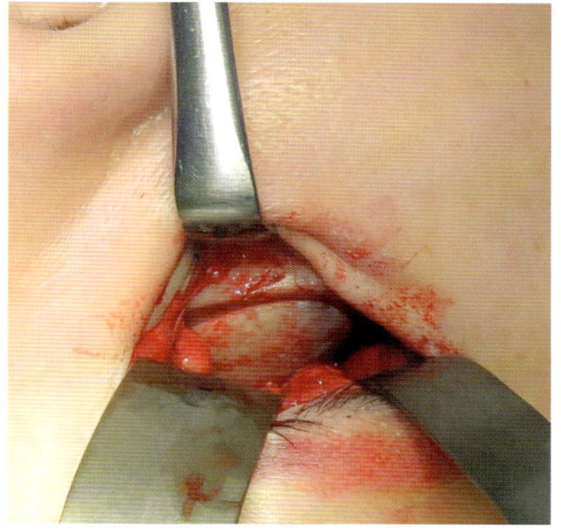

眼窩底への骨移植では，移植骨を移植部位の形態に正確に加工すると特別な固定を必要としない。

症例に合わせて皮質骨をプレートやスクリュー，あるいはワイヤーで固定する。

骨髄は小片として四肢長管骨の骨開窓部から骨髄腔にパッキングし皮質骨で開窓部を閉鎖する。

II 頭蓋骨

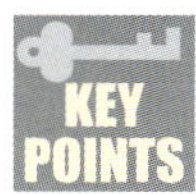

- 厚みのある頭頂骨から骨採取する
- 前頭洞のある前頭部を避け，被髪部から骨採取する
- 強度の弱い頭蓋骨縫合部や出血のリスクのある静脈洞直上の採骨を避ける
- 硬膜や脳を損傷しないようノミの挿入角度に注意する

❶ 骨採取と採取部の処置

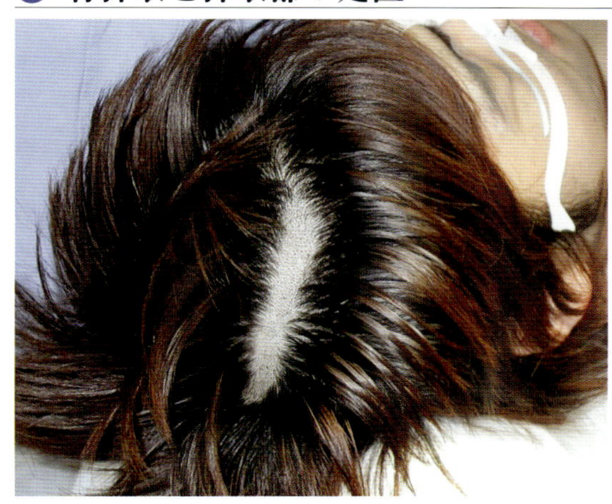

剃毛は基本的に不要だが，切開線に沿って幅1cm程度剃毛すると閉創の際に縫合しやすい。

頭蓋骨の採取は冠状切開あるいは前後方向の縦切開を用いる。連続性の不確かな頭蓋骨縫合部や，上矢状静脈洞の損傷のリスクのある正中を避け，厚さ7.45 ± 1.03mmとされる頭頂骨から採取する。毛向に平行に皮膚から骨膜までメスで切開し，頭蓋骨の採取範囲を骨膜下に剥離する。

脳損傷や硬膜外血腫などのリスクを考慮し，可能なら非優位半球の頭頂部から骨採取する。正中から2cm以上離して骨採取部をマーキングし，径2～3mmのsteel burかFisher burを用いて板間層(diploe)の深さまで骨溝を作成する。

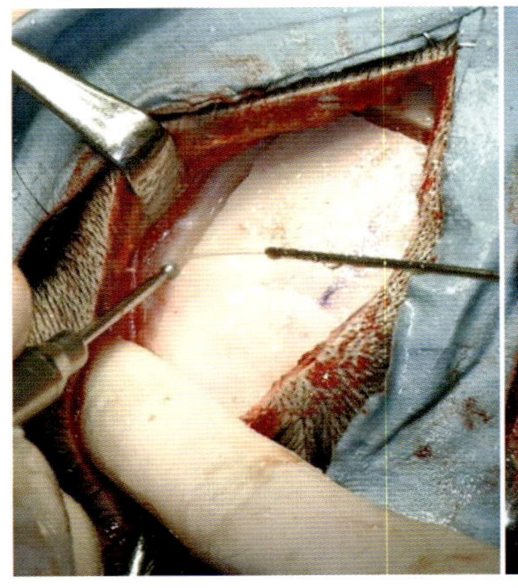
Burによる発熱を抑えるために注水しながら削骨する

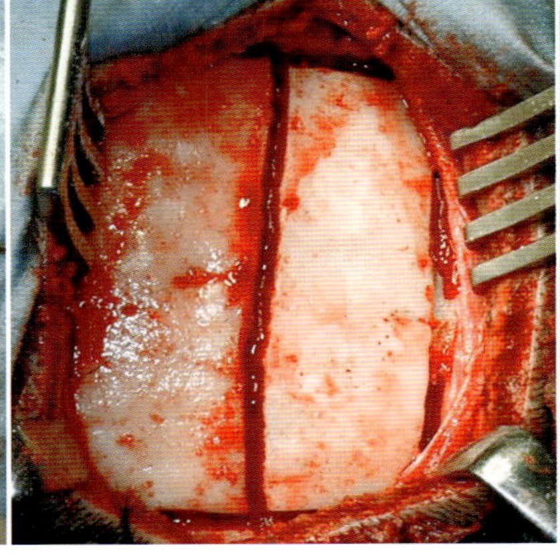
板間層に達すると骨髄から出血を認める

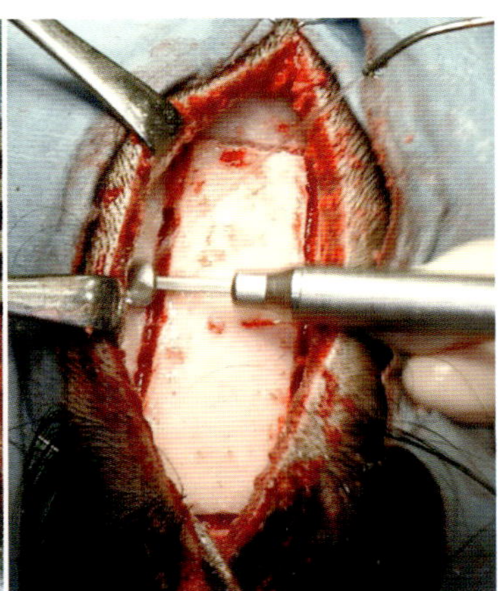
板間層に水平にノミを打ち込めるように，骨溝の周囲の外板を径4～5mmの楕円あるいは円形のburを用いて斜めに削骨する

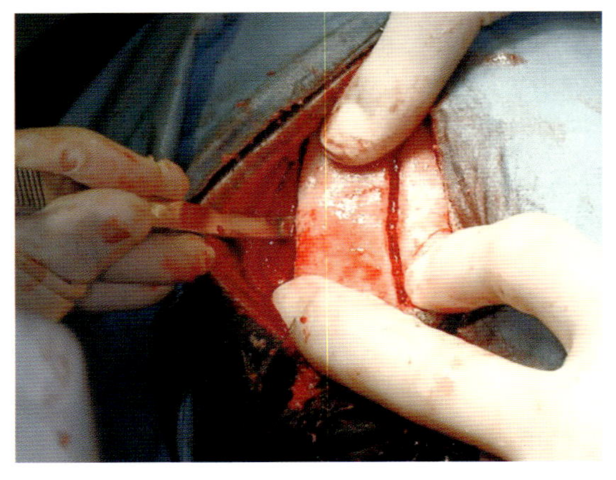
最後に周囲から板間層に向けて幅5～10mmの曲りノミで骨切りする

Advice

- 骨が割れないようにノミを1カ所で深く打ち込むのではなく，採取骨の全周に少しずつノミを進めていく。
- ノミの先が頭蓋内に向かわないよう注意を払う。

❷ グラフトの加工

骨髄採取も可能である。骨髄からの出血はbone waxで止血し，帽状腱膜と皮膚をそれぞれ縫合して創を閉鎖する。

頭蓋骨外板はbone sawやFisher burなどで必要な形状や厚さに加工する。骨の一端をペアンなどで把持すると安定して加工しやすい。

❸ 移植と固定

移植骨の固定は腸骨移植に準じる。

❹ 採取部の処置

採取部は止血目的で骨蝋を使用する。
陥凹変形の予防目的で，骨ペーストを使用することもある。

症例 1　第 3 中手骨骨頭の骨髄炎に対する腸骨移植術

52 歳，女性，犬咬創後の感染による伸筋腱断裂と右第 3 中手骨骨髄炎

手背の瘢痕を切除し，遠位と近位に皮膚切開を延長し壊死した伸筋腱，伸筋支帯，MP 関節包，中手骨骨髄炎をデブリードマンした。同側から採取した 8cm の長掌筋腱を interlacing suture し，さらに余剰の腱で隣接する伸筋腱と結合させた。右腸骨から骨髄と外板を一塊に採取して，骨髄は骨欠損部より大きめに加工し，骨髄を近位に向けて中手骨の髄内に差し込み，interlock させた。

左側の血管柄付き前鋸筋筋膜を挙上し MP 関節包と骨移植部を被覆し，尺側で筋膜を折り返して再建した伸筋腱を被覆した。血管茎は snuff box で橈骨動脈と伴走静脈に吻合し，前鋸筋筋膜に分層植皮を行った。術後 6 カ月の現在，中指 MP 関節可動域は伸展マイナス 5°，屈曲 90° で創は治癒し骨髄炎の再発もない。

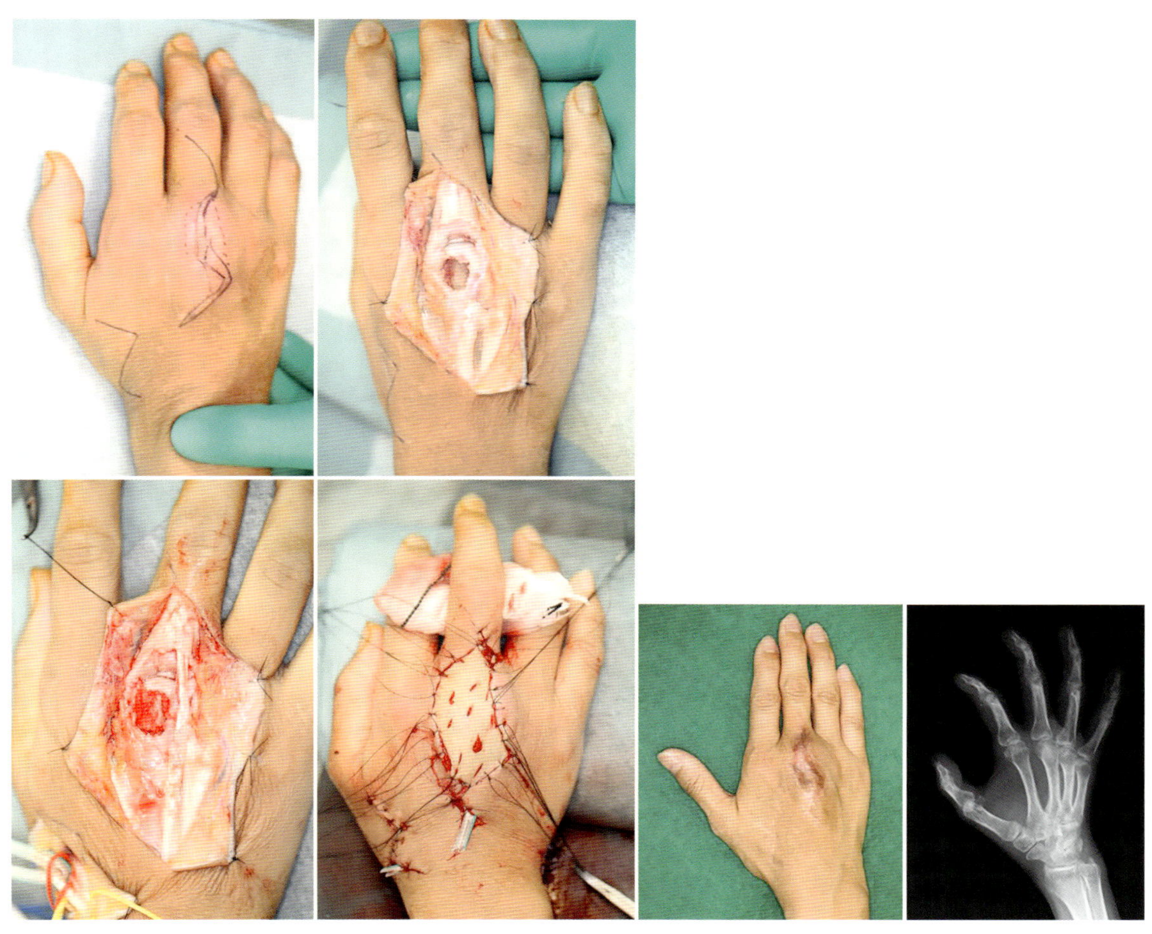

術後 6 カ月

症例2 鞍鼻変形に対する頭蓋骨外板移植

17歳，女性，4歳時のHardy法による経鼻的脳腫瘍切除術後の鞍鼻変形

右頭頂骨の外板移植による外鼻形成術を施行した。鼻根部を削骨した骨孔に移植骨を差し込んでスクリュー固定した。術後2年の経過では鞍鼻変形は改善し，移植骨の移動や吸収もなく，きれいな外鼻形態が維持されている。

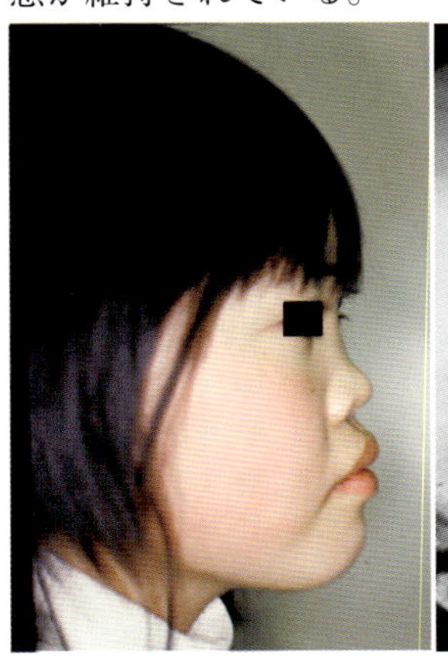

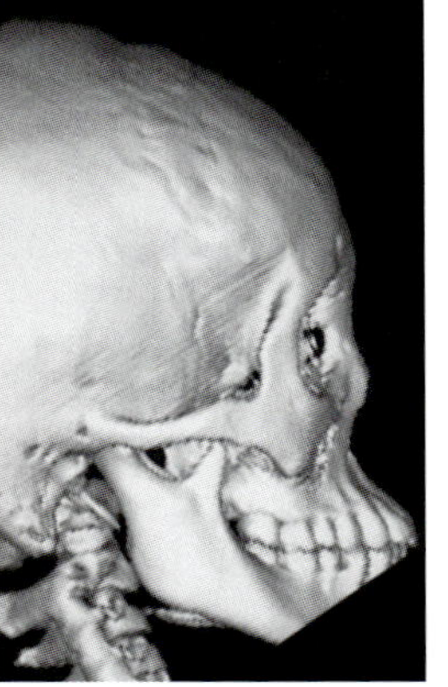

術前

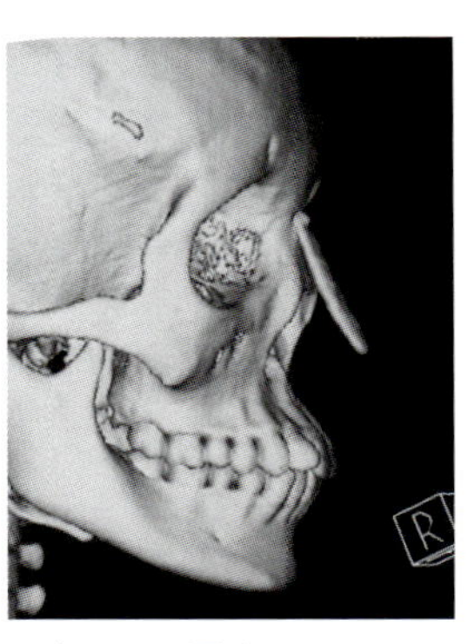

スクリュー固定

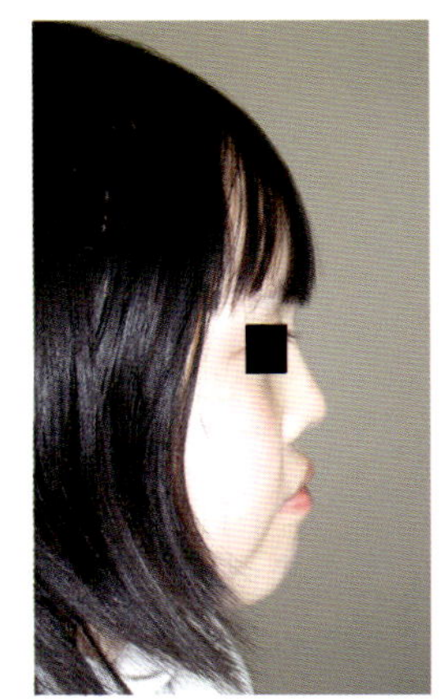

術後2年

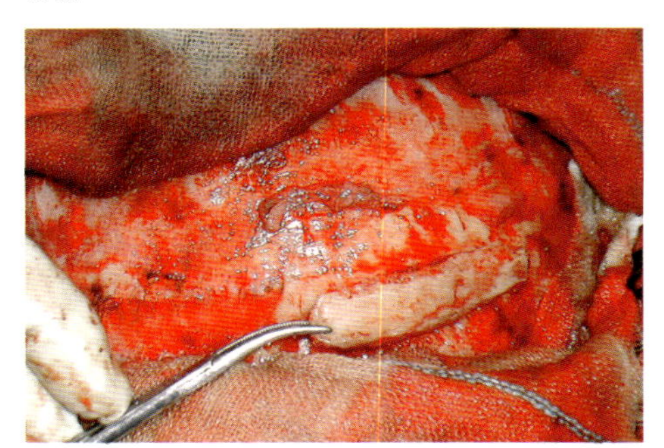

History & Review

●腸骨の安全な採取法について述べた論文。

Tessier P, Kawamoto H, Matthews D Taking bone grafts form the anterior and posterior ilium- tools and techniques: 6800-case experience in maxillofacial and craniofacial surgery. Plast Reconstr Surg 116: 25S–37S, 2005

●骨採取部位の合併症について述べた論文。

Laurie SWS, Kaban LB, Mulliken JB, et al: Donor-site morbidity after harvesting rib and iliac bone. Plast Reconstr Surg 73: 933–938, 1984

●頭蓋骨採取の道具と術式について記述された論文。

Tessier P, Kawamoto H, Posnick J, et al: Taking calvarial grafts, either split in situ or splitting of the parietal bone flap ex vivo-- Tools and techniques: V. A 9650-case experience in craniofacial and maxillofacial surgery. Plast Reconstr Surg 116: 54S–71S, 2005

●頭蓋顔面領域への頭蓋骨移植の有用性について述べた論文。

Tessier, P: Autogenous bone grafts taken from the calvalium for facial and cranial application. Clin Plast Surg 9: 531–538, 1982

●頭蓋骨を外鼻再建に応用した論文。

Jackson IT, Smith J, Mixter RC: Nasal bone grafting using split skull bone grafts. Ann Plast Surg 11: 533–540, 1983

6. 軟骨移植

菊池雄二・仲沢弘明

Knack & Pitfalls

◎硝子軟骨である肋軟骨，鼻中隔軟骨，弾性軟骨である耳介軟骨，が軟骨組織移植に用いられる
◎骨と比較して弾力性があり細工しやすいので皮下へ移植して微妙な輪郭の再建に多用される
◎軟骨には血管・リンパ管はなく，周囲組織の組織液の拡散により栄養される
◎移植後に歪みやたわみを生ずること，加齢に伴い石灰化が進み固く折れやすくなることに注意する必要がある

組織移植の解剖学的特徴と生着機序

軟骨は弾力性があり，加工しやすく，肋軟骨・耳介軟骨・鼻中隔軟骨などが組織移植に用いられている。

1865年Bertがネズミで自家軟骨を移植して最初の軟骨移植長期生着の報告をしている。また，人体においてはKönicが1896年に甲状軟骨を含む皮弁を気管部に移植したのが最初とされ，Mangoldが1899年肋軟骨の遊離移植を最初に成功させた。軟骨移植後の成長に関しては，1955年Peerの移植後成長しないとの報告や1978年Tanzerの小耳症に対する移植肋軟骨が成長したとの報告など実験的報告も含めて諸説ある。現在では幼弱な移植軟骨は成長の可能性をもつと考えられ，また，軟骨膜は移植軟骨の保護，生着に有利に働き，移植軟骨を長期にわたって良好に生存させると考えられている。

軟骨には血管・神経・リンパ管がないが，酸素消費量は他の組織に比べ1/50～1/100と非常に低く，移植されると周囲組織からの組織液の拡散による栄養供給のみで生着する。したがって，肋軟骨のような厚い軟骨に比べ，耳介軟骨や鼻中隔軟骨のような薄い軟骨は生着に有利であると言われる。また，移植床の血流が良好であることは生着条件として優る。術後の血腫・感染・機械的刺激・圧迫などは可及的に防ぐべきである。

適応

肋軟骨と鼻中隔軟骨はタイプⅡコラーゲンを多く含む硝子様軟骨であり，耳介軟骨はエラスチンを含む弾性軟骨である。軟骨移植は形成外科での有用な治療手段であり，主には支持組織を含む再建の場合に用いられる。

肋軟骨は頭蓋部や顔面などの硬組織欠損による変形や小耳症などの耳介再建，外鼻再建に用いられる。鼻中隔軟骨は採取量が3 × 2 cm程度で形は平坦であることから，鼻柱を中心とした鼻の再建や片側に粘膜を付けた複合移植片として眼瞼の再建に用いられる。

一方，耳介軟骨は耳甲介腔部において2.5 × 1.5 cm程の大きさが採取でき，鼻翼の再建などに用いられる。悪性腫瘍切除後などの鼻翼全層欠損には耳輪部からの複合移植や，さらに大きな欠損には耳輪脚部を使った遊離皮弁としての移植も有用である。

採取部の選択

肋軟骨は量的に大きく採取することが可能である。必要に応じて，通常は第6から第9肋軟骨まで4本が同時に採取出来る。移植後のねじれや歪み変形を回避するために，各種の工夫がなされてきた。1958年Gibsonらは，軟骨膜を除去した肋軟骨でも外側と内側では張力に差が生じる為に歪みを来たすことを指摘している。そこで彼らは移

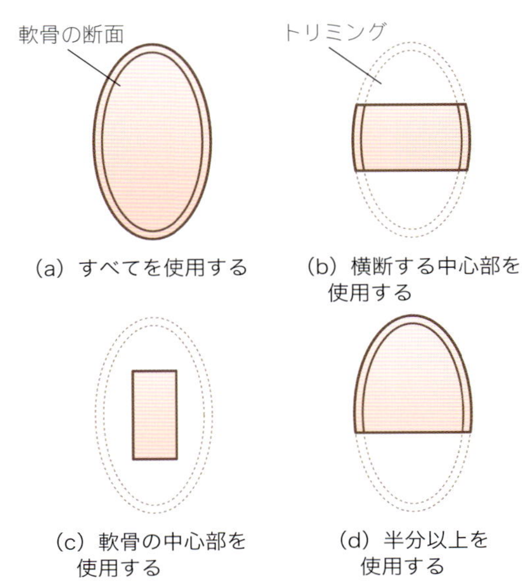

図　Gibson らが推奨する軟骨の採取法

Balanced cross section：肋軟骨の外側と内側との張力を均衡させるように，軟骨切断面が左右対称になるような採取を行う。
(Gibson T, et al: The distortion of autogenenous cartel grafts, its cause and prevention. Br J Plast Surg 10: 257-274,1958 より引用改変)

植片の軟骨切断面がいつも左右対称になるような，すなわち balanced cross section の重要性を唱えた（図）。軟骨の移植後のねじれや歪み変形を回避する必要な策として支持されている。一方最近では Farkas らは 2 枚の軟骨を縫合して移植する方法の有用性も報告している。

肋軟骨に対して鼻中隔軟骨や耳介軟骨にはそれぞれの適応に優れた特異性があるが，採取量に制限がある。特に鼻中隔軟骨を採取するにあたっては鼻背部と鼻柱部に然るべき軟骨量を残すことに留意して採取後の鞍鼻変形を予防したい。

後療法

肋軟骨を採取した場合，術後に気胸の合併有無のチェックは必須である。また，移植した軟骨周囲に血腫を来たさない処置も感染防止から肝要である。移植部位を綿花などを用いて適度に圧迫する。特に歪みを防止したい鼻背部ではテープ固定やボルスター固定が奏功する。

I 肋軟骨

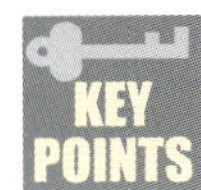

- 最大片側 4 本までの採取が可能である
- 移植後の歪み・変形を避けるために Gibson らの方法に沿った採取が望ましい
- 術後の気胸に注意する

❶ 採取と採取部の処置

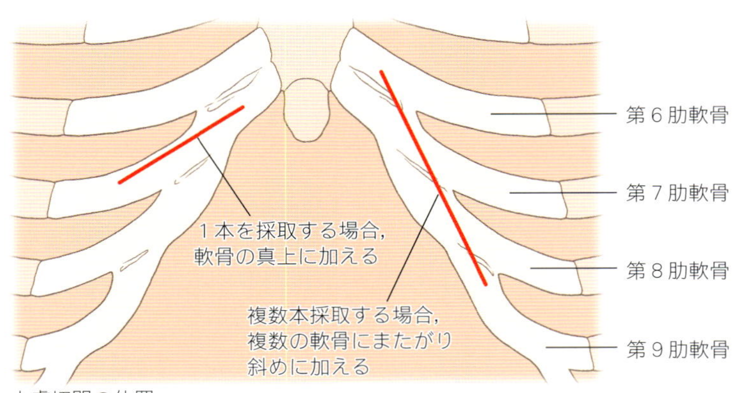

皮膚切開の位置

〈採取〉

肋軟骨の採取部位は第 6 から第 9 まで同時に 4 本の採取が可能であり，心臓の前面であることを考え右からの採取が好ましいが，必要な軟骨の形態から左側が望ましい場合は左側からも採取する。皮切は採取する軟骨を中心に斜めに行う。

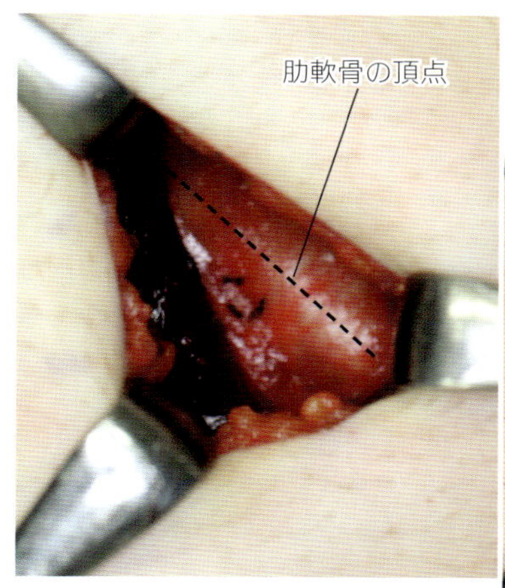

軟骨膜を露出し，図の点線のように軟骨の頂点に沿って，メスを用いて軟骨膜を切開する

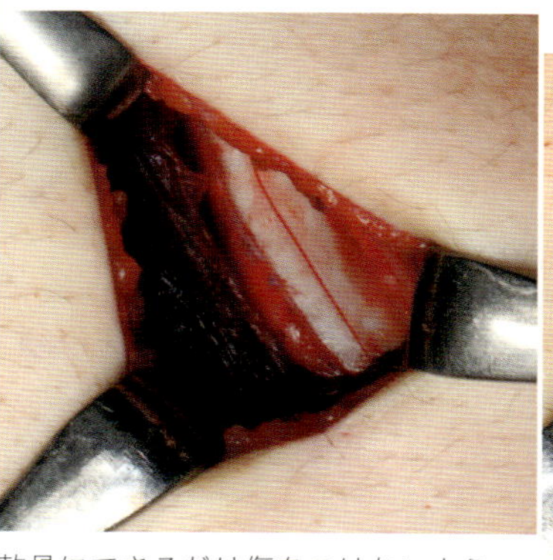
軟骨にできるだけ傷をつけないように，メスを用いて軟骨膜を切開する

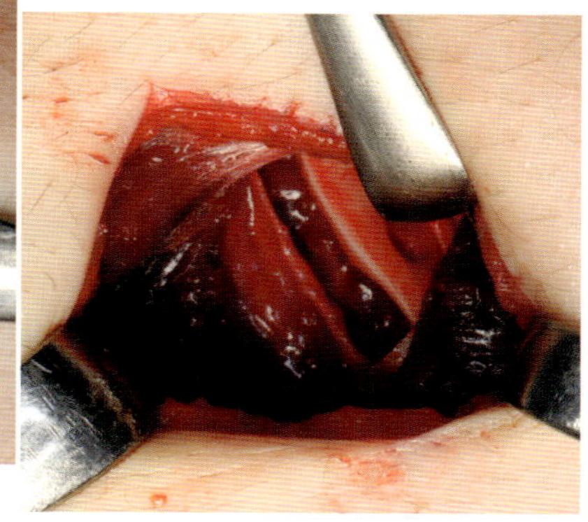
軟骨採取後，可能であれば軟骨膜を縫合する

軟骨膜を切開した部位からエレバトリウムやラスパトリウムなどを用いて軟骨を露出させ，必要な量を採取する。全周性に採取する場合は，背側の組織を損傷しないように脳ベラやエレバトリウムなどで保護することが重要である。

〈採取部の処置〉

軟骨摘出後，胸膜損傷の有無を判断するために，創内に生理食塩水を満たし肺を加圧する。この時，空気の漏れがあり部位が特定されれば吸収糸による縫合を行い，創部には陰圧ドレーンを挿入する。胸部 X 線撮影で気胸があれば胸腔ドレーン挿入が必要となることもある。

Advice

・複数本採取する場合は，2 本の肋軟骨が付着する部位が出血しやすく，剥離と止血の丁寧な操作が必要である。

❷ グラフトの加工

両端をテーパリングすることにより移植後の段差をなくす。また，術後の変形を少なくするために軟骨断面が左右対称となるように，いわゆる balanced cross-section を用いた整形をして捩れにくいように加工する。

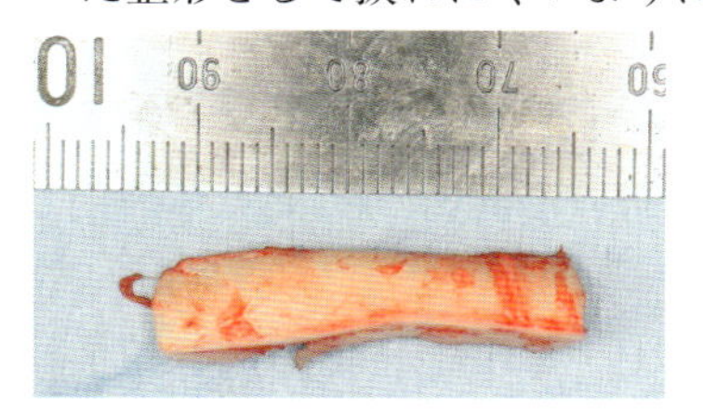
採取された肋軟骨

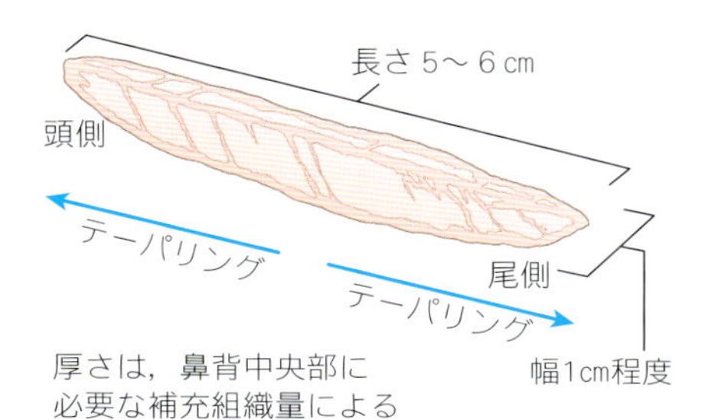

Rim incision より鼻背部のポケットに挿入するように加工した。肋軟骨はやや大きめに採取する

❸ 移植と固定法

術後の変形を予防するために，術直後テープあるいはボルスターによる固定を行う。

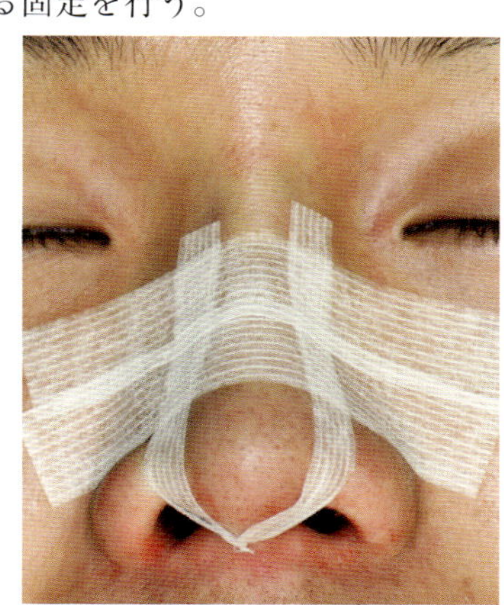

II 耳介軟骨

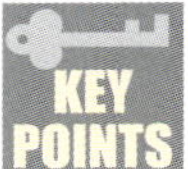

- 耳甲介からの軟骨採取あるいは耳輪部からの軟骨・皮膚を含めた複合組織採取が可能である
- トリフェニルメタン系塩基性色素（ピオクタニン®）を注射針で貫通させ採取位置をデザインする
- 採取部皮下への 10 万倍希釈エピネフリン含有局所麻酔液の 1%キシロカイン液や 20 万倍ボスミン液注入が有用である

❶ 採取と採取部の処置

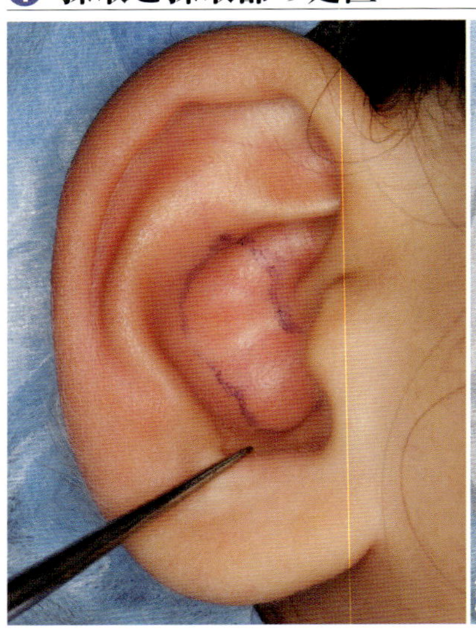

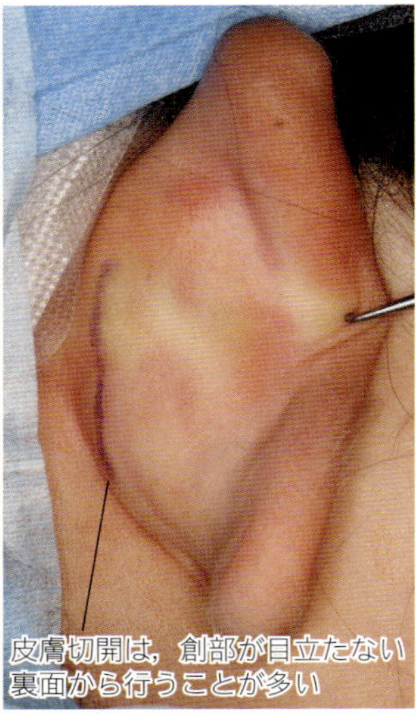

皮膚切開は，創部が目立たない裏面から行うことが多い

〈採取〉

耳甲介部から行うことが多く，1.5 × 2.5cm 程度の軟骨が採取可能である。耳介表面から，必要な大きさにデザインする。この時，裏面からわかりやすいように，デザインのポイントとなる部分に 23G の針にピオクタニン色素をつけて表面から軟骨裏面まで貫通させておく。

Advice

・採取部の皮下に 1%キシロカイン液や 20 万倍ボスミン液を注入しておくと剥離しやすくなる。

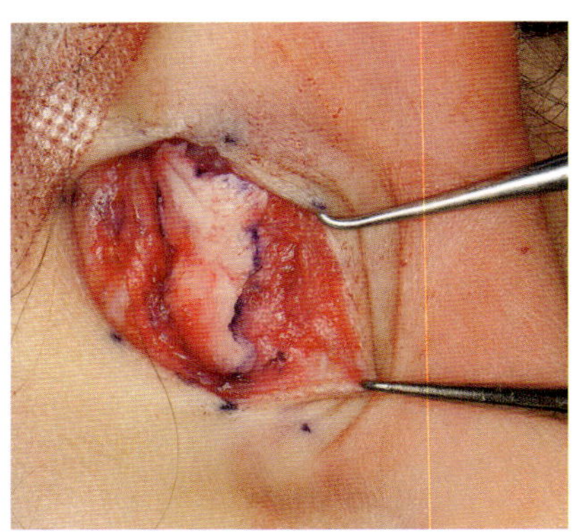

皮膚を剥離し，摘出部分よりやや大きく軟骨を露出させる。色素でマーキングされた部位を目印としてデザインを裏面からも行い，メスで一部に切開を加える。この時，術者の左中指などを耳介前面の皮膚につけておくと耳甲介皮膚の損傷を防ぎやすい。切離した部位よりハサミを挿入し，軟骨の前面を剥離して，軟骨を切離し摘出する。

Advice

・軟骨を把持する場合，有鈎鑷子を用いると採取軟骨に傷がつくので，使用しない。

〈採取部の処置〉

十分に止血操作を行い，皮下組織および皮膚を層ごとに縫合する。血腫を形成しないように，ドレーンを挿入し耳甲介部を綿花などにより圧迫する。

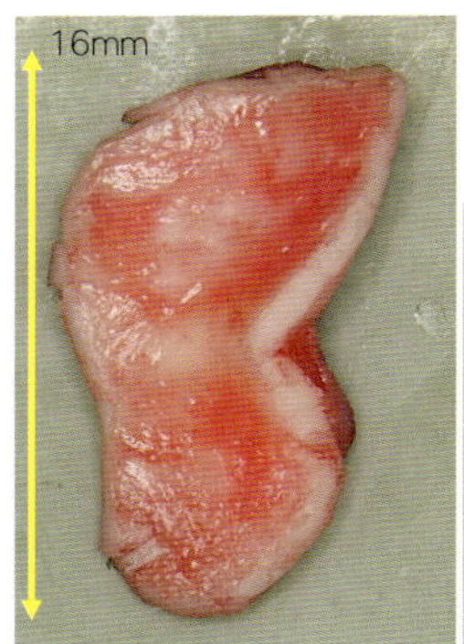

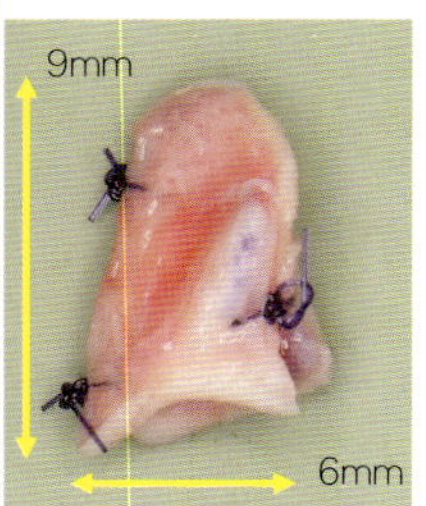

鼻尖部の移植用に，中央部で切断し重ねて縫合した

❷ グラフトの加工

摘出した耳甲介部の軟骨は，耳輪脚の延長上に突出があり平坦ではないことも多く，移植する部位の形態に合う部分を採取する必要がある。

❸ 移植と固定法

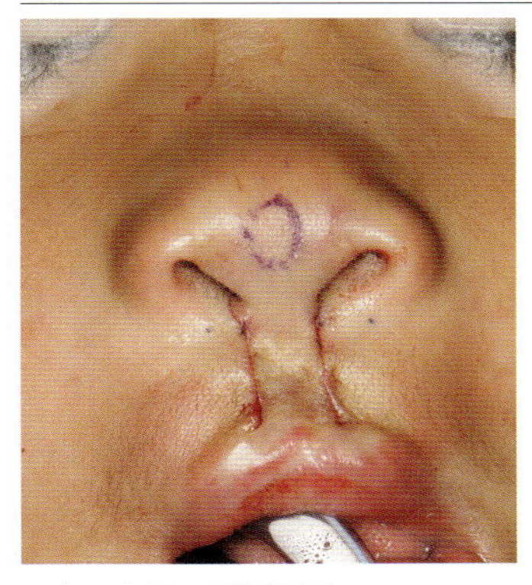
9歳，女児，両側唇裂
上口唇の修正とともに軟骨移植による鼻尖部形成を行った

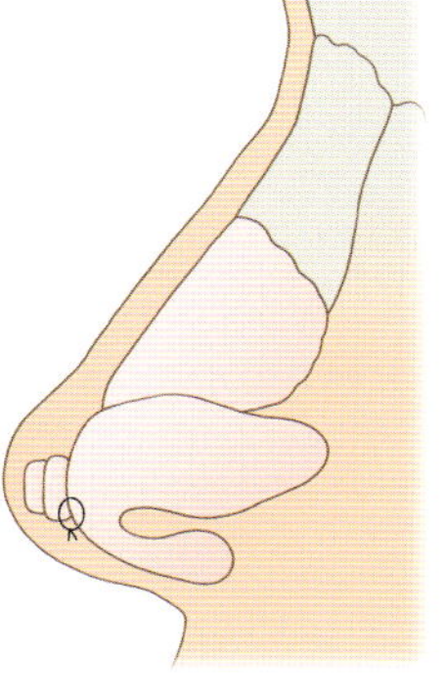
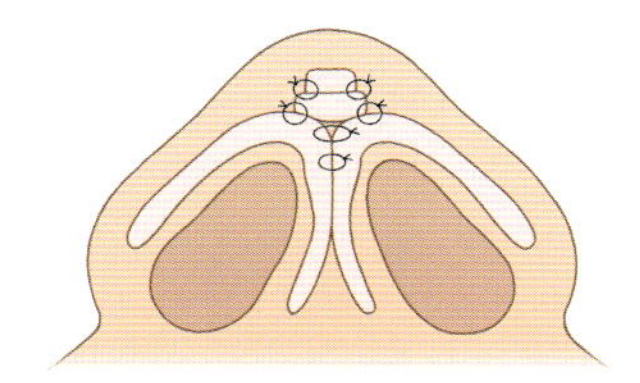
鼻翼軟骨に縫合する。軟骨を愛護的に扱うために，針は弯曲に沿って貫通させる

移植した軟骨は下床と縫合固定する。また術後血腫等を生じないようにボルスターやテーピング固定を併用する。

症例 外傷性鞍鼻変形に対する肋軟骨移植術

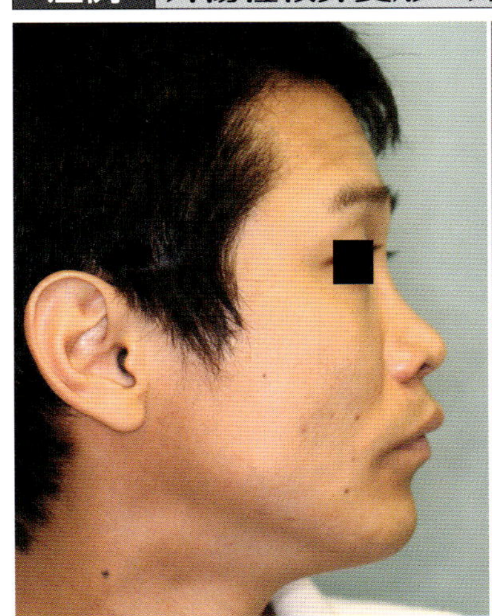
術前

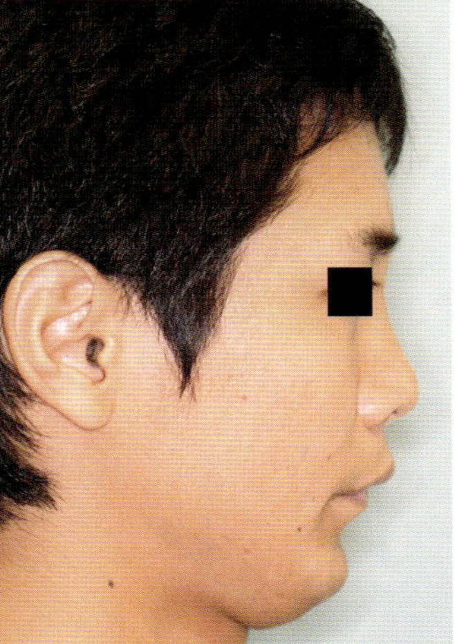
術後2カ月

25歳，男性，鞍鼻

中学校時にボールが顔面に当たり鞍鼻となった。第8肋軟骨を採取し，鼻背に施行した。

術後ステリテープによる固定を行い，鞍鼻の改善を得られた。

History & Review

- 最初の軟骨移植の長期生着した報告。
  Bert P: Sur la greffe animale. Compt Rent Acad Sci 61: 587–589, 1865
- 軟骨膜を外して軟骨組織だけでも歪みやたわみが生ずることの報告。
  Gibson T, Davis WB: The distortion of autogenous cartel grafts, its cause and prevention. Br J Plast Surg 10: 257–274, 1958
- 鼻中隔軟骨と粘膜を眼瞼の再建に使用した報告。
  Millard DR Jr: Eyelid repairs with a chondromucosal graft. Plast Reconstr Surg 30: 267–272, 1962
- 軟骨の自家移植に関する review。
  伊藤理，秦維郎，矢野健二ほか：遊離軟骨移植についての文献的考察．日形会誌 12：93–104，1992

7. 複合組織移植

尾崎　峰

Knack & Pitfalls

◎移植片内の血管が移植早期に重要な役割を果たしているため，採取の際には愛護的操作に努め，血管収縮剤は使用しないようにする
◎生着率を向上させるためには，移植片・移植床との接触面積が重要な要素となる
◎安全に生着するとされる移植片の大きさはおよそ1cmとされる
◎術後の安静は非常に重要であり，少なくとも術後10日間は包交などの移植片が動いてしまうような操作を加えない

複合組織移植術は古く1902年にKönigによって初めて報告され，その後Brown，Cannon，Dupertuisらにより1940年代に形成外科領域において体系化された。複合組織移植術とは，単一の組織である皮膚組織，脂肪組織（皮下組織），筋肉組織などが2つ以上存在する複数組織の遊離移植のことであり，皮膚組織のみの植皮術とはまったく概念を異にするものである。体の組織の一部を切り離して移植するという単純な手技であるため，先人達の数々の試行と経験の蓄積から現在の複合組織移植術が成り立っていると考えてよい。

複合組織移植は組織の血行が一度完全に消失するため，生着するためには移植床との間に血行の再開が必要となる。ここで認められる血行の再開は血管吻合を行い「生きた皮弁を移植する」という遊離皮弁術とは異なり，創傷治癒に伴って発生する早期の微小な血行再開を期待するものであり，早期の時点で得られる絶対的な血行量は少ない。そのため大きな組織の移植は不可能であり，利用できる移植量には限りがある。

一方，簡便で短時間に施術が可能であり，1回の手術で整容的に良好な結果が得られるため，適応を選べば，これほど理想的な術式はない。そのため施術時のコツを知っておくことは臨床医にとって非常に有用なことである。

現在もしばしば施行される術式としては，鼻翼部の欠損に対する耳介からの皮膚・軟骨複合組織移植，眼瞼欠損時の後葉再建として用いられる鼻中隔軟骨・粘膜複合組織移植，唇裂術後変形などの上口唇の組織増量目的に施行される下口唇からの複合組織移植などがある。また，比較的身近な治療としては指尖部切断症例に対する即時的な切断指移植が挙げられる。なお，真皮脂肪移植術も分類上は複合組織移植術の1つではあるが，この術式に関しては別項を参照されたい。

移植組織の解剖学的特徴と生着機序

人体から切離された組織が血管吻合操作を施行せずに再度生着するという現象は，植皮術などの経験より古くから確認されてきたが，その生着機序についてはいまだ不明な点も多い。特に皮膚組織のみの薄い移植である植皮術と比較して，複合組織移植術は移植片内に脂肪・筋肉などの組織が存在する厚い組織の移植であり，移植片内に早期の血行の再開通がなければすべての組織の生着は困難である。これまで複合組織移植術の生着機序について数多く研究されてきたが，まず植皮術の生着機序について知っておくことが複合組織移植の生着機序を知るうえで重要である（第1章参照）。

複合組織移植術の場合は，移植床と移植片との接触面で生じる反応は全層植皮術の場合と類似したものになるが，接触面から移植片遠位までの距離が長く，血行再開がどのように獲得されるのか，植皮術とは異なる知見が必要となる。添田は家兎を用いて複合組織移植術の生着機序について詳細に検討した。

移植直後は組織の酸素欠乏により移植片中の血管は拡張し，それまで組織間隙に漏出していた血

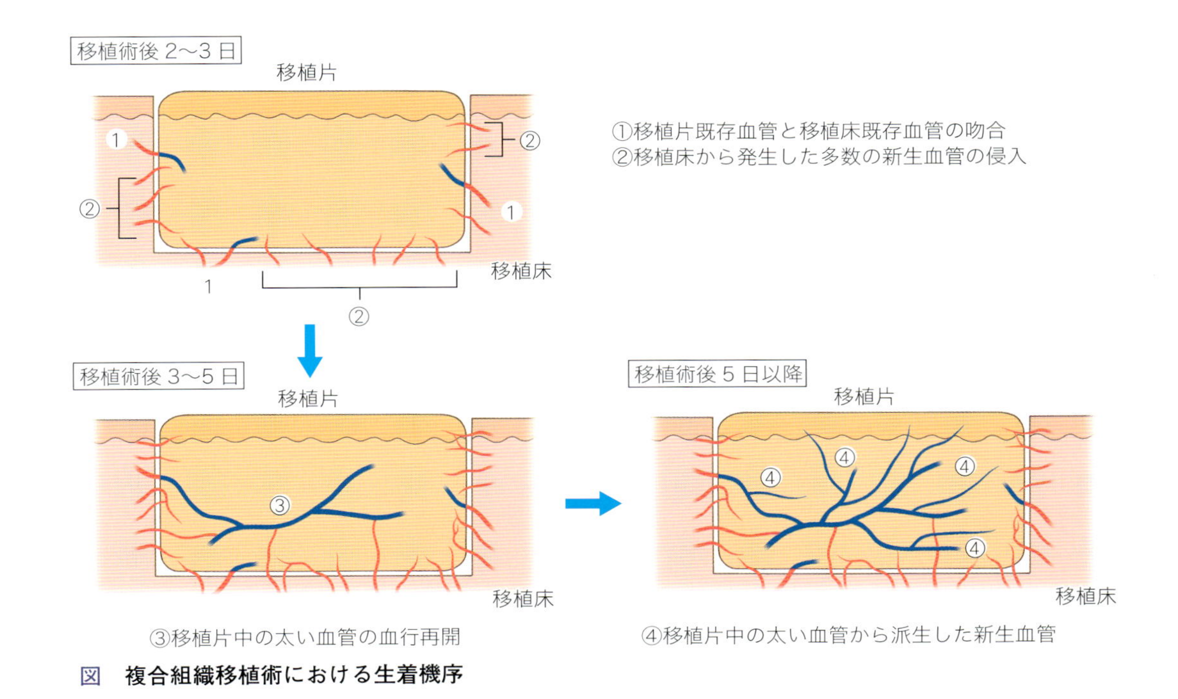

図　複合組織移植術における生着機序

液成分が血管内に入り込むようになる。移植組織量は多いが，組織全体の血管が開くことでほぼ均等に血球成分が浸潤する。そのため，移植後 1〜2 日目では移植組織が赤色調を呈する。その後，植皮術の生着機序に準じて移植片内微細血管と移植床血管との間で血管吻合が生じ，移植片内の既存血管の血行再開を認めるようになる。同時に移植床から侵入する微細血管が出現しはじめ，徐々に侵入する血管数が増加する。これにより移植片内血行が活発化する。しかし，この微細血管の侵入は 1mm 程度であり，この血管侵入のみでは複合組織すべてを栄養することはできない。そして，移植後 3〜5 日目に移植片中に太い血管の血行再開が確認できるようになる。これは移植片中の微細血管が太い血管と吻合することで太い血管の血行が再開すると考えられ，そのことにより太い血管からさらに末梢の組織まで血液が循環されるようになる。最終的には植皮術と同様に組織内の血行再開が活性化されるに従い，移植片中の血管構造は血管消退と血管新生によりリモデリングされるというのが，添田の研究成果である（図）。

また，耳介組織を用いた鼻翼への複合組織移植術例の臨床上の変化について詳細に報告した McLaughlin（1954）は，移植後 6 時間には拡張した移植片血管内に血液成分の浸潤を認め，それにより移植片は赤色調になるとしている。その機序は移植直前に移植片内の血液成分はほぼ消失するが，移植直後に移植片のポンプ作用によって移植片血管内へ血液成分が移植床より入り込むためと説明している。さらにこの現象が厚い複合組織移植片の生着には重要であると述べている。その後，24 時間以内にチアノーゼ状になり，術後 3〜7 日のうちに正常の色調に変わってくるとしている。これらの変化は添田の報告を裏付けるものとなる。

このような機序により，大きな複合組織移植片が生着すると考えられるが，実際に移植可能な移植片の大きさは接触面より約 5mm 離れたもの，つまり 1cm 大程度の大きさであれば安全に生着が可能とされている。そのため，それよりも大きい移植の場合は安定した結果が得られない可能性があることを理解しておく必要がある。これまで 1.5〜2.5cm 大までの移植が可能とする報告が散見されるが，その際には hinge flap を用いるなど可能な限り移植床との接触面積を広くする工夫が必要である。

また，移植組織の採取の際には，組織を挫滅させないように愛護的に操作し，エピネフリンなどの血管収縮剤は用いないようにする。なぜなら移植後数時間以内に移植片内の血管内に血液成分が浸潤することが重要とされているため，血管収縮によりその機序が妨げられてしまうからである。その他，移植床の血腫は移植片・移植床との間の血管形成が妨げられてしまうため，確実な止血を心がける。移植片の固定の際も，必要最小限の固定とし，組織の挫滅を最小限にするように努める。しかし，固定が緩いと移植組織と移植床との間にずれが生じてしまうため，固定源と考えられる部位は確実に固定するように心がける。

その他，生着率を向上させるための工夫として，高圧酸素療法や低温療法などが活用され良好な成績が報告されている。

適応

小範囲の厚みのある組織欠損を認める部位への移植が基本となる。最も古くから施行されてきた代表的な部位は鼻部である。特に，鼻翼周辺の組織欠損は皮弁などでの整容的な再建が困難な部位であり，治療に難渋することが多い。そのため，小範囲の欠損であれば複合組織移植術の良い適応となる。鼻翼部は皮膚・軟骨・皮膚（粘膜）と薄い3層構造になっており，構造が類似している耳介部を用いることで比較的容易に再建することが可能である。ただし，先述のごとく移植できる大きさには限界があり，鼻翼の一部の欠損などが現実的な適応と考えられる。同様に鼻柱部も軟骨を含めた複合組織移植の良い適応部位となる。

眼瞼部は皮膚・皮下組織・瞼板・粘膜と多層構造を有しているため，眼瞼部欠損に対する整容的再建も難渋する症例が多い。この場合も同様の構造を有する健常眼瞼部からの複合組織移植術が選択されることもあるが，近年はswitch flapなど有茎皮弁を利用した再建方法が選択されることが多くなっている。そのため，実際に複合組織移植術として利用されるのは，眼瞼後葉（瞼板・粘膜）の再建として用いられる鼻中隔軟骨・粘膜移植である。しかし，眼瞼部の後葉再建の際にも軟骨膜を付けた軟骨移植のみでよいという意見もあり，必ずしも鼻中隔軟骨・粘膜移植が多用されているわけではない。

また，口唇部も皮膚・筋肉・粘膜（皮膚）と3層構造になっており，同部の組織欠損または組織量不足に対する治療法として同じ組織である口唇部から移植する複合組織移植術が古くから施行されている。具体的には唇裂術後の変形などに対して，欠損量が少なければAbbe皮弁の代わりに下口唇からの移植が用いられることもある。

また，外来診療において即時的な治療としてしばしば用いられる手技として，指尖部切断に対する複合組織移植術がある。血管吻合が可能なsubzone Ⅱよりも遠位の部位の切断の場合は，血管吻合が不可能であるため，最大限に組織生着を期待する方法として切断指尖部を単に縫着し安静させる手技である。簡便であり短時間で施術可能であるため，日常的に施行されている方法である。ただし，多くの場合，結果として生着しても萎縮することが多い。

その他，爪を含む指組織欠損に対する爪を含めた足趾先端の複合組織移植や乳頭欠損に対する対側乳頭皮下組織の複合組織移植などもある。なお真皮脂肪移植（真皮・皮下組織）と毛髪移植（毛髪・皮膚・皮下組織）も複合組織移植の1つであるが，詳細は別項を参照されたい。

I 耳甲介軟骨・皮膚

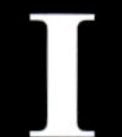
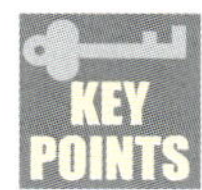
KEY POINTS

- 移植組織採取の際には血管収縮剤を用いない
- 常に愛護的操作を心がける
- 移植床の止血は確実に行う
- 移植床を作成してから移植組織を採取する
- 移植組織を移植床に固定する際は，針をできるだけ浅く刺入し，針数を少なく，かつ創縁が確実に接着するようにする

❶ 採取と採取部の処置

一期的に縫縮することが可能な耳輪部から採取することが多い。耳輪部は軟骨の折れ具合が部位によって異なるので，移植床の形態に応じて採取部を決定する。

図のように楔状にデザインする。移植後は必ず少し萎縮するため，予定移植量よりも少し大きめに採取する。しかし，あまり大きく採取してしまうと移植片の生着率が下がるうえ，採取部の変形も生じてしまう。

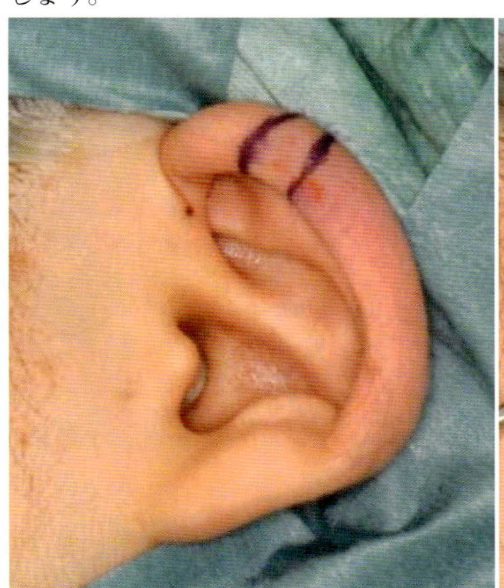

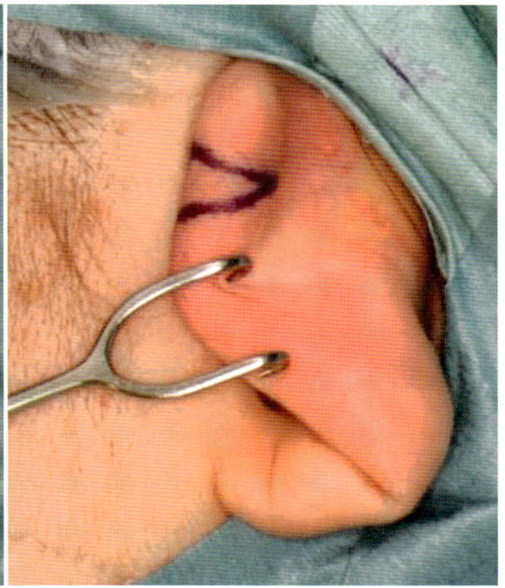

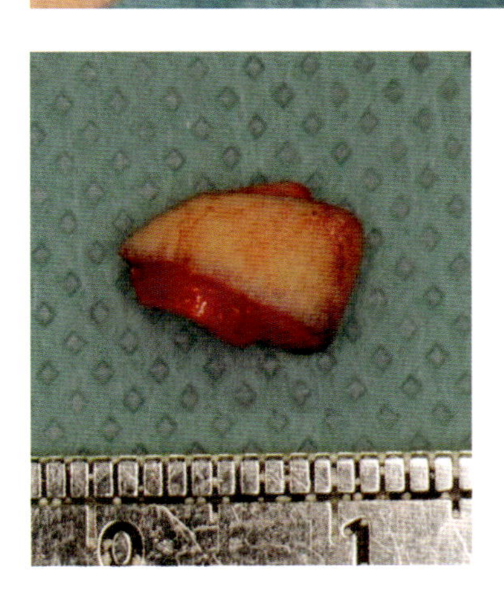

移植片をデザインした後に，皮膚と軟骨がずれないように，耳介を指ではさむように固定して，11番メスで全層に切開する。この際，血管収縮剤入り生理食塩水は注射しない。

採取後に血管収縮剤入り生理食塩水を採取部周辺に注射して，止血し縫合閉鎖する。

Advice

・移植片の採取の際には移植片内の血管を損傷しないように愛護的操作に務め，メスで一気に耳介の全層を切開する。

❷ グラフトの加工

採取した移植組織は愛護的に操作し，特別な加工は必要としないことが多い。細工が必要な場合は移植床に縫合・固定しながら行う。

③ 移植と固定法

鼻翼部の移植床が十分止血されていることを確認した後に，移植組織を移植する。まず移植組織が十分固定できるように軟骨を含めた固定縫合を確実に行うが，針数はできるだけ少なくする。その後，表皮縫合を緩く必要最小限で施行する。

Steri Strip® テープなどで移植部を覆い，可能な限り組織の安静を保つ。なお，テープは最短でも 10 日間は交換しない。

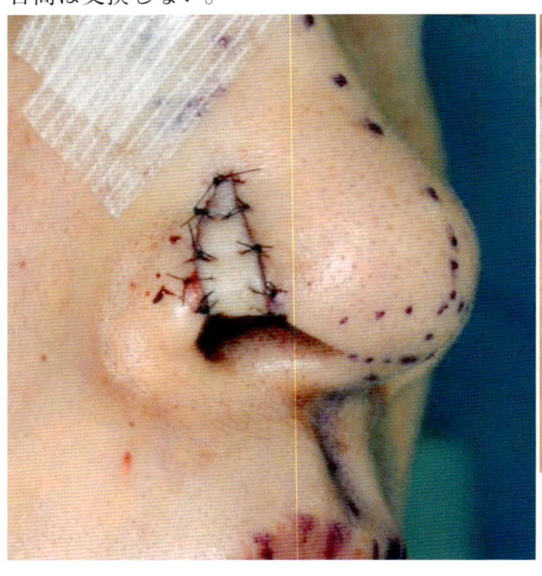

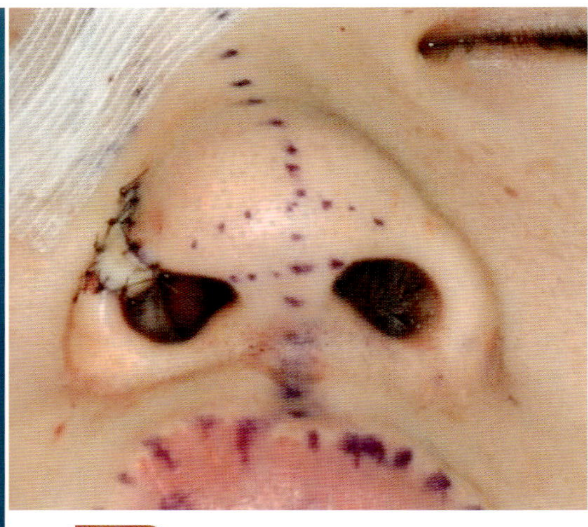

Advice

・複合組織片生着のコツの1つに皮膚縁の縫合がある。あまり密な縫合や真皮縫合は血行再開を阻害する。

II 鼻中隔軟骨・鼻粘膜

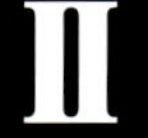
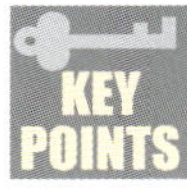

KEY POINTS

- 採取後の鞍鼻変形を避けるために鼻中隔軟骨を取り過ぎないように注意する
- 採取後は対側の鼻粘膜のみとなるので，対側粘膜下の丁寧な剥離操作を心がける

① 採取と採取部の処置

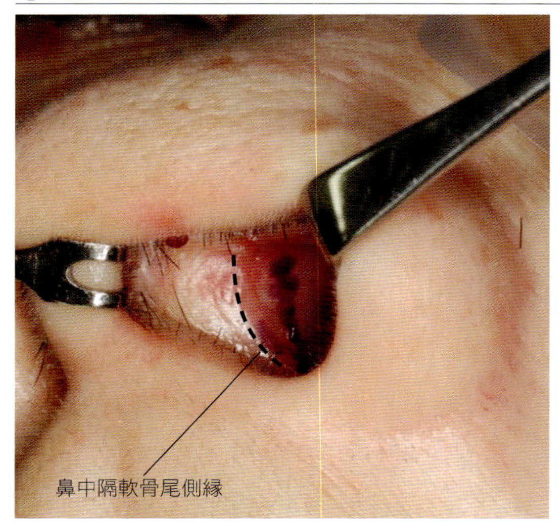

採取する前に鼻毛を剃毛しておく。右利きの場合は左鼻腔からの採取の方が操作が楽である。鼻中隔粘膜部より採取するが，鼻中隔軟骨尾側縁から 3mm 程度頭側の位置に切開線をおく。切開線にごく少量の血管収縮剤入り生理食塩水を局注する。一方，対側の鼻粘膜下には採取予定部位よりも広範囲に局注しておく。

鼻粘膜を切開した後に軟骨に切開を加えるが，軟骨採取は鼻中隔軟骨前縁（鼻背）から 8mm 以上，尾側縁からも 8mm 以上離した部位で行う。尾側縁側の軟骨に切開を加え，対側の粘膜を確認する。

Advice

・鼻中隔軟骨に切開を加える際は，取り過ぎないようにするために確実に鼻中隔軟骨の辺縁の位置を把握する。

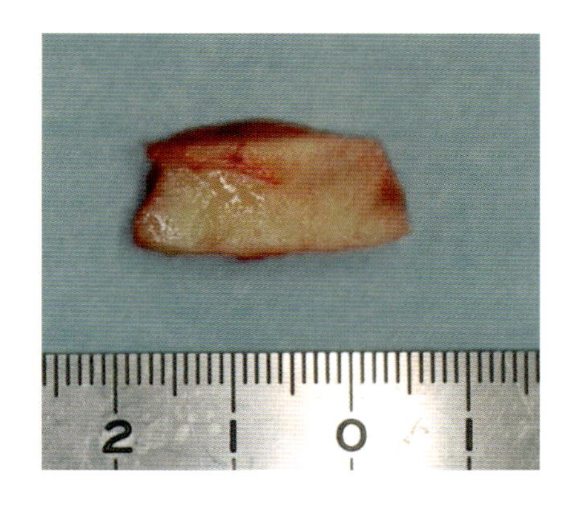

対側の鼻粘膜と軟骨との間を採取予定量よりやや広く丁寧に剥離する。続いて，対側粘膜と軟骨の間に作成したポケットに剥離子や小筋鈎などを入れ対側粘膜を保護しながら，採取部の粘膜および軟骨に切開を加え移植片を採取する。

採取後は軟膏を塗布した非固着性ガーゼで採取部を覆い，その後，軟膏付きガーゼを鼻腔内に挿入する。

❷ グラフトの加工

移植床の形態に合わせて，移植片の大きさや軟骨の形状をトリミングする。特に軟骨が厚めで眼球に沿った弯曲が得られ難い場合には，小さなスリットを軟骨に入れることもある。

❸ 移植と固定法

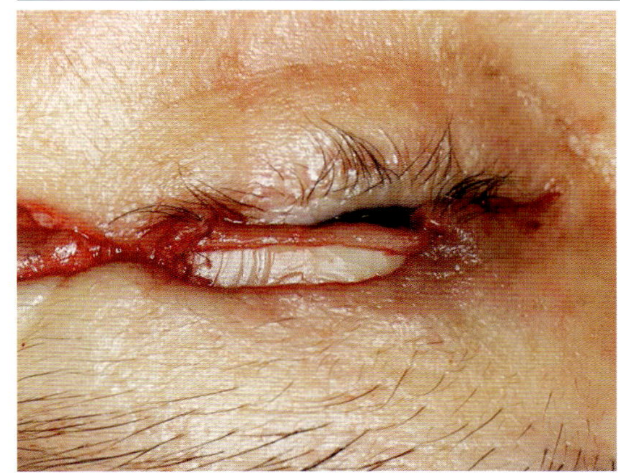

粘膜は吸収糸を用いて眼瞼結膜に緩く縫着する。また軟骨も残存瞼板に縫着する。その際，単結節などで強く縫合すると軟骨が裂けることがあるので，マットレス縫合などで丁寧に結紮する。

Ⅲ 口唇

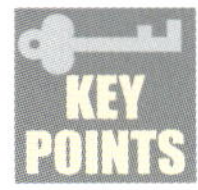

- 移植組織を採取する時は血管収縮剤を用いない
- 口輪筋の筋肉縫合は移植片の固定源となるが，最小限の縫合で筋肉同士を確実に接着させるのが，移植組織を生着させるコツである
- なお，皮膚，粘膜の縫合も最小限の針数で行うのは，他の複合組織移植と同様である

❶ 採取と採取部の処置

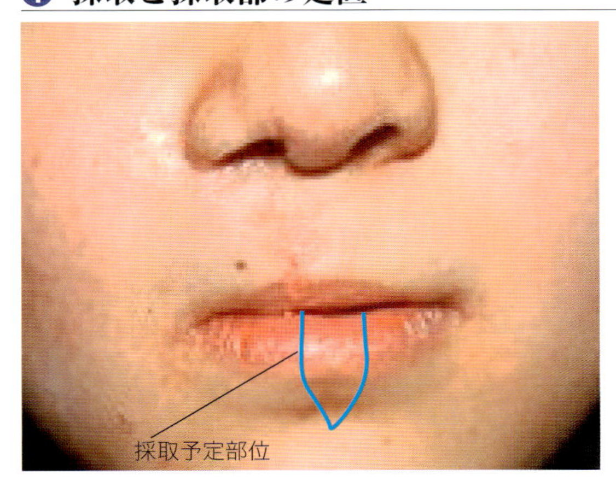

一般に下口唇から上口唇への移植が適応となる。上口唇に生じた欠損より，少し大きめに下口唇に移植片をデザインする。移植片が確実に生着するのは最大幅 1cm 以内である。

デザインよりも外側の下口唇の一端を術者，他側を助手が母指と示指で把持して，皮膚，口輪筋，粘膜がずれないように 11 番メスで一気に全層を垂直に切開する。

採取移植片はできるだけ鑷子などで掴まないようにして，愛護的に採取する。なお，血管収縮剤入りの生理食塩水は，組織採取後の縫合閉鎖部位に注射すると無駄な出血が避けられる。

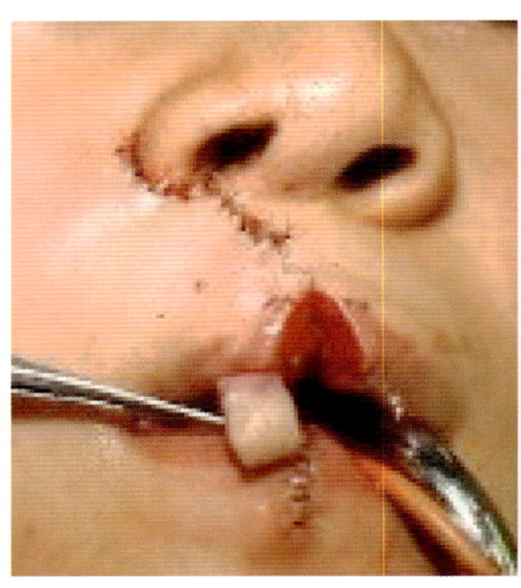

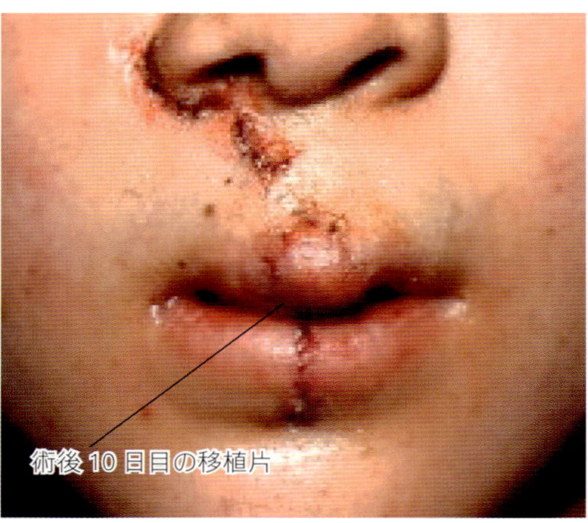

❷ グラフトの加工

移植組織は採取後にできるだけ加工の必要がない状態で採取する。

❸ 移植と固定法

採取した移植片は，ただちに移植床（上口唇の欠損部）に移植する。

最初に口輪筋同士を数針で固定する（できるだけ，少ない針数で固定するのがコツである）。ついで，粘膜縁，皮膚縁の縫合を行うが，これらもできるだけ少ない針数で接着するように心がける。

術後は，非固着性ガーゼで圧迫するが，ガーゼが取れやすい部位なので，皮膚縫合糸を数本長く残しておいて，タイオーバー固定に準じて軽く圧迫固定しておく。なお，この圧迫は最短でも10日間は包交しない。

著者からのひとこと 複合組織移植術の際は最低10日間は移植部に包交などの操作を加えないことが重要である。

症例1 鼻翼部外傷性瘢痕拘縮に対する耳介からの複合組織移植術

64歳，男性，右鼻翼外傷性瘢痕拘縮

転倒により鼻を含めた顔面挫創を受傷した。3カ月が経過して右鼻翼部の高度の瘢痕拘縮が出現したため，耳介からの複合組織移植術を施行した。術後10カ月の時点で良好な右鼻翼形態が得られている。

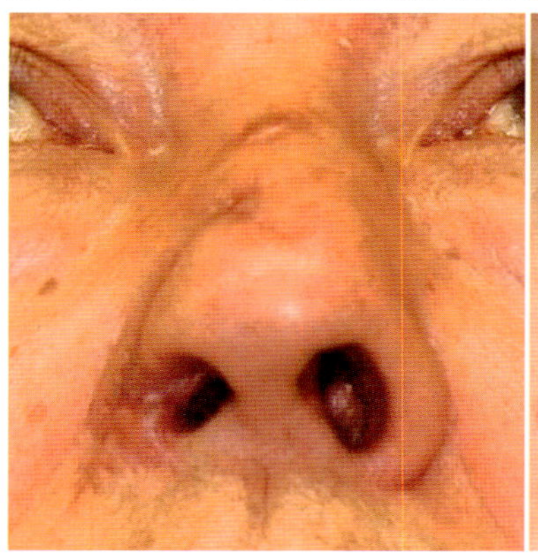
術前

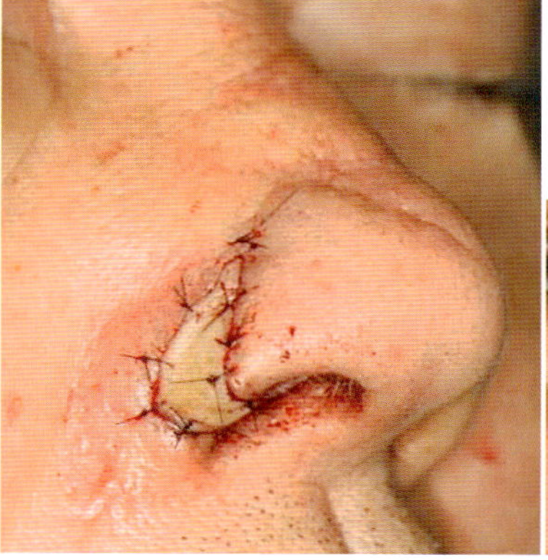
耳介から12mm大の皮膚・軟骨複合組織を移植した

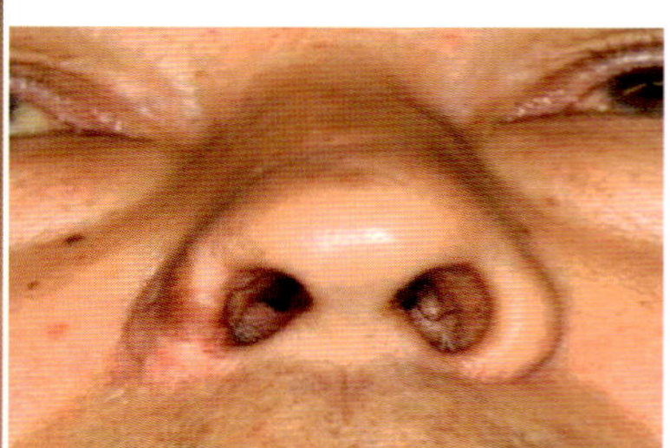
術後10カ月

症例 2 下眼瞼基底細胞癌に対する鼻中隔からの複合組織移植術

64 歳，女性，右下眼瞼基底細胞癌切除後

右下眼瞼全層の欠損に対して，後葉再建として鼻中隔軟骨・粘膜の複合組織移植術を施行した。前葉再建には lateral orbital flap（⇨）を用いた。

術後 2 年の時点で良好な下眼瞼形態が得られている。

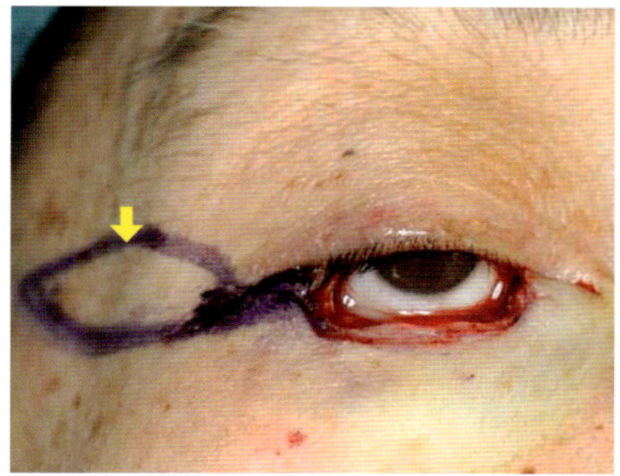
腫瘍切除後の状態

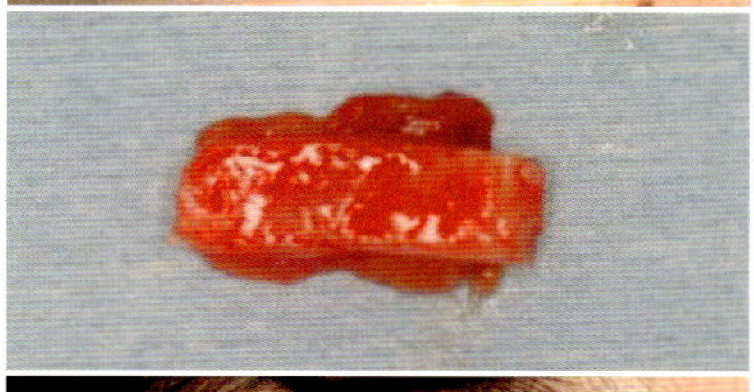
採取した 10×3mm 大の鼻中隔軟骨・粘膜複合組織

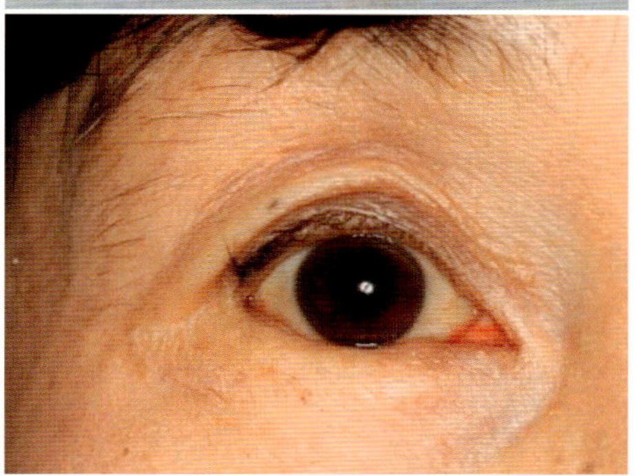
術後 2 年

History & Review

● 複合組織移植の血行再開に関する家兎を用いた詳細な研究論文。
添田周吾：口唇の遊離複合移植；その血行再開に関する実験的研究と臨床．形成外科 18：289–301, 1975

● 鼻翼に移植した耳介複合組織移植片の経時的変化を詳述し，血管再開について検討した報告。
McLaughlin CR: Composite ear grafts and their blood supply. Br J Plast Surg 7: 274–278, 1954

● 家兎における全層植皮術の生着機序について詳細に検討した研究論文。
Birch J, Branemark PI, Lundskog J: The vascularization of a free full thickness skin graft. Scand J Plast Reconstr Surg 3: 11–22, 1969

● 術後に冷却することで複合組織移植片の生着率が向上するという報告。
Hirase Y: Postoperative cooling enhances composite graft survival in nasal-alar and fingertip reconstruction. Br J Plast Surg 46: 701–711, 1993

● 複合組織移植片の生着率の向上のために高圧酸素療法が有用であるとする症例報告。
Nichter LS, Morwood DT, Williams GS, et al: Expanding the limits of composite grafting: A case report of successful nose replantation assisted by hyperbaric oxygen therapy. Plast Reconstr Surg 87: 337–340, 1991

8. 毛髪移植

今川賢一郎

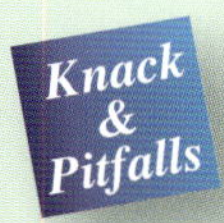

◎移植は毛包単位で行う
◎移植密度を濃くすると生着率の低下を招く
◎株の乾燥は低発毛の大きな原因となる
◎採取部位の毛髪が細いと増毛効果が得られにくい
◎採取可能な株数には限界がある

歴史的背景

戦前，奥田は，毛髪採取部位における毛包の性質は移植された部位においても変わらないという“ドナー・ドミナンスの原理”に基づき，採取部位から直接トレパンで皮膚柱をくり抜き，移植部位に作成した穴に植え付けるという術式（パンチ式植毛術）の詳細を報告した。その後 Orentreich が男性型脱毛症に対して本術式を応用，以後 3～4mm 径の株を用いたパンチ式植毛術が生え際を中心に行われるようになった。しかし，移植された頭髪の不自然さが目立ち，特に黒髪の日本人では広く普及するには至らなかった。

1980 年代半ばになると，このような不自然さを克服するため，株を細分化して生え際に移植する試みがなされるようになった。そして 1991 年には Uebel が，帯状に切除された毛髪片を全て 2mm 径以下に株分けして移植するマイクロミニ植毛術を，1994 年には Limmer が毛髪の解剖学的用語である毛包単位（follicular unit）に基づく株分けを行う follicular unit transplantation（FUT）を報告，これらの術式により，ようやく“自然さ”が達成された。さらに 2002 年，毛髪片を株分けするのではなく，直接毛包単位としてくり抜く follicular unit extraction（FUE）法が Rassman らによって開発され，低侵襲で採取部に線状瘢痕を残さないという特長から多くの支持を集めている（表 1，2）。

■今後の課題

“自然さ”とともに毛髪移植のもう一つの目標である“十分な濃さ”に関しては，移植部において採取部の 50％以上の毛包密度が達成されればほとんどの患者が満足するとされている。1 回の

表 1　毛包単位の定義

・1～4 本の硬毛
・1～2 本の軟毛
・起立筋
・平均 9 個の皮脂腺の分葉

毛包単位はこれらを有し，周囲をコラーゲン線維の帯で囲まれた解剖学的単位と定義される

表 2　FUT と FUE の比較

	FUT	FUE
瘢痕の形状	線状	小さな点状
瘢痕を隠せる毛髪の長さ	1.5cm 以上	短くても可
術後のダウンタイム	長い	短い
術後の疼痛	±～＋	－～±
施術時間	短い	長い
必要なスタッフの人数	多い	少ない
株の生着率	90％以上	FUT より劣るとされる
最大採取株数 / 回	3,000～3,500	2,000～2,500
採取総株数	5,000～7,000	4,000～4,500

施術でそれが達成されれば理想的であるが，高密度の植え付けは生着率の低下を招く。また，毛髪の太さによっても濃さは変わってくるため，植え付け密度に関してはさらなる検討が必要である。

一方，移植できる広さが問題となる場合もある。頭髪移植は“数”が成績につながるため，一度に採取する株数を競う風潮があって，欧米では2,500株以上と定義されるメガセッションはおろか，4,000株以上のギガセッションなどの多量植毛の報告もまれではない。ただ，将来にわたって男性型脱毛症の恐れのない範囲から採取可能な合計株数は5,000～7,000とされ，これを用いて十分な濃さで植え付けられる脱毛部位は理論上150cm^2（成人男子の手掌の1.5倍の面積）となる。手術時間からの制限もあり，これも今後の課題である。

適応

①外傷，外科手術，皮膚疾患などで生じた二次性瘢痕性脱毛症，②男性型脱毛症，③女性型脱毛症の一部（Ludwig型・Olsen型・Hamilton型），④新しいヘアラインの形成，⑤頭髪以外の体毛（ひげ，眉毛，睫毛，陰毛，胸毛など）の修復の他，triangular alopecia などの先天性脱毛症，牽引性脱毛症や trichotillomania が適応となる。

一方，女性型脱毛症のうち休止期脱毛症（急性休止期脱毛，慢性休止期脱毛，慢性びまん性休止期脱毛）や内分泌異常や膠原病など全身疾患および薬物による脱毛状態は適応ではない。一次性瘢痕性脱毛症や円形脱毛症も原則として適応ではないが，数年にわたり状態に変化がなく安定している，他の治療によって改善が見られない，患者が低発毛のリスクを了解し施術を希望している場合には施術を考慮してもよい。

なお，手術を行うにあたっては，採取される株数には限界があること，同じ内容の施術を行っても採取部の毛髪の太さなどにより増毛効果は異なることを，術前に十分説明することが重要である。

手技

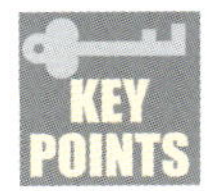

- 採取毛髪片の作成の際には切除幅を広げず長さで調整した方がよい
- 株の採取から植え付けまでの全過程を拡大鏡下で行う

❶ 毛髪の採取

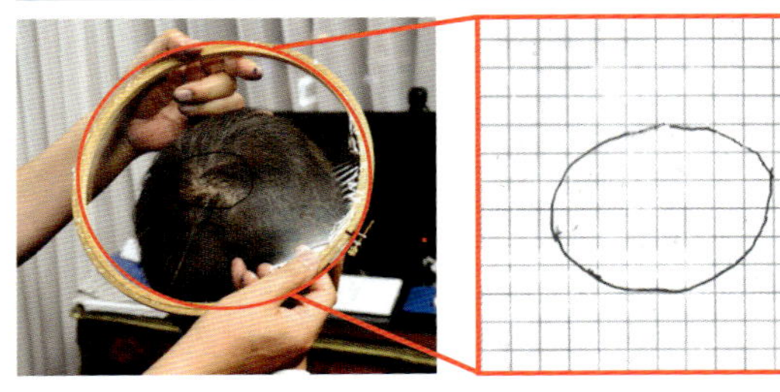

移植部位の面積の測定

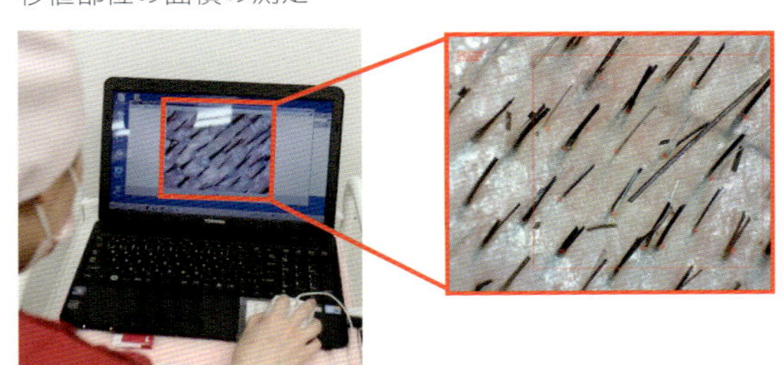

採取部位の毛包密度の測定

1. 採取部の選択

後頭部では左右の耳介上縁を結んだ線より下部の6～8cm，側頭部では耳介上部の6～8cmが，将来AGAによる脱毛の危険性のない安全な採取部である。

2. 移植部位面積と採取部毛包密度の測定

ポリエチレンラップフィルムをかぶせて，移植部位の輪郭をマジックペンでトレースし，1cmの方眼紙にあててコピーして升目（cm^2）を数える。仮にそれをAcm^{2}とし，予定の植え付け密度をB（通常ヘアラインでは35～40株/cm^2，頭頂部，側頭部および瘢痕性脱毛症では30～35株/cm^2）とすると，必要な株数はA×Bとなる。

剃髪した採取部位をデルマトスコピーで撮影し画像をパソコンに取り込み，5mm^{2}の視野の毛包単位を4倍して毛包密度を測定する。

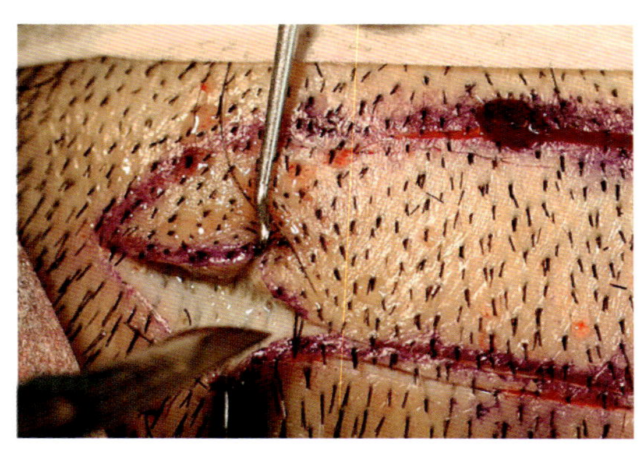

鉤を用い毛根を直視確認しながら切開する

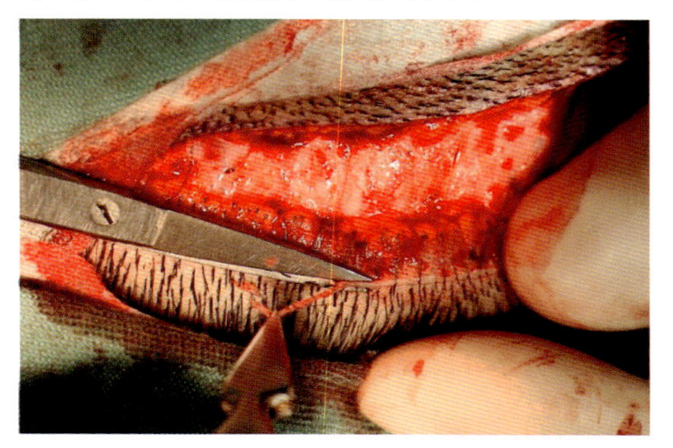

Trichophytic 法（下縁切開）

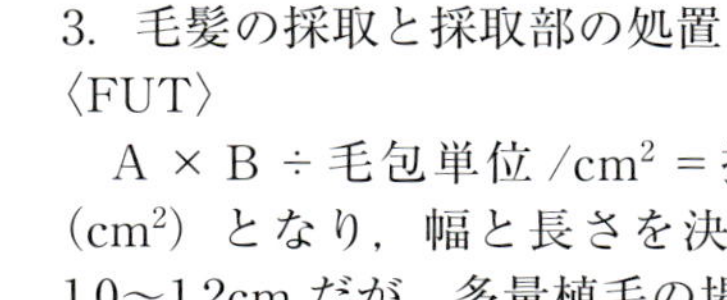

3. 毛髪の採取と採取部の処置

〈FUT〉

A × B ÷ 毛包単位 /cm^2 = 採取毛髪片の面積 (cm^2) となり，幅と長さを決定する。通常幅は 1.0〜1.2cm だが，多量植毛の場合には後頭部では 2.0 cm，側頭部や乳様突起部では 1.5cm 以下にデザインする。10 番メスで浅い切開を加え，その両端を鉤で牽引しながら 15 番メスで数 mm ずつ切開していき，創下縁の表皮を剪刀で 1mm 程度 de-epithelialization してから縫合する。

Advice

・外後頭部隆起よりも低い位置から採取すると幅が広く目立つ線状瘢痕になりやすいので注意する。

〈FUE〉

通常は採毛部全体を 1〜2mm に剃髪するが，畦状に剃髪する方法や，剃毛せず直接くり抜く方法もある。使用する器具は用手，電動モーターやロボット，トレパンの形状も鋭的，鈍的，鋸歯状のものなど多種にわたる。

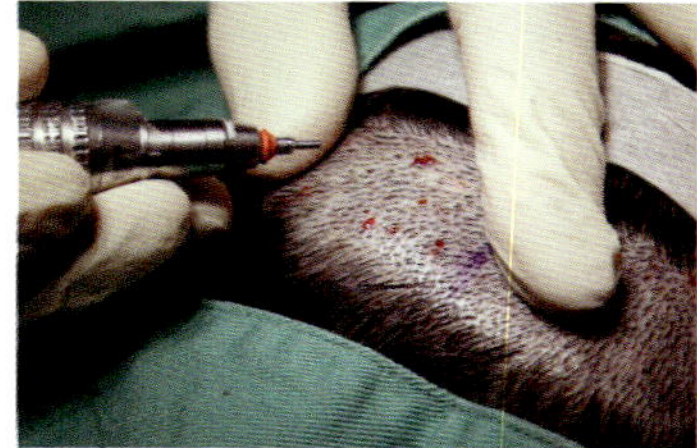

電動式パンチを用いる FUE

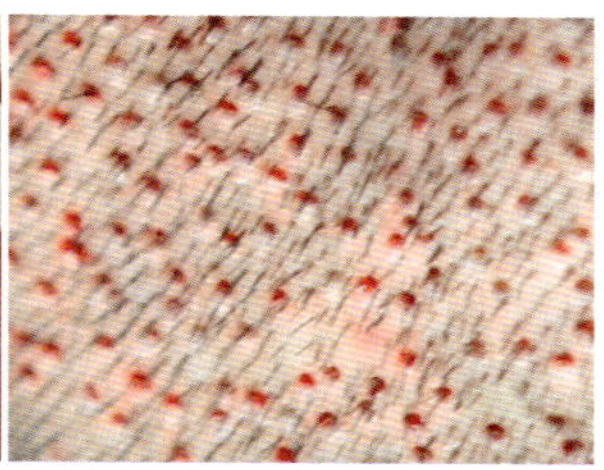

FUE 施術後の採毛部位

❷ 株の加工と保存

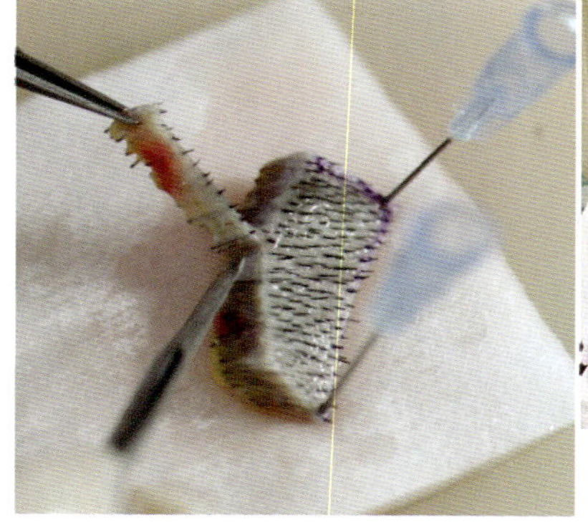

採取毛髪片を拡大鏡下で切り分ける

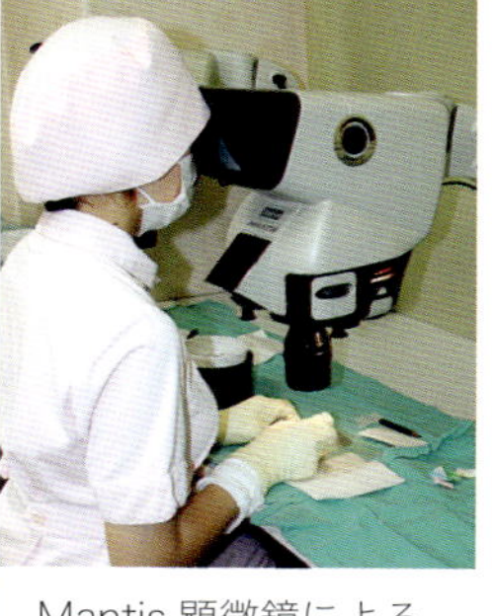

Mantis 顕微鏡による株分け作業

FUT では採取した頭皮を拡大鏡下で 1〜2 列の毛包単位を含む細かい帯に切り分け，それを実体顕微鏡下で株分けする。株は 4℃の生理食塩水あるいは組織培養液中に保存する。

Advice

・株の乾燥が低発毛の大きな原因である。濡れたガーゼの上ではなく，液中に保存する。

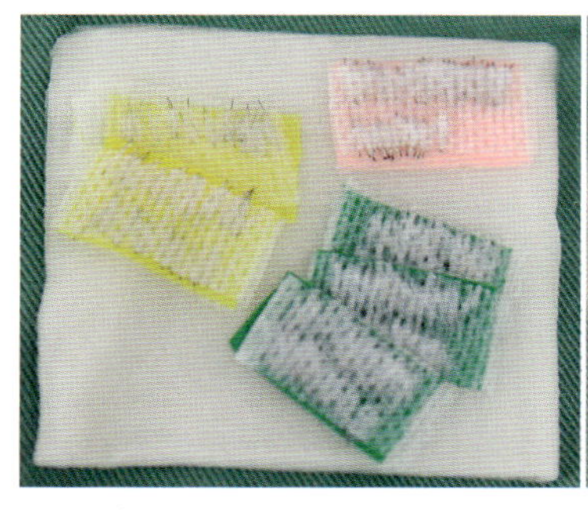

× 悪い例

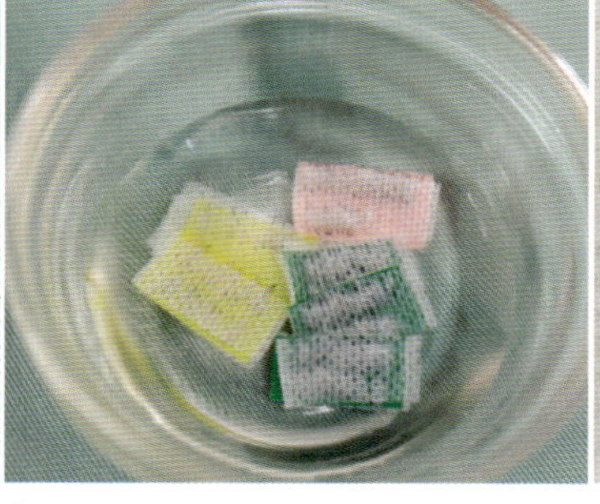

◯良い例

株の保存。十分量の保存液中に泳がせておく

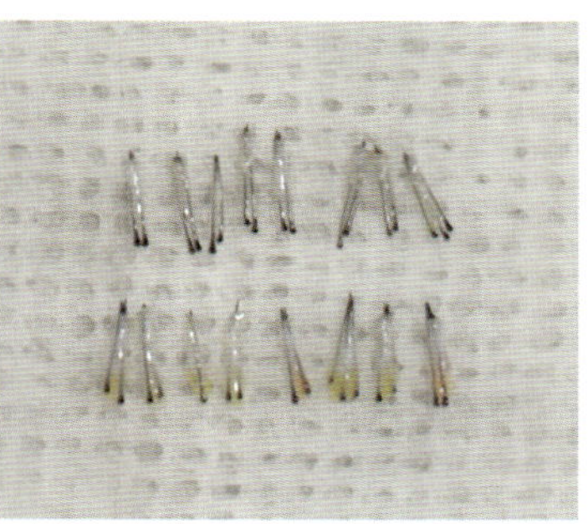

上が FUE による株，下が FUT による株。FUE による株は毛包周囲の組織が少なくやや脆弱である

❸ 株の移植と固定

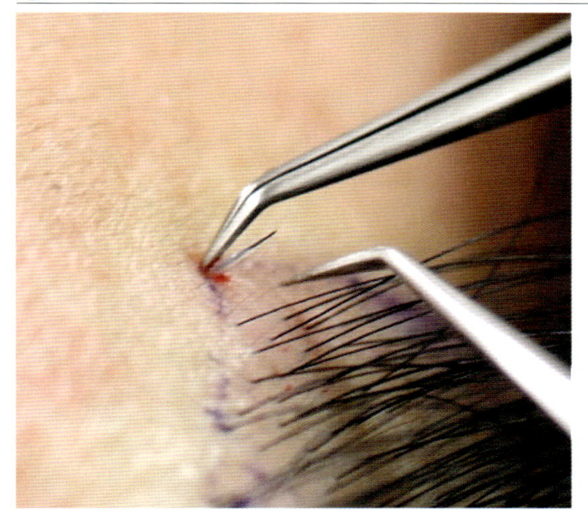

スリット法

植え付け方法は，崔式植毛器などにあらかじめ株をセットして，それを直接移植部位に刺入し，内筒で毛包を押し出す単一植毛法と，ブレードや注射針で作成された切れ目に摂子を用いて株を挿入するスリット法がある。後者ではすべてのスリットを作成してそこに一斉に植え付ける pre-made 法と，スリット作成と植え付けを一株ごとに行う stick-and-place 法がある。

スリットの大きさは 1 本毛 0.7〜0.8mm（注射針 21G），2 本毛 0.9 〜1.0mm（同 19G），3 本毛 1.0〜1.2mm（同 18G）で，ヘアラインでは最前列から 1 本毛，ついで 2 本毛，さらに 3 本毛というようにグラデーションを心がける。株の深さに応じてスリットの深さを調整し，刺入角度は，ヘアラインで 45°，後頭部で 30°，側頭部では 15°を目安とする。

❹ 後療法と術後経過

施術当日のみ採取部位にヘッドバンドあるいはガーゼによるドレッシングを行い，移植部位へのドレッシングは行わない。洗髪は 2 日目から低刺激の洗髪料を温水でうすめ，スポンジを用いての押し洗いを指導する。1 週以降は痂皮を軽くこすることも許可し，2 週以降は通常に戻す。

痂皮は 10 〜14 日目に脱落する。多くの株は術後 1〜2 カ月で休止期に移行しいったん脱落するが，3〜6 カ月で再び発毛する。施術の結果の判定は 10 カ月以降に行うが，増毛効果のピークは 1 年 6 カ月後である。

症例 フェイスリフト後のヘアラインの瘢痕に対するFUT

33歳，女性，フェイスリフトによる瘢痕
もみあげおよび側頭部ヘアラインの再建を希望し，2,368株を移植した。

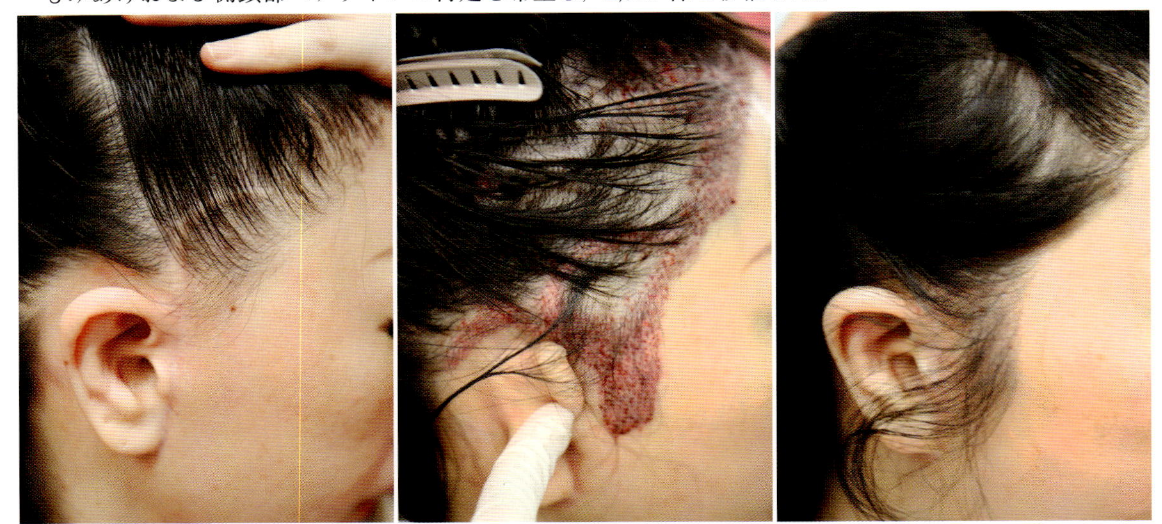

術前　　術直後　　術後11カ月

History & Review

●パンチ式植毛術を初めて体系的に記述した論文。
奥田庄二：生毛移植に関する臨床的並びに実験的研究．日本皮膚科泌尿器科雑誌 46：537–587, 1939
●パンチ式植毛術を初めて男性型脱毛症に用いた論文。
Orentreich N: Autografts in alopecia and other selected dermatological conditions. Ann NY Acad Sci 83: 463–479, 1959
●マイクロミニ植毛を初めて報告した論文である。
Uebel CO: Micrografts and minigrafts: A new approach to baldness surgery. Ann Plast Surg 27: 476–482, 1991
●頭髪の解剖学的単位であるfollicular unitについて記述した論文。
Headington JT: Transverse microscopic anatomy of the human scalp. Arch Dermatol 120: 449–456, 1984
●FUTを初めて報告した論文。
Limmer B: Elliptical donor stereoscopically assisted micrografting as an approach to further refinement in hair transplantation. Dermatol Surg 20: 789–793, 1994
●FUEを初めて報告した論文。
Rassman WR, Bernstein RM, McClellan R, et al: Follicular unit extraction: minimally invasive surgery for hair transplantation. Dermatol Surg 28: 720–727, 2002

第3章 皮弁：総論

p.73

1. 皮弁とは

三鍋俊春

皮弁は，「それ自身の血行を有する弁状の皮膚・皮下軟部組織塊」と定義される。その目的は，身体の隣接部もしくは遠隔部に移行して組織欠損を被覆し，形態的・機能的に再建することである。時に，骨，神経，筋・腱を含めた複合組織，あるいは大網や腸管などの腹腔内臓器までも組織弁として利用するが，本書では皮弁を「皮膚・皮下脂肪弁（skin flap, cutaneous flap）」の意味で用いる。また，皮弁や組織弁は自家組織移植 autograft の一法である。

皮弁の歴史は古く西暦600年ごろのインド造鼻法にまでさかのぼるが，20世紀後半に皮弁の血行形態が解明されるに従い格段の進歩を遂げた。皮弁の進歩は形成再建外科の進歩と断言してもよく，皮弁術は形成再建外科の最重要手術手技の1つである。

適応

皮弁は，単純縫合，組織拡張術，植皮が適応されない皮膚・皮下組織欠損，もしくは複合組織欠損の被覆や充填に適応となる。形態再建のみでなく機能再建まで目指すことができる。

外傷性組織欠損・開放骨折，深達熱傷・熱傷後瘢痕拘縮，腫瘍切除後の頭頸部，乳房，四肢体幹の組織欠損，褥瘡などの難治性潰瘍などの後天性病態のみならず，髄膜瘤・二分脊椎などの先天性異常にも適応される。

組織移植法である皮弁術においては，皮膚・組織欠損部に対して皮弁を作成する部が存在し，前者を皮弁移植部（recipient site），後者を皮弁採取部（donor site）という。したがって，皮弁移植後は皮弁採取部に新たな組織欠損を生じるため，その閉鎖法や機能損失にも配慮する必要がある。このため，皮弁採取部に植皮もしくは他の皮弁を移植することもしばしばある。

皮弁採取部を検討するには次の点も重要である。第1点は，欠損組織になるべく近い性状の組織を選択すること，第2点は，組織欠損を拡大したり複雑化したりしないことである。第1点では，皮弁移植部になるべく近接する部位から皮弁を採取（移動あるいは移行）することで，皮膚・皮下組織の色調，質感や厚み，強度を近似させることができる。頭皮有毛部には有毛部内に作成する皮弁，顔面には前額部や頬部に作成する皮弁，殿部褥瘡には腰殿部や後大腿部の荷重面に作成する皮弁を第1選択とする。第2点では，逆に皮弁移植部に隣接する部位に皮弁を作成できない場合で，なるべく遠隔部に皮弁を作成する。例えば，頭頸部の複合組織欠損に対しては，脳や感覚器の保護のために隣接部位での利用組織量に限界があるため，組織量の豊富な体幹・大腿部に作成する皮弁を考慮する。皮弁移植部と採取部が離れると手術を両部位で同時進行できるという利点も生まれる。

なお，前腕・手部に作成される皮弁・穿通枝皮弁の多くは全書Ⅲ巻「創傷外科」で述べられているので，本巻では割愛する。

2. 皮弁の分類

三鍋俊春

皮弁は，特に栄養血管を特定しないで用いる初期の皮弁から，筋肉・筋膜を付着させた筋皮弁，筋皮弁から筋肉を除いた筋膜皮弁，筋膜をも除いた穿通枝皮弁へと進化を遂げている（図1）。これには，先行する臨床での皮弁開発に加えて，それに続く皮膚の血管解剖や皮弁血行の解明がとても重要であった。以下に，皮弁血行形態による皮弁の分類から述べる。

血行形態による分類

皮弁の血行形態：軸走型皮弁と乱走型皮弁

20世紀後半，形成外科分野で皮弁術が重要手技として定着するに従い，McGregorら[1]によりaxial pattern flap（軸走型皮弁），random pattern flap（乱走型皮弁）という皮弁血行を示す簡潔な分類が提唱された。軸走型皮弁は比較的血管径が太く皮膚面に平行に皮下を長く走行する動脈（direct cutaneous artery）を皮弁長軸に含み，そのような血管を含まないものを乱走型皮弁とした。軸走型皮弁には，浅側頭動脈を含む側頭頭頂皮弁（temporoparietal flap），内胸動脈皮枝を含む胸三角皮弁（deltopectral flap）浅腸骨回旋動脈を含む鼠径皮弁（groin flap），足背動脈を含む足背皮弁（dorsal foot flap）がある。これらの軸走型皮弁は，皮膚を全周切開して血管茎のみ

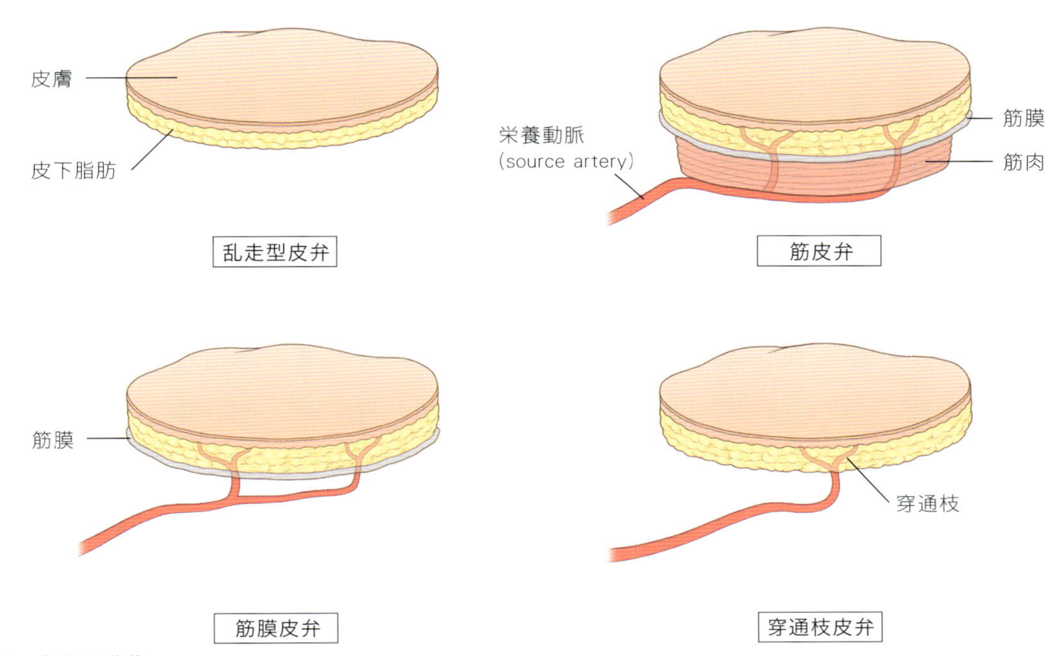

図1　皮弁の進化

栄養血管を同定しない乱走型皮弁から筋皮弁，筋膜皮弁，穿通枝皮弁へと進化した。
(Hallock GC : Evolution of flaps. Flaps and reconstructive surgery, edited by Wei FC, et al, Elsevier, Amsterdam, 2009, p7, Fig.2.1 を改変)

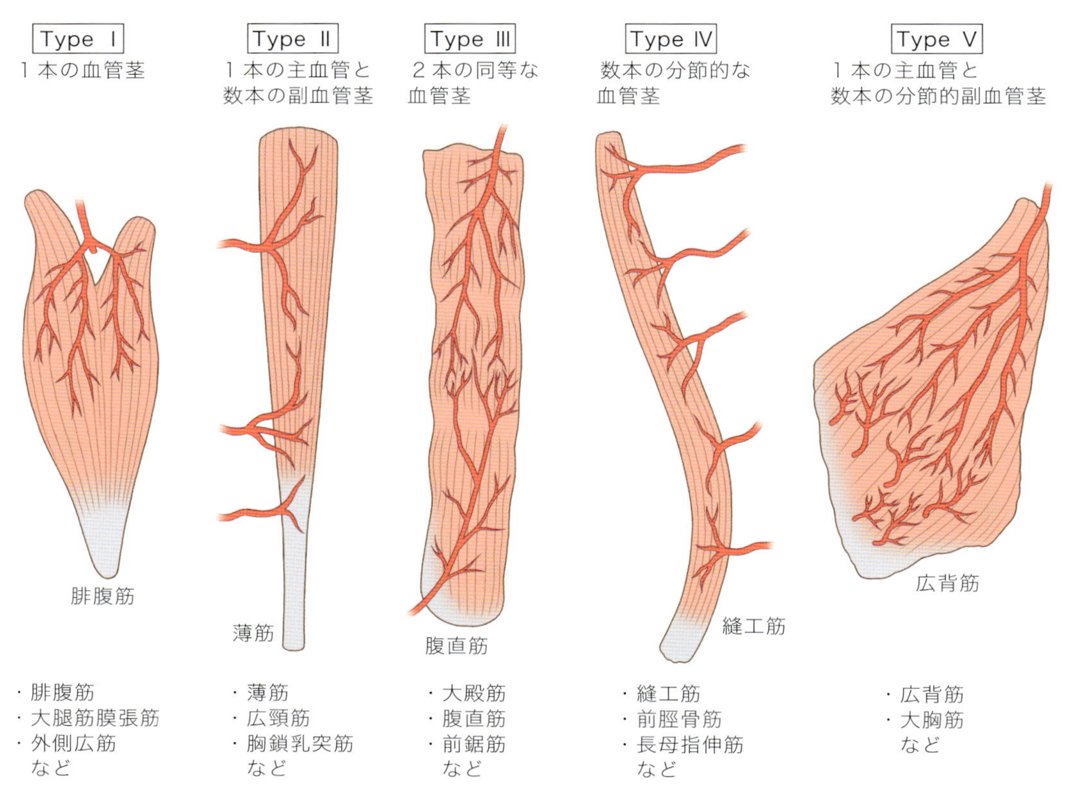

図2 Mathes-Nahai による筋肉の血行5型分類（1981年）

(Mathes SJ, Nahai F: Classification system for muscles. Plastic Surgery (3rd ed), edited by Neligan PC, et al, Elsevier, London, 2013, p516, Fig. 24-4／Morris SF: Classification of the blood supply to the muscles. Perforator Flaps. edited by Blondeel PN, et al, Quality Medical Publishing, St. Luis, 2006, p20, Fig.2-4 を参考に改変)

で挙上する島状皮弁とすることができる。軸走型では乱走型に比べて明らかに長軸方向に大きな皮弁の生着が可能になった。

一方，従来の皮弁（皮膚・皮下脂肪弁）の多くは乱走型に含まれる。乱走型皮弁では，皮弁基部の横径と皮弁先端までの縦径の比率は1：2が最善であるとの定説があった。しかし，Milton[2] のブタの皮弁モデルを用いた実験によりこの説は否定されるに至った。乱走型皮弁は，双茎皮弁（bipedicle flap），前進皮弁（advancement flap），回転（rotation）または転移皮弁（transposition flap）として用いられる。軸走型，乱走型のいずれにしても，皮弁血行は真皮下血管網（subdermal plexus）の血液循環により維持される。以降，皮弁血行の解明とともに皮弁は進化を続けることになった（図1）。

■筋皮弁の血行形態：筋肉皮膚血管網

また，血行の良い筋肉を使う筋弁[3]，さらに皮弁に直下の筋肉を付着させることで生着範囲が格段に拡大することが認識され，筋皮弁（musculocutaneous flap：MC flap）が開発された。筋肉から皮膚に向かう筋肉皮膚穿通枝（musculocutaneous perforator）により真皮下血管網にまで血行が到達する。したがって，筋皮弁は，筋肉，筋膜，皮下脂肪，皮膚の各組織で構成される。皮膚部分を皮島（skin island）と呼称する。筋肉ごとの筋肉皮膚血行で栄養される領域が皮島の大きさとして示され，また，筋肉茎で到達し得る範囲（swing arc）や筋肉利用に伴う機能障害の有無も検討された[4]。その後，Mathes ら[5] は，栄養血管の本数，口径，進入部位，筋内血行形態により全身の筋肉の血行を5型に分類した（図2）。

Type Ⅰ：1本の血管茎
（腓腹筋，大腿筋膜張筋，外側広筋など）

Type Ⅱ：1本の主血管茎と数本の副血管茎
（薄筋，広頸筋，胸鎖乳突筋など）

Type Ⅲ：2本の同等な血管茎
（大殿筋，腹直筋，前鋸筋など）

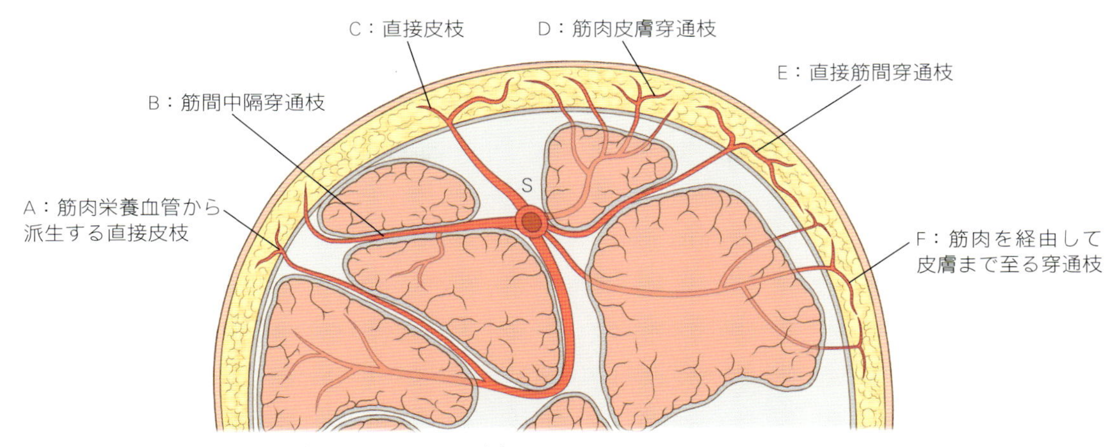

図3　筋膜皮膚血行の6分類（Nakajima, 1986年）
主動脈（S）から筋膜を穿通するまでの6経路（A〜F）に分類される。
(Hallock GC: Six distinctive deep fascia perforators. Perforator Flaps. edited by Blondeel PN, et al, Quality Medical Publishing, St. Luis, 2006, p39, Fig.3-1 を参考に改変)

Type Ⅳ：数本の分節的な血管茎
（縫工筋，前脛骨筋，長母指伸筋など）
Type Ⅴ：1本の主血管茎と数本の分節的副血管茎
（広背筋，大胸筋など）

●筋皮弁（MC flap）

筋肉分類により，栄養血管茎の進入位置は優位な筋肉皮膚穿通枝の存在部位とほぼ一致することが知られた。これにより，筋肉茎に応じて筋体を分割してそれぞれが筋肉皮膚穿通枝により皮島を栄養する分割筋皮弁（segmental transposition flap）や，必要な部分のみ筋体を利用して他は温存する筋体温存筋皮弁（muscle sparing flap）が可能となった。特に，筋体温存筋皮弁は後述する穿通枝皮弁の開発へとつながった。また，筋肉の栄養血管は軸走型皮膚血管に比べて太く長く，後述する遊離皮弁（皮弁血管柄を移植床血管に吻合して移植する皮弁）として利用する際に極めて有利である。なお，薄筋筋皮弁は世界で最初の遊離皮弁として Harii ら[6] により報告されている。

■筋膜皮弁の血行形態：筋膜皮膚血管網

筋肉を含まない筋膜皮弁（fasciocutaneous flap：FC flap）[7] が下肢の再建において開発された。当初は，なぜ筋膜を付着すると皮弁生着範囲が拡大するのか不明であった。そこで，筋膜皮膚血管網（fasciocutaneous plexus）の血行形態が詳細に研究された。そして，主動脈（source artery，mother artery）から派生したのち，筋肉を経由することなく筋間中隔内を走行して深筋膜を穿通し，真皮下血管網に到達する血行形態，すなわち筋間中隔穿通枝（septocutaneous perforator）が認識された。筋膜を穿通するまでに経由する組織で区分する3型（direct，septocutaneous，musculocutaneous）分類，皮膚を直接栄養するか途中の組織（筋肉，骨，腱・神経など）を主に栄養するかの目的別2型分類（direct，indirect），さらに，両者を網羅する筋膜皮膚血行6分類に至った[8]（図3）。

A：筋肉の栄養血管から派生する直接皮枝
B：筋間中隔穿通枝
C：直接皮枝（軸走型血管に相当）
D：筋肉皮膚穿通枝
E：直接筋間中隔枝
F：筋肉を経由して皮膚まで至る穿通枝

A，B，C，E が直接的に（direct perforators），D，F が間接的に（indirect perforators）皮膚を栄養する。後に，6つの血管の筋膜穿通後の皮下脂肪筋膜組織内での走行形態がコンピュータグラフィックで分析され，血管径，分枝形態，方向性の詳細が示された[9]。

●筋膜皮弁（FC flap）の定義

これらの筋膜皮膚血行形態をもとに，Cormack ら[10] により整理統合された筋膜皮弁・複合組織弁の4型を示す（図4）。

Type A：数本の筋膜皮膚穿通枝を皮弁基部に含み，筋膜周囲の乱走型血行により皮弁先端まで栄養される。

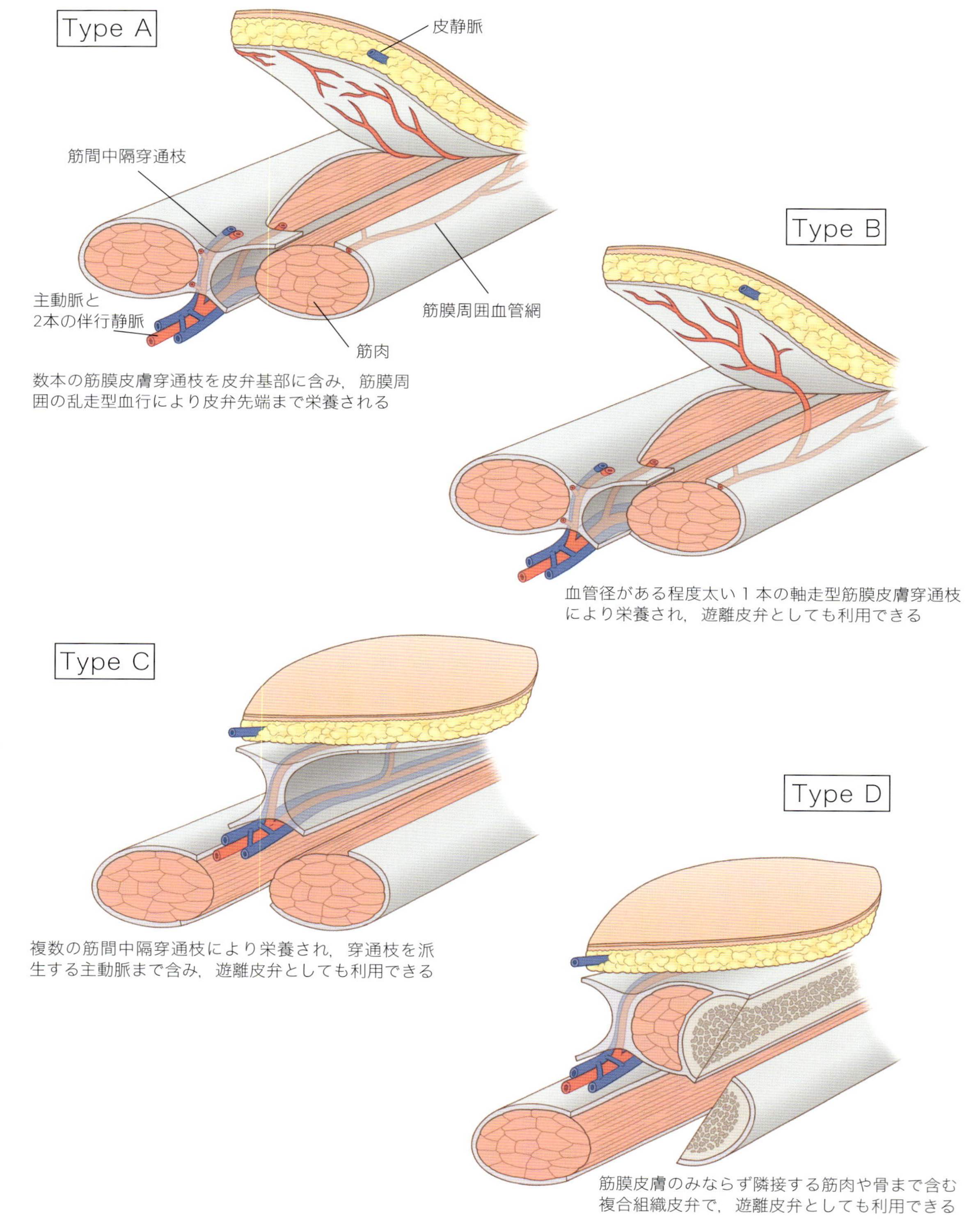

図４　筋膜皮弁の４型分類（Cormack & Lamberty, 1984）

（Cormack GC: Classification of fasciocutaneous flaps. Plastic Surgery (3rd ed), edited by Neligan PC, et al, Elsevier, London, 2013, p520, Fig. 24-26 を参考に改変）

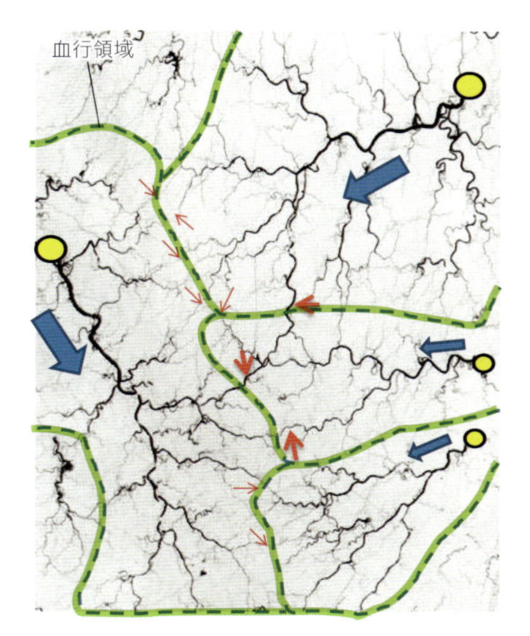

血管。大きさは太さを表す　血管の方向性
choke 吻合　true 吻合

図 5　皮膚の血管造影像

皮膚穿通枝の末梢は隣接血管と連結（linking）し，血管径が極細になる形態（choke 吻合：→）と細くならない形態（true 吻合：→）がある。連結部を横断するように各動脈の血行領域（━）が区分できる。基部が太い穿通枝（●）が大きな血行領域をもつ。相互連結により穿通枝の方向性（➡）が明らかとなる。

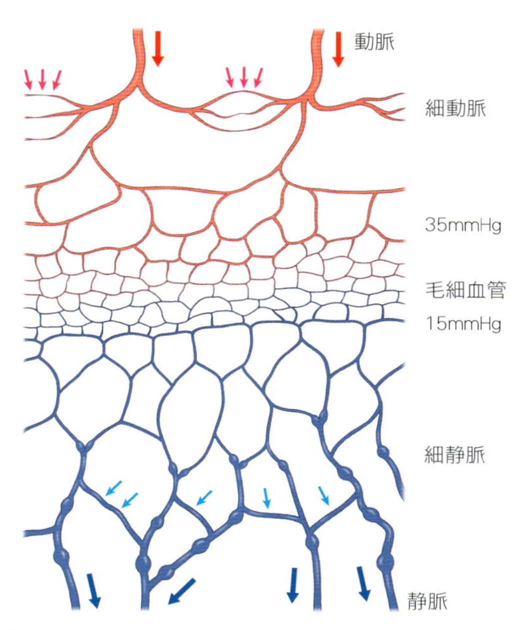

図 6　微小循環

動脈血流は，細動脈を経て毛細血管に至り，細静脈を経て静脈に還流する。毛細血管圧は 35–15mm Hg に維持される。（Taylor GI: Arterial supply and venous drainage of the capillary bed. Plastic Surgery (3rd ed), edited by Neligan PC, et al, Elsevier, London, 2013, p480, Fig. 23-1 を参考に改変）

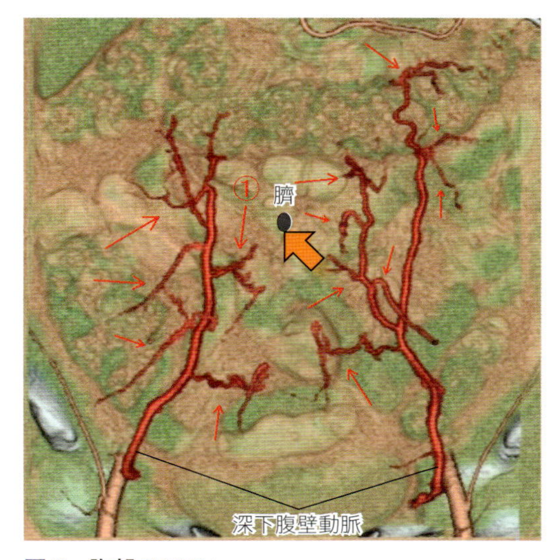

図 7　腹部 3DCTA

両側の深下腹壁動脈からの皮膚穿通枝マッピング（→）。傍臍部①が最適穿通枝。

Type B：血管径がある程度太い 1 本の軸走型筋膜皮膚穿通枝により栄養され，遊離皮弁としても利用できる。

Type C：複数の筋間中隔穿通枝により栄養され，穿通枝を派生する主動脈まで含み遊離皮弁としても利用できる。

Type D：筋膜皮膚のみならず隣接する筋肉や骨まで含む複合組織皮弁で遊離皮弁としても利用できる。

そして，Type C の代表が Song らにより中国で開発された遊離橈側前腕皮弁である。筋膜皮膚血行の研究により，皮膚・皮下脂肪内の血行形態が明らかになり，皮弁内血行の解明へと進んだ。

■皮弁内の血行形態

●アンジオソーム理論

人体皮膚の血管解剖の研究では，19 世紀後半には全身皮膚の血行区分が示されていた。また，Salmon の酸化鉛を用いた X 線血管造影法が再評価され，これらを応用してアンジオソーム理論が誕生した[11]。

血管造影像を解析すると，皮膚穿通枝（または

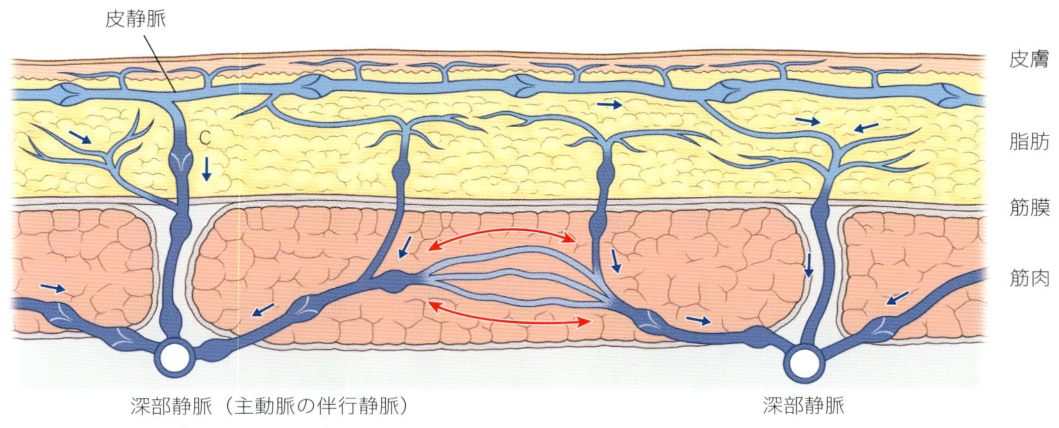

図8　静脈網の形態　(Taylor, 1990)

静脈網には主動脈やその分枝に伴行する深部伴行静脈系と動脈に伴行しないで皮下脂肪層内を走行する皮静脈系がある。両静脈系は静脈交通枝（C）を介して合流する。静脈弁により静脈流は一方通行であるが，双方向流が可能な連結静脈（oscillating vein, 両矢印）により，静脈流が調整されている。
(Taylor GI: Venous systems with their interconnecting network. Plastic Surgery (3rd ed), edited by Neligan PC, et al, Elsevier, London, 2013, p498, Fig. 23-44 を参考に改変)

直接皮枝）は筋膜を通過した後に，皮下脂肪筋膜組織内を末梢に向かいつつ，分岐と蛇行を繰り返して血管径が徐々に細くなる。最末梢枝は極細径となるものの終末することなく，隣接する穿通枝の末梢枝と連結（linking）している。時に，最細径とならずに連結する形態も認める。Taylorは，前者の吻合形態をchoke吻合，後者をtrue吻合とも呼称した。これらの吻合部を横断する境界線により，各穿通枝・皮枝の解剖学的血行領域（anatomical vascular territory）が定義される（図5）。穿通枝・皮枝の血管径が太いほど血行領域は大きく，また隣接する血管との相互吻合により，木が風になびくような方向性（axiality）を示す。

皮膚・皮弁の組織血行では，末梢吻合血管よりさらに末梢に微小循環網が存在する。組織と物質交換をする毛細血管まで循環するために，動脈（artery）を流れる血液は，細動脈（arteriole）を経て毛細血管（capillary）に到達，その後，細静脈（venule）を経て静脈（vein）に還流する（図6）。細動脈から細静脈までを微小循環といい，毛細血管圧は35-15mmHgに維持されている。皮膚穿通枝末梢の吻合血管（choke血管）は動脈から細動脈のレベルに相当する。

Taylorは，主動脈ごとに血行領域を集約し，全身を40の領域に区分してアンジオソーム（angiosome）と命名した[11]。アンジオソームには皮膚のみならず筋肉，骨などの深部組織まで含まれ，「同一の主動脈で栄養される三次元的複合組織塊」（composite block of tissue supplied by a same source artery）と定義した。アンジオソーム理論は，皮膚・皮下組織のみでなく骨や神経を含む複合組織の血行と移植の基礎となった。この研究のなかで，解剖用献体における剖出と血管造影像を利用した穿通枝マッピング（perforator mapping），すなわち穿通枝の筋膜穿通部における位置と口径，筋膜皮膚血管網内での形態と方向性，血行領域，筋膜下の主動脈までを解剖学的に同定する研究手法が確立された。現在，臨床においてはMDCT（多列検出器コンピュータ断層撮影）データから作成する三次元CT血管像による術前の穿通枝マッピングが可能となっている（図7）。

さらにTaylorは静脈造影像を解析し，静脈網の基本的な形態を明らかにした。動脈との大きな違いは，静脈弁により血流の方向が制御されていること，動脈の伴行静脈系（venae comitantes, deep venous system）のみでなく，動脈に伴行しないで皮下脂肪の中間層を走行する皮静脈系（cutaneous vein, superficial venous system）が存在することである。また，動脈の連結血管に対応する静脈として，双方向性の血流が可能な連結静脈（oscillating vein）が静脈流を調節していると想定した（図8）。これにより，皮弁挙上の際にも血管茎方向への静脈還流が可能になると考えられる。

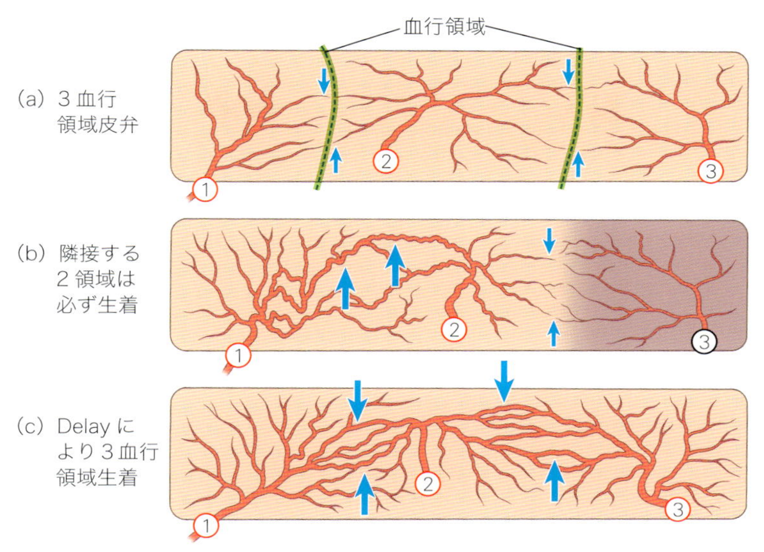

図 9　血行領域と皮弁生着領域

細矢印は細径の連結（choke）血管，太矢印は拡張変化した連結血管。

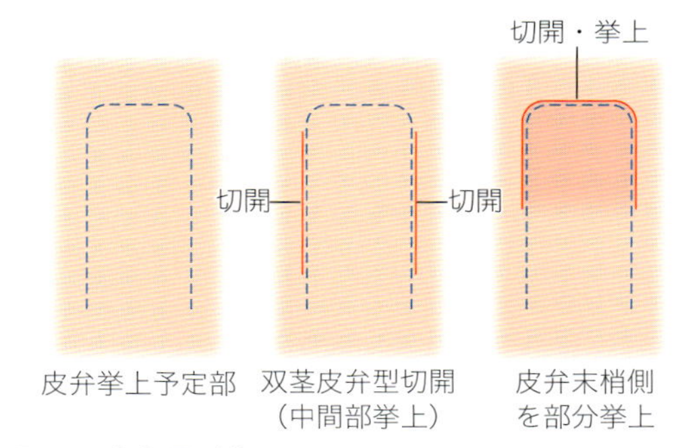

図 10　皮弁遷延術

双茎皮弁法（中）と末梢部分挙上法（右）がある。
(Mathes SJ: Standard delay flap modification. Plastic Surgery (2nd ed), edited by Mathes SJ, et al, Saunders. Philadelphia, 2006, p371, Fig. 16-5 を参考に改変)

皮膚血行と皮弁生着領域

著者ら[12] は，血行動態的な皮弁の生着領域と形態的な皮膚穿通枝血行領域との原則的関係を動物実験により示した。この実験では，1 列に並ぶ 3 本のほぼ同等な穿通枝とそれぞれの 3 血行領域を含む皮弁モデルを作成した。第 1 穿通枝を皮弁の栄養血管茎とし，第 2，3 穿通枝は切離して島状皮弁を挙上した。血管茎である第 1 血行領域とそれに隣接する第 2 穿通枝の領域では領域間の細径吻合枝 choke 血管が拡張変化を来たして直接連結する true 吻合となり，血管茎からの血流が第 2 領域まで到達して生着した。しかし，第 3 穿通枝の血行領域は壊死に陥った。生着・壊死境界線（demarcation）は，第 2～3 穿通枝間の拡張変化に乏しい choke 吻合部に生じる（図 9）。すなわち，皮弁の生着領域は皮弁内に含まれる皮膚穿通枝の本数や血行領域の大きさにより決定され，「少なくとも皮弁血管茎に隣接する皮膚穿通枝の領域までは安全に生着する[13, 14]」。形態的血行領域（anatomic territory）と実際に血流が到達して皮弁が生着する動態的血行領域（dynamic territory）の原則が示された[10]。

皮弁遷延術

皮弁の創世期，多くの皮弁が乱走型皮弁であった頃より，皮弁を挙上・移行する前に外科的処置を施して皮弁の生着領域を拡大する皮弁遷延術（surgical delay）の手法がとられた。皮弁作成予定部で，皮弁の遠近両端は皮膚と連続させたまま縦方向の 2 辺を皮膚切開する。そして，皮弁裏面を皮下剥離して双茎皮弁（bipedicle flap）を作成する。皮弁をいったん母床に縫着し，10～14 日後に皮弁遠位端を切り離して再挙上するものである。また，皮弁遠位端の一部を矩形に切開していったん挙上し，母床に戻した後に再挙上する方法もある。双茎皮弁法が最も効率が高い遷延術とされる（図 10）。

皮弁遷延術における皮弁内の血行形態の変化を 3 血行領域皮弁モデルで実証した。第 1，3 穿通枝を血管茎とする双茎皮弁を作成し中央の第 2 穿通枝を結紮切離しておき，後に第 1 穿通枝のみを

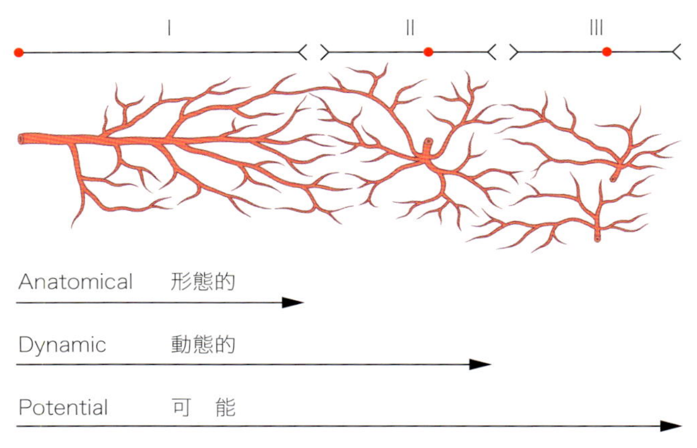

図 11 血行領域の拡大

形態的，動態的，可能血行領域へと段階的に拡大する。
(Cormack CG: Anatomy underlying the different sizes of anatomical, dynamic and potential territories. The arterial anatomy of skin flaps (1st ed), edited by Cormack GC, et al, Churchill Livingstone, Edinburg, 1986, p6, Fig. 1.2 を参考に改変)

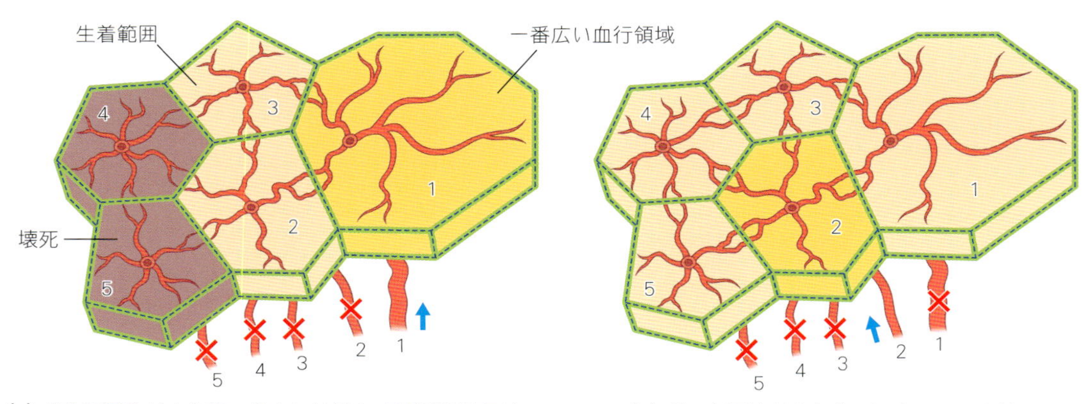

図 12 穿通枝皮弁の生着域と穿通枝血行領域

(Taylor GI, et al: The anatomical (angiosome) and clinical territories of cutaneous perforating arteries: Development of the concept and designing safe flaps. Plast Rconstr Surg 127: 1447-1459, 2011, Fig. 2 を参考に改変)

血管茎として挙上した。これにより，第1〜2穿通枝間のみでなく第2〜3穿通枝間の吻合枝が拡張変化を来たして，3血行領域すべての生着を得た（図 9-c）。すなわち，皮弁遷延術の効果は，1つの穿通枝の血流途絶に対して隣接皮膚穿通枝が代償的に拡張変化を来たして血行領域間の連結を増強する現象であると認識された。そして，遷延術などにより皮弁生着が最大になる領域は可能血行領域（potential territory）と呼称される。すなわち，Cormack ら[10]によると，皮弁の血行領域は，1本の皮膚穿通枝・皮枝の解剖学血行領域，安全に血流が到達する動態的血行領域，そして，皮弁の生着域が最大限となる可能血行領域へと段階的に拡大していくことになる（図 11）。皮弁血管茎から高圧高流量の血液を供給することや，マイクロサージャリーによる血行付加皮弁（supercharging flap）などでも皮弁生着域を可能血行領域にまで拡大することができる。

穿通枝皮弁の定義

穿通枝の血行領域と生着域

筋肉や筋間中隔を経由する細い皮膚穿通枝（0.5mm 未満）でも皮膚・皮下脂肪層内で固有の

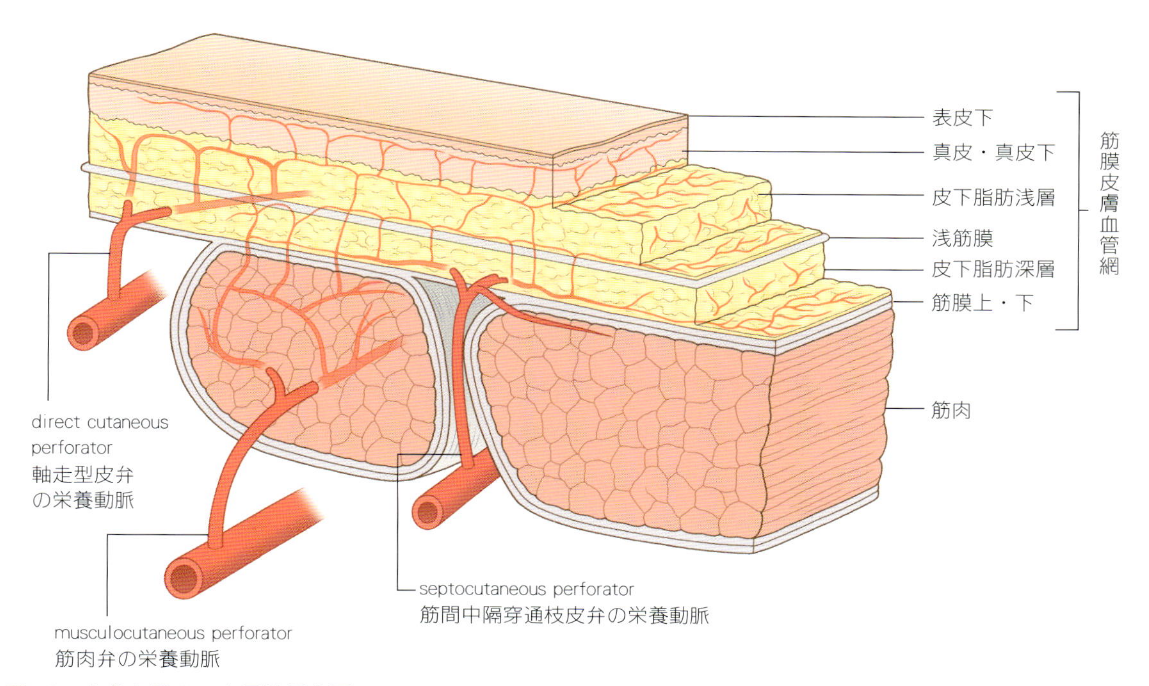

図 13　皮弁血行の三次元的概念図

皮弁・穿通枝皮弁の血行は，直接皮枝・穿通枝，筋肉皮膚穿通枝，筋間中隔穿通枝により三次元的に栄養される。
（波利井清紀：マイクロサージャリーの基本手技．克誠堂出版，東京，2015，p102，図 1 を改変）

血行領域をもち，perforasome（または perforator angiosome）と呼称される[15]。穿通枝皮弁の生着領域は，穿通枝血行領域の集合体として説明できる。

5 本の穿通枝血行領域を含む皮弁を想定し，皮弁内血行領域と皮弁生着領域の原則「血管茎に隣接する血行領域までは生着する」を適応する（図 12）。最大口径・最大血行領域の第 1 穿通枝を茎とすると，第 1 血行領域と隣接する第 2，3 領域までは生着するが，第 4，5 領域は壊死に陥る。しかし，小口径で血行領域も小さいが皮弁中心に位置する第 2 穿通枝を血管茎とすると，隣接する第 1，3〜5 領域はすべて生着し，皮弁は完全生着することになる。穿通枝皮弁においては，穿通枝の血管径や血行領域の大きさではなく，皮弁内の穿通枝の位置と配列，相互連結の状態が重要であることがわかる。皮弁・筋膜皮弁では，血管茎が太く（1mm 以上）血行領域の大きい，方向性が明らかな栄養血管を皮弁に含めて軸走型皮弁とすることが，より大きな皮弁生着域を獲得するのとは異なる知見である[11]。

穿通枝皮弁

穿通枝皮弁（perforator flap）は，1989 年 Koshima ら[16] により初めて報告された。以後，皮弁名の混乱が続いたが，2001 年に開催された第 5 回国際穿通枝皮弁講習会（ベルギー，Gent）で「筋膜または筋肉を含めず皮膚と脂肪から構成され，1 本または数本の穿通枝 perforator により栄養される皮弁 skin flap」と定義された。

また，栄養血管である皮膚穿通枝の定義は，

筋肉皮膚穿通枝 musculocutaneous perforator
筋間中隔穿通枝 septocutaneous perforator
直接皮膚穿通枝 direct cutaneous perforator

の 3 種類に集約された（図 13）。穿通枝皮弁の特徴は，皮弁を挙上するために栄養血管茎を筋肉内もしくは筋間（時に腱間）中隔内を剥離して，その主動脈まで露出する外科的手技が必要であることである。ただし，直接皮膚穿通枝はいわゆる軸走型皮弁の栄養血管を示す直接皮枝と同義であり（図 3），‘穿通枝’と呼ぶには異論がある。穿通枝皮弁の定義の範疇内で，筋内や筋間中隔内の外科的剥離を要さないという点で他の 2 種の穿通枝皮弁と区分されていると解釈される。

一般に穿通枝皮弁の命名法は，主血管名（解剖

学的名称をもつ血管）の略称にAP（artery perforator）を付けたものである。時に，穿通する筋肉の略名を接尾詞として付加する。皮弁を採取する身体部位名は原則的に用いない。

穿通枝皮弁を作成する条件は，下記である。

i）血管茎となる穿通枝の位置が確認しやすく，かつ血行が安定していること
ii）少なくとも1本は口径0.5mm以上の穿通枝を含むこと
iii）血管茎の長さが血管吻合や有茎での移動に十分であること
iv）皮弁採取部はなるべく一次閉鎖できること

以上の4条件に合致する筋肉皮膚穿通枝皮弁としては，深下腹壁動脈穿通枝皮弁（deep inferior epigastric artery perforator：DIEAP皮弁），上殿動脈穿通枝皮弁（superior gluteal artery perforator：SGAP皮弁），胸背動脈穿通枝皮弁（thoracodorsal artery perforator：TDAP皮弁）が代表であり，前外側大腿皮弁は外側大腿回旋動脈穿通枝皮弁−大腿筋膜張筋（lateral circumflex femoral artery perforator-tensor fascia lata：LCFAP皮弁−*tfl*），外側大腿回旋動脈穿通枝皮弁−外側広筋（lateral circumflex femoral artery perforator-vastus lateralis：LCFAP皮弁−*vl*）などと呼称，表示されることになる。

移動法による分類

■局所皮弁，区域皮弁

皮弁移植部（recipient site）に対する皮弁採取部（donor site）の位置により，局所皮弁，区域皮弁，遠隔皮弁に分類される。局所皮弁（local flap）は組織欠損部に隣接して作成される。局所皮弁として，通常は乱走型皮弁が用いられるが，時に，穿通枝皮弁，筋膜皮弁，筋皮弁が作成されることもある。局所皮弁では，皮弁茎の形態により単茎・双茎皮弁，皮下茎皮弁，島状皮弁がある。皮弁基部のみ皮膚が連続するのが単茎皮弁（monopedicle/unipedicle flap），皮弁基部と先端で皮膚が連続するのが双茎皮弁（bipedicle flap，本章皮弁遷延術を参照），皮弁基部が皮下脂肪のみで連続するのが皮下茎皮弁（subcutaneous pedicle flap）である。そして，皮下茎皮弁と同様に皮弁全周の皮膚を切開し，皮下脂肪もしくは血管茎，筋肉・筋膜茎のみで母床と連続して皮弁血行を維持するのが島状皮弁（island flap）である。組織欠損周囲では，外傷や腫瘍摘出などによる周囲の組織障害や血流障害の影響を受けることがある。これを回避するために区域皮弁（regional flap）がある。区域皮弁は皮弁移行部に隣接しないが，同一区域内に作成される。区域区分としては，頭頸部，胸部，腹部，背部，大腿部などが挙げられる。区域皮弁では局所皮弁に比べて長い皮弁到達距離（arc of rotation）が必要なため，軸走型皮弁もしくは島状の穿通枝皮弁，筋膜皮弁，筋（皮）弁が利用される。

■遠隔皮弁

遠隔皮弁とは，一区域以上離れた部位に作成される皮弁であり，皮弁茎を連続した状態で温存する有茎皮弁と，皮弁茎を切り離す遊離皮弁（次項に記載）の2つに分けられる。有茎による移動法には，一期的に皮弁を移植部に到達させる直達皮弁（direct flap）と介達皮弁（indirect flap）がある。前者には，対側肢からの交叉足皮弁（cross-leg flap），胸部から頭頸部に移行する胸三角皮弁（deltopectoral flap）などがある。後者は現在あまり用いられないが，移行部までの中間部分を乗り越えるジャンプ皮弁（jump flap），皮弁を皮膚面が外側になるように筒状に丸めていったん上肢に移行し，その後に切り離しと縫着を繰り返して最終目的部に皮弁を移行する筒状皮弁（tubed flap）などがある（図14）。

■遊離皮弁

従来の有茎遠隔皮弁では，皮弁遠位部を移行部に縫着したのち，時期を置いて皮弁茎部を切離する二期以上の手術が必要であった。一期的に皮弁を遠隔部に移行するために開発されたのが，遊離皮弁（free flap）である。皮弁の栄養血管を母床面からいったん切り離して‘遊離’状態にしたのち，皮弁移植床の血管（recipient vessels）に吻合して皮弁血流を再開させる画期的な皮弁移動法である。口径2mm程度の動脈同士と静脈同士を手術用顕微鏡下に血管吻合する微小血管吻合術（microvascular anastomosis）の技術を必要とする。このマイクロサージャリー技術は1960～1970年前後に開発され，1972年に波利井が世界初の遊離皮弁移植・生着に成功し，翌年の1973年に成功したTaylorらが“Free flap”と題した英文論文を発表した[17]。現在では，顕微鏡をはじめとする機器と技術の進歩により，口径0.5mm度の細径穿通枝を血管径とする穿通枝皮弁の移植が可能となった[18]。また，組織血管解剖の解明により，皮弁のみならず骨・骨膜，運動・知覚神

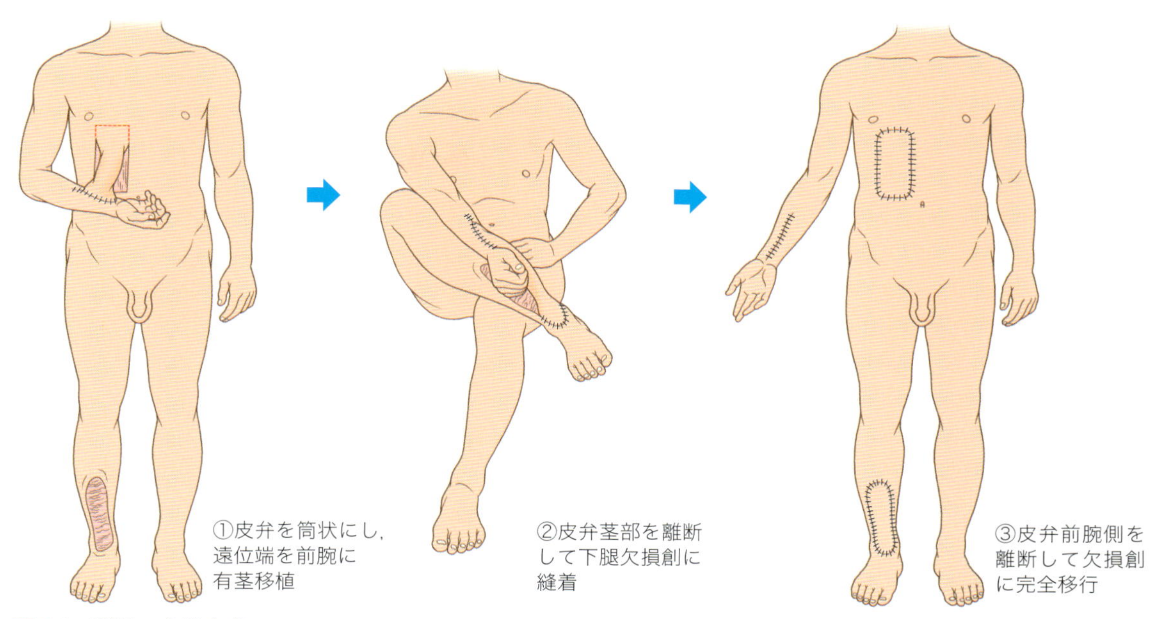
①皮弁を筒状にし，
遠位端を前腕に
有茎移植
②皮弁茎部を離断
して下腿欠損創に
縫着
③皮弁前腕側を
離断して欠損創
に完全移行

図 14　筒状・介達皮弁

前腕を皮弁移動媒介（キャリア）として三期手術となる。
(Mathes SJ: Introduction of the tubed pedicle flap. Plastic Surgery (2nd ed), edited by Mathes SJ, et al, Saunders, Philadelphia, 2006, p370, Fig. 16-4 を参考に改変)

経，腱・腱膜まで含む血管柄付き遊離複合組織移植（microvascular composite tissue transplantation）により（図 4，筋膜皮弁 Type D に相当），複雑な組織欠損を一期的に形態的・機能的に再建することが可能になっている。

遊離皮弁は，皮弁の適応となる組織欠損のうち，局所・区域皮弁や有茎遠隔皮弁では到達可能距離を越えている場合か，欠損組織が大きく複雑な場合に適応される。また，単なる組織被覆・充填による形態的再建のみでなく，骨などの硬性支持組織や筋肉・神経などの運動機能再建を同時に要する場合にも良い適応となる。ただし，微小血管吻合の技術が十分備わった術者によることが最重要で，熟練術者によっても数%の確率で生じる吻合部血栓により移植組織が全壊死に陥る可能性があることを肝に銘じる必要がある。皮弁移植部においては，損傷のない十分な血流をもつ移植床血管が動脈と静脈ともに確保され，それを利用することでさらに末梢への血行が途絶しないこと（特に四肢），皮弁採取部においては，健常で十分な長さの皮弁栄養血管茎が採取でき，血管採取により生じた血流障害により皮弁採取部に甚大な障害を来たさないことが大前提である。これらが満たされない時は遊離皮弁が禁忌と言える。遊離‘皮弁’と表現するが，現在では，遊離皮弁導入期の軸走型皮弁（鼠径皮弁，胸三角皮弁など）のみでなく，筋肉の栄養血管を利用するため太くて長い血管茎が確保しやすい筋（皮）弁（広背筋，腹直筋，薄筋など），主動脈から筋間中隔穿通枝までの血管の確保が可能な筋膜皮弁（橈側・尺側前腕皮弁，腓骨皮弁など）などの各種皮弁がある。後述する連合皮弁も遊離皮弁（いわゆる広義の free flap）として移植することが可能である。

構成成分による分類

皮弁・組織弁の構成成分は，それ自体血管網を有する組織層を含むことが重要であることは，皮弁の血行形態による分類の項で述べた。これを念頭に置き，皮弁移植部の組織欠損の様態により，必要な組織成分により皮弁を構成することも重要である。

■皮弁・筋膜皮弁

皮膚・皮下脂肪から構成されるのが皮弁であり，真皮下血管網により皮弁が栄養される。穿通枝皮弁も皮弁構成成分ではこの範疇に含まれる（図 1）。これに皮下脂肪下層・筋肉表層の筋膜（深筋膜）まで含めるのが筋膜皮弁である。筋膜皮弁は筋膜周囲の血行が真皮下血管網に連続して皮弁全体を栄養する。筋膜皮弁分類 Type A のように筋膜までの血行を特定しないで用いるものと，Type B，C のように筋間中隔穿通枝まで含めて挙上するものがある（図 4）。皮弁・筋膜皮弁は薄くしなやかで，神経を温存して知覚皮弁とできるものがある。また，筋肉を温存（muscle sparing）して採取できるため，皮弁採取部の機能損失は最小限である。身体各所に作成可能であるが，皮弁の厚み，大きさ，到達距離に限界がある，筋間中隔穿通枝の剥離に外科的技術を要するなどの欠点も存在する。軸走型皮弁，穿通枝皮弁，筋膜皮弁 Type B，C は遊離皮弁（free cutaneous flap）としても用いられる。

■筋弁・筋皮弁

深く広範な組織欠損に対しては，深層の筋肉まで含めた筋皮弁または筋肉単独の筋弁が用いられる。これらは安定した栄養血管茎をもち，血流の良い厚みのある組織を移植することができる。組織を保護するクッション効果（padding），組織欠損に合わせて形状を調節しやすい，抗菌効果，運動神経を温存することにより機能再建を図れる，遊離筋弁・筋皮弁として利用できるなどの利点を有するが，皮弁採取部の形態的・機能的損失が生じ得る，厚みが過剰となることがある，筋肉の廃用性萎縮により経時的に厚みを減じてしまうなどの欠点が存在する。

■骨付き皮弁，軟骨付き皮弁

支持組織としての骨や軟骨を含めた皮弁も可能である。骨弁の栄養血管は，直接骨孔から骨髄内に侵入する栄養枝によるもの（endosteal connection）と，筋肉付着部から骨膜を経由して間接的に栄養するもの（periosteal connection）の 2 系統がある[19]（図 15）。複合組織弁として挙上する際には，アンジオソーム理論（血行形態による分類の項参照）により，栄養血管を選択する。骨・軟骨採取部は外観の変形のみならず支持組織を喪失する機能的損失が必須である。部分利用する（頭蓋骨，腸骨，肩甲骨，耳介軟骨など），並列する骨の一方を利用する（腓骨など），連続する複数本の骨・軟骨の 1～2 本を利用する（肋骨，肋軟骨）などの工夫を要する。

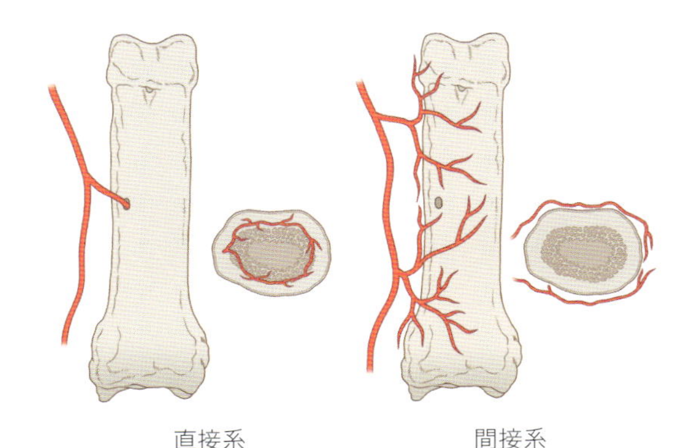

図 15　骨への血行 2 系（Serafin, 1996 年）

骨髄に直接進入して栄養する系（endosteal）と，骨膜を介して間接的に栄養する系（periosteal）の 2 系がある。
(Hallock GC: Osseous flaps as either endosteal or periosteal. Flaps and Reconstructive Surgery, edited by Wei FC, et al, Elsevier, Amsterdam, 2009, p12, Fig. 2.8 を参考に改変)

■脂肪弁，筋膜弁

脂肪組織は柔軟で，ある程度の厚みと可塑性をもつことが特徴である。柔軟な乳房形態の再建，死腔の充填，骨・腱露出面の被覆，筋・腱の滑走面（gliding surface），神経・血管の保護材として有用である。皮下脂肪の浅層（浅筋膜表層）は真皮下血管網からの逆行性血流で，深層（浅筋膜深層）は深筋膜周囲の血管網からの上行性血流で栄養される（図 13）。脂肪組織単独では，もろく，血行も不安定なため，血管網をもつ真皮や筋膜とともに挙上される。筋膜皮弁から皮膚を除去した組織弁は浅筋膜や深筋膜を含み，脂肪筋膜弁（adipofascial flap）とも呼称される。脂肪弁は，局所弁，血管茎をもつ有茎区域弁，微小血管吻合による遊離弁として利用される。

■腹腔内臓器弁

空腸（小腸の一部），大腸，大網が血管柄付き組織弁として用いられる。これらの臓器の血行形態は，筋肉の血行分類（図 2）に近似する。空腸，大腸は Type Ⅰ（1 本の優位な栄養血管），大網は Type Ⅲ（2 本の優位な栄養血管）に相当する。有茎のみならず遊離組織弁としても利用され，広義の free flap にも含められる。

3. その他の皮弁形態

三鍋俊春

遠位茎皮弁，逆行性皮弁

筋皮弁・筋弁には，1本の優位な主血管茎と数本の非優位副血管茎をもつもの（p.76 図2, Type Ⅱ，Ⅴ）がある。通常，主血管茎は筋肉の近位，副血管径は遠位に存在し，両者は筋肉内で相互吻合して連続している。したがって，遠位の副血管茎を利用する筋（皮）弁，すなわち遠位茎皮弁（distally based flap）が可能となる。複数の分節的血管茎をもつ筋（皮）弁（Type Ⅳ）でも遠位茎は可能である。皮弁移植の回転軸（pivot point）を遠位におくことにより，近位茎とは異なる皮弁到達範囲を得る利点がある。

筋膜皮弁においても遠位茎皮弁は可能である。特に，複数本の筋間中隔穿通枝に基づく Type C（p.78 図4）では，主動脈を皮弁遠位で切断して近位茎で挙上するだけでなく，主動脈を近位で切断して遠位茎皮弁とすることが可能である。遠位茎で挙上した場合，主動脈ならびに伴行する2本の静脈（venae comitantes）には，通常と異なる方向の動脈流や，静脈弁に逆行する静脈流が生じる。このため，遠位茎皮弁は逆行性皮弁（reverse-flow flap）とも称される。動脈では手部・足部の動脈弓を介して末梢から中枢に向かう血流が得られる。静脈弁に逆行する静脈還流が生じる機序としては，2本の伴行静脈間の交通枝や血管周囲の微細な栄養血管（vasa vasorum）を介して静脈弁を迂回する静脈路が形成されると考えられている。遠位茎もしくは逆行性皮弁の代表例として，遠位茎前腕皮弁，遠位茎腓腹皮弁，逆行性広背筋皮弁などがある。

連合皮弁

Harii ら[20]は，1つの皮弁では被覆できない広大組織欠損に対して，有茎筋皮弁と遊離皮弁を組み合わせて1皮弁として挙上する連合皮弁（combination flap）を開発した。連合皮弁には，2皮弁の皮島を連続させて拡大する連結皮弁（conjoined flap，シャム皮弁 Siamese flap ともいう）と，独立した組織を組み合わせるキメラ皮弁（chimeric flap）がある[21]（図1）。連結皮弁には，独立した栄養血管からなるものと，同一の主血管からの分枝で栄養されるものがある。有茎広背筋皮弁と遊離鼠径皮弁の連合皮弁は独立した血管茎の例である。キメラ皮弁には，同一の主動脈の分枝で複数の組織が栄養されるものと，血管吻合により組織弁を1本の血管茎に連続させるものがある。肩甲下動脈の分枝により栄養される広背筋（皮）弁，前鋸筋（皮）弁，肩甲皮弁，肩甲骨弁との連合皮弁はキメラ皮弁の典型例である。血管吻合による flow-through 型皮弁もキメラ皮弁の1種である。

Prefabricated flap

皮弁移植先での再建形態に対応するために，あらかじめ皮弁採取部においてある程度の皮弁再建形態を作成しておくのが prefabricated flap である。皮弁作成部に，骨・軟骨，腱膜，皮膚を移植して皮弁内に組織を積層化できるため prelaminated flap とも呼ばれる。また，移植したい組織に接して栄養血管を移植し，移植血管からの新しい血行により二次的に組織を栄養する血管茎移植型皮弁（secondary vascularized flap）もある。ただし，移植組織もしくは移植血管茎からの二次的な血行付加は不安定であり，現在はあまり行われていない。

血管吻合付加皮弁

皮弁の主栄養血管に加えて，皮弁の末梢側もしくは正中を越えて反対側の血管茎を移植床血管に微小血管吻合して血流を増強するのが血管吻合付加皮弁（vascular enhanced flap）である。血流

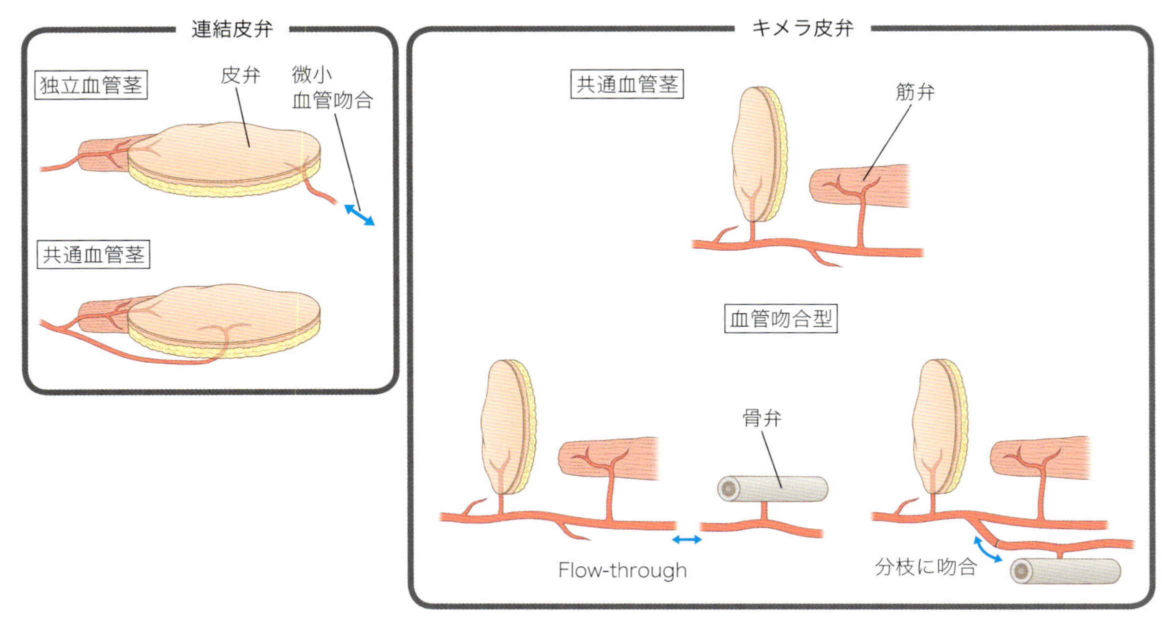

図1　連合皮弁

皮島を連続拡大する連結皮弁と，皮島，筋肉，骨などを組み合わせるキメラ皮弁がある。キメラ皮弁には同一血管茎のものと血管吻合により新たに連続させる flow-through 型などがある。
(Hallock GC: Conjoined flaps and chimeric flaps. Flaps and Reconstructive Surgery. edited by Wei FC, et al, Elsevier, Amsterdam, 2009, p12, Fig. 2.9, 2.10 を参考に改変)

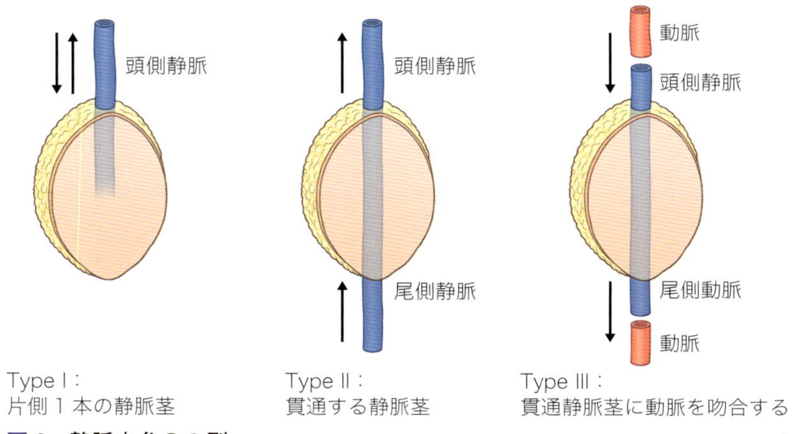

図2　静脈皮弁の 3 型

(Hansen SL: Classification of venous flaps. Plastic Surgery (3rd ed), edited by Neligan PC, et al, Elsevier, London, 2013, p534, Fig. 24-19 を参考に改変)

を追加供給することから supercharging flap と呼称されることもある。この皮弁は，その末梢部分の生着を確実にすることが目的で開発されたが，皮弁栄養血管茎を増やして血行領域を拡大するという点では連合皮弁の 1 型と見なされる。有茎の横軸型腹直筋皮弁（TRAM 皮弁）において，筋肉茎対側の深下腹壁動静脈を利用した血行付加は有効である。皮弁挙上時にしばしば生じる，皮弁末梢側の静脈うっ血を早期に解消するために静脈のみの付加血管吻合（super-drainage, venous super-charging）を行うことがあるが，皮弁生着域を拡大する効用は少ないと考えられている。

静脈皮弁

静脈皮弁（venous flap）は，皮膚と皮下脂肪と皮静脈からなり，Nakayamaら[22]が初めて報告した。皮弁の血管茎は皮静脈のみで，静脈茎の本数や血流供給の方法で3型に分類される（図2）。動脈を犠牲にすることのない薄く小さい皮弁は，特に手部の再建に適しているとされる。

拡張型皮弁

皮弁作成部の皮下に組織拡張器（tissue expander）を埋入して拡張することにより，より大きな皮島を得るだけではなく，皮弁採取部を一次閉鎖することも目的とするのが，拡張皮弁（expanded flap）である。組織拡張器を埋入するポケットを作成するために皮弁下を剥離し，拡張に6～12週間程度かけるため，ちょうど皮弁遷延術のような状態になる。拡張皮弁内の血行においても領域間吻合枝の拡張変化が生じている。また，異物に対して反応性に形成される被膜にも血管網が存在するため，組織拡張術は皮弁血行を増強するとの説[13]もある。ただし，遊離拡張皮弁（free expanded flap）として利用する場合は，異物反応による炎症性変化が血管茎にも生じて，微小血管吻合の妨げとなる可能性があるので注意を要する。

プロペラ皮弁

Hyakusokuら[23]は，肘部の熱傷瘢痕拘縮の手術治療において，熱傷が波及しにくい肘窩の皮膚を局所皮弁として挙上し，90°回転して肘部拘縮を解除する方法を考案し，プロペラ皮弁（propeller flap）と命名した。後に，穿通枝皮弁が隆盛になると，島状皮弁を血管茎の穿通枝を中心に最大180°回転させて欠損部へ移行する皮弁移動法が有効であるとされ，穿通枝皮弁のプロペラ皮弁移動法が定着した。プロペラ皮弁では，皮弁の大部分を効率よく移動するためには回転軸となる血管茎が組織欠損部近傍に求められることが多い。外傷後や腫瘍切除直後では血管茎も含めた周囲組織に副損傷も生じやすいため注意を要する。

第3章

引用文献

1）McGregor IA, Morgan G: Axial and random pattern flaps. Br J Plast Surg 26: 202–213, 1973
2）Milton SH: Pedicled skin-flaps: The fallacy of the length: width ratio. Br J Surg 57: 502–508, 1970
3）Ger R: The technique of muscle transposition in the treatment of traumatic and ulcerative lesions of the leg. J Tauma 11: 502–510, 1971
4）McCraw JB, Dibbell DG, Carraway HJ: Clinical definition of independent myocutaneous vascular territories. Plast Reconstr Surg 60: 341–352, 1977
5）Mathes SJ, Nahai F: Classification of the vascular anatomy of muscles: experimental and clinical correlation. Plast Reconstr Surg 67: 177–187, 1981
6）Harii K, Ohmori K, Sekiguchi J: The free musculocutaneous flap. Plast Reconstr Surg 57: 294–303, 1976
7）Pontén B: The fasciocutaneous flap: its use in soft tissue defects of the lower leg. Br J Plast Surg 34: 215–220, 1981
8）Nakajima H, Fujino T, Adachi S: A new concept of vascular supply to the skin and classification of skin flaps according to their vascularization. Ann Plast Surg 16: 1–17, 1986
9）Nakajima H, Minabe T, Imanishi N: Three-dimensional analysis and classification of arteries in the skin and subcutaneous adipofascial tissue by computer graphics imaging. Plast Reconstr Surg 102: 748–760, 1998
10）Cormack GC, Lamberty BGH: A classification of fascio-cutaneous flaps according to their patterns of vascularization. Br J Plast Surg 37: 80–87, 1984
11）Taylor GI, Corlett RJ, Dhar SC, et al: The anatomical (angiosome) and clinical territories of cutaneous perforating arteries: development of the concept and designing safe flaps. Plast Reconstr Surg 127: 1447–1459, 2011
12）Miyamoto S, Minabe T, Harii K: Effect recipient arterial blood inflow on the free flap survival area. Plast Reconstr Surg 121: 505–513, 2008
13）Callegari PR, Taylor GI, Caddy CM, et al: An anatomic review of the delay phenomenon: I. Experimental studies. 89: 397–407, 1992

14) Taylor GI, Corlett RJ, Caddy CM, et al: An anatomic review of the delay phenomenon: II. Clinical applications. 89: 408–416, 1992
15) Saint-Cyr M, Wong C, Shaverian M, et al: The perforasome theory: vascular anatomy and clinical implications. Plast Reconstr Surg 124: 1529–1544, 2009
16) Koshima I, Soeda S: Inferior epigastric artery skin flaps without rectus abdominis muscle. Br J Plast Surg 42: 645–648, 1989
17) Taylor GI, Daniel RK: The free flap: composite tissue transfer by vascular anastomoses. Aust NZ J Surg 43: 1–3, 1973
18) Koshima I, Nanba Y, Takahasi Y, et al: Future of supramicrosurgery as it relates to breast reconstruction: free paraumbilical perforator adiposal flap. Sem Plast Surg 16: 93–99, 2002
19) Serafin D: Atlas of microsurgical composite tissue transplantation. WB Sounders, Philadelphia, pp513–691, 1996
20) Harii K, Iwaya T, Kawaguchi N: Combination myocutaneous flap and microvascular free flap. Plast Reconstr Surg 68: 700–710, 1981
21) Hallock GC: Simultaneous transposition of anterior thigh muscle and fascia flaps: an introduction to the chimera flap principle. Clin Plast Surg 27: 126–131, 1991
22) Nakayama Y, Soeda S, Kasai Y: Flaps nourished by arterial inflow through the venous system: an experimental investigation. Plast Reconstr Surg 67: 328–334, 1981
23) Hyakusoku H, Yamamoto T, Fumiiri M: The propeller flap method. Br J Plast Surg 44: 53–54, 1991

History & Review

- 形成外科全分野にわたる全６巻の教科書第３版。第２版（Mathes SJ, 編集 2006 年刊）も参考になる。
  Plastic Surgery (3rd ed). edited by Neligan PC, Elsevier, London, 2013
- マイクロサージャリー，遊離皮弁の実験法から臨床までを記述した最新の和文成書。
  波利井清紀：マイクロサージャリーの基本手技．克誠堂出版，東京，2015
- 明瞭なＸ線血管造影像をもとに身体各所の詳細な筋膜皮膚血管構造と筋膜皮弁に関して詳述（２版も出版済み）。
  The Arterial Anatomy of Skin Flaps (2nd ed). edited by Cormack GC, Churchill Livingstone, Edinburgh, London, Melbourne, New York, 1994
- Gent 合意をもとに穿通枝皮弁を集約した成書。基礎となる血管解剖や血行概念も詳述。
  Perforator Flaps. edited by Blondeel PN, et al, Quality Medical Publishing, St. Luis, 2006
- 全身の皮弁の開発者自身が分担執筆するまさしく皮弁の百科事典。
  Grabb's Encyclopedia of Flaps (3rd ed). edited by Strauch B, et al, Wolters Kluwer, Philadelphia, Baltimore, New York, Buenos Aires, Hong Kong, Sydney, Tokyo, 2009
- 台湾の Wei らの編集による皮弁再建外科の成書。
  Flaps and Reconstructive Surgery. edited by Wei FC, et al, Elsevier, Amsterdam, 2009

第4章 皮弁：乱走型皮弁

p.91

1. 局所皮弁の基本型

秋元正宇

Knack & Pitfalls

◎皮弁の長さと幅の比は1：1〜2：1程度。頭部・顔面ならば3：1程度まで可能である
◎Pivot pointとLMT（line of maximum tension）がどこか，意識する。Pivot pointは必ずしも皮弁の中心にはない
◎皮弁は欠損部よりひと回り大きく作成する
◎皮弁は欠損部まで移動できるか，採取部の縫合は可能か。デザインの直前に距離と大きさを確認する
◎前進皮弁（advancement flap）は，皮弁の伸展性が重要である
◎横転皮弁（transposition flap）は，自由度の高いデザインができるが，初心者のうちはある程度定型的なデザインが無難である
◎回転皮弁（rotation flap）は，大きな皮弁のデザインが必要。頬，頭皮などに良い適応がある

局所皮弁（local flap）とは，欠損部に隣接した部分に作成される皮弁を意味する。血行動態としては基本的にrandom pattern flap（乱走型皮弁）である。一方，隣接した部分に作成される皮弁であってもaxial pattern flap（軸走型皮弁）である場合はregional flap（区域皮弁）と称される場合もある。たとえば穿通枝皮弁であるが，実際には両者ははっきり区分できない場合もある。

本稿では，連続した皮膚，皮下血管網，筋膜の血管網からのrandomな血行を利用した，隣接した部分に作成される皮弁を局所皮弁（local flap）と称する。

Random patternの局所皮弁の血流の根拠となるものは連続する茎部の部分であり，長さと幅の比は，一般に1：1〜2：1程度，頭部・顔面ならば3：1程度までが安全なデザインである。

局所皮弁の利点は，下記である。

①仕上がりの色調，質感が良好である
②植皮術などとくらべ術後の圧迫固定などを必要としない

一方，欠点を下記に示す。

①Randomな血行を利用するため，デザイン，緊張によっては血行が不安定な場合がある
②皮膚の移動に伴い皮弁周囲に立体的な凹凸，ゆがみが生じる。顕著なものはdog earの発生である。場所によっては非常に目立つ
③皮弁作成によって新たな瘢痕が周囲に生じる
④デザインを誤ると，皮弁を十分に移動できない，あるいは創が縫合できないなどの不具合が生じる

したがって，術前デザインは以上を念頭において十分に吟味・検討する。

3つの基本形のデザイン

局所皮弁は移動方向・形態により大きく3つに分類される。前進皮弁（advancement flap），横転皮弁（transposition flap）回転皮弁（rotation flap）である。（図1）

■前進皮弁：advancement flap

伸展皮弁とも呼ばれる。欠損部へ直接皮膚を移動させる皮弁である。主に皮弁自体の皮膚の伸展性を利用して欠損部を被覆する方法である。移動距離を大きく取りたい場合にはBurow's triangleと呼ばれる三角形の皮膚切除を皮弁基部に加える。これにより，皮弁基部がさらに剥離され皮弁がさらに前進する。

■横転皮弁：transposition flap

転位皮弁とも言われる。皮弁を倒すように欠損部へ移動させる皮弁で，位置を交換するような形態をとるのが特徴である。菱形皮弁（romboid flap）として知られるLimberg flapやduformentel flapもこの皮弁に分類される。皮弁移動後に皮弁採取部を縫縮できない場合があり，この場合は植皮術を要する。双葉皮弁（bilobed flap）や三葉皮弁（trilobed flap）も横転皮弁にさらに複数の横転皮弁を組み合わせたバリエーションである。

■回転皮弁：rotation flap

弧状にデザインした皮弁を大きく回転させて欠損部へ移動する皮弁である。皮弁は回転移動する

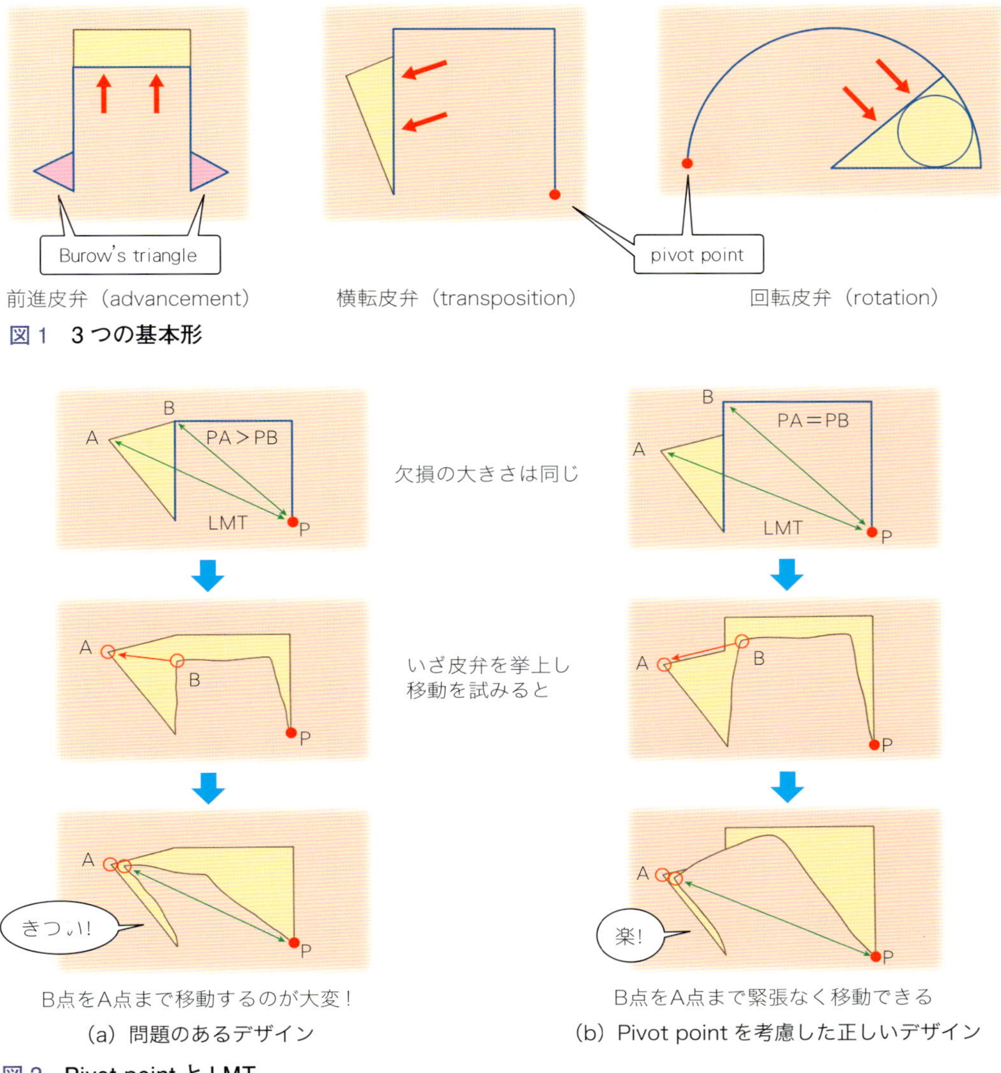

前進皮弁（advancement）　横転皮弁（transposition）　回転皮弁（rotation）

図1　3つの基本形

(a) 問題のあるデザイン　(b) Pivot point を考慮した正しいデザイン

図2　Pivot point と LMT

P：pivot point　　BP：LMT（line of maxmum tension）

が，健常部皮膚を乗り越えるのではなくそのまま皮弁自体が前進・進展しながら移動する。前進皮弁が皮弁採取部の皮膚を矩形に切開して両側を移動させるのに対して，皮弁採取部の片側を弧状に切開して，扇型の弧の部分だけ移動させると考えると理解しやすいかもしれない。前進皮弁と同様に Burow's triangle を加えて皮弁の移動距離を稼ぐとともに基部の dog ear を修正することもある。あるいは back cut と呼ばれる切開を Burow's triangle と反対の方向に入れ，同様の効果を得ることもある。

Pivot point と LMT

皮膚を移動させると，transposition flap や rotation flap のように回転移動を伴う皮弁では，その転心（pivot）と呼ばれる不動点が存在する。この点は皮弁の回転の中心であると同時に，皮弁の最も緊張のかかる線（line of maximum tension：LMT）の基点でもある。この部分に余裕がないと，局所皮弁を予定の皮膚欠損部まで移動させることが困難になる。あるいは何とか移動ができても高い緊張のため皮弁が血行不良となったり，瘢痕が肥厚

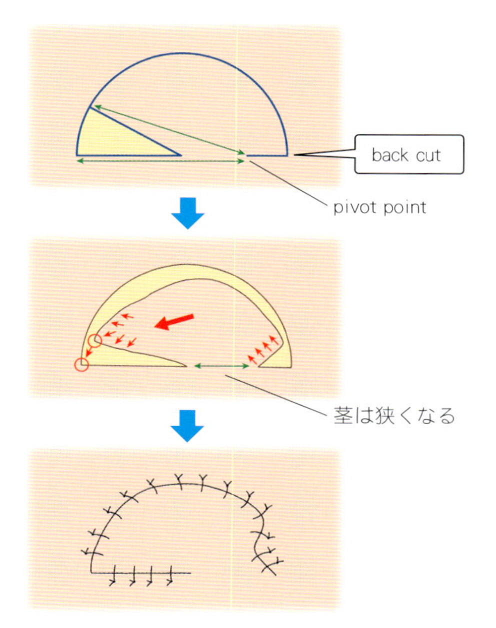

Back cut を入れると pivot point が移動し，皮弁の移動が容易になる。
一方，pedicle の幅が減少するため，血流は低下する。

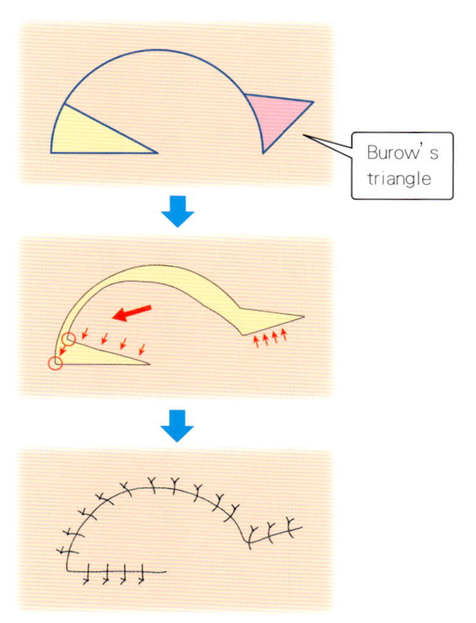

Burow's triangle を入れると皮弁基部が前進し移動が容易になる。

図 3　Back cut と Burow's triangle

性瘢痕となる原因になったりする。局所皮弁をデザインするうえで pivot point がどこになるかは非常に重要である。初心者で特に注意するべきは pivot point は皮弁そのものの中心にはなく，ほとんどで皮弁基部の端にあるということである。特に実際のデザインにあたっては，pivot point と皮弁の先端までの距離と pivot point から皮弁の移動予定先の先端端部分までの距離が同じか，あるいは少し皮弁の方が長いくらいでデザインする。こうすると皮弁移動後の皮弁の先端にはあまり緊張がかからない。このデザインは一見すると皮弁の大きさが皮膚欠損よりひとまわり大きく見える（図 2）。

Pivot point がどこになるか，皮弁の欠損部までの移動には問題がないか，など術直前に糸やガーゼなどで確認するとよい。

Back cut と Burow's triangle

前進皮弁あるいは回転皮弁では，皮弁の可動性を良好にするために，皮弁基部に back cut あるいは Burow's triangle がデザインされることがある（図 3）。

■Back cut

皮弁基部において皮弁側に移動方向と直角におかれる小切開である。これにより皮弁基部が開き，伸展性が向上する。これは見方を変えれば，切開によって pivot point の位置をずらし，LMT の長さを延長し皮弁を移動しやすくしている，と考えることもできる。また切開部分の周囲をさらに剥離することにもなるので，結果として周囲組織が移動しやすくなり，皮弁の伸展性が高められているとも考えられる。

■Burow's triangle

皮弁基部に三角形の皮膚切除を加え，皮弁の前進性を高めようとするものである。これは皮弁の前進にともなって，皮弁側部とその対側の皮膚の長さが変わるため生じる dog ear を修正していると考えることもできる。また back cut と同様に皮弁基部の剥離をするために結果として皮弁基部の可動性が高められる。

皮弁を挙上する層

Random pattern flap の局所皮弁は，皮下血管網の層が含まれていればよいはずである。したがって欠損部の深さにあわせて，脂肪組織を適度に含んだ層で挙上すればよい。

しかしながら，頭皮にあっては，帽状腱膜の層で挙上すると容易に剥離でき，筋膜からの血行も期待できる。ただしこの層で挙上すると腱膜部分の伸展性が悪く，皮弁全体の伸展性，移動性の低下を来たす。状況に応じて，皮膚の伸展性を優先して敢えて皮下で挙上する。同様に，躯幹や四肢でも腱膜を含め，筋膜皮弁として挙上することで血行の安定を期待できる。

I 前進皮弁

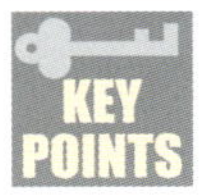

- 縫合線が既存のしわなどに一致するようにデザインするとよい
- 皮弁の伸展性と，Burow's triangle による基部の前進の２つを利用する

❶ デザイン

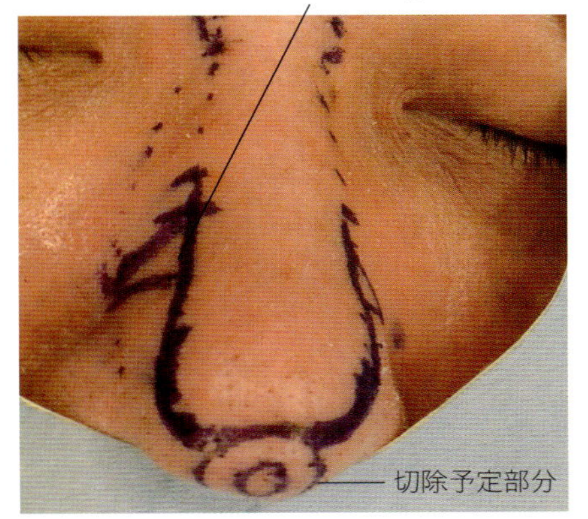
皮弁の伸展性が不十分な場合に備えて Burow's triangle をデザイン
切除予定部分

鼻尖部の皮膚腫瘍切除後の再建

皮弁の長さと幅の比は２：１～１：１を基本にして矩形のデザインとする。

矩形の皮膚が進展しながら皮膚欠損部に対して前進していくイメージである。

皮弁の移動を容易にするために Burow's triangle を追加する。皮弁の縫合部が既存のしわに一致するようにデザインすると，術後瘢痕が目立たない。

Advice

- 基本形ではあるが，純粋な advancement flap は意外に適応が少ない。
- 皮弁の辺縁を，しわや aesthetic unit に一致させるようなデザインが良い。
- 鼻根部（Rintala flap），口角部，前額部などが良い適応である。

❷ 皮弁の挙上と移動

皮弁は皮弁そのものの伸展性を期待するときは皮下脂肪層の比較的薄い層で挙上する。Burow's triangle で皮弁基部を前進できる場合には任意の厚さで挙上してよい。

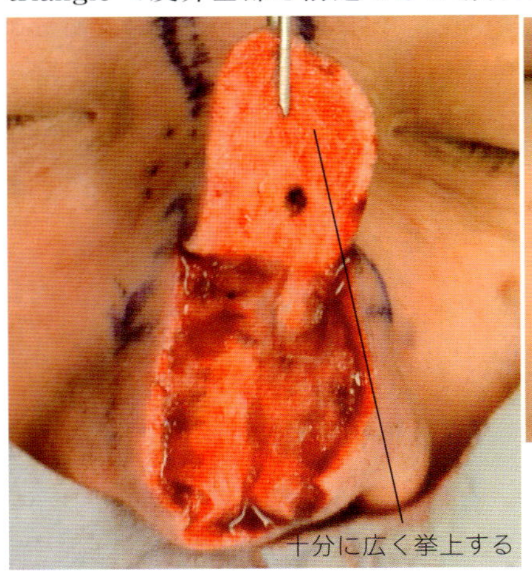
十分に広く挙上する

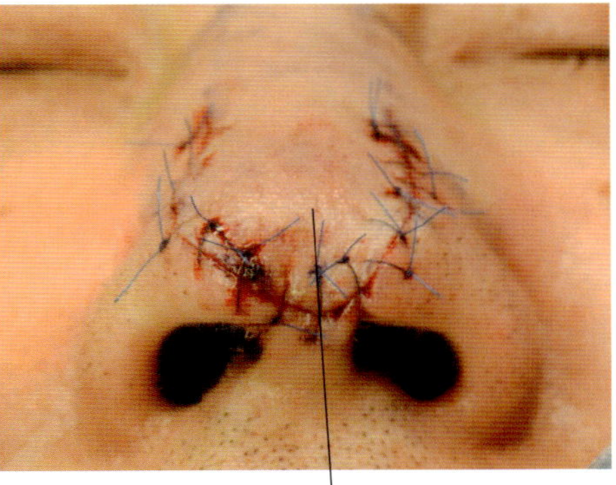

皮弁は無理なく前進し，欠損部を覆うことができた。結局，Burow's triangle は追加することなく縫合できた

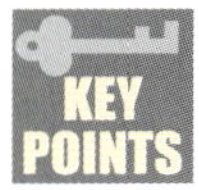

II 横転皮弁

KEY POINTS
- Pivot point を意識して，皮弁に無理なく欠損部に移動できるようにデザインする
- 皮弁挙上部の周囲皮膚の伸展性を考慮し，採取部を縫縮できるようにする

❶ デザイン

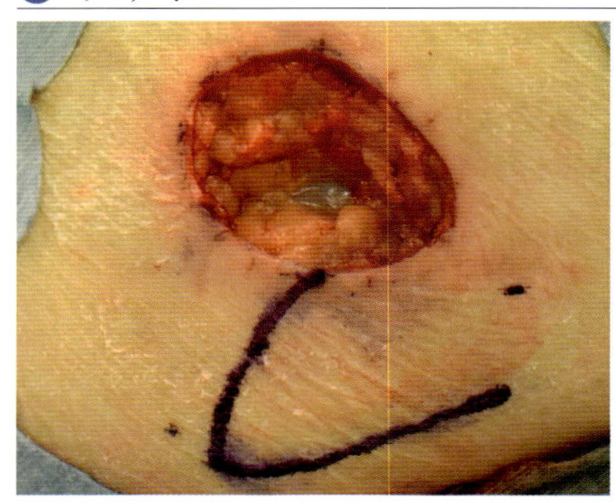

横転皮弁は，うまくデザインすれば皮弁採取部を縫縮することができる。

Limberg's flap，Duformentel の LLL 皮弁や Schudde の Slide-swing skin flap は横転皮弁のバリエーションである。

Advice

・横転皮弁は自由度の高いデザインである。慣れないうちは Limberg's flap のような定型的デザインに慣れ，それから徐々に自分のバリエーションを加えていくと良いかもしれない。

❷ 皮弁の挙上と移動

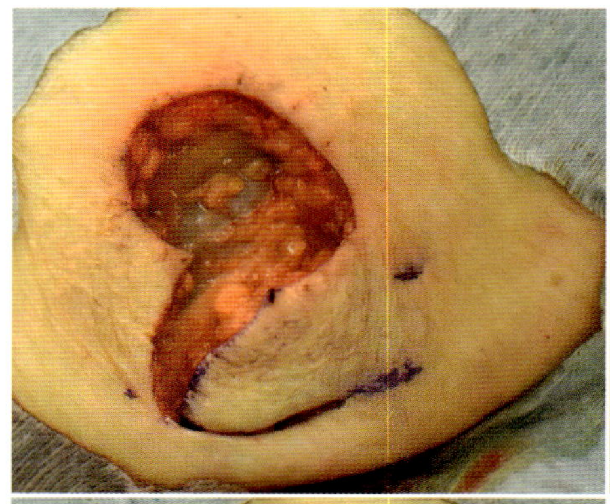

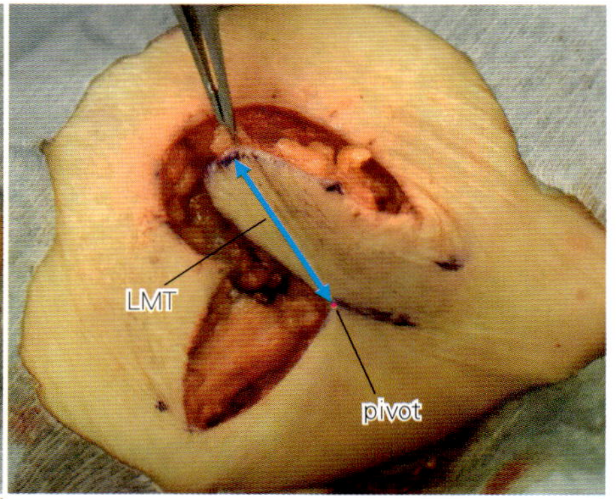

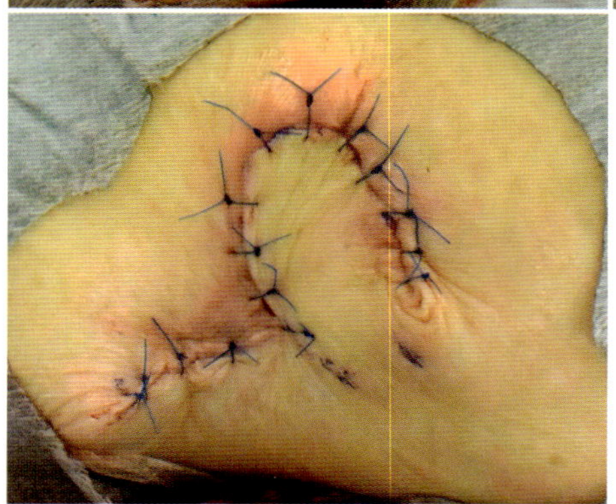

Random pattern flap であるので，特に血管を意識することなく，皮下脂肪層を剥離し，皮弁を挙上する。

デザインに誤りがなければ，皮弁は容易に移動可能である。

皮弁の移動が難しいときは，Burow's triangel や buck cut を追加し，皮弁のより容易な移動をはかる。

❸ 皮弁採取部の処置

採取部は，たいていの場合縫縮することが可能であるが最も緊張が高く，周囲皮膚の伸展性が不良で，縫合不可能な場合は植皮術を追加する。

Ⅲ 回転皮弁

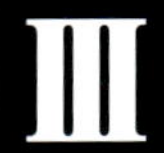
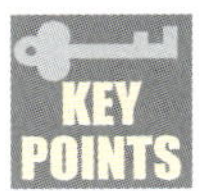

- 皮弁と周囲皮膚の伸展性を利用して皮弁を回転させながら創を閉鎖する皮弁である
- 欠損部に対して十分に大きな皮弁をデザインすることが重要である

❶ デザイン

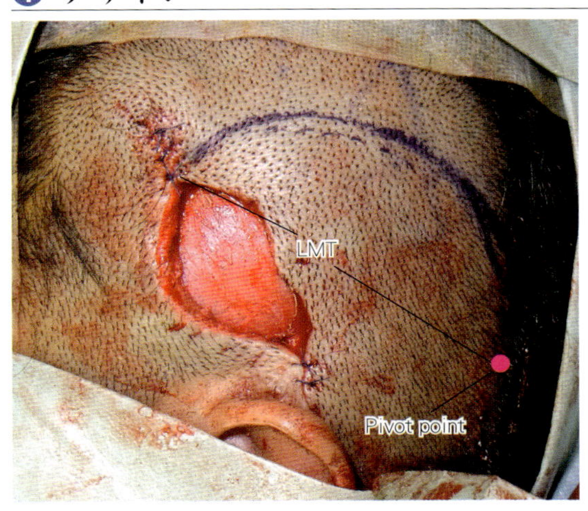

欠損に対して十分に大きな皮弁をデザインすることが重要である。皮弁が十分に大きければ皮弁の移動先までの距離と，LMT がほぼ同じ長さとなり，緊張なく皮弁を移動することができる。皮弁が小さくなると，LMT に対して，皮弁の到達先までの距離が長くなり，皮弁の移動が困難になる。

Advice

- 円弧があって，回転皮弁という名前がついているとあたかも円の中心に皮弁の回転中心 pivot point があると思いがちだが，勘違いしてはいけない。
- Pivot point は皮弁の茎部の遠位側にある。

❷ 皮弁の挙上と移動

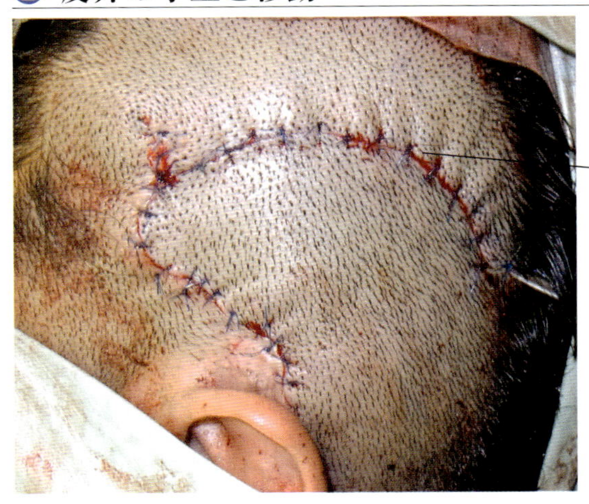

皮弁とその対側で長さが異なるためギャサー様の凹凸が出現している。頭皮では毛髪で隠れるためそれほど目立たないが，目立つ場合は Burow's triangle で調整できる

皮弁は十分に剥離し，皮弁の移動性を確保する。

症例 1 鼻根部基底細胞癌に対する前進皮弁移植術

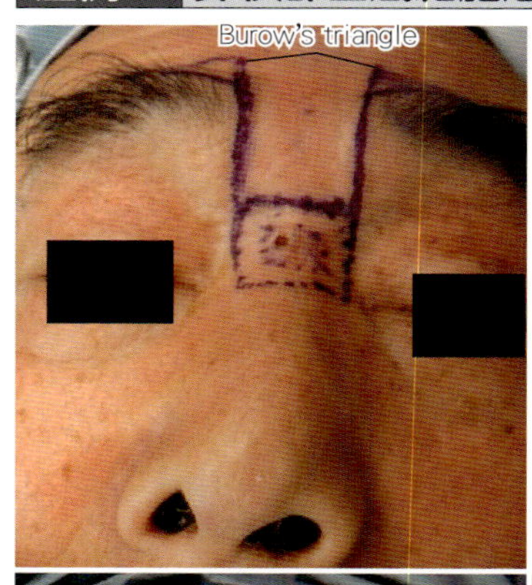

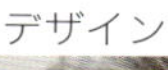
デザイン

75 歳，男性，鼻根部基底細胞癌

2 カ月前より鼻根部腫瘍に潰瘍が生じてきたことを主訴に受診，皮膚生検にて基底細胞癌と診断された。

鼻根部の径 2cm 程の欠損に対して advancement flap（Rintara flap）をデザインした。

Advice

・顔面の局所皮弁のデザインは自由度が高いが，ある程度，定石ともいえるデザインをおぼえてしまい，状況に応じてアレンジするのがよい。

・提示した症例は Rintara flap と呼ばれる定形的デザインである。

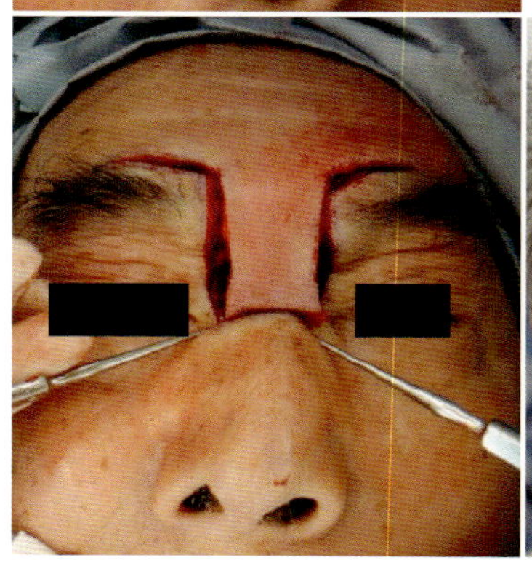
術中所見

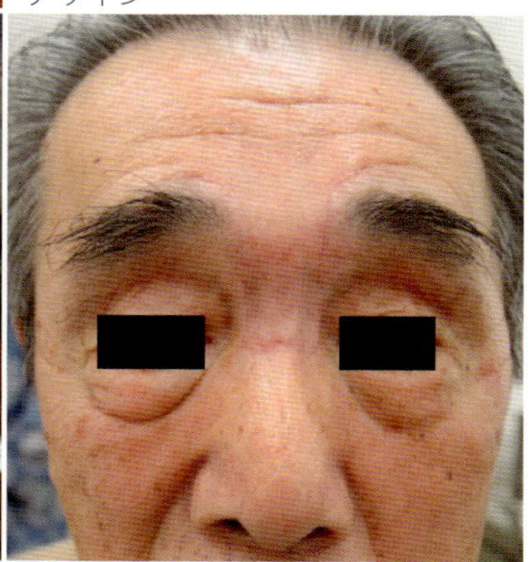
術後 6 カ月

症例 2 背部有棘細胞癌に対する横転皮弁移植術

76 歳，男性，背部有棘細胞癌

背部正中の背部有棘細胞癌を全摘出し，人工真皮で被覆して 2 週後，病理結果から十分な切除が得られたことを確認し再建を計画した。Limberg's flap を応用した横転皮弁をデザインした。

Advice

・皮膚にある程度の伸展性のある部分では皮弁採取部の縫縮は比較的容易である。皮弁採取部に最も大きな緊張がかかる。背部では部位によって伸展性が異なるので，注意が必要である。

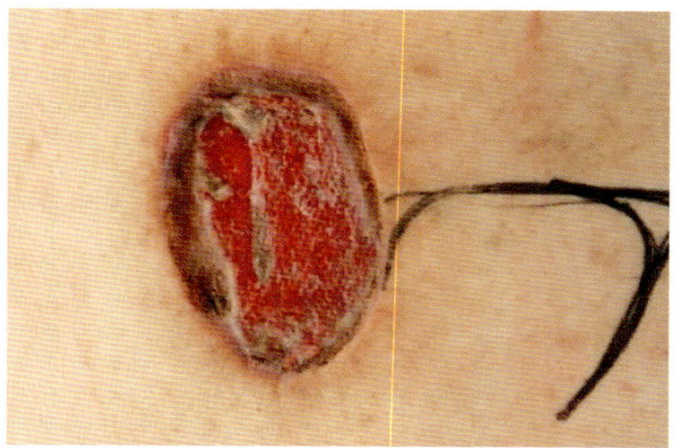
デザイン

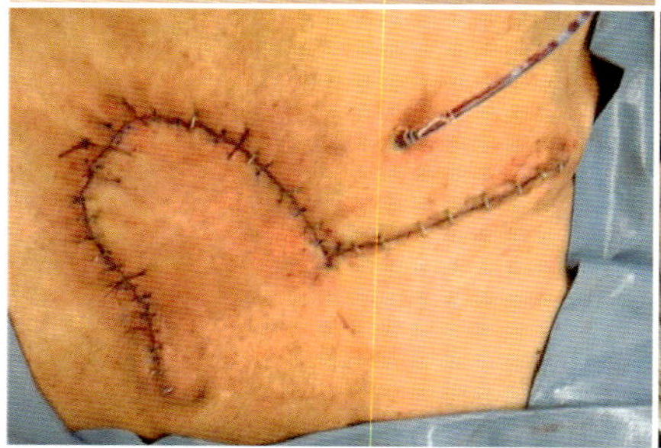
術中所見

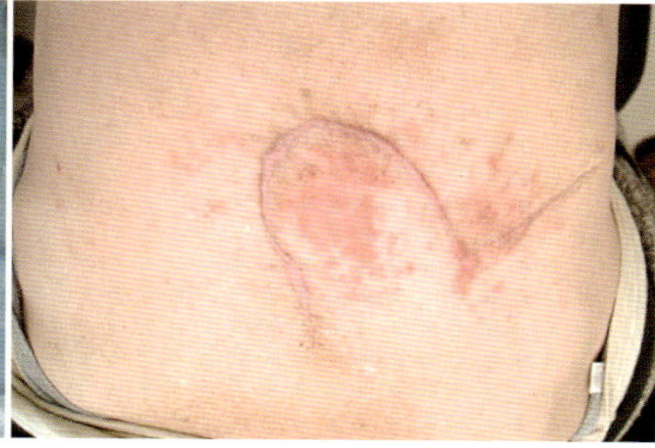
術後 6 カ月

症例3 頬部有棘細胞癌に対する回転皮弁移植術

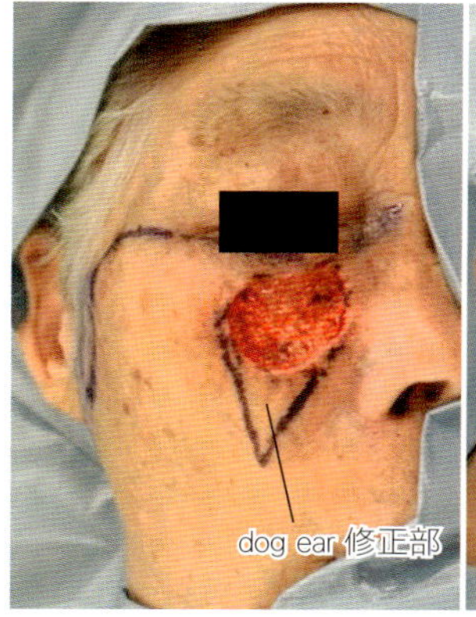

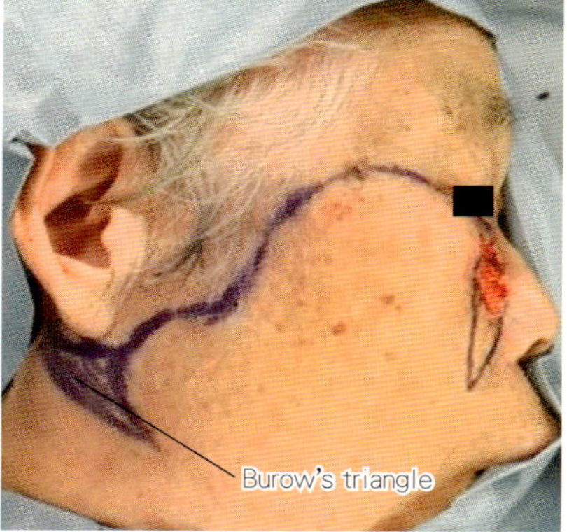

デザイン

78歳，女性，頬部有棘細胞癌

頬部の腫瘤を試験切除したところ有棘細胞癌の診断であった。周辺マージン1cmをとり，腫瘍を切除した。生じた皮膚欠損に対してcheek rotation flapをデザインした。

Advice

・皮弁移動部の緊張を少なくするためには，十分に大きな皮弁を十分に剥離挙上する必要がある。やり過ぎではないか，くらいの大きさがちょうどよい。

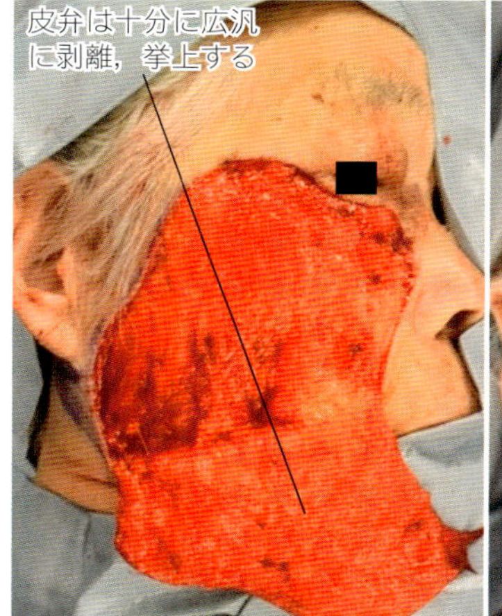

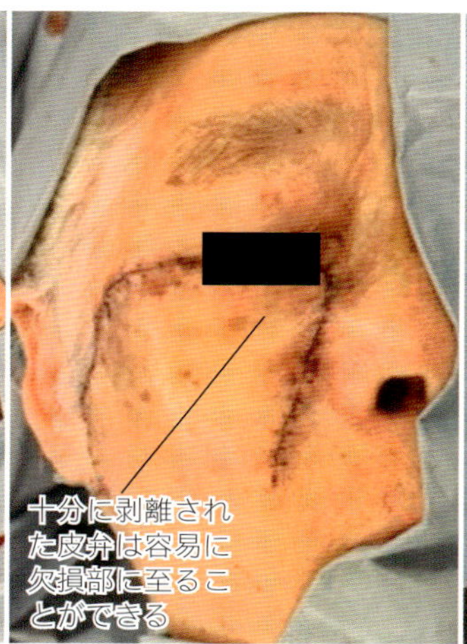

術中所見

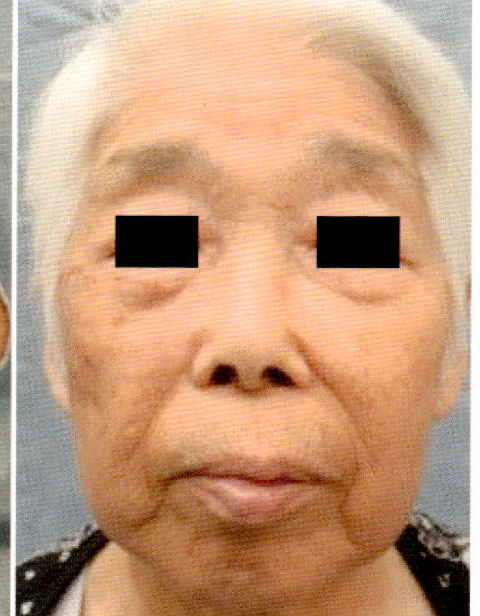

術後6カ月

History & Review

●Rintala flapとして知られる眉間に作成されるadvancement flapの好例である。

Rintala AE, Asko-Seljavaara S: Reconstruction of midline skin defects of the nose. Scand J Plast Reconstr Surg 3: 105–108, 1969

●Malar flapとして知られる頬部からのrotation flapによる下眼瞼部再建の好例である。

Mustardé JC: Repair and Reconstruction in the Orbital Region, 2nd ed.: Churchill Livingstone, Edinburgh pp92–129, 1980

●円形欠損をTransposition flapで再建する基本的なデザインである。

Schrudde J, Petrovice V: The use of slide-swing plasty in closing skin defects: A clinical study based on 1308 cases. Plast Reconstr Surg 67: 467–81, 1981

●Limberg flapのオリジナルの記載である。これに限らず，本書は局所皮弁のバイブルともいえる古典的名著である。

Limberg AA: The Planning of Local Plastic Operations on the Body Surface. pp515–519, Collamore Press, Lexington. 1984

2. 皮下茎皮弁

永竿智久

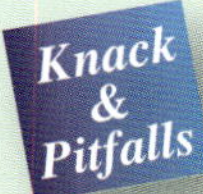

◎皮島の大きさを小さく取りすぎると，移動時に茎に緊張が加わり皮弁の血流に悪影響を与えることがあるので注意する
◎皮弁を advancement する際は，ある程度大きめに皮弁をデザインすることがコツである
◎可能な限り皮弁採取部の形態が aesthetic unit に，縫合線が RSTL に一致するようにデザインする
◎ジグザグや曲線を含めた皮弁デザインを行うと，縫合線の瘢痕拘縮を予防することができる
◎遊離縁に皮下茎皮弁を用いる場合には，遊離縁が外反しないように注意が必要である
◎皮弁採取部の皮膚の質感と，移行部の皮膚の質感が同じになるように配慮すべきである

乱走型の局所皮弁のうち，皮膚の部分が周辺との連続性を絶たれたものが皮下茎皮弁と定義される。

通常の局所皮弁においては，皮下組織からの血流を維持したまま組織が近隣部より，欠損部へ移動されて被覆される。この移動に伴い周辺皮膚に歪みが生じる場合がある。この歪みは皮膚の連続性を保ったまま移動することに起因する。そこで，皮膚の連続性を完全に絶ち，歪みを取り，皮弁の移動性を増すことが皮下茎皮弁の本質である。

周辺組織との連続性を絶てば，それだけ皮弁の可動性は増す。反面で皮弁の血流は減少するので，両者のバランスをとることが重要である。皮下茎皮弁の移動法は pivoting と advancement に大別される。Pivoting においては皮下茎の基部を中心として皮弁が回転移動される。Advancement においては皮弁茎と平行な方向に皮島が移動される。その際，皮島のデザインは欠損より大きくとる必要がある。

血行形態

狭義における皮下茎皮弁は，乱走型の皮下血管からの血流に依存する。血流の程度は身体部位に応じて異なり，顔面においては皮弁幅と皮弁茎の比率が1：4程度までの皮弁を挙上しても十分な血流を有することが多い。これに対したとえば下肢においては，皮弁茎を長くすると皮弁先端の血流が不良となるので注意を要する。

適応

組織の可動性が不良の部位に欠損が存在し，その隣接部の組織可動性が高い場合が，皮下茎皮弁の良い適応となる。

たとえば鼻翼に欠損が生じた場合には，組織が硬いために直接縫合による閉鎖は困難である。また仮に直接縫合ができたとしても，皮膚の歪みを伴い，変形が生じる。一方，鼻翼に隣接する頬部は皮下脂肪が比較的厚く，組織の可動性が高い。ゆえに頬部に皮下茎皮弁を作成して鼻翼に異動することで，本来の再建の対象部位である鼻翼にも，皮弁採取部である頬部にも，大きな変形を生じることなく欠損の閉鎖を行うことができる。

このように可動性の高い部位から可動性の低い部位に無理なく組織を移動することにより，全体としての変形を最小限にすることが皮下茎皮弁の定義的な長所である。皮下茎皮弁のもう1つの長所は，皮弁の移動に伴って生じる皮膚の歪みを防ぐことができる点である。たとえば頬部皮弁を用いて頬部内側や下眼瞼部の欠損を被覆する場合，皮弁の基部である耳介周辺部に dog ear が生じることがある。これを解消するために Burow 三角が耳垂の周辺部に置かれる。これに対し皮下茎皮弁においては皮島が周辺部から分離しており，移動に伴う周辺皮膚への連動が少ない。ゆえに皮弁採取部の変形を修正する必要がない。

I 皮下茎皮弁：Pivoting の場合

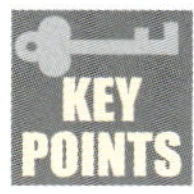

- 欠損の大きさと皮弁の大きさのバランスは皮弁の移動法を考慮して決める
- 皮弁採取部に拘縮・変形が起こらないよう注意する

❶ デザイン

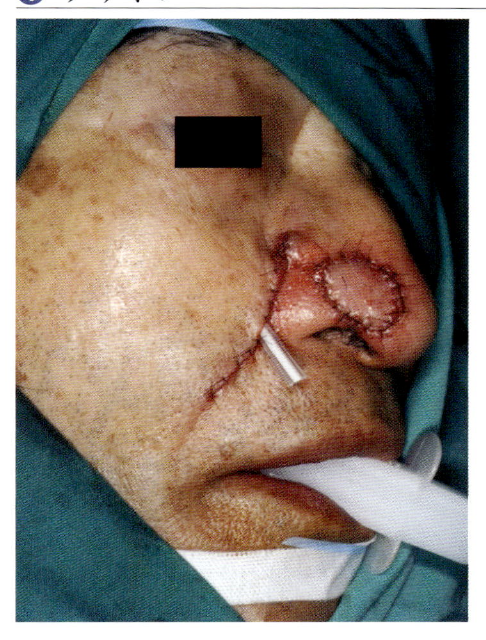

まず皮島をデザインする。皮島の大きさは欠損と同じか，やや小さめとする。

続いて pivot point の位置を決定する。Pivot point の位置を皮島より遠くにとるほど皮弁の移動に伴う茎のねじれと緊張は小さくなるが，皮弁の血行は不良になる。

Advice

・顔面部においては，皮島の長さの 3～4 倍程度の，比較的長い茎をとることが可能である。

❷ 皮弁の挙上・縫合

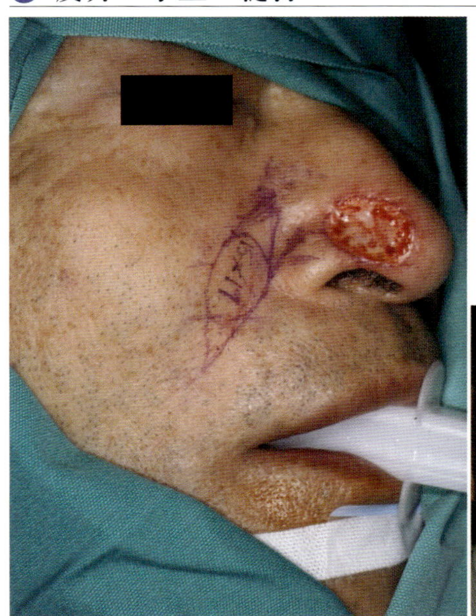

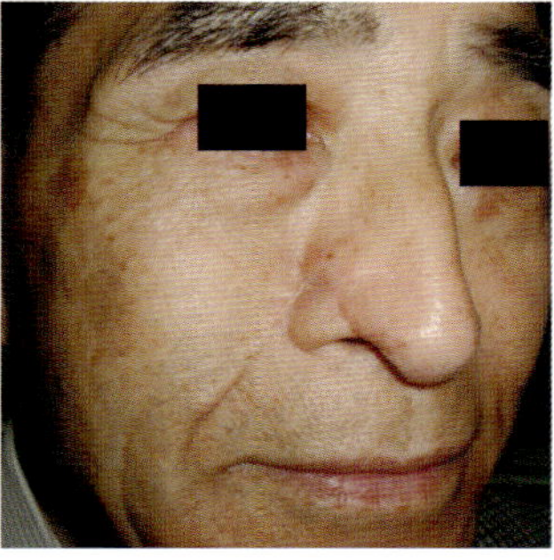

皮弁は皮下組織もしくは筋膜を含めて挙上する。

皮島を欠損部に移行して縫合を行う。皮弁の茎は皮下に置かれるが，血行を損なわないようやや大きめに皮下トンネルを作成し，皮弁を配置・縫合する。

Advice

・皮弁の移動が十分に得られない場合には，皮下茎に若干の切れ込みを入れれば移動量が増加する。

II 皮下茎皮弁：Advancementの場合

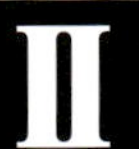

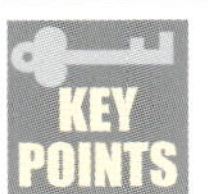

KEY POINTS

- 欠損の大きさと皮弁の大きさのバランスが重要である

❶ デザイン

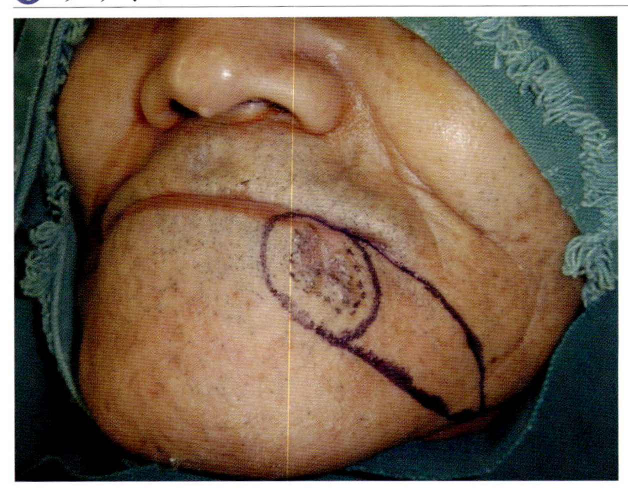

デザインを行うにあたり重要な点は，皮島の大きさと皮下茎の長さ・向きを的確に決めることである。

Advancement flapとして皮下茎皮弁を使用する場合，皮島の大きさや長さを小さくとりすぎると皮島を欠損部に移動した際に皮弁の茎に緊張が加わり，血流不全を招きやすい。

また皮弁採取部を縫合した創が，RSTLになるべく平行となるように皮弁をデザインする。

Advice

- 皮弁採取部の縫合創がRSTLに一致しない場合や，拘縮を生じる恐れがある場合は，皮弁辺縁の形状をジグザグにすることで対処することができる。

❷ 皮弁の挙上

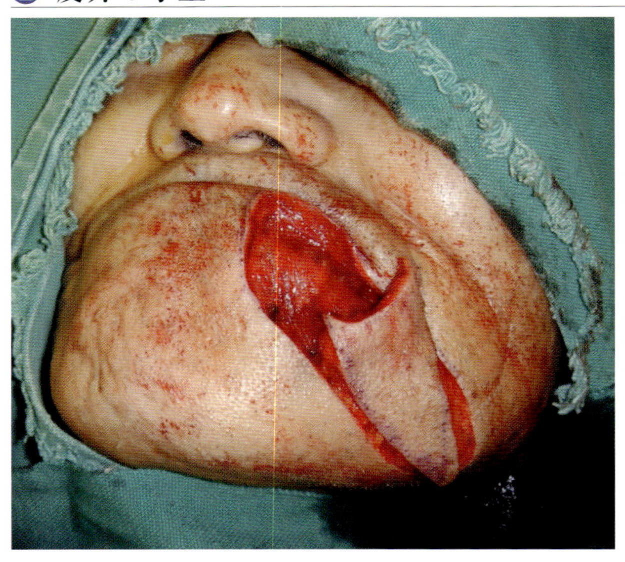

まず皮島を周辺より切り離し，周辺皮膚と連続性を絶つ。続いて皮下茎の血行を損なわないように注意しつつ，周辺の組織より茎を剥離する。

❸ 縫合

皮弁を欠損部に移行し被覆する。まず皮弁先端部を欠損に仮縫合したのちに皮弁採取部の縫合閉鎖を行い，皮弁を欠損部に縫合する。

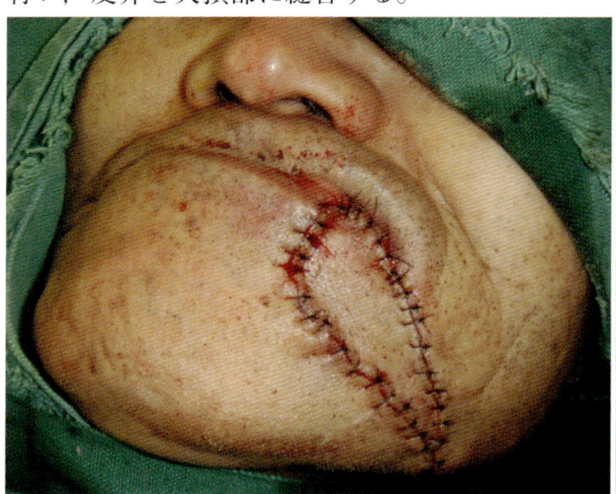
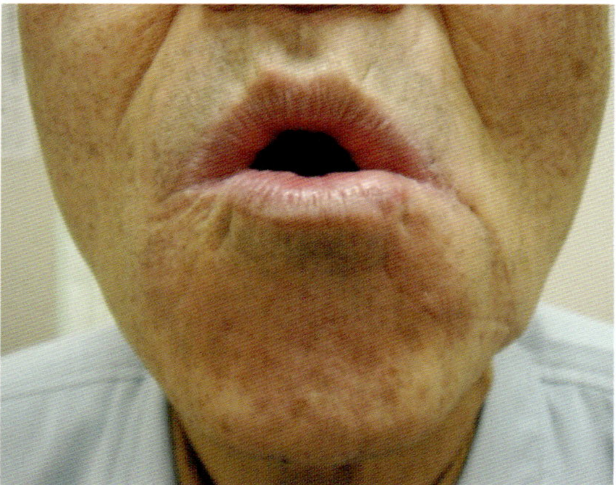

症例 1　会陰部の扁平上皮癌に対する皮下茎皮弁移植術

59 歳，女性，会陰部の扁平上皮癌

癌切除後に生じた欠損に対する再建を施行した。

両側に殿部会陰部から殿部に至る皮下茎皮弁をデザインし，欠損部に向けて前進，縫合を行った。

皮弁採取部の縫合線に拘縮が生じる恐れがあったため，皮弁辺縁をジグザグにデザインした。

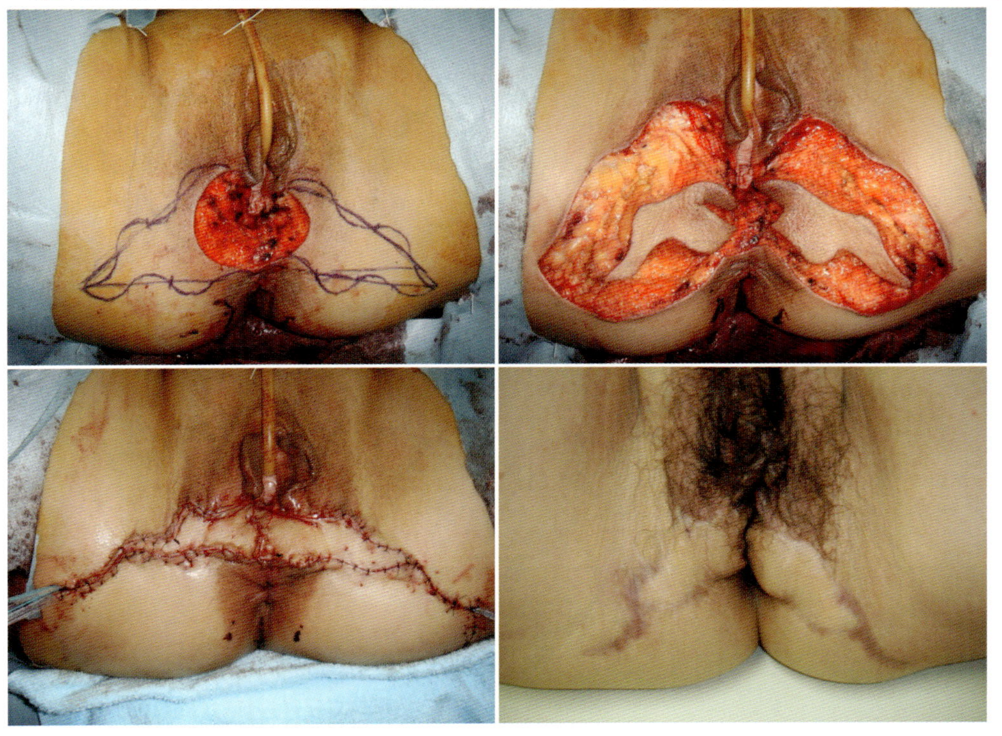

症例2 上口唇の扁平上皮癌に対する皮下茎皮弁移植術

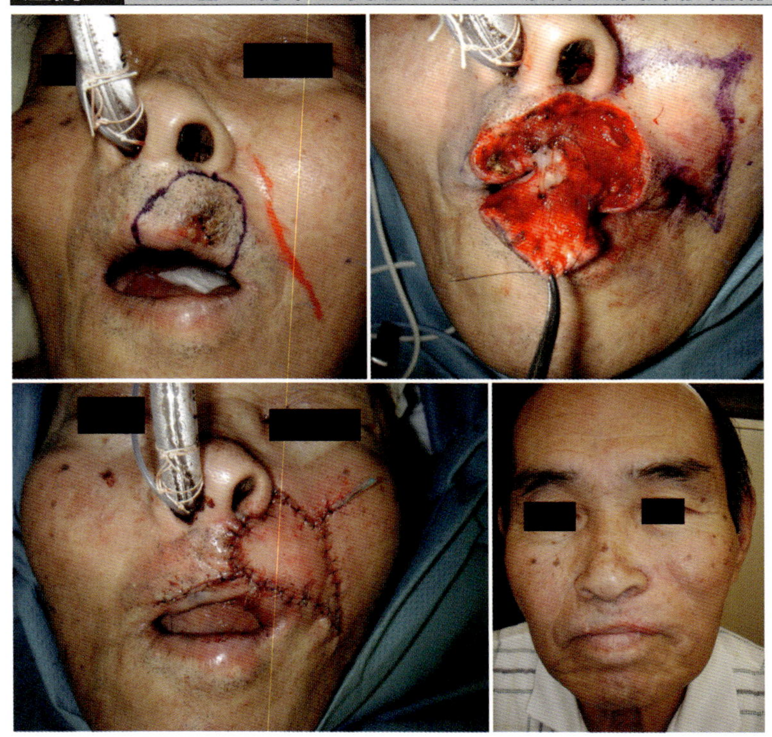

68歳，男性，上口唇の扁平上皮癌

扁平上皮癌切除後の欠損形態に合うように頬部に皮下茎皮弁をデザインし，上口唇に回転移動した。赤唇は口腔粘膜を前進することにより作成した。

History & Review

●初めて皮下茎皮弁の概念を報告した論文。

Heanley C: The subcutaneous tissue pedicle in columella and other nasal reconstruction. Br J Plast Surg 8: 60–63, 1955

●aesthetic unit の観点を考慮に入れた皮弁デザインを初めて提唱した。

Gonzalez-Ulloa M: Reconstruction of the face covering by means of selective skin in regional aesthetic units. Br J Plast Surg 9: 212–221, 1956

●subcutaneous pedicle flap の概念につき例示と理論的解説を行った。

Barron JN, Emmett AJJ: Subcutaneous pedicle flaps. Br J Plast Surg 18: 51–78, 1965

●軸走血管を含むことにより長い皮弁を挙上することが可能であることを示した歴史的報告。

Mukhin MV: Reconstruction of eyebrows with a skin flap on a subcutaneous vascular pedicle. Acta Chir Plast 7: 15–23, 1965

●前額皮弁を初めて報告した。

Converse JM, Wood-Smith D: Experiences with the forehead island flap with a subcutaneous pedicle. Plast Reconstr Surg 31: 521–527, 1963

3. 幾何学的局所皮弁

永竿智久

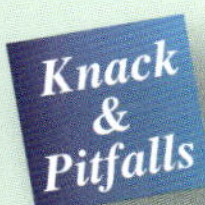

◎Limberg 皮弁の原法においては皮弁の角が 60° にデザインされているが，この角度にこだわる必要はない。欠損部周辺の皮膚の緊張と RSTL の位置関係をかんがみつつ，皮弁の幅を調整する
◎皮弁と欠損部のなす角度についても状況に応じて調整する
◎皮弁採取部を閉鎖する縫合線に最も強い緊張が加わるので，この部が術後に肥厚性瘢痕を呈しやすい。したがって皮弁採取部の縫合線をどこに置くのかが，デザイン上でカギとなる
◎双（三）葉皮弁をデザインする場合には，理論上の pivot point と，被覆すべき欠損との距離が離れすぎないように注意する

菱形皮弁

■皮弁の適応

一定の幅を有する皮膚欠損を閉鎖しようとする時には，その幅に比例して強い張力が創縁に加わる。こうした状況下において直接創を縫合しようとすると，創縁に強い緊張が加わるので，創が離開する原因になる。

例えば先天疾患である脊髄髄膜瘤に対しては，出生後早期に閉鎖手術を行う必要がある。髄膜瘤が大きく皮膚の余裕に乏しい場合には，直接縫合により閉鎖を行うと縫合部が離開を生じて髄膜炎の併発を予防する可能性が高い。したがって隣接部より十分な大きさの皮弁を脊椎の欠損部に移行して安全に被覆を行わなくてはいけない。菱形皮弁はこのような状況において，良い適応となる。

また腹壁瘢痕ヘルニアや胸壁に浸潤している腫瘍の手術においては，メッシュシートやチタンプレートなどの人工物を用いて，それぞれ腹壁または胸壁の欠損が修復される。これらの人工物の直上に縫合創が位置すると，創が離開を生じた場合に人工物を除去する必要がある。これを避けるためには十分な余裕をもった皮弁により人工物を覆う必要がある。褥瘡の手術治療においても菱形皮弁が用いられる。褥瘡は仙骨，大転子，肩甲骨などの上に生じる場合が多いが，欠損部を直接縫合閉鎖した場合，術後その部分に体圧が加わると，褥瘡が再発しやすい。幾何学的皮弁を用いて周辺から十分な組織を供給することにより，再発が防止される。

■理論

身体皮膚の可動性は部位に応じて異なり，可動性の低い部位と可動性の高い部位が隣接している箇所がある。たとえば仙骨部皮膚の可動性は低いが，殿部皮膚の可動性は比較的高い。また，おとがい部の皮膚は可動性に乏しいが，頸部皮膚の授動はそれほど困難ではない。皮膚可動性の低い部分に欠損が生じた場合，隣接する可動性の高い部分を移行して欠損を被覆することで，無理なく創を閉鎖することができる。このように，組織のボリュームが豊かな部分から，それに隣接する欠損に組織を移行し，創縁に発生する緊張を分散させる効果を菱形皮弁はもつ。

菱形皮弁は 1966 年に Limberg により報告された方法を基本とする（図 1）。Limberg の原法によれば欠損の幅と皮弁の幅が等しく示されている。本法は幾何学的な美しさを有し，デザインも簡単であるので広く用いられている。

しかし実際には，理論通りに菱形皮弁が応用できる状況はむしろ少なく，手術の部位や欠損としわとの関係に応じてデザインを調整すべき場合が多い。個々の症例の特性に応じて，以下の点を考慮する必要がある。

まず Limberg の原法においては欠損の幅と皮弁の幅が等しいので，皮弁採取部の欠損を閉創するにあたってもそれなりに高い緊張が発生する。この点，皮弁の幅を少し細くすれば皮弁採取部の縫合に要する張力をある程度減らすことができる。皮弁の茎を狭くすれば，その分だけ血行が危

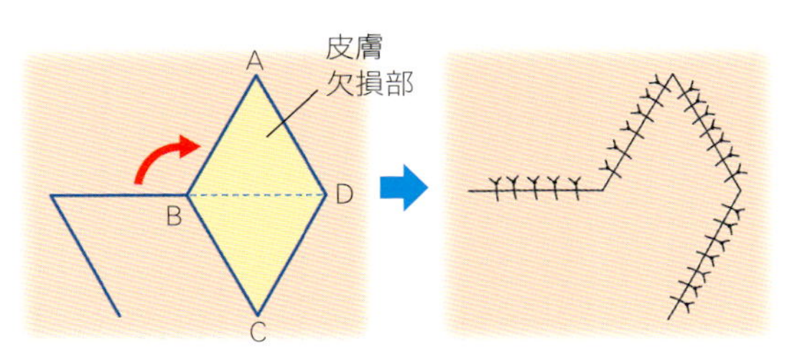

図1　Limberg 皮弁のデザイン

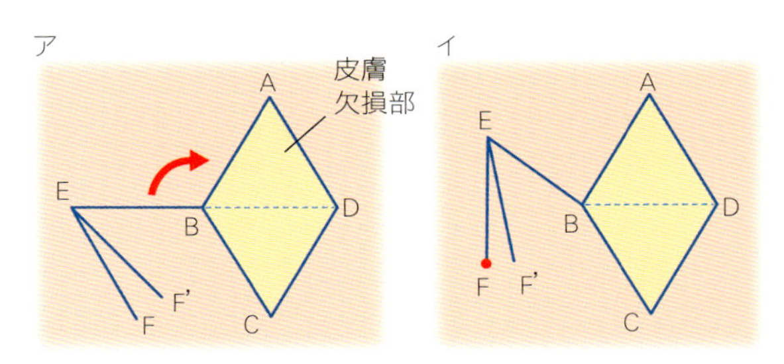

図2　皮弁の幅を狭くする際に必要な工夫

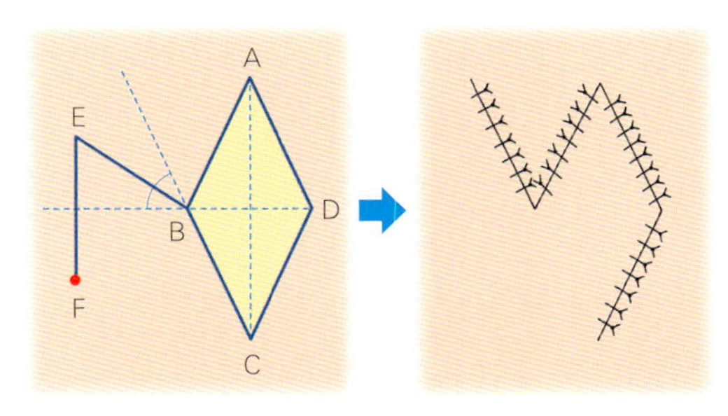

図3　Dufourmental 皮弁（左）および Ogo の皮弁（右）

ぶまれる（図2ア）。皮弁の角度を調整すればこの問題は避けることができる。すなわちLimberg の原法においては欠損部と皮弁との角度は120°であるが，皮弁の位置を回転して欠損部に少し近づけると，仮に幅の狭い皮弁をデザインしたとしても皮弁の基部が太くなるため，皮弁先端の血流は減少しにくい（図2イ）。この原理に基づいてデザインを定型化した方法として，Dufourmental 皮弁や尾郷の皮弁が知られている（図3）。

菱形皮弁は幾何学的に美しいデザインであるので，理屈として受け入れやすい。また基本的なデザインを覚えるのも簡単である。しかし実際には原法どおりに菱形皮弁が応用できる状況はむしろ少なく，手術の部位や欠損としわとの関係に応じてデザインを調整すべき場合が多い。この際，以下の理論を考慮する必要がある。

RSTL との関係

局所皮弁を用いるのは母斑や他の腫瘍，あるいは潰瘍などを切除した結果生じる欠損を被覆する必要性がある状況である。この時，原因となる腫瘍や潰瘍の形態が最初から菱形を呈していることは少ない。したがって多くの場合においては，これらの原因部分の周辺にいかに菱形をイメージするかという点からデザインを考える必要がある。

菱形皮弁をデザインする場合には，4辺のうちの2辺（図1の AB と DC）が RSTL に平行になるようにデザインする（図4ア）。この理由は，これらの2辺に対応する縫合線が理論上は RSTL に一致するはずだからである。しかし実際に縫合を行ってみると，これらの2辺は RSTL に完全に平行とはならない（図4イ）。これは皮弁に対し周辺組織が張力を及ぼすために，創が皮弁の採取部に引き寄せられるからである。さらに，仮に意図した2つの辺が理論通りに RSTL に平行になったとしても，他の2つの辺が RSTL とやや急峻な角度をなすことになる（図4アの A’D’および B’C’）。

一方，菱形の長軸が RSTL に平行になるようにデザインすると（図4ウ），皮弁の4辺はいずれの1つとて RSTL に完全に一致はしない。しかしすべての辺が RSTL に対して均等に，かつなだらかな角度となる。したがって創縁に加わる緊張が小さくなり，肥厚性瘢痕を呈しにくい。このため有用性においては，基本的なデザインと比較して甲乙はつけがたい。

菱形皮弁のデザインにおいて原法に固執する必要性がないのはこの理由による。症例に応じて菱形の長軸が RSTL に対して0～30°になる範囲でデザインを調整するのが現実的である。

皮弁の位置の決定

通常，欠損に対する皮弁のデザインには4通り

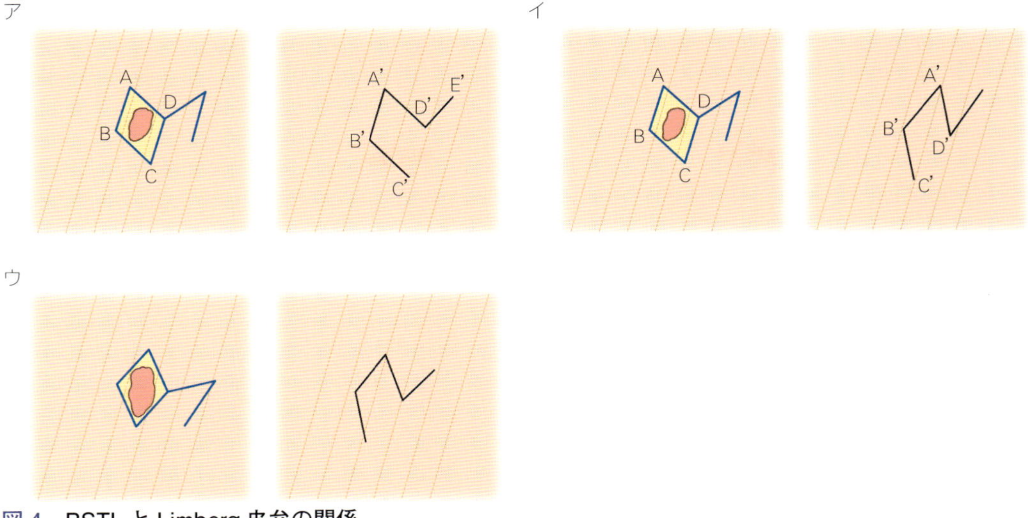

図4　RSTL と Limberg 皮弁の関係

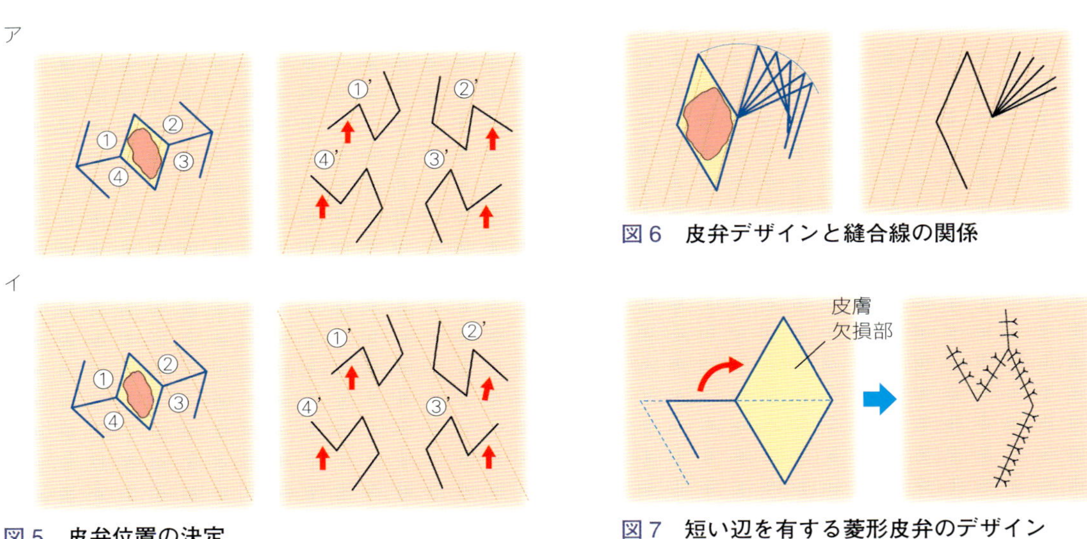

図5　皮弁位置の決定

図6　皮弁デザインと縫合線の関係

図7　短い辺を有する菱形皮弁のデザイン

の組み合わせが考えられる（図5）。これらの組み合わせの中から，皮弁採取部の縫合線と RSTL の方向の関係に基づいていずれを採択するのかを決定する。これは，皮弁の周辺に生じる3辺（図4のC' B'・B' A'・A' D'）と皮弁採取部に生じる1辺（図4のD' E'）の中で，皮弁採取部に生じる縫合線に対して術後最も緊張が加わりやすく，そのために肥厚性瘢痕となりやすいからである。

たとえば皮弁のデザインは①～④の4通りが考えられる（図5ア）。それぞれを縫合すると①'～④' のように縫い上がるが，皮弁採取部の縫合線（それぞれの図中に矢印で示した）は①と③のデザインの場合には RSTL とほぼ平行になるが，②と④の場合には垂直に近くなる。したがってこの場合には①または③を選択するのが正しい。逆に，欠損部の長軸が RSTL と平行に近い位置関係を呈す場合には，②または④のデザインを採択すべきである（図5イ）。

●皮弁と欠損の角度の決定

皮弁の辺と欠損の菱形の辺の長さを同じにとりさえすれば，角度を変化させることで無限に異なる皮弁をデザインすることが可能である（図6）。皮弁のデザインに応じて採取部の創が RSTL に

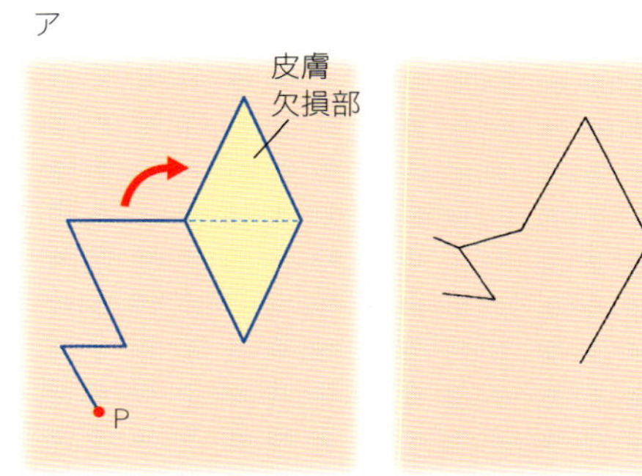

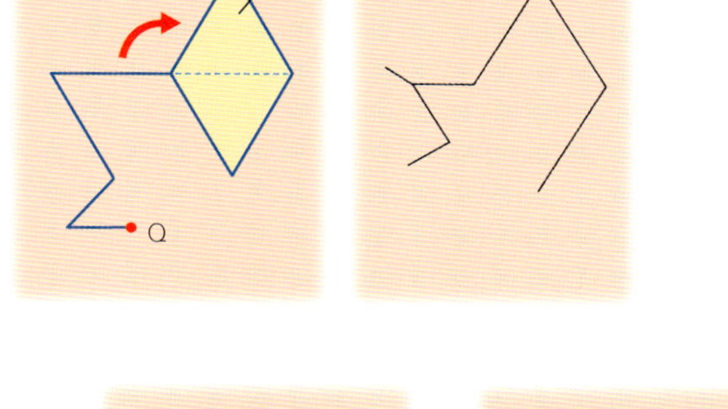

図8　菱形の双葉皮弁を用いたデザインの選択

対して呈する角度は変化する。皮弁に加わる緊張と，皮弁の縫合部に加わる緊張のバランスを総合的に考慮してデザインを決定する。

●皮弁の辺の長さの調整

菱形皮弁のデザインの原則は，欠損部の菱形の4辺と，皮弁の辺の長さを等しくすることである。しかし欠損に隣接する領域が狭く，十分な大きさの皮弁をデザインすることができない場合がある。このような場合には，欠損部のサイズよりも少し小さめに皮弁をデザインする。ただしその場合，欠損部のすべてを皮弁で被覆することができず，図に示す如く欠損部の一部を直接縫合する必要が生じ，その結果として3点縫合が生じることになる（図7）。

双（三）葉皮弁

■皮弁の適応

欠損のサイズが大きい場合には，それを被覆する皮弁にも欠損に応じて大きなサイズが要求される。その場合には，皮弁の採取部を直接縫合によって閉鎖することは困難である。このため，皮弁を採取した欠損をさらに別の皮弁で被覆する必要が生じる。双葉皮弁・三葉皮弁はこのような場合に適応となる。

■理論

双（三）葉皮弁は欠損を隣接する皮弁でまず被覆し，皮弁の採取の結果生じた欠損を，さらに小さな皮弁により被覆するという理論に基づく。双（三）葉皮弁をデザインするうえで留意すべき点は，理論上の pivot point が本来の欠損から遠ざかるデザインを避けることである。例えば菱形の欠損を被覆する2通りのデザインを考える（図8）。アにおける pivot point は点Pであり，イにおける pivot point は点Qである。点Pは点Qに比して欠損より遠い位置にあるので，皮弁を縫合する際に皮弁採取部に大きな緊張が加わる。したがって，より広い範囲を剥離する必要が生じることになる。この点に留意しつつ，デザインを行う必要性がある。

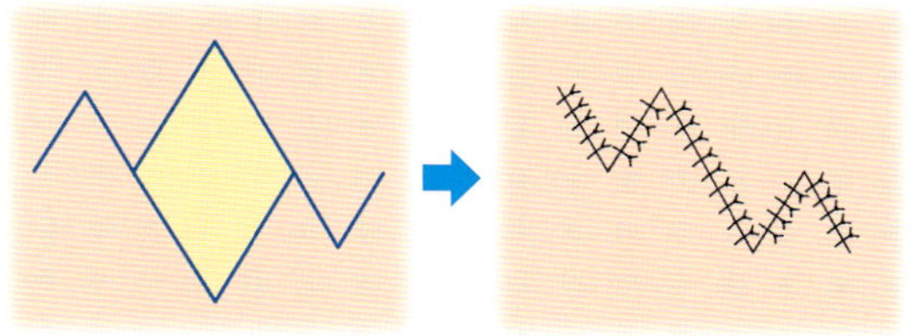

図9　Double rhomboid to Z 皮弁のデザイン

その他の皮弁：Double rhomboid to Z 皮弁

■皮弁の適応

菱形の欠損を，その両側に作成した三角弁により閉鎖する術式である（図9）。菱形皮弁・双葉皮弁においては，欠損部に対してその片側に皮弁がデザインされる。このため皮弁採取部の創を閉鎖する際に強い緊張が加わる場合がある。

欠損部の両側の皮膚緊張がほとんど同じ場合には，双方から皮弁を採取して欠損部の閉鎖を行えば，効率的に欠損が閉創できるうえに，皮弁採取部にも緊張が加わりにくい。菱形皮弁に比して術後の縫合創は複雑になるが，各辺に加わる緊張を分散できるという利点を有する。

I 菱形皮弁

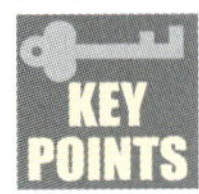

- 病変部を菱形にデザインする
- 病変部周囲の緊張のない部位を皮弁採取部としてデザインする
- 皮弁採取部の縫合線はできるだけ RSTL に一致するよう配慮する
- 必ずしも命名されている菱形皮弁の通りにデザインする必要はない。皮弁の幅および欠損部との角度は臨機応変に調整する

❶ デザイン

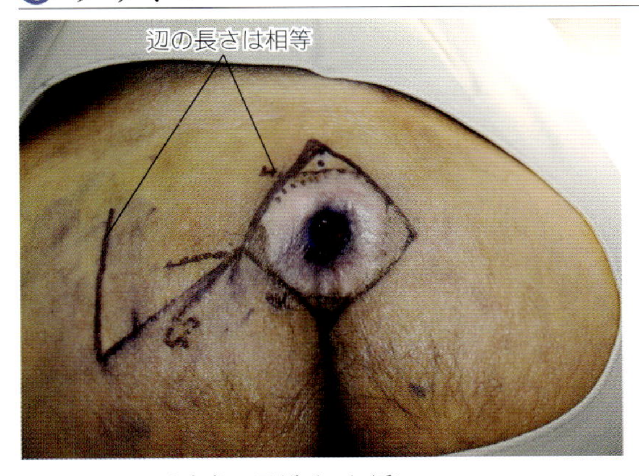

Dufourmental 皮弁のデザインに近い

欠損が菱形となるようにデザインする。次に，皮弁をデザインするが，皮弁と欠損部のなす角度は必ずしも定型的な角度である必要はない。

皮弁採取部を縫合する際に生じる緊張を，組織をつまんだり手で寄せたりしながら評価し，最も緊張が少ないと思われる方向に皮弁をデザインする。

欠損の直接閉鎖よりも，皮弁採取部の閉鎖の方が少ない張力で行うことができなければ，そもそも皮弁をデザインする意味がない。このことを認識しつつ，デザインを行う。

Advice

・菱形皮弁のデザインの鉄則は，4 辺の長さを等しくとることである。辺の長さが等しくないと欠損部に皮弁が適合しない。

❷ 皮弁の挙上

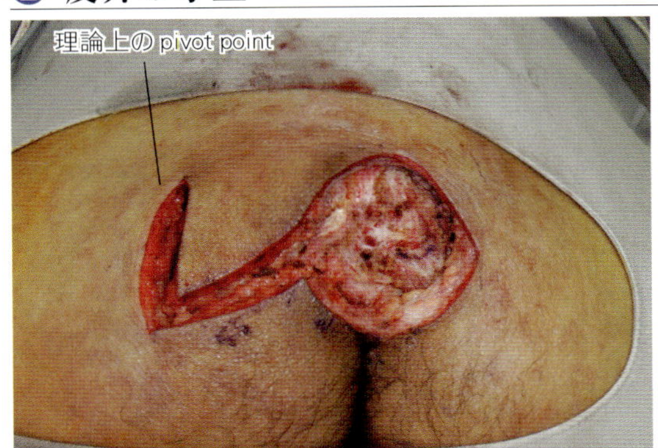

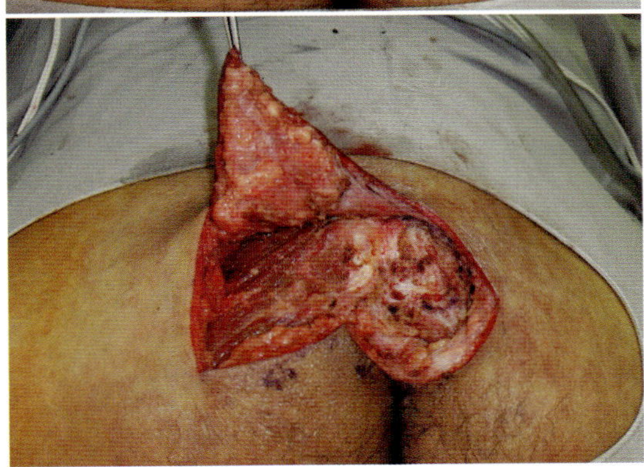

菱形皮弁は一般的には乱走皮弁である。したがって特定の血管を同定，剥離する必要はなく，皮弁の挙上は容易である。

菱形皮弁は，挙上された皮弁を回転させて欠損部を充填するという点において回転皮弁に類似している。理論上の pivot point の位置を認識しつつ皮弁の挙上を行う。

Pivot point の周辺を剥離しなくては皮弁が欠損部に移動しない。この点に留意しながら適度に pivot point の周辺を剥離する。剥離は均一の層で行う。皮弁を欠損部に移動できるよう，必要最小限の剥離を行う。

Advice

・皮弁は筋膜状で挙上する。通常，どの部位でも筋膜を付けて挙上する必要はない。

❸ 皮弁の縫合

挙上された皮弁を欠損部に縫着する。皮弁採取により生じた欠損部を最初に縫合すると皮弁の縫着が行いやすい。皮弁採取部には強い緊張が加わるので，埋没縫合を確実に行って創に加わる緊張を減弱する必要がある。

その後，皮弁を欠損部に縫合する。皮弁の先端を最初に縫合して位置決めを行うと，全体の形がまとまりやすい。

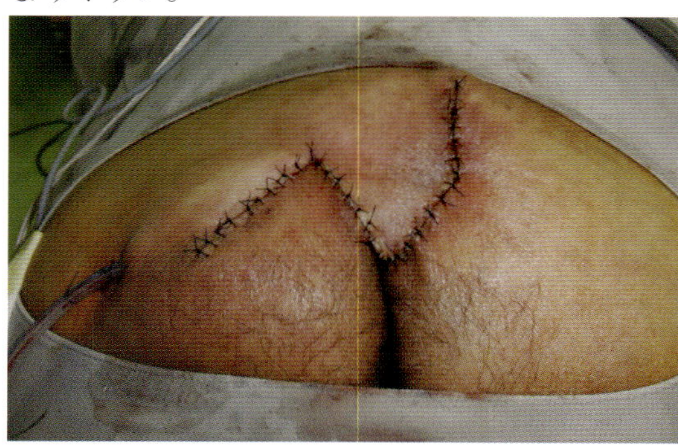

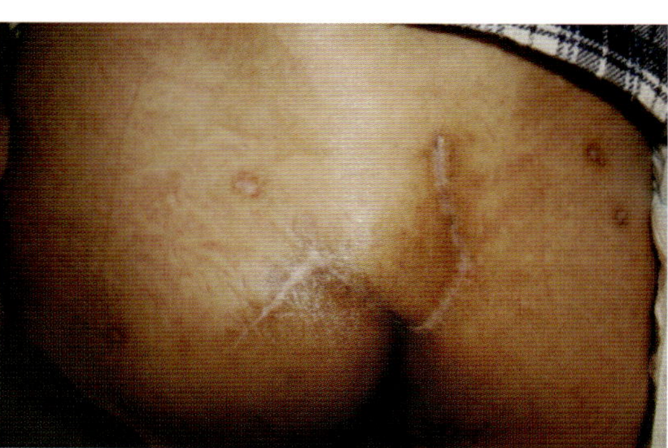

II 双葉皮弁

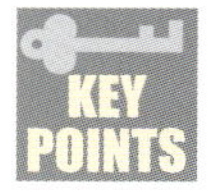

- 第1の皮弁より第2の皮弁を少し小さくデザインする
- 理論上の pivot point の位置を，無理のないように設定する

❶ デザイン

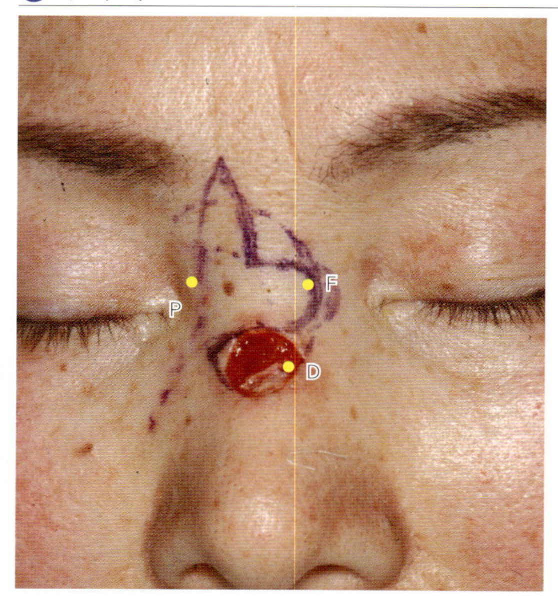

(国立病院機構大阪医療センター　吉龍澄子先生提供)

欠損部に隣接する部位に，欠損部を被覆するための皮弁をデザインする。周辺の組織に余裕がない場合には，欠損部の大きさよりもやや小さく皮弁をデザインする。

続いて，最初の皮弁を挙上して生じる欠損を被覆するための，第2の皮弁をデザインする。この際に留意すべきなのは第2の皮弁をどこにデザインするかであり，この点（図中のP）が理論上の pivot point となる。原則的には pivot point と欠損の最遠位点（図中のD）の距離（PD）と，pivot point と第1の皮弁の先端との距離（PF）は等しい。

Advice

・実際には剥離を行うためにPFがPDより若干小さくとも閉創は可能であるが，両者の長さが大きく異なる場合には縫合が困難になるので注意が必要である。

❷ 皮弁の挙上と縫合

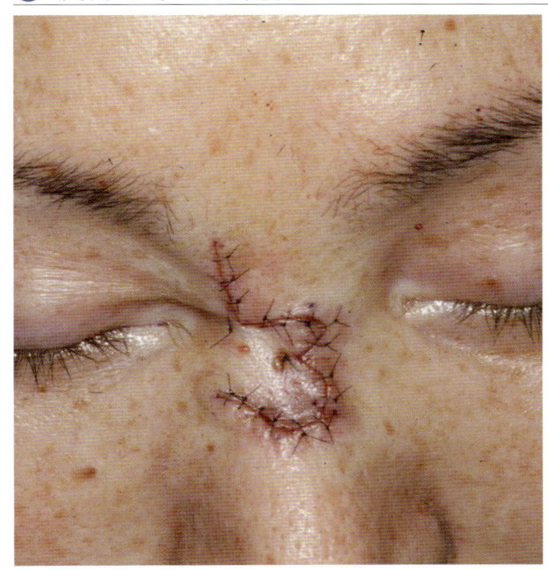

欠損部に隣接する皮弁を挙上し，続いて第２の皮弁を挙上する。緊張が強く，皮弁を欠損部まで移動するのが困難な場合には，pivot point の周辺を剥離すると若干，到達距離を伸ばすことができる。

原則的には第２の皮弁の挙上により生じた欠損部より縫合を開始し，続いて第１の皮弁にて欠損部を被覆，閉創する。

Advice

・順番を逆にすると，第１の皮弁を用いて欠損を被覆する際に，縫合部に過度な緊張が加わり，瘢痕が肥厚しやすい。

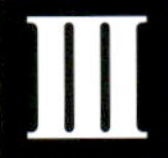

Ⅲ Rhomboid to W flap

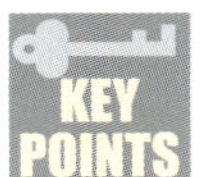

KEY POINTS

- 長軸欠損が RSTL に平行になるようにデザインを行う
- 理論上の pivot point の位置を参照しつつ，無理のかからないデザインを行う

❶ デザイン

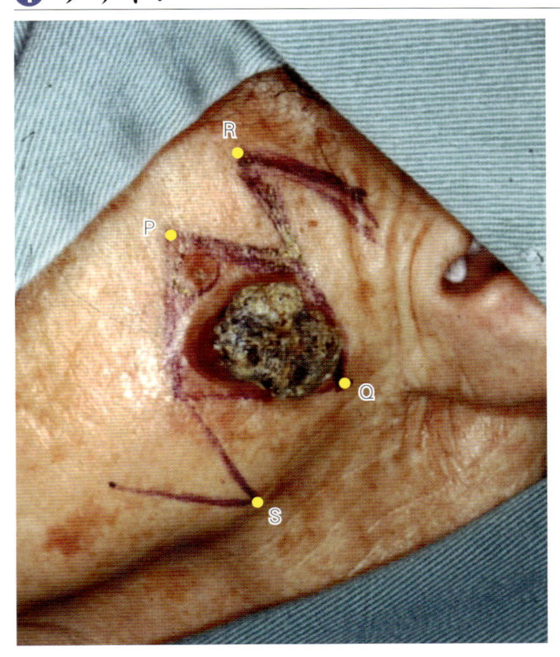

欠損部を菱形に見立てて皮弁をデザインするが，この際に菱形の長軸の位置に配慮することが大切である。欠損部の双方より挙上した２つの皮弁はこの線上にて互いに縫合され，そこに強い緊張が発生する。それゆえ肥厚性瘢痕が発生しやすい。菱形の長軸を RSTL に一致させれば，この変化を防ぐことができる。

欠損の両側に皮弁をデザインするにあたっては，皮弁の長脚の長さ（PQ）と，欠損の長軸の長さ（RQ）とを一致させる。

Advice

・rhomboid to W 法の原則は，欠損となる菱形の長軸を RSTL に一致させることである。

❷ 皮弁の挙上と縫合

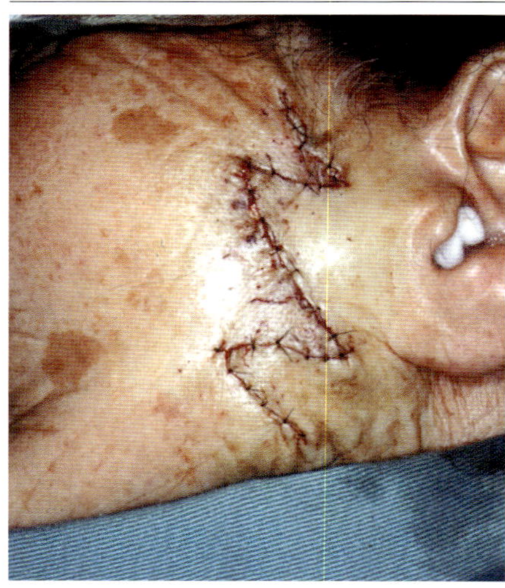
縫合直後の状態

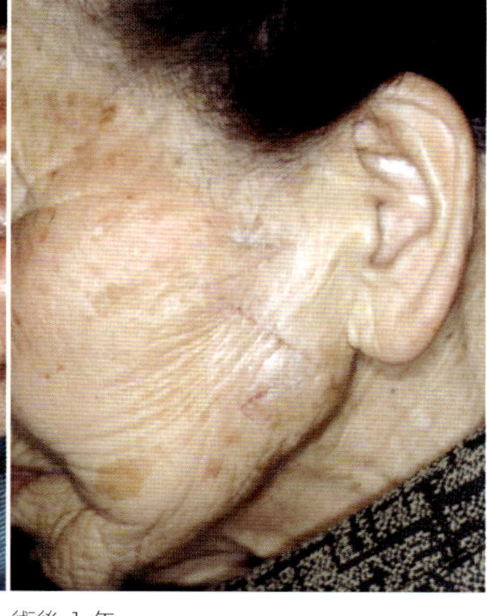
術後１年

皮弁を挙上した欠損部から縫合を行う。2つの皮弁を縫合した部分に強い緊張が発生しやすいので，この部分にしっかりと埋没縫合をかける必要がある。

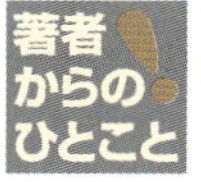

Rhomboid to W 法では２つの菱形皮弁が作成されるが，おのおのの皮弁の大きさは欠損の半分である。すなわち，複数の皮弁を採取する代わりに，おのおのの皮弁は小さくてすむ。このため，顔面に存在する大きな欠損を被覆する場合には良い適応となり得る。

症例１ 下顎部の adenoid cystic carcinoma に対する菱形皮弁移植術

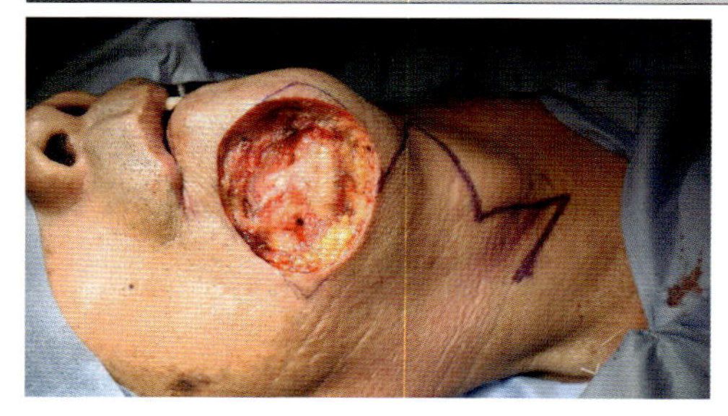
欠損の状態と皮弁のデザイン

74歳，男性，下顎部の adenoid cystic carcinoma 切除により直径 9cm の骨に至る欠損が生じた。

おとがい部より菱形双葉皮弁を作成して被覆することとした。欠損を直接被覆する第１の皮弁をまずデザインし，第１の皮弁を採取した欠損を被覆すべく第２の皮弁をデザインした。

第１の皮弁は広頸筋下で，第２の皮弁は皮下で剥離を行い，欠損部に移動したのちに縫着を行った。

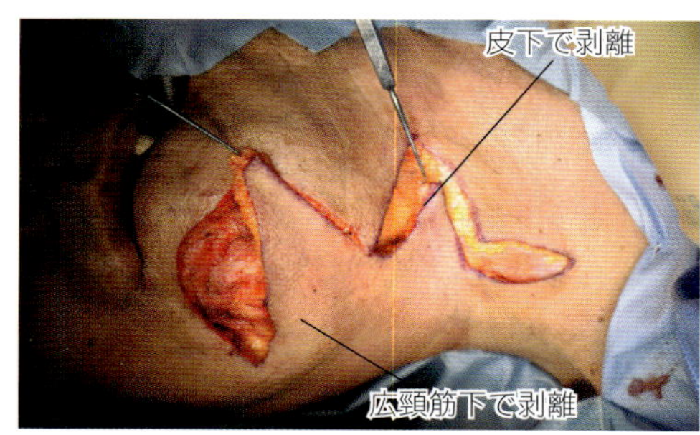

皮弁の移動

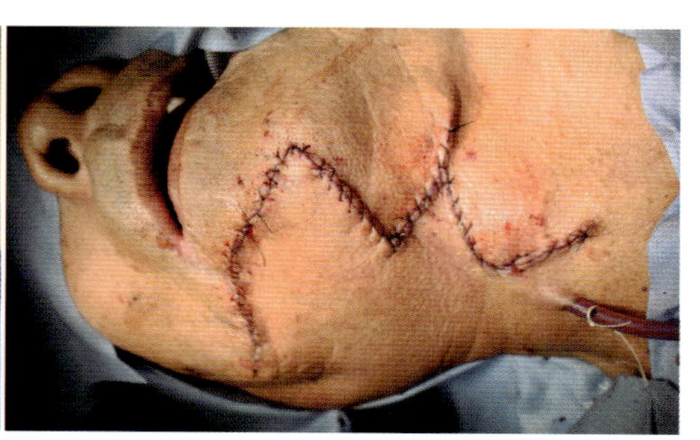
皮弁の縫合

症例2 頬部基底細胞癌に対する双葉皮弁移植術

40歳，女性，基底細胞癌

左頬部に生じた腫瘍切除後の欠損に対し，頬部外側より菱形双葉皮弁を移動して閉鎖を行った。皮弁の長軸がRSTLになるべく一致するように皮弁をデザインし，SMAS上の層で皮弁を挙上し欠損部に移動した。

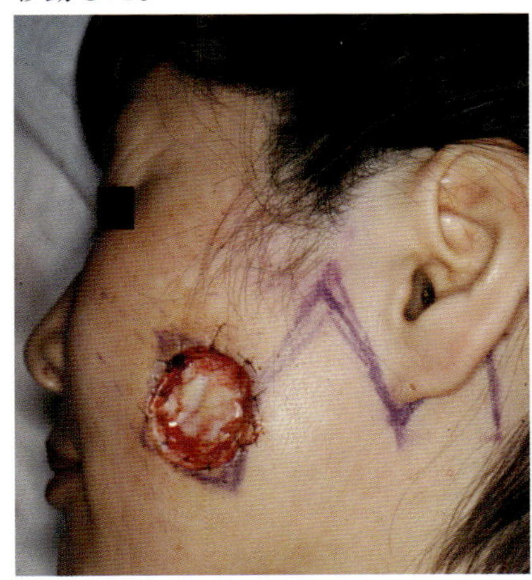
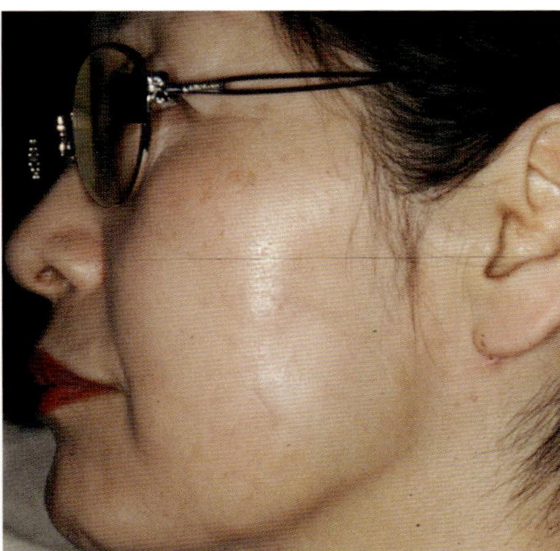

（国立病院機構大阪医療センター　吉龍澄子先生ご提供）

History & Review

● 菱形皮弁の基本デザインが初めて報告された文献。

Limberg AA: Design of local flaps. In T.Gibson (Ed.) Modern Trends in Plastic Surgery, London, Butterworth, 1966

● Dufourmental 皮弁の基本デザインが初めて報告された文献。

Dufourmental C: An L shaped flap for lozenge shaped defects. Pronciple-Technique-Application, In Transactions of the Third International Congress of Plastic Surgery, pp.772–773, Excerpta Medica, Amsterdam, 1964

● 現実に即した菱形皮弁のデザイン法を提唱した論文。

尾郷賢，大野宣孝，竹内ひろみ：ペーパーモデルによる局所皮弁の研究　そのⅡ：Limberg flap と Dufourmental flap の比較および新しい flap の紹介．形成外科 23: 634–640, 1980

Yanai A, Ueda K, Takato T: Flexible rhomboic flap. Plast Reconstr Surg 78: 228–232, 1988

4. Z形成術

黒川正人

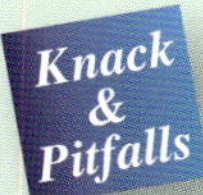

◎形成外科手術における基本となる手技で，2個の横転皮弁を組み合わせた手技である
◎Z形成術の効果は，①延長，②位置の入れ替え，③直線の分断，④四面体効果が主たるものである
◎皮弁の入れ替えによって中央切開線の方向には延長するが，中央切開線と垂直の方向には短縮される
◎Z形成術の亜型として，連続Z形成術や4-flap，5-flap Z形成術などがある
◎連続Z形成術は単一のZ形成術と比較すると横方向の短縮量は少なく，延長効果が得られる

基本的にZ形成術は1辺を共有する2個の二等辺三角形皮弁を横転皮弁として入れ替える手技である。したがって，3本の切開線の長さは基本的に等しくなる。2個の皮弁の頂角は必ずしも等しくする必要はない。Z形成術の効果は延長，位置の入れ替え，直線の分断，四面体効果が主たるもので，4大効果といわれている。

Z形成術の4大効果と適応

■延長効果

頂角が60°，1辺の長さがaの正三角形皮弁を2個組み合わせたZ形成術をモデルとして延長効果を考えると，理論上，延長された長さは元の長さの$\sqrt{3}$倍で，約1.73倍となる（図1）。ただし，中央切開線と直行する方向ではbの長さがaに変化するわけで，短縮することも注意が必要である。しかし，実際の手術では皮膚の張力や人体という立体構造における施術のために，理論通りの延長効果は得られないことが多い。

以上は三角形皮弁の頂角が60°の場合であるが，頂角の角度を変化させると延長効果はどのように変化するのであろうか。同じ頂角の2個の二等辺三角形皮弁（等角Z形成術）で比較すると，頂角が大きくなるほど三角形皮弁の回転が大きくなり計算上の延長率は増加する（図2）。しかし，頂角が大きすぎると皮弁の移動が困難となる。一方，頂角が小さすぎると皮弁先端の血流は不安定となる。

延長効果を目的としたZ形成術の適応は，肥厚性瘢痕や瘢痕拘縮の治療，口蓋裂の軟口蓋延長，斜頸手術，先天性四肢絞扼輪症候群の治療などである。

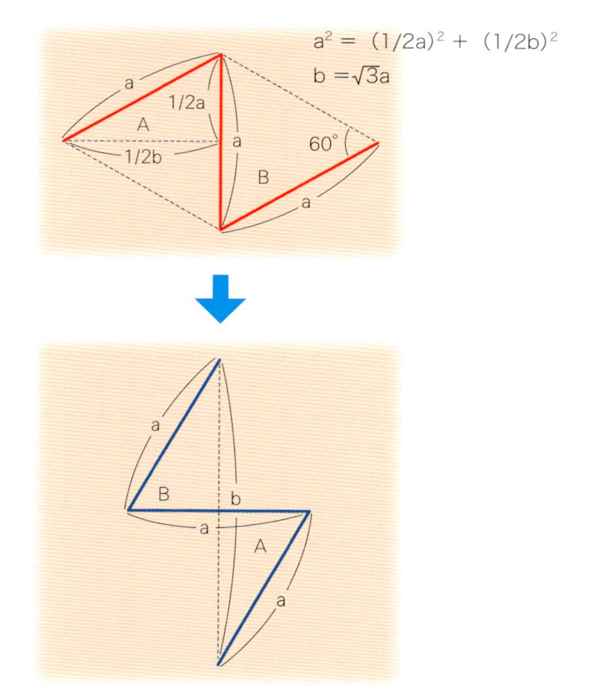

図1　延長効果
頂角が60°の正三角形皮弁をモデルとした延長効果の理論値

■位置の入れ替え効果

前述したように，Z形成術は2個の横転皮弁を組み合わせたものであるために，皮弁の入れ替え

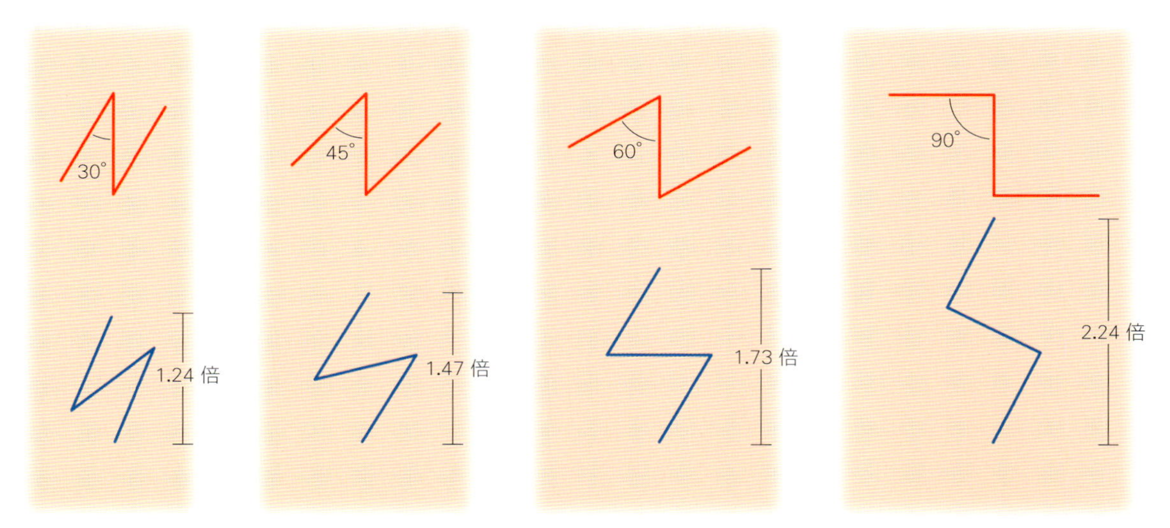

図 2　等角 Z 形成術における頂角の違いによる延長効果の変化
頂角が大きくなるほど延長効果は大きくなる。

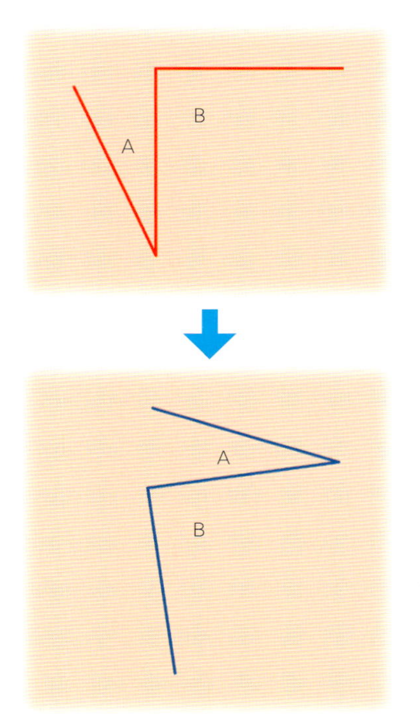

図 3　位置の入れ替え効果（不等角 Z 形成術）
不等角 Z 形成術では頂角が小さい皮弁の移動が大きく，入れ替え効果が大きくなる。

によって組織の移動が可能となる。頂角が等しくない Z 形成術では頂角が小さい皮弁の移動が大きくなる（図 3）。

位置移動の適応としては，小耳症手術における耳垂の移動，乳輪乳頭の移動，口唇や眉毛のずれに対する修正などで Z 形成術を用いて組織の入れ替えが行われる。

■直線の分断効果

直線状の瘢痕は収縮傾向を示し，特にしわに直行する瘢痕は収縮傾向が強い。直線の瘢痕に対して Z 形成を行うことによって，収縮を予防できる。特に肥厚性瘢痕では Z 形成術を行うことで，瘢痕が分断されると治療を加えていない肥厚性瘢痕の部分まで消退することをよく経験する。また，瘢痕は運動時には周囲の正常皮膚と比べると伸展しにくいが，ジグザグ状の瘢痕は，いわゆるアコーディオン効果によって伸展されやすくなる。Z 形成術を行うと，1 本の直線状瘢痕よりもジグザグ状瘢痕の方が瘢痕の長さは長くなるが，視覚的に目立たなくなる効果がある。

分断効果を目的とする Z 形成術の適応としては，直線瘢痕の修正，巨口症手術，デュピュイトラン拘縮治療などに用いられる。特に，顔面の直線瘢痕修正の場合には，中央縫合線はしわに一致した方がより目立たなくなる（図 4）。

■四面体効果

立体面上に Z 形成術が施行されると，前述した中央切開線と直行する方向の短縮効果が立体的に生じる。すなわち，凸面に対して Z 形成術を施行すると，凸面と直行する凹面を形成し，逆に凹面に対して Z 形成術を施行すると凸面を形成する（図5）。これは皮膚切開前のZ形成術の2個の三角形皮弁と移動後の2個の三角形皮弁によって仮想上の四面体が構成されるために，四面体効果と呼ばれる。理論上，四面体効果は山を谷に変換し，谷を山に変換し，dog earや皮膚の緊張を作らず，延長効果もないという特徴を有する。しかし，生体内では皮膚の伸展性や凹凸の状態から，このような理想的な幾何学的移動が生じることはまれである。

適応としては指間部の水かき変形の修正，耳垂裂の修正，鼻翼溝や鼻孔縁の瘢痕修正などに用いられる。

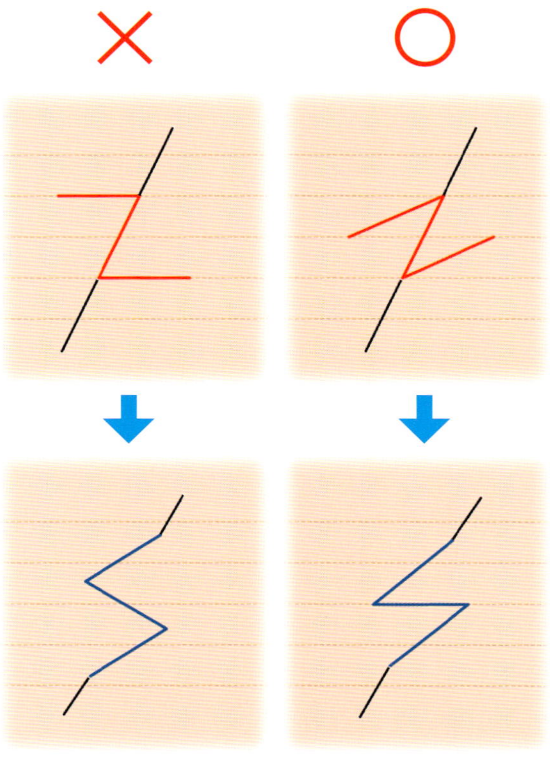

図4　縫合後の状態

顔面の直線瘢痕修正の場合には，中央縫合線はしわのライン（RSTL）に一致した方がより目立たなくなる。

Multiple-flap Z形成術

Z形成術にはさまざまな亜型があるが，ここではその主なものについて述べる。

■連続Z形成術

顔面や四肢においては皮膚に限界があり，大きな三角形皮弁を作成することが困難なことがある。このような場合に単独の大きなZ形成術ではなく，小さなZ形成術を組み合わせる連続Z形成術が用いられる。本法では同じ長さの瘢痕に対して単一のZ形成を行う場合と比較すると，延長に関しては個々のZ形成術の延長量の和となるために，同じ延長量が得られる。一方，連続Z形成術の方が個々のZ形成術は小さくなるために横方向の短縮量は短くなる（図6）。しかし，実際にはZが小さくなればなるほど周囲皮膚が延長されないために，理論上の延長量は得られないことが多い。また，連続Z形成術では個々のZが接する部分で皮膚の余剰が生じる（図7）。一般的にはこの余剰皮膚は縫合後しばらくすると

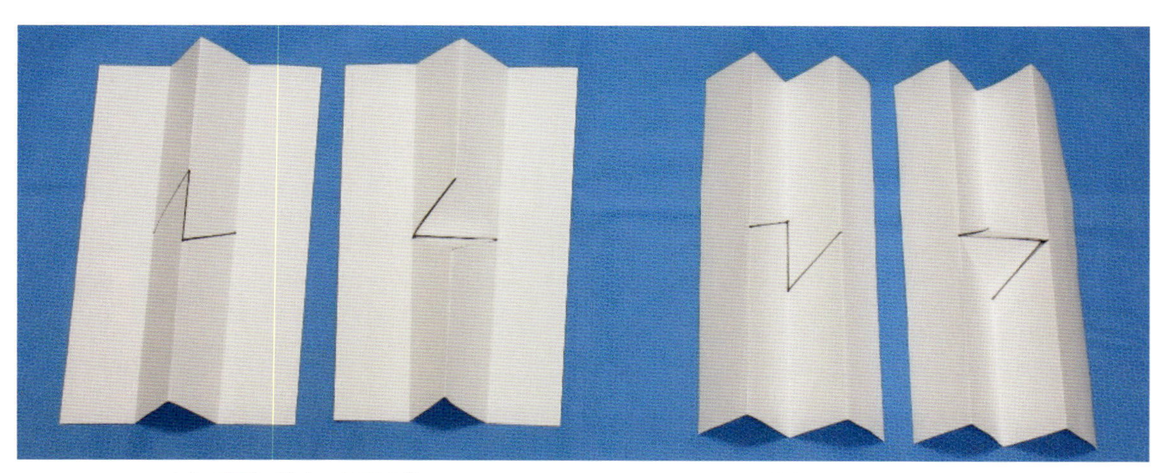

(a) 凸面に対するZ形成術
凸面と直行する凹面を形成する。

(b) 凹面に対するZ形成術
(a) とは逆に，凸面を形成する。

図5　四面体効果

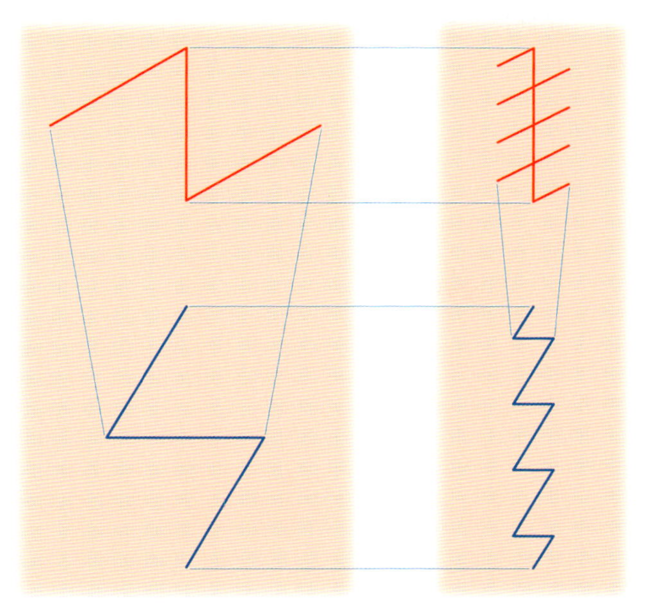

図 6　連続 Z 形成術

理論上は単一の Z 形成を行う場合と比較すると，個々の Z 形成術の延長量の和となり同じ延長量が得られるが，連続 Z 形成術を行った方が横方向の短縮量は短くなる。

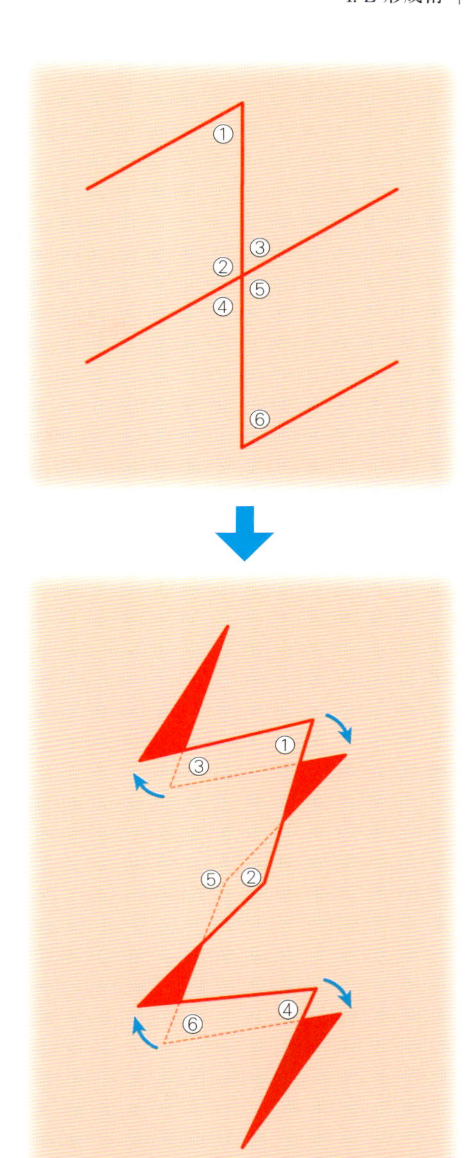

図 7　連続 Z 形成術における皮膚の余剰

連続 Z 形成術では個々の Z が接する部分で皮膚の余剰が生じる。

吸収されて目立たなくなることが多いが，凹凸として目立つ場合には，余剰部分をトリミングして直線状に縫合する。

適応としては顔面，四肢の長い瘢痕拘縮の修正，デュピュイトラン拘縮の治療などに用いられる。

■4-flap Z 形成術

Z 形成術の三角形皮弁のそれぞれ外側に同じ大きさの三角形皮弁を作成する方法である。皮弁の入れ替えは近接する反対側皮弁とではなく，離れた皮弁と入れ替えを行うために，延長量は大きくなる（図 8）。頂角が 90° の Z 形成術と頂角が 45° の 4-flap Z 形成術を比較すると，理論的には延長量は変わらないが，横方向の短縮量は 4-flap Z 形成術の方が少なくなる。また，各皮弁の回転は少ないために dog ear の形成も小さくなる。

また，4-flap Z 形成術では立体的効果として，入れ替えた後の中央 2 個の皮弁が平面の谷間を形成する（図 9）。指間部の水かき形成においてはこの点は有利に働く。

■5-flap Z 形成術

2 個の反対方法の Z 形成術の間に Y-V 形成術を組み込んだ手技である（図 10）。一方には 3 個の三角形皮弁が作成され，反対側には 2 個の四角形皮弁が作成される。Y-V の Y の下に延びる切開は，三角形皮弁の一辺より若干短くデザインするが，実際には相対する三角形皮弁の先端が届くところで切開は止める。また四角形皮弁の一部をトリミングする必要が生じる。しかし，実際には皮膚が収縮するためにトリミングは必要ないこともある。

適応としては内眼角形成術，指間の水かき形成に用いられる。

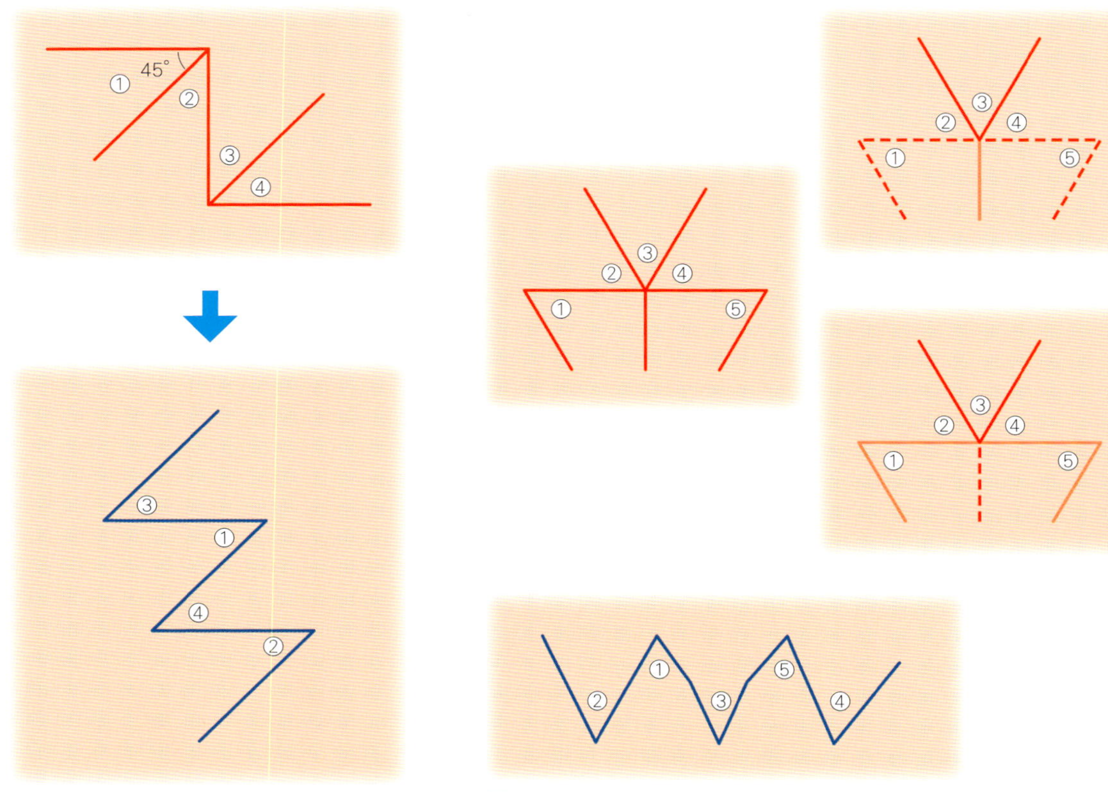

図 8　4-flap Z 形成術

4-flap Z 形成術における皮弁の移動を示す。

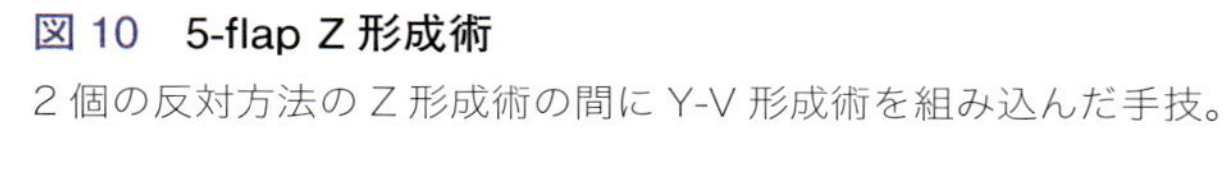

図 10　5-flap Z 形成術

2 個の反対方法の Z 形成術の間に Y-V 形成術を組み込んだ手技。

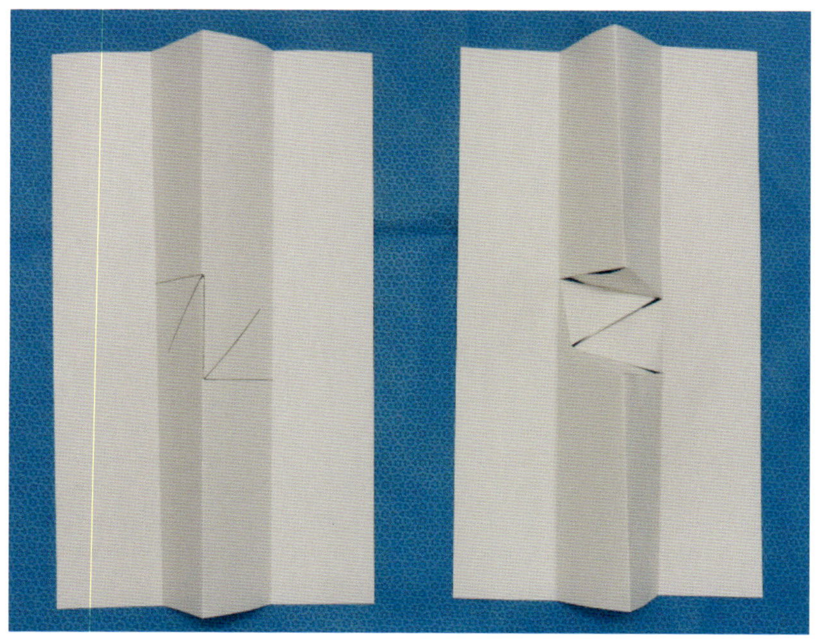

図 9　4-flap Z 形成術の立体的効果

入れ替えた後の中央 2 個の皮弁が平面の谷間を形成する。

I 手技

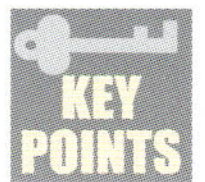

- 基本的には Z 字型ではなく，3 本の切開線は同じ長さでデザインを行う
- 瘢痕内や瘢痕皮膚と正常皮膚の境界に Z 形成術を用いる時には，瘢痕皮膚は正常皮膚と比べて伸展しないために術前計画の通りには皮弁が移動しないので注意を要する

❶ デザイン

Z 形成術では 3 本の切開線は同じ長さとして，さらに中央縫合線がしわのラインに一致するようにデザインする。また，切開を加える前にデザイン通りに三角形皮弁が無理なく移動できるか，用手的に皮膚を引き寄せてみる。

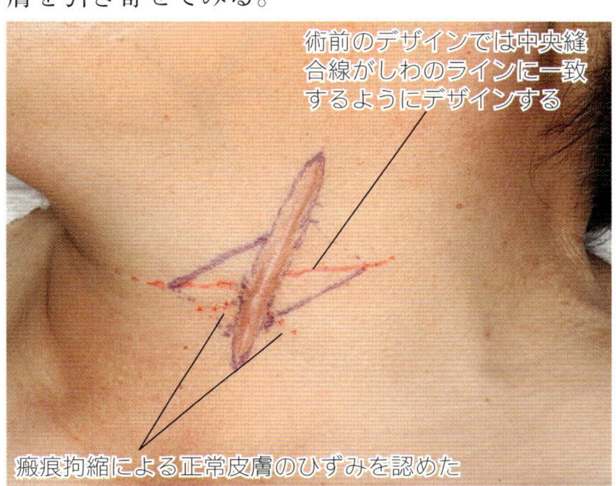

Z 形成術において中央切開線において瘢痕を切除する場合には，切除後に皮膚が伸展して中央切開線がデザインよりも長くなることがあるために注意する。このような場合には，瘢痕切除後に皮弁が二等辺三角形となるようにデザインを修正する必要がある。

Advice

・皮膚切開後にデザインを修正する時には，中央切開線を仮縫合した後に行うと，正確なデザインが行いやすくなる。

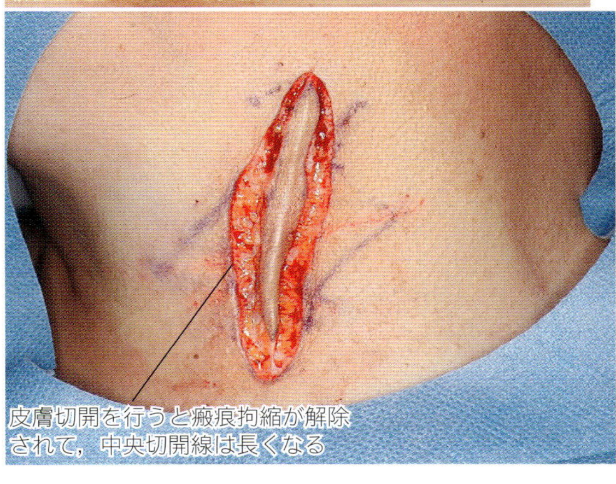

皮膚切開を行うと瘢痕拘縮が解除されて，中央切開線は長くなる

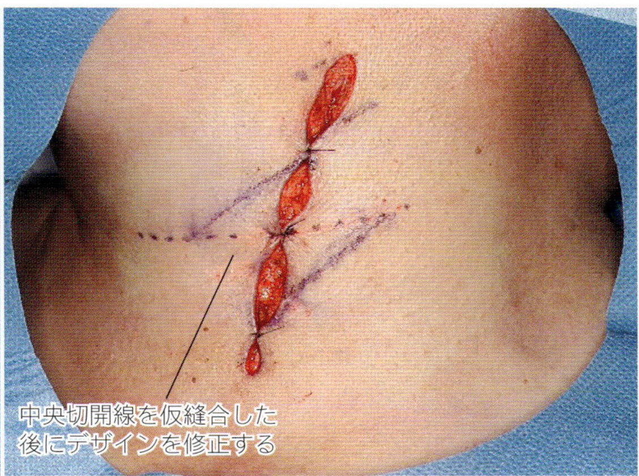

❷ 皮弁の挙上と移動

一般的には，三角形皮弁は浅筋膜上で剥離挙上するが，皮弁の先端が真皮のみとならないよう注意する。特に瘢痕内皮弁の場合には，皮弁先端の血流が悪くなり，壊死に陥ることもある。

また，切開を加える時に皮弁先端が細くなりすぎないように注意する。

Advice

・最初に移動した皮弁先端を縫合した後に，残りを縫合すると三角形皮弁を合わせやすい。
・皮弁先端が血流不全を生じた場合には，同部を切除してから縫合を行う。

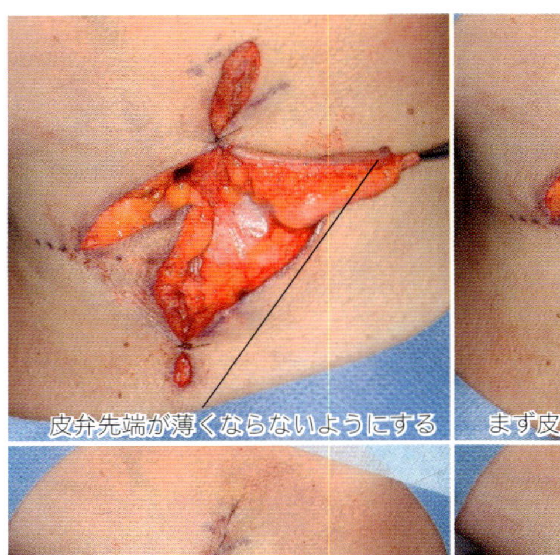
皮弁先端が薄くならないようにする

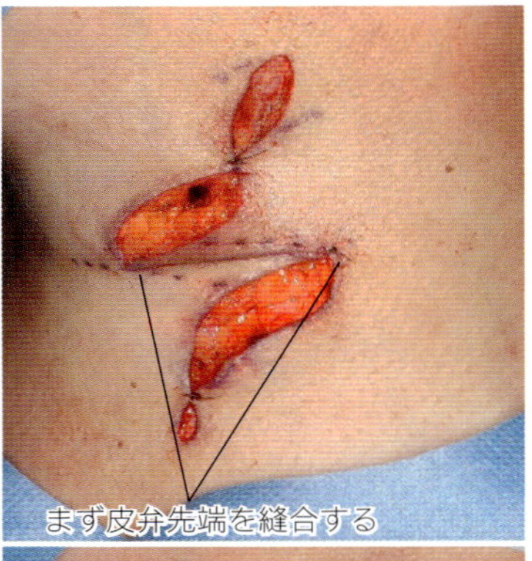
まず皮弁先端を縫合する

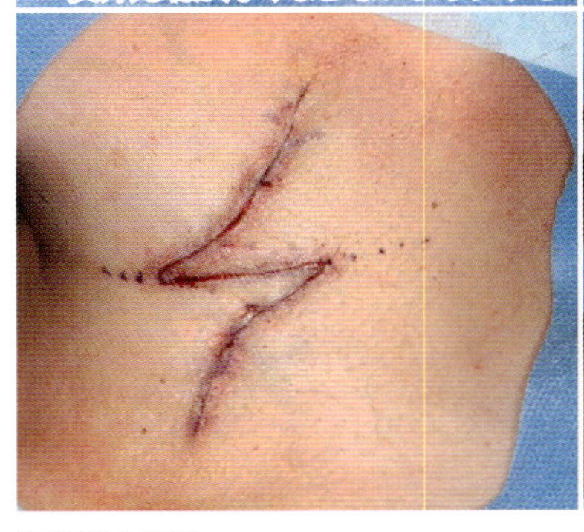
真皮縫合直後

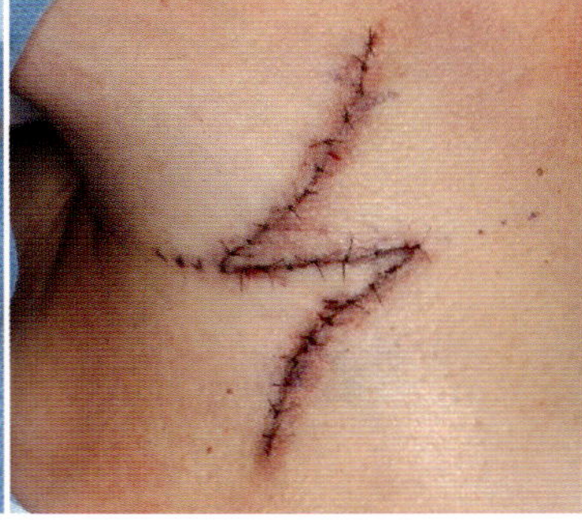
術直後

著者からのひとこと

真皮縫合のみで皮膚が正確に合っていると，術後瘢痕の幅は広がりにくい。

II Multiple-flap Z 形成術

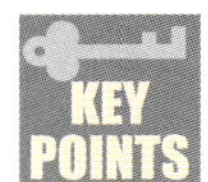
KEY POINTS

- 中央縫合線がしわと一致するようにデザインする
- デザイン通りには手術が行えないこともあるために，１つ１つの皮弁が確実に移動でき，ずれが生じてないことを確認しつつ手術を進める
- 連続 Z 形成術や 5-flap Z 形成術では皮膚の余剰が生じるが，一般的には切除せずにそのまま縫合する。凹凸として目立つ場合には，余剰部分をトリミングして直線状に縫合する

❶ デザイン

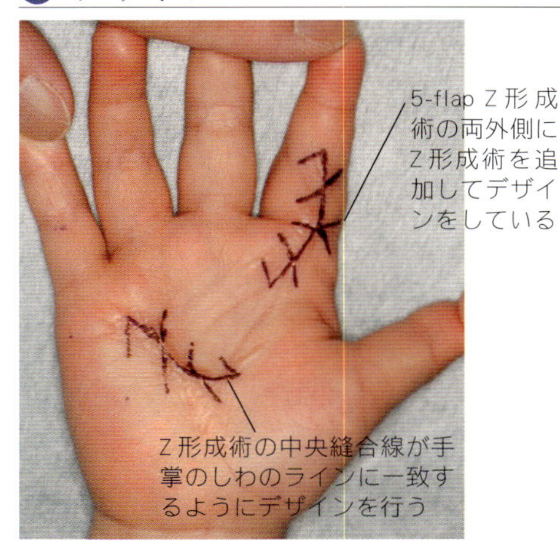
5-flap Z 形成術の両外側に Z 形成術を追加してデザインをしている
Z 形成術の中央縫合線が手掌のしわのラインに一致するようにデザインを行う

連続 Z 形成術においては Z 形成術と同様に，個々の Z 形成術において３本の切開線は同じ長さとして，さらに中央縫合線がしわのラインに一致するようにデザインする。まず重要な部分のデザインを行った後に他をデザインすると，おのずと一辺の長さは決まってくる。

個々の Z 形成術における皮弁が小さすぎると適切な延長効果が得られないので，デザインを行う時には注意する。

5-flap Z 形成術においては中央部の三角形皮弁は Y-V 形成術と同様に進展皮弁として移動するために，思いのほか移動しないことがある。この点に注意してデザインを行う。

Advice

・まず，しわのラインを書いてから皮弁のデザインを行うと，正確なデザインが行いやすい。

❷ 皮弁の挙上と移動

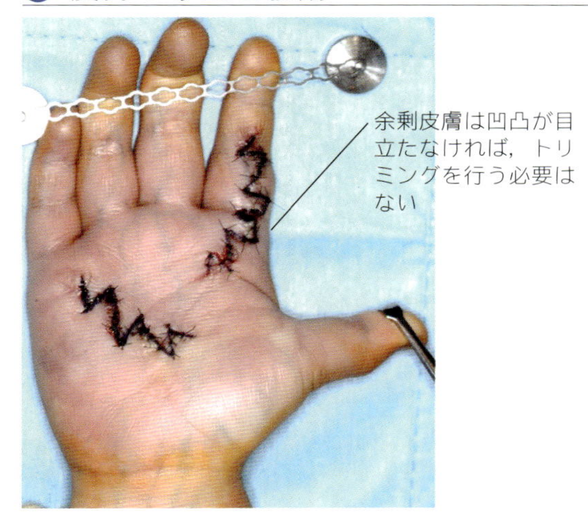
余剰皮膚は凹凸が目立たなければ，トリミングを行う必要はない

皮弁を挙上する時には，一気に切開するとデザインが誤っていた場合や，瘢痕によって皮膚の伸展が妨げられていた場合に，正確に縫合できなくなることがある。そのために1つ1つのZ形成を確認しつつ手術を進めた方が正確に縫合が行える。

5-flap Z 形成術では，まず両側の Z 形成術を行って皮弁を移動すると，おのずと中央の三角形皮弁が進展移動する位置がわかる。

Advice

・連続 Z 形成術では個々の Z が接する部分で皮膚の余剰が生じ，5-flap Z 形成術においても 2 個の四角形皮弁は皮膚の余剰が生じるが，凹凸が目立たなければ，この余剰部分をトリミングする必要はない。

症例 1　外傷性耳垂裂に対する Z 形成術

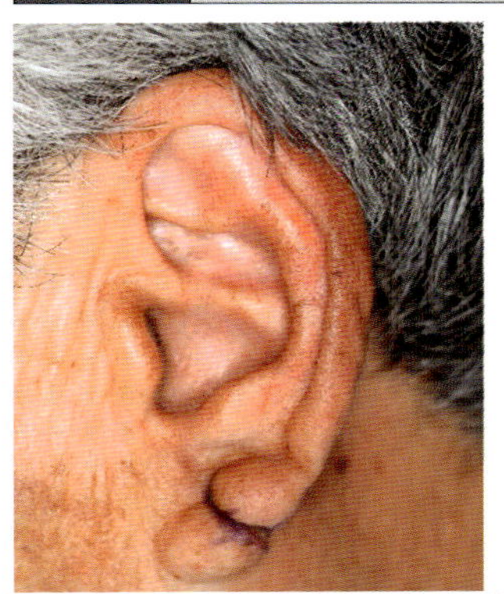

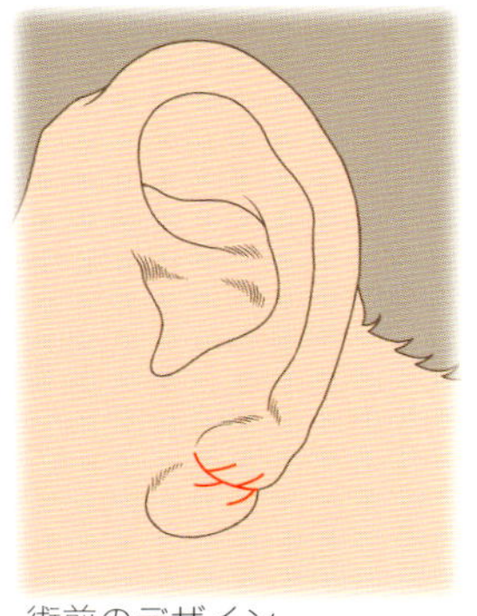

術前のデザイン

Z 形成術の 1 辺の長さは耳垂の厚さとほぼ一致するようにデザインした

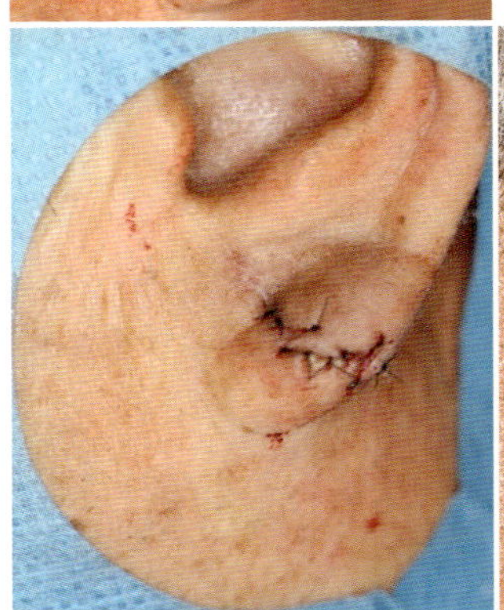

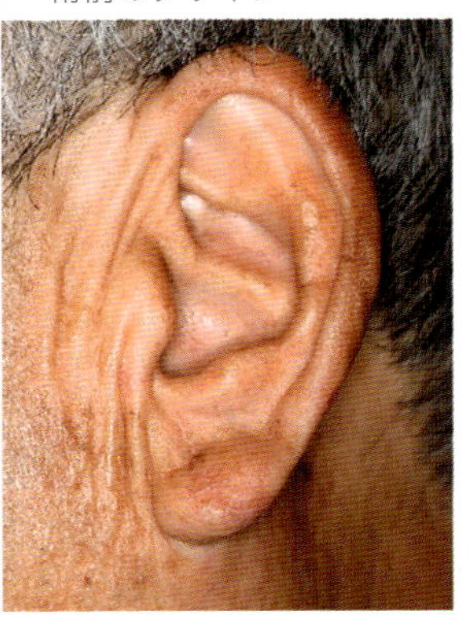

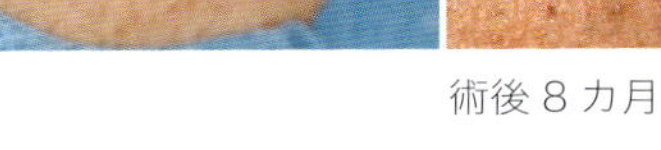

術直後　　術後 8 カ月

71 歳，男性，外傷後耳垂裂

外傷後の耳垂裂に対して，四面体効果で谷を山に変換することで陥凹を修正することを目的に Z 形成術を行った。

中央縫合線は耳垂縁に一致するようにデザインを行った。

術後 8 カ月で耳垂の変形はなく，良好な形態を得られた。

Advice

・Z 形成術の 1 辺の長さは，耳垂の幅とほぼ一致する長さでデザインする。小さすぎると効果が少なく，大きすぎるとかえって変形が目立つこととなる。

症例2 指瘢痕拘縮に対する連続 5-flap Z 形成術

51 歳，男性，左示指から示指・中指指間部の外傷後瘢痕拘縮

示指の伸展障害を認めた。関節拘縮は認めなかったために瘢痕拘縮の解除を目的に連続 5-flap Z 形成術を示指から示指・中指指間部まで施行した。術直後より伸展は可能となった。術後 1 年で左示指の ROM は右と比較してまったく差がなくなった。指間部の水かき形成も消失した。

Advice

・指では皮膚の大きさに制限があるために，適切な皮弁の大きさを決めることが良好な術後結果を得るためには重要となる。本症例では可及的に指節間関節線や中手指節関節線に縫合線を合わせるようにデザインすると，おのずと皮弁の大きさは決まってくる。

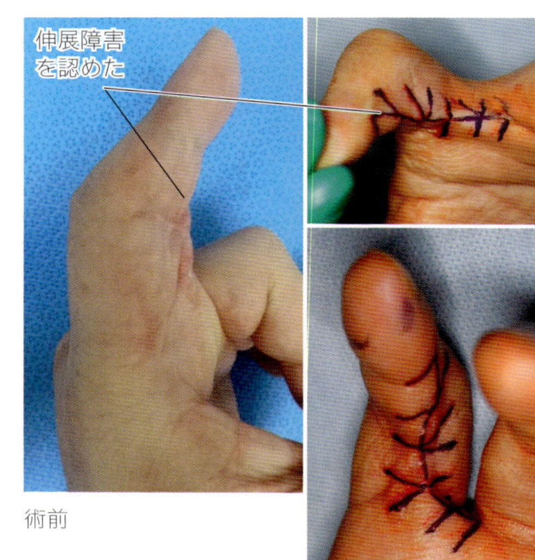

術前

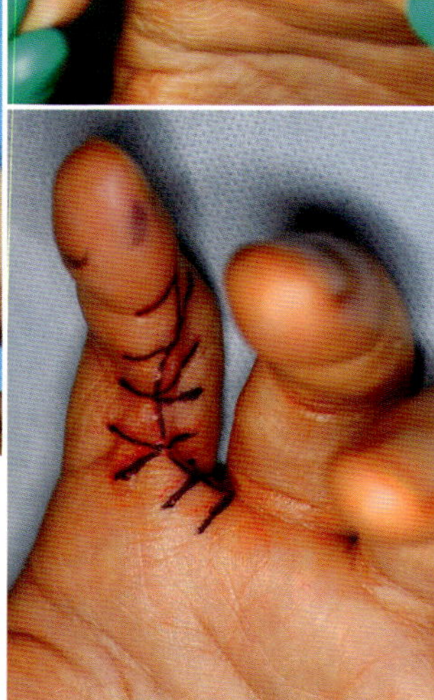

デザイン

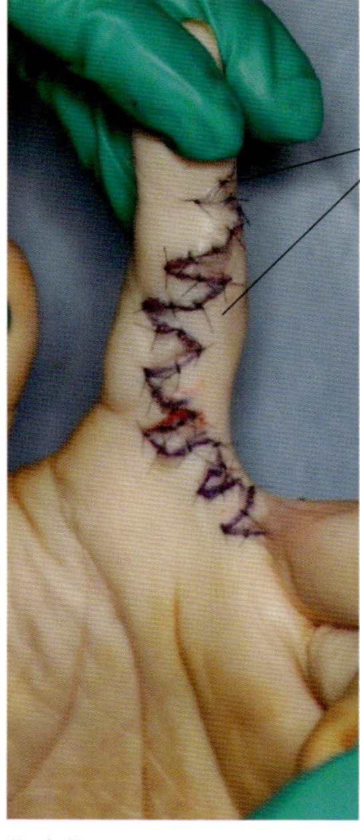

術直後

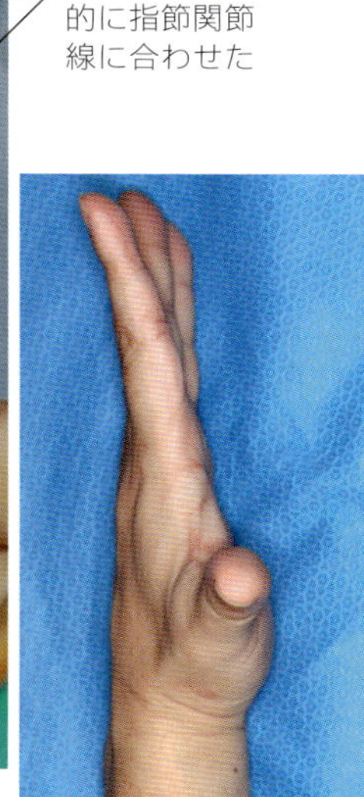

術後 1 年

History & Review

●初めて Z 形成術という呼称が使用された文献。
McCurdy SL：Z-plastic surgery. Surg Gynecol Obstet 16: 209, 1913

●Z 形成術の延長率を幾何学的に解析した論文。
McGregor IA: The theoretical basis of the Z-plasty. Br J Plast Surg 9: 256–259, 1957

●5-flap Z 形成術を内眼角形成に用いた最初の論文。
Mustardé JC：The treatment of ptosis and epicanthal folds. Br J Plast Surg 12: 252, 1959

●4-flap Z 形成術の効果について述べた文献。
Furnas DW: The tetrahedral Z-plasty. Plast Reconstr Surg 35: 291–302, 1965

●Z 形成術の効果についてペーパーモデルを用いて簡潔に説明した文献。
尾郷賢，大野宜孝，内山周也ほか：Z 形成術の効果と限界．形成外科 20：65–71，1977

●Z 形成術の歴史，理論について詳しく述べた重要な書籍。
倉田喜一郎：Z 形成術とその他の皮膚形成術．pp15–123，克誠堂出版，東京，1984

5. W 形成術

黒川正人

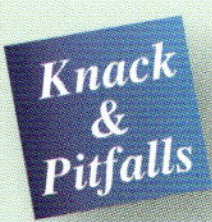

◎基本的には線状瘢痕をジグザグ状瘢痕に変換する手術手技であるが，腫瘍切除などにも応用される
◎相対する W 型の切開線は同じ長さで作図を行う
◎ジグザグの両端は二等辺三角形に切除する（dog ear の修正効果もある）
◎ W 形成術の効果は直線の分断が主たるものである
◎ジグザグ状に切開して，皮弁は進展皮弁として移動されるので基本的に延長効果や立体的な変化は生じない
◎正常皮膚の切除量は連続 Z 形成術と比較すると大きくなる

W 形成術とは直線状の瘢痕に対して，三角形皮弁を連続してジグザグ状に切開して縫合する方法である。最初は二等辺三角形皮弁を組み合わせてジグザグ状に創を形成する手技を W 形成術と呼んでいた（図 1）。しかし，二等辺三角形皮弁でなくとも，創がジグザグ状に形成されるものは W 形成術と称されるようになった。ただし，W 形成術では相対する切開線の長さは等しくしなければ，正確な縫合が困難となる。

W 形成術の効果

Z 形成術における直線の分断効果と同じ効果が期待できる。特に縫合後の三角形皮弁の一方をしわのラインに合わせることで，瘢痕は目立ちにくくなる。また，ジグザグ状の瘢痕はアコーディオン効果をもち，運動時に伸縮性が高くなる。一方，ジグザグ状に作成した三角形皮弁は進展皮弁として移動するために，連続 Z 形成術のような延長効果はほとんどない。また，進展皮弁であるために立体的な変化もほとんど生じない。

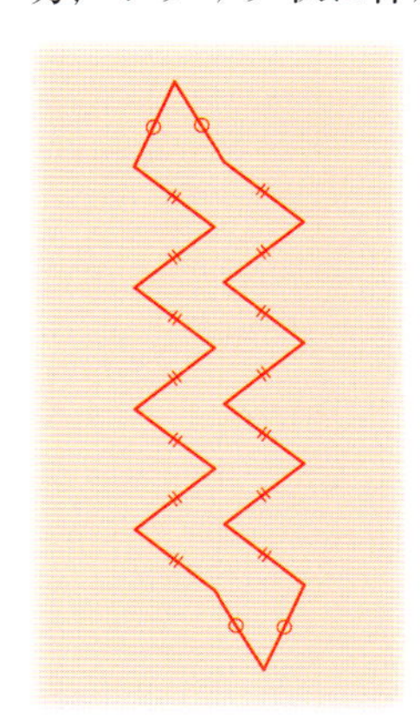

図 1　W 形成術の作図

W 形成術では相対する切開線の長さは等しくしなければならない。特に切開の両端は二等辺三角形となるように作図する。

W 形成術は皮膚をジグザグ状に切除するために，直線状瘢痕の修正などでは正常皮膚の一部を切除することとなり，皮膚切除量は増大する。個々の三角形皮弁は大きすぎると皮膚の切除量が増加し，小さすぎると縫合は煩雑となり，直線の分断効果も薄れる。諸家の報告では皮弁の長さは最低でも 3mm 以上で，5〜6mm が多いようである。以上は顔面の場合であり，四肢や躯幹などでは，瘢痕の大きさや形状に合わせて一片の長さは大きくなる。各皮弁の頂角が 90° 以上ではジグザグ効果が減じ鋭角になりすぎると，皮弁先端の血流不全を起こす可能性があるので注意する。W 形成術の両端の処理に関しては二等辺三角形に切除して創縁の長さを一致させる（図 2）。ただし，作図を工夫すると両端の縫合線もしわの方向に近づけることができる。例えば先端に Z 形成術を加えるか，一方を弧状に切開して長さを調整した後に最後の縫合線をしわの方向に合わせることは可能である（図 2）。

適応は，顔面などの直線瘢痕の修正や母斑・腫瘍切除後の縫合，縫合糸瘢痕の修正などである。水かき形成などは Z 形成術が適応であり，W 形成術は適応でない。弧状の瘢痕や trap door 変形を修正する場合には，弧の内側の各三角形皮弁基部の幅を狭くして，外側の各三角弁の幅を広くすることで対処する（図 3）。同様の場合に W 形成術と連続 Z 形成術を組み合わせた方法を用いることもある（図 4）。

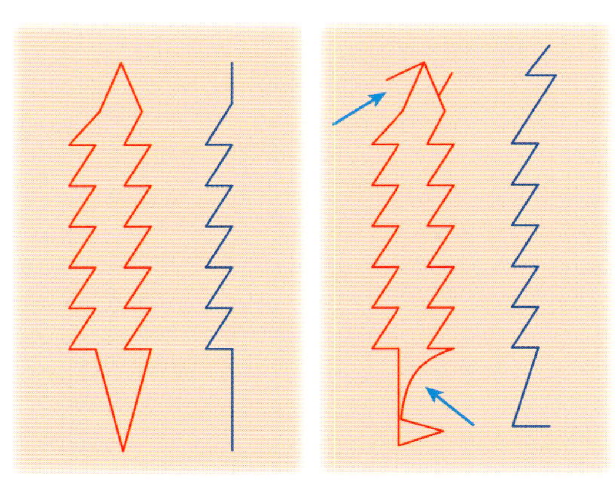

図2　両端の縫合

先端にZ形成術（右上矢印）を行うか，一方を弧状に切開して長さを調整して（右下矢印）最後の縫合線をしわの方向に合わせる。

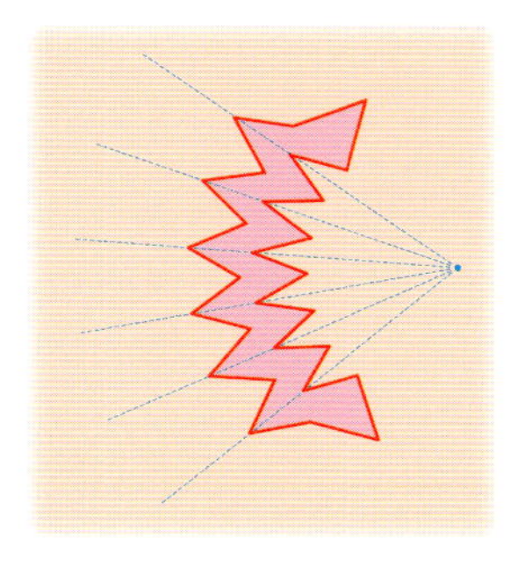

図3　弧状瘢痕の修正方法1

W形成術において弧の内側と外側の三角形皮弁基部の幅を変える。

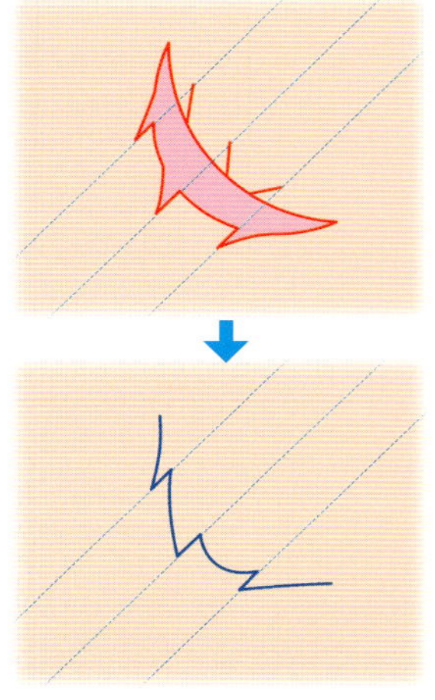

図4　弧状瘢痕の修正方法2

W形成術と連続Z形成術を組み合わせた方法を用いる。

手技

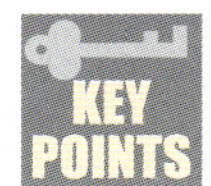
KEY
POINTS

- W形成術では対応する切開線は同じ長さとする
- 一般的には，W形成術の両端は二等辺三角形とする
- W形成術では延長効果はない

❶ デザイン

W形成術では相対する切開線は同じ長さとする。瘢痕形成術の場合には，一方の縫合線がしわのラインに一致するようにデザインすると，術後の瘢痕が目立ちにくくなる。

W形成術の両端も相対する切開線の長さを等しくするために，二等辺三角形となるようにデザインする。

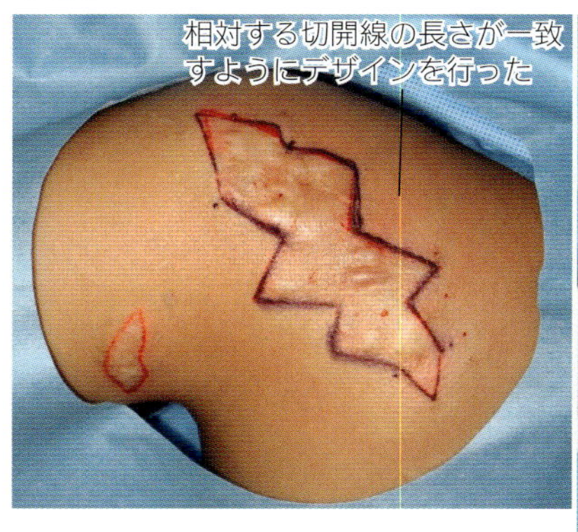
相対する切開線の長さが一致
すようにデザインを行った

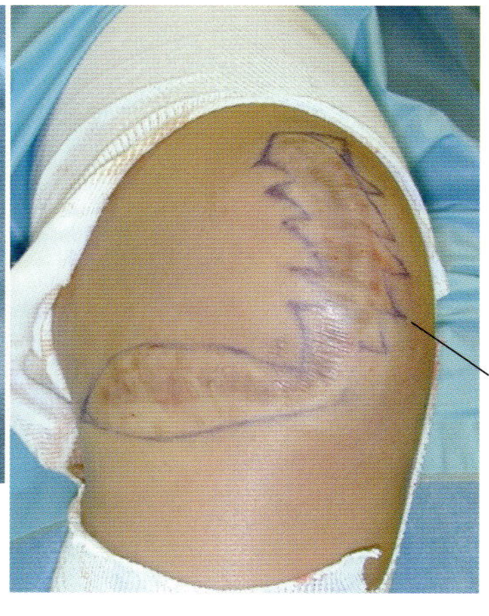

縫合糸痕を切除するようにW形成術のデザインを行った。
正常皮膚を可及的に残す目的で，三角皮弁の切開線は瘢痕側が凸になる弧状にデザインした。

Advice

・正常皮膚の切除量が大きくならないようにデザインを工夫する必要がある。
・相対する切開線の長さを等しくするために，弧状切開などを用いて切開線の長さを調整することもある。

❷ 切開と剥離

切開部周囲の剥離は，Z 形成術と同様に浅筋膜上で行うが，進展皮弁としての移動であるために，広く剥離を行う必要はない。ただし，腫瘍摘出術などで大きく切除した場合には，緊張がなく縫合できるように皮下剥離を行う。

❸ 縫合閉鎖と後療法

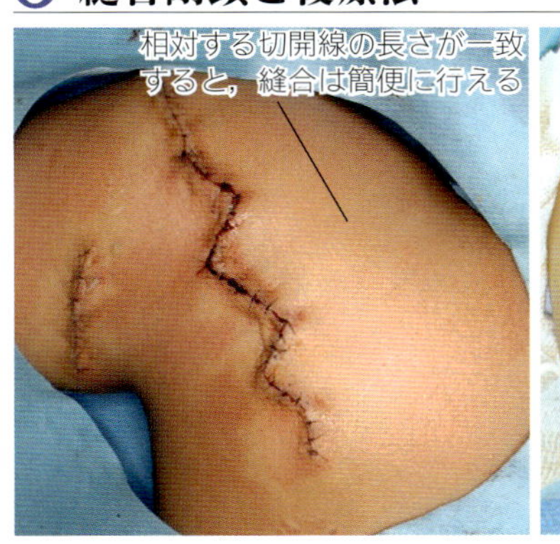
相対する切開線の長さが一致
すると，縫合は簡便に行える

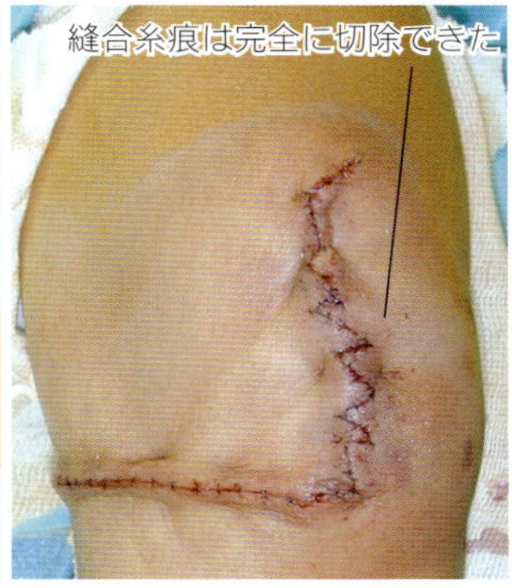
縫合糸痕は完全に切除できた

縫合時には，まず皮弁先端を確実に縫合した後に，その間を縫合する。

W 形成術では両端に dog ear が生じやすいので，切開を延長したり dog ear の切除を行う必要がある。

Advice

・縫合線の長さが一致しない場合には，皮弁を適宜トリミングするか，皮弁先端に対する部分に切開を加えて長さの調整を行う。

・術後は trap door 変形の予防としてテープ固定を行っている。

症例　顔面瘢痕に対する W 形成術

16 歳，男性，交通外傷後の顔面瘢痕

顔面裂創による弧状瘢痕に対して W 形成術を用いて瘢痕形成を行った。術後 6 カ月でジグザグ状の瘢痕は，直線の分断効果を有して術後の瘢痕は目立ちにくくなった。

Advice

・両端の縫合線をしわのラインに一致させると，より瘢痕が目立ちにくくなる。

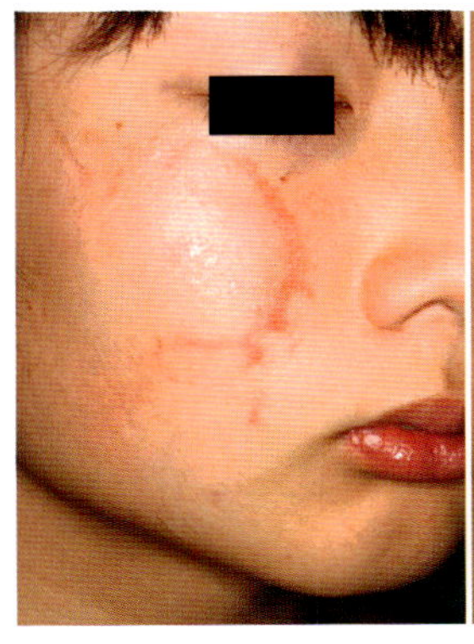

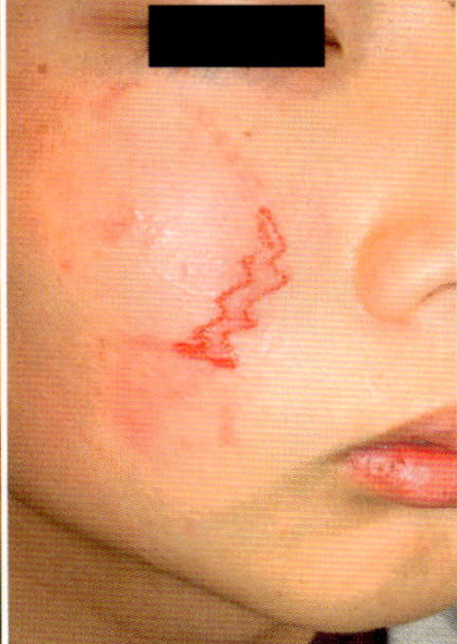

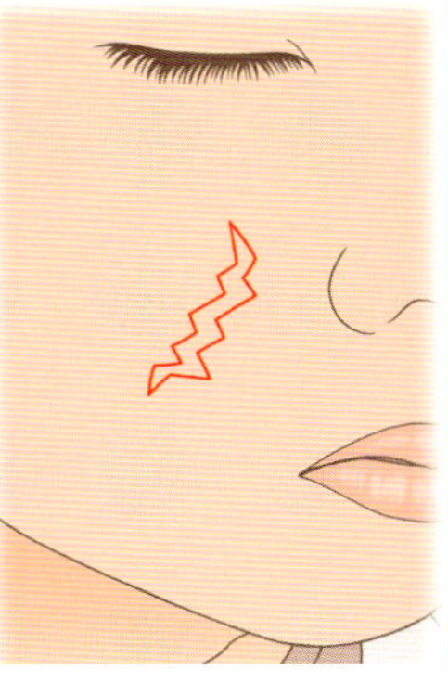

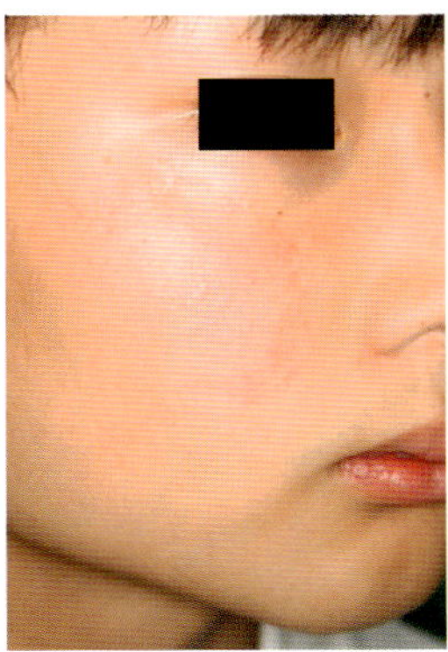

術前
Trap door 変形を認めた。

手術のデザイン
最終的には右のようなデザインで手術を行った。

術後 6 カ月

History & Review

● W 形成術という名称を最初に用いた論文。
Borges AF: Improvement of antitension-line scar by the “W-plastic” operation. Br J Plast Surg 12: 29–33, 1959

● 縫合糸瘢痕の切除について W 形成術を用いた論文。
Penn J: The removed of “cross-hatch” scar. Plast Reconstr Surg 25: 73–75, 1960

● W 形成術の作図について述べた論文。
Borges AF: The W-plastic versus Z-plastic scar revision. Plast Reconstr Surg 44: 58–62, 1969

● W 形成術の歴史と理論について詳細に述べた書籍。
倉田喜一郎：Z 形成術とその他の皮膚形成術．pp124–138，克誠堂出版，東京，1984

第5章 皮弁：軸走型皮弁・筋膜皮弁

p.127

1. 頭皮皮弁・浅側頭筋膜弁

秋月種高

Knack & Pitfalls

◎皮弁基部に浅側頭動脈頭頂枝と静脈を含めるようにデザインする
◎幅・長さ比が１：４程度の細長い皮弁が安全に挙上できる
◎血行形態が安定しており挙上しやすい皮弁である
◎浅側頭静脈は壁が薄く，皮下直下を走行していることがあるので，剥離に注意を要す
◎頭皮の伸展性が乏しいため，皮弁採取後の閉鎖には頭皮の広範囲の剥離を要す
◎浅側頭筋膜弁を採取した際には瘢痕性禿髪が問題となることがある

頭皮皮弁・浅側頭筋膜弁は，血流が非常に良好で，血行形態が比較的安定しており，挙上も比較的容易であることから，いずれも有茎皮弁あるいは遊離皮弁として主に頭頸部周辺の再建に用いられる有用性の高い皮弁である。特に浅側頭動静脈を血管茎とする遊離頭皮皮弁移植術は Harii らにより最初に報告され，形成外科における遊離組織移植術の初期から用いられてきた皮弁である。

血行形態

頭皮皮弁・浅側頭筋膜弁の栄養血管は浅側頭動静脈である。この血管は頭皮と深側頭筋膜の間に存在するいわゆる浅側頭筋膜内を走行する。

浅側頭動脈（superficial temporal artery：STA）は，耳珠の高さで深部から浅側頭筋膜内へ現れ，耳前部を頭頂方向へほぼ鉛直に走行し，前頭枝（前枝）と頭頂枝（後枝）に分枝する。前頭枝はやや水平に前額部へ向かい，前額部の皮膚を栄養する。頭頂枝はそのままほぼ鉛直やや後方に走行し，主に頭皮を栄養する（図）。

STA は同側や対側の後頭動脈と密な吻合血管網を有しており，側頭部から後頭部へかけて大きな random pattern flap を挙上することが可能である。

浅側頭静脈（superficial temporal vein：STV）は耳珠の高さでは浅側頭動脈に伴走しているが，側頭部では，後方にやや離れて走行していることが多い。STV には静脈弁はほとんど存在しない。

このように，頭皮皮弁・浅側頭筋膜弁においては，解剖学的血行形態が安定しており，なおかつ後頭動静脈など周囲の有名血管と非常に密な吻合血管網を有しているため，非常に大きな random pattern flap を挙上することができる。頭皮皮弁は原則的に細長い紡錘形の皮弁としてデザインするが，皮弁近位部に STA，STV を含めれば，縦横比（長さ：幅の比）で4程度（成人男性で幅4cm，長さ16～17cm）までは安全に挙上することが可能である。

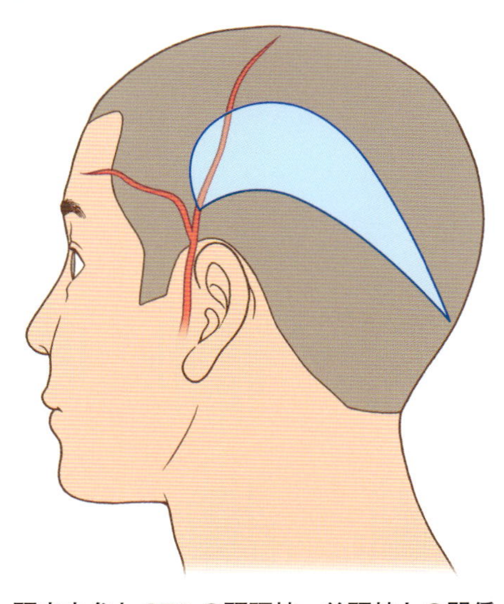

図　頭皮皮弁と STA の頭頂枝，前頭枝との関係

適応

頭皮皮弁および浅側頭筋膜弁は，血管茎が解剖

学的に安定しており，また挙上が比較的容易であるため，古くより有茎皮弁としても，遊離皮弁としても用いられている。頭皮皮弁は通常，頭皮有毛部の再建に用いられるが，熱傷や外傷後の頭皮有毛部欠損再建や，男性型脱毛症において前額部の毛の生え際などの再建に応用される。後者では手技が比較的容易であることから有茎頭皮皮弁移植術が用いられることが多いが，Ohmori らは有茎頭皮皮弁移植術では前頭部に毛流の乱れが生じるとして，その欠点のない遊離頭皮皮弁移植術を報告している。

浅側頭筋膜弁移植術は，小耳症再建における移植肋軟骨の被覆，耳下腺摘出術後の Frey 症候群防止，頭蓋底再建，顎関節強直症の治療として顎関節周囲への有茎移植で用いられる。なお，手指の腱露出部の閉鎖（表面に植皮を伴う）にも滑膜として有用であるとの報告も多い。筋膜弁として移植されることがほとんどである。

I 頭皮皮弁

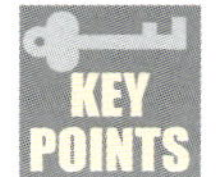

- 縦横比の大きな皮弁が挙上可能
- 血管解剖が安定している
- 皮弁基部に浅側頭動脈の頭頂枝と浅側頭静脈を確実に含める

❶ デザイン

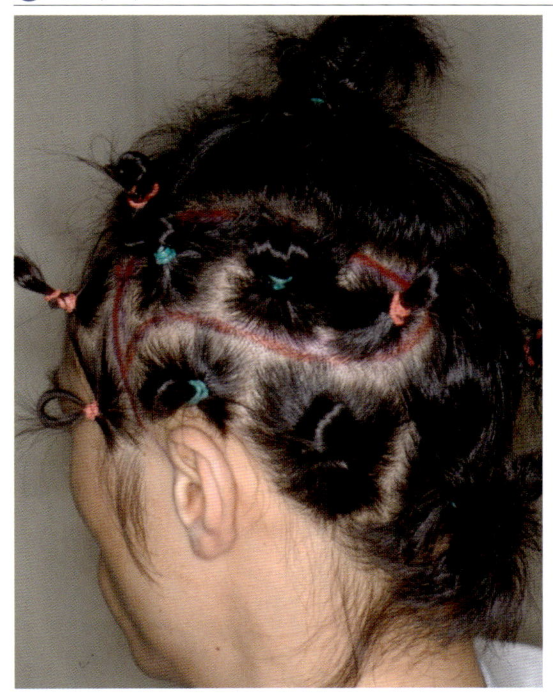

頭皮皮弁のデザイン
毛髪は剃毛せず，輪ゴムなどでまとめる

頭皮皮弁は浅側頭動静脈と後頭動静脈との血管吻合網を利用して，側頭部から後頭部へかけて最大幅 3〜4cm の細長い紡錘形にデザインする。

皮弁の近位部正中に STA の頭頂枝が含まれるようにする。皮弁の遠位部はほぼランダムパターンな血流となるが，皮弁の縦横比（長さと幅の比）が 4 程度までは比較的安全に挙上できる。すなわち，成人で幅が 4cm の場合，長さが 16〜17cm 程度までは比較的安全である。

❷ 皮弁の挙上

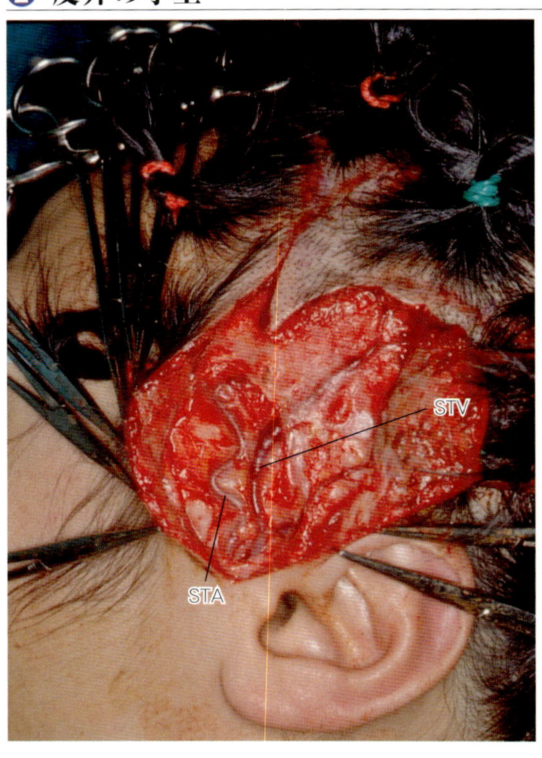

皮弁基部の STA と STV
STA の頭頂枝が皮弁基部の正中に流入するようにデザインする。STV は STA の頭頂枝よりやや後方を走行することが多い。

手術体位は背臥位で行い，側臥位や術中体位変換などは不要である。毛髪は原則的に剃毛しないが，皮弁部のみは毛髪を短く刈り，輪ゴムなどで毛髪を束ねておくとよい。

耳前部の浅側頭動静脈が存在する部位にはあらかじめ生理食塩水を皮膚直下に注射し，膨隆させておく。まず皮弁の近位部に皮膚切開をおき血管茎の確保を行うが，耳前部よりやや末梢で確保し，そこから中枢へ向かって剥離していく方がわかりやすい。STA 頭頂枝および STV が皮弁基部に含まれていることを確認したら，皮弁の遠位部に皮切をおき，帽状腱膜下で剥離，挙上していく。

Advice

- STV は血管壁が薄く，皮膚直下を走行することがあるので，その剥離には細心の注意を払う。

❸ 皮弁の移植

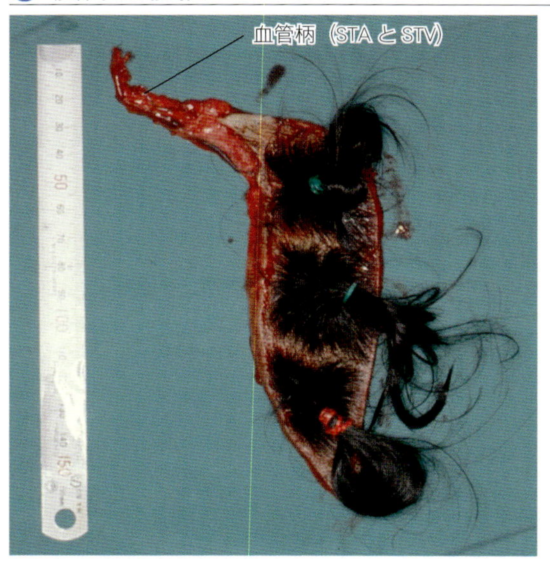

採取した遊離頭皮皮弁

有茎頭皮皮弁の場合は，浅側頭動静脈血管茎のみの島状皮弁より基部に頭皮を含む有茎皮弁として移動することが多いが，皮弁基部にやや大きな dog ear が生じやすい。また，前頭部毛髪の生え際に移植すると毛流が前方から後方へ向かい，後方から前方へ向かう被移植部頭皮の毛流と逆になるので毛流の乱れが生じる。

遊離頭皮移植術の場合は，通常，反対側の浅側頭動静脈と血管吻合するので，口径差などもあまりなく，比較的容易に移植できる。

❹ 皮弁採取部の処置

頭皮皮弁採取部は通常一期的に縫合閉鎖される。この際，特に成人では頭皮の伸展性が乏しいため，頭皮全体にわたり帽状腱膜下に広範に剥離する必要がある。それでも創縫合部に緊張がかかる場合には，帽状腱膜をメスで切開して頭皮の伸展性を得る。

II 浅側頭筋膜弁

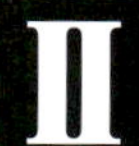
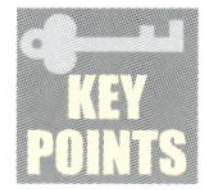

KEY POINTS

- 血管柄を基部とする扇状にデザインする
- 浅側頭動脈頭頂枝と浅側頭静脈を確実に含める
- 腱露出部を閉鎖する滑膜としても有用

❶ デザイン

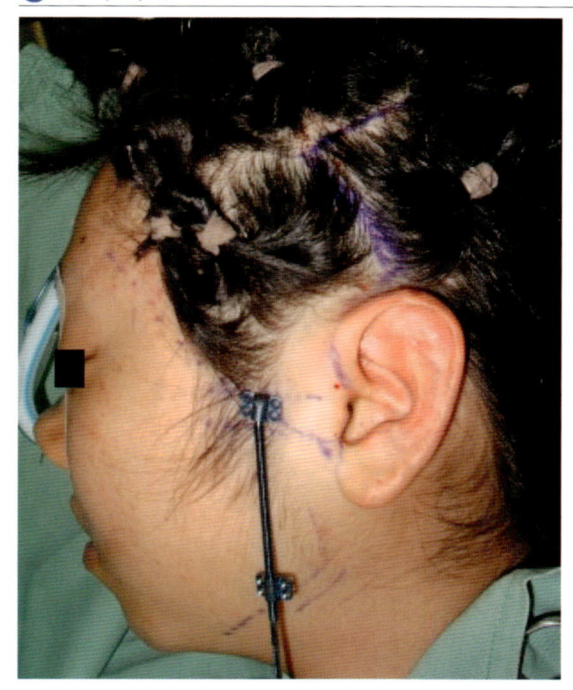

デザイン
剃毛はせず，毛髪を輪ゴムでまとめる。側頭部にはジグザグ切開をおいて浅側頭筋膜弁を挙上する。
下顎枝骨折後の両側顎関節強直症に対して，拘縮を解除したのち，内固定型骨延長器で拘縮解除部を拡大し，同部位に再拘縮予防のため浅側頭筋膜弁を有茎で移植した例

浅側頭筋膜弁は通常，耳前部でSTA，STVを基部に含めた扇状にデザインする。一側の浅側頭筋膜はすべて挙上可能であり，周囲の帽状腱膜を含めてもよい。

❷ 皮弁の挙上

筋膜弁採取部の頭皮直下と浅側頭筋膜との間に生理食塩水を局所注射し，剥離しやすくしておく。側頭部にT字あるいはジグザグ型の皮切をおき，耳前部でSTA，STVを確保したのちに，頭皮と浅側頭筋膜の間を剥離する。

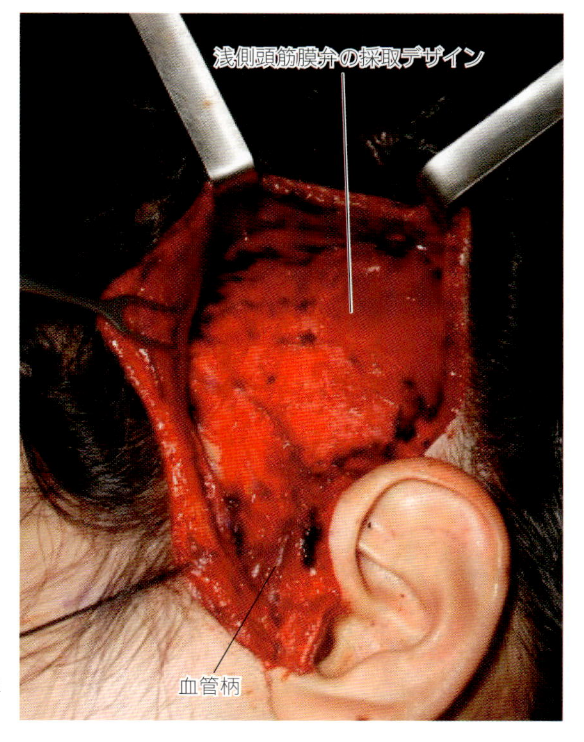

浅側頭筋膜弁はSTA，STVを血管茎とする扇状に採取する

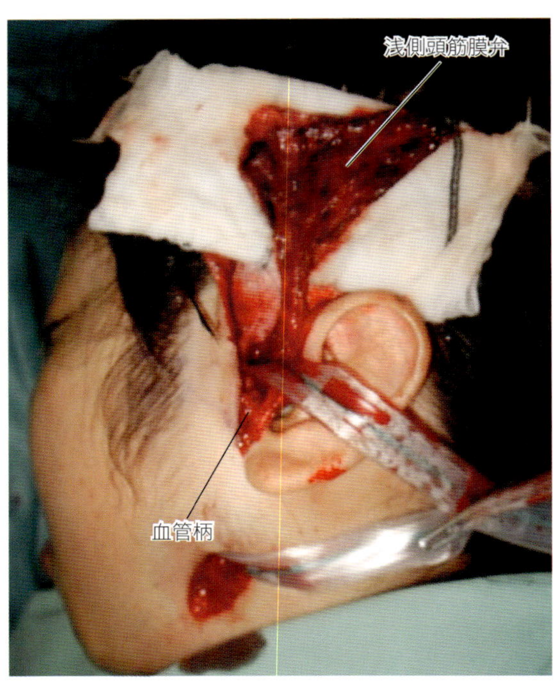

浅側頭筋膜弁を島状に挙上した状態

この際，あまりに浅く剥離し頭髪の毛根を傷つけたり，頭皮の血流障害を来たさないように注意する。最後に筋膜弁の遠位部から深側頭筋膜の直上でラスパなどを用いて，浅側頭筋膜弁を剥離挙上する。

❸ 皮弁の移植

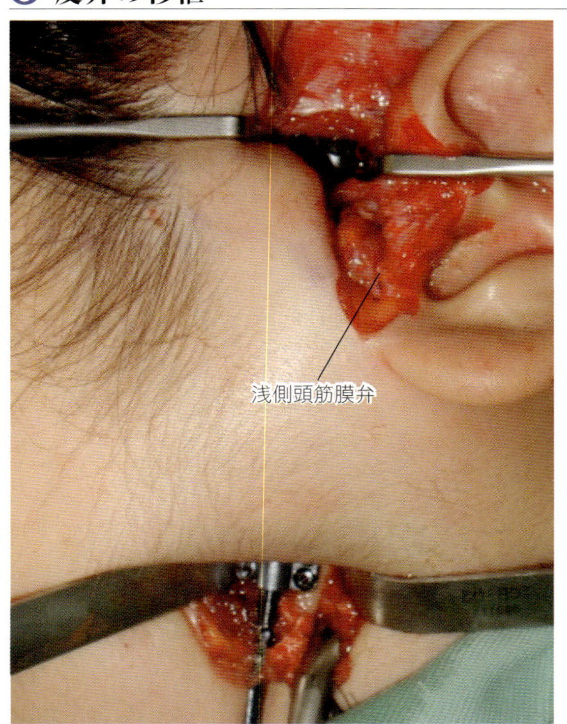

浅側頭筋膜弁を翻転し，下顎枝の拘縮解除部に移植した状態

浅側頭筋膜弁は通常，島状筋膜弁で移植されることが多いが，血管柄をねじったり緊張を与えることのないように移植床に縫着する。

❹ 皮弁採取部の処置

頭皮切開部を閉鎖するが，瘢痕性禿髪を極力少なくするために，できるだけ創に緊張がかからないように縫合する。

症例　前頭部熱傷瘢痕禿髪に対する遊離頭皮皮弁移植術

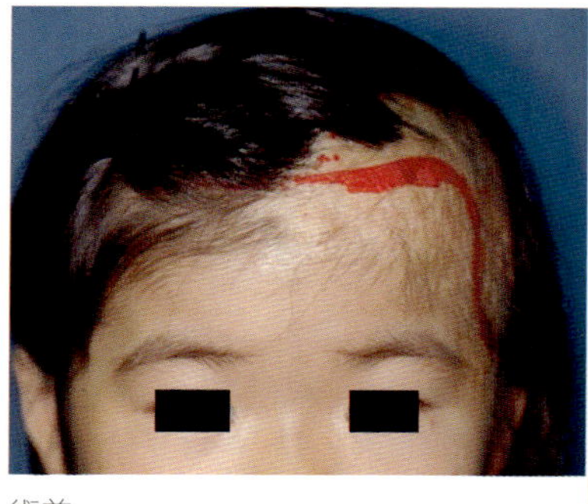

術前

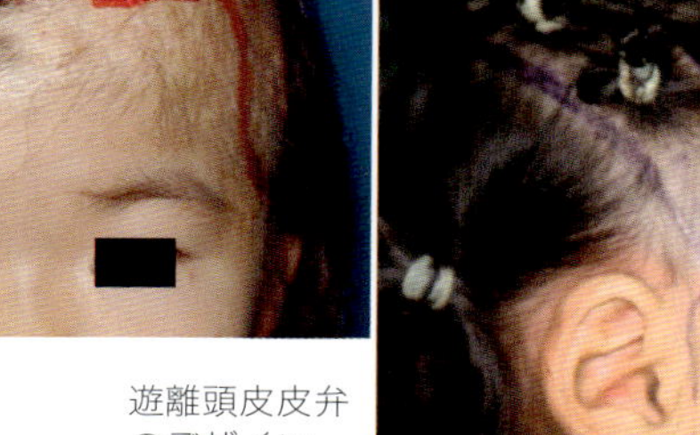

遊離頭皮皮弁のデザイン

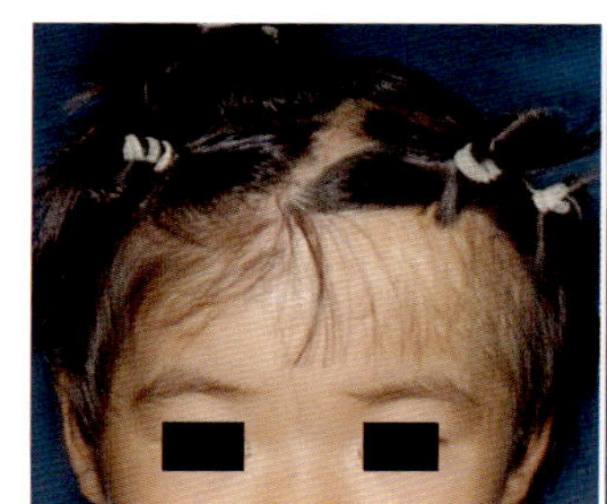

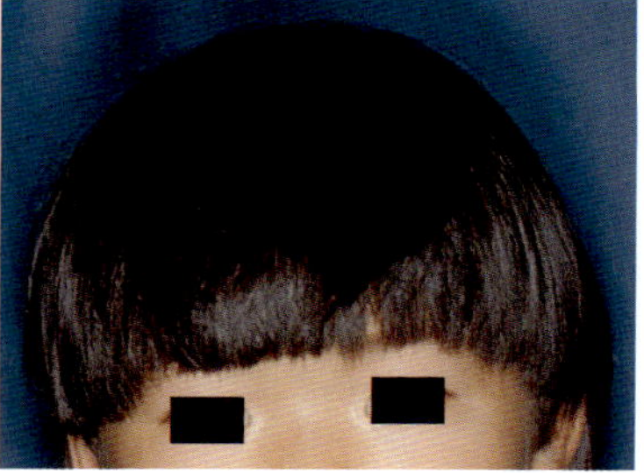

術後１年

5歳，女児，左側前頭部の熱傷瘢痕禿髪

右側頭部より遊離頭皮皮弁移植術を行い，前頭部の毛髪生え際を再建した。

赤線に皮切をおき，遊離頭皮皮弁を前頭部の生え際に移植する。生え際を再建すれば，禿髪部をかなりの程度カムフラージュすることができる。また，遊離頭皮皮弁移植術なので，前頭部の毛流の乱れは見られない。

History & Review

- 浅側頭動静脈の解剖を示す。
  Doscher M, Charafeddine AH, Schiff BA, et al: Superficial temporal artery and vein as recipient vessels for scalp and facial reconstruction: Radiographic support for underused vessels. J Reconstr Microsurg 31: 249–253, 2015
- 瘢痕性禿髪に対する有茎頭皮皮弁移植の方法を示す。
  Onizuka T, Ohmori S: Treatment of alopecia cicatricance using an artery flap. Plast Reconstr Surg 35: 338–341, 1965
- 遊離頭皮皮弁を紹介した初期の論文。
  Harii K, Ohmori K: Free skin flap transfer. Clin Plast Surg 3: 111–127, 1976
- 男性型禿髪に対する遊離頭皮皮弁移植術を示す。
  Ohmori K: Microsurgical free temporoparietal flaps in surgery for male pattern baldness. Clin Plast Surg 18: 791–796, 1991
- 有茎浅側頭筋膜弁の臨床応用の報告。
  Rastatter JC, Walz PC, Alden TD: Pediatric skull base reconstruction; case report of a tunneled temporoparietal fascia flap. J Neurosurg Pediatr 17: 371–377, 2016

2. 前額皮弁

大西　清・岡田恵美

Knack & Pitfalls

◎前額の皮膚は外鼻の皮膚と色調・質感が近似するため，前額皮弁は外鼻の再建に頻用される
◎前額の豊富な血管網を利用するため，片側の滑車上動脈のみを茎として十分な長さの皮弁を挙上することができる
◎滑車上動脈は，眼窩上縁から5cm以上遠位では真皮直下に達する。そのため，遠位部では皮弁を安全に薄くすることができる
◎前額の狭い症例や，鼻翼，鼻柱など遠位への移行が必要な場合は，皮弁基部を眉毛より尾側に延長し，眼窩上縁まで骨膜下に剥離を行うと，十分な長さの皮弁が得られる
◎皮弁採取部は縫縮するのが原則である。縫縮が困難な場合は，tissue expanderや人工真皮の併用も有用である

前額皮弁（forehead flap）は，顔面および頭頸部領域の再建に用いられる皮弁の1つである。特に色調・質感の近似した外鼻再建での有用性は高い。

外鼻への応用では，前額正中に作成する正中前額皮弁（median forehead flap）の歴史が最も古く，古代インド法が起源とされ，15世紀にヨーロッパへ広まった。しかし，近年まで詳細な皮弁血行の解明はなされておらず，皮弁到達距離を長くするため，oblique flap（1850）や，holizontal flap（1952），Gillies（1935）の up and down forehead flap，Converse（1942）の scalping forehead flap，Burget ら（1986）の paramedian forehead flap など，皮弁のデザインには多様なバリエーションが報告されている。

現在，前額皮弁の血管茎は，片側の滑車上動脈を用いて挙上する手技が一般的である。本稿では，外鼻再建に頻用されている滑車上動脈茎の前額皮弁を中心に述べる。

血行形態

前額部は，眼動脈の終末枝である滑車上動脈，眼窩上動脈と，外頸動脈の終末枝である浅側頭動脈前頭枝の左右3対の動脈から構成された血管網により栄養されている。これらの血管網は互いに緊密に吻合し合い，正中では左右間の吻合も認める（図1）。

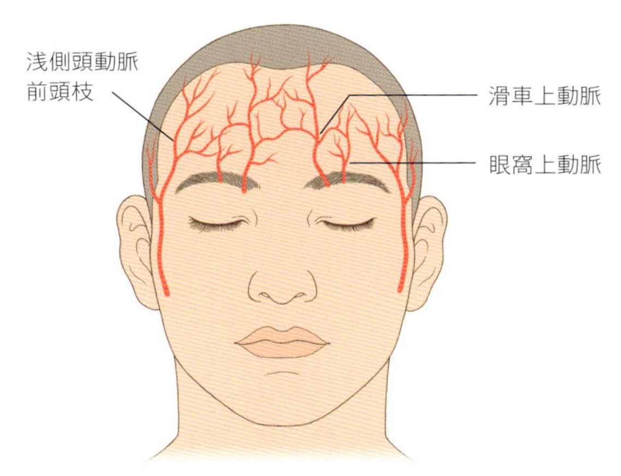

図1　前額部の血行形態

前額皮弁の栄養血管についての検討は，長期にわたりなされておらず，両側の滑車上動脈を含めるものや，眼窩上動脈を含めるものなどさまざまであった。Millard（1967）は，片側の滑車上動脈のみで皮弁作成が可能であるとし，Burget ら（1986）も傍正中，つまり内眼角部から垂直方向に頭側へ伸ばしたデザインで滑車上動脈茎の皮弁を作成している。Shumrick ら（1992）は，滑車上動脈の走行する深さについて言及し，滑車上動脈は眼窩内の上内側を前方に走行し，眼窩上縁内側で眼窩を出る。そして眼窩隔膜を貫いたのち，皺眉筋と眼輪筋，前頭筋の間を通り，眉毛の高さで前頭筋を貫き皮下に至ると報告している。また，梅本ら（1998）は，滑車上動脈は眼窩上縁では前頭筋内かそれより深層を走行し，眼窩上縁から1～2cmの間で前頭筋を貫き皮下組織に達したのち，眼窩上縁から1～5cmの間で真皮直下に達すると述べている（図2）。

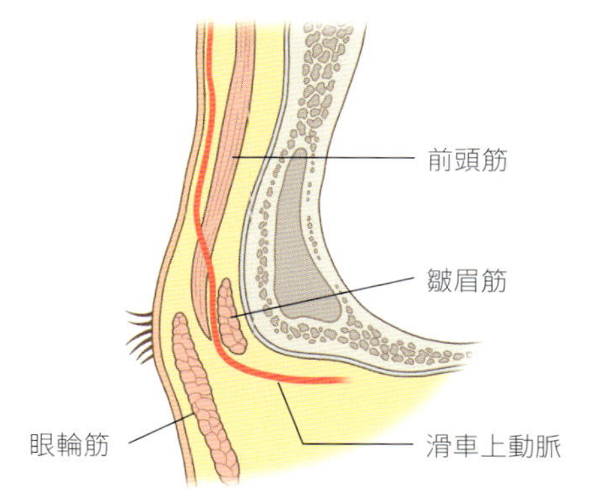

図 2　滑車上動脈の走行

滑車上動脈が欠損することは極めてまれであるが，手術にあたってはドップラ血流計などを用い血管の走行をマークしておくとよい。

適応

前述のごとく，前額皮弁は色調，質感の近似性が得られるため，外鼻再建の第 1 選択となることが多い。

外鼻以外への応用については，上下眼瞼や内眥部などの比較的広範囲な眼窩周囲欠損の再建に用いられている。Iwahira Y ら[1]（1993）は，tissue expander 法により拡張した滑車上動脈茎の前額皮弁による，前額 1/2 にわたる欠損の再建を報告している。また，下顎歯肉癌切除後欠損をはじめとし，頬粘膜や咽頭側壁など頭頸部領域の再建に対する浅側頭動脈茎の前額皮弁の応用も報告されている。しかし，浅側頭動脈茎として利用する場合には，皮弁採取後の陥凹変形や顔面神経損傷などが問題点として挙げられる。

手技

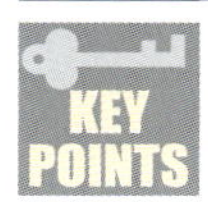

- 術前にドップラ血流計などを用い滑車上動脈の走行をマークする
- 眼窩上縁内側から垂直方向に走行する滑車上動脈を皮弁茎に含むよう，前額傍正中に皮弁をデザインする
- 滑車上動脈の走行する層を意識しながら皮弁を挙上する

❶ デザイン

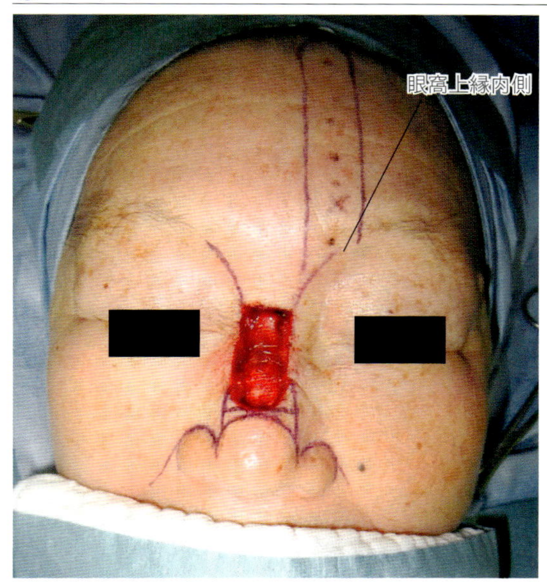

眼窩上縁内側から垂直方向に走行する滑車上動脈を皮弁に含むよう，前額正中から 5～10mm 外側（傍正中）に皮弁をデザインする。皮弁の幅は，2.5～3cm 程度までであれば縫縮できる。

前額の狭い症例や，鼻翼，鼻柱など遠位への到達が必要な場合，皮弁基部を眉毛より尾側に延長し，眼窩上縁まで骨膜下に剥離を行うと，十分な皮弁の長さが得られる。また，皮弁長軸を外側方向へ斜めにデザインすると，より長い皮弁を作成することができる。

Advice

・左右どちらの滑車上動脈を茎にするかは，再建部位までの距離や皮弁茎のねじれなどを考慮し，症例ごとに選択する。片側の欠損の場合，対側の滑車上動脈を茎とすると皮弁のねじれは少ないが，移動距離は長くなる。

❷ 皮弁の挙上

皮弁は末梢側から挙上する。骨膜上で剥離を行えば出血も少なく，容易に挙上することができる。皮弁挙上後，必要に応じ皮弁遠位部の thinning を行う。

前頭筋上で皮弁を挙上する場合は，眼窩上縁から 2cm 以内では前頭筋下に剥離を進め，1cm 以内では骨膜を皮弁に含むよう挙上する。これにより滑車上動脈の損傷を避けることができる。

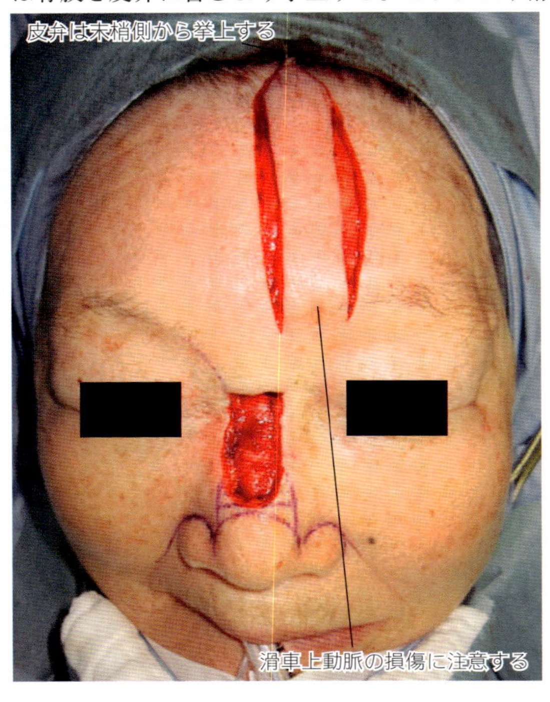

Advice

・眼窩上縁から 5cm 以上遠位側では，滑車上動脈は真皮下に達し豊富な血管網を形成している。そのため，安全に皮弁を薄くすることができる。

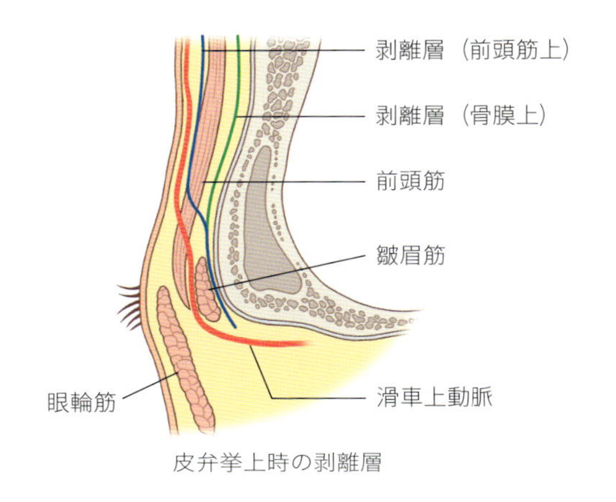

皮弁挙上時の剥離層

❸ 皮弁の移動

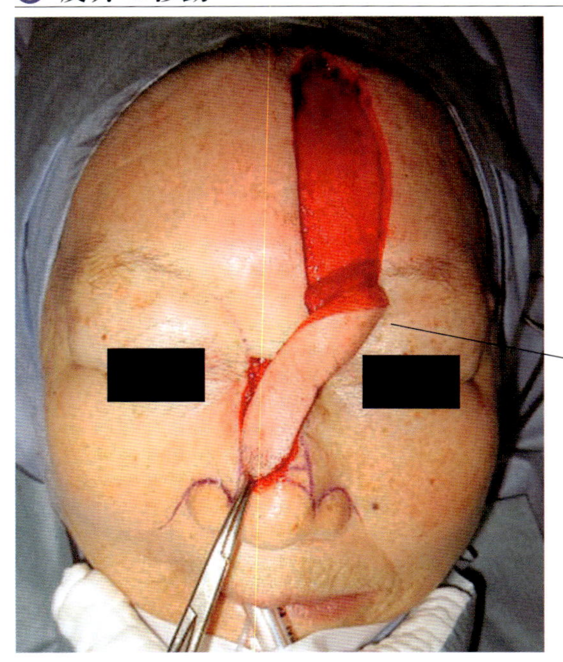

皮弁を翻転し欠損部へ移動する。皮弁移動の際には，茎部にねじれが生じるため，緊張がかからないように注意する。

島状皮弁として挙上したり，茎部皮膚を denude し，皮下トンネルを通して欠損部へ移行することも可能である。しかしこの際には，茎部に膨隆を来たす。また，茎部の圧迫による皮弁壊死の危険性も生じる。

❹ 皮弁採取部の処置

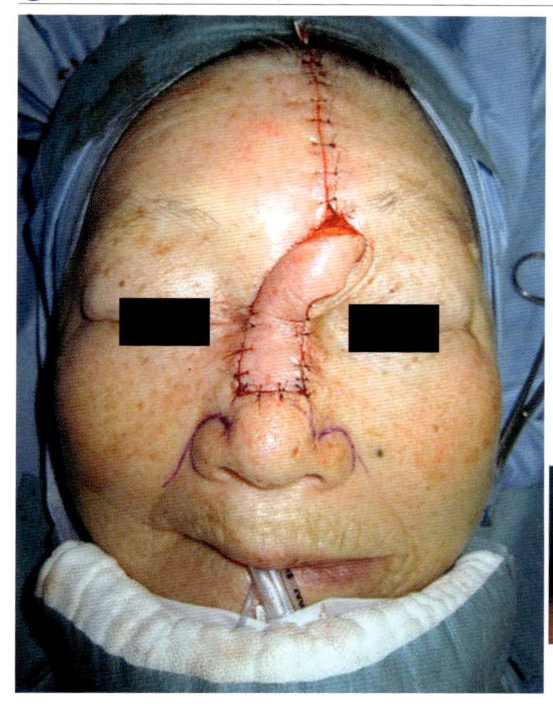

皮弁採取部は露出部であり，一次縫縮を原則とする。全外鼻再建など，幅の広い皮弁が必要な場合には，あらかじめティッシュエキスパンダーを挿入し，伸展させた皮膚で閉鎖するか，局所皮弁や植皮による閉鎖を考慮する。

Advice

・皮弁採取部の縫合閉鎖が困難な場合，人工真皮貼付により瘢痕治癒させる方法も一法である。軽度の陥凹変形を来たすが，高齢者では瘢痕があまり目立たないことが多い。

一次縫縮が困難な部位に人工真皮を貼付した

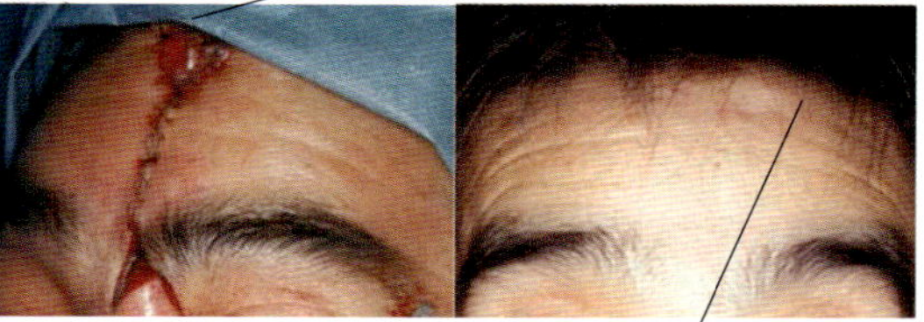

術後の瘢痕はそれほど目立たない

❺ 皮弁の切り離し

皮弁の茎は，術後 2〜3 週目に切り離しを行う。切り離した皮弁は裏面の肉芽や瘢痕組織を十分に除去し，眉毛の位置がずれないよう元の位置に戻し，縫合する。

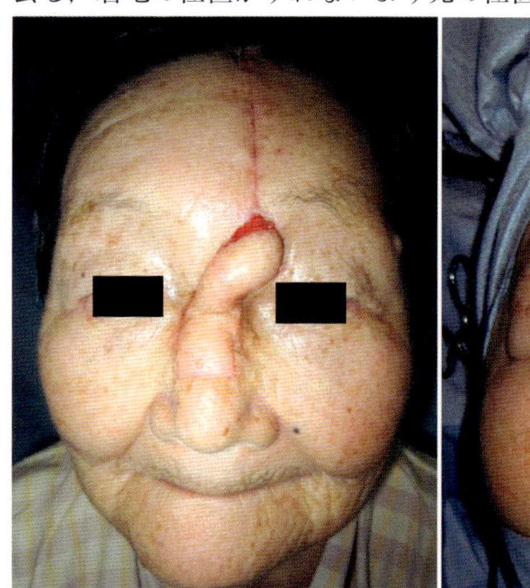

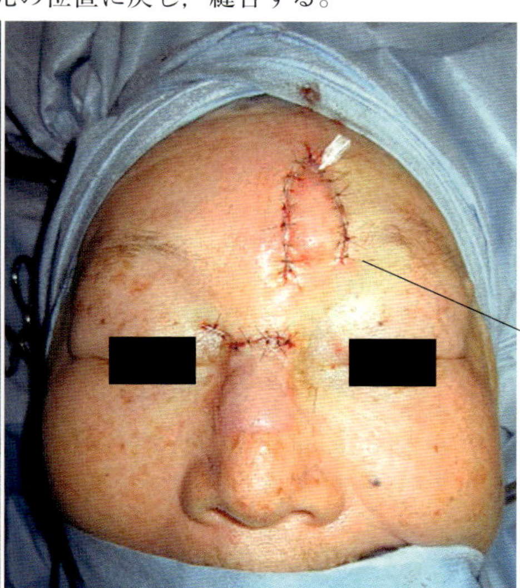

眉毛の位置がずれないよう注意する

初回術後 3 週

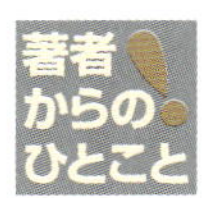

鼻翼皮膚の性状は，前額より頬部皮膚の方が近似している。したがって，片側の鼻翼再建など，比較的小さい欠損を再建する場合には，鼻唇溝皮弁が良い適応となる。

症例 外鼻基底細胞癌に対する前額皮弁移植術

64歳，男性，右頬部・外鼻側壁基底細胞癌

腫瘍縁から5mm離して切除し，3.5 × 4.0cm大の頬部から外鼻側壁にわたる欠損を生じた。

頬部の欠損は，頬部皮弁を挙上移行し閉鎖した。側壁の欠損は追加切除を加えユニット形態としたのち，幅2.5cm，長さ10cmの前額皮弁を左滑車上動脈を含めて挙上し，移行した。前額皮弁採取部は縫合閉鎖した。前額皮弁移行後3週目に切り離し術を施行した。

初回術後1年経過し，腫瘍の再発は認めず良好な形態が得られている。

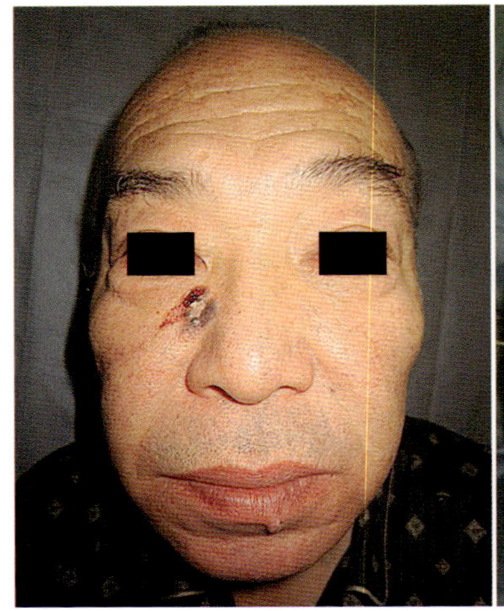

術前

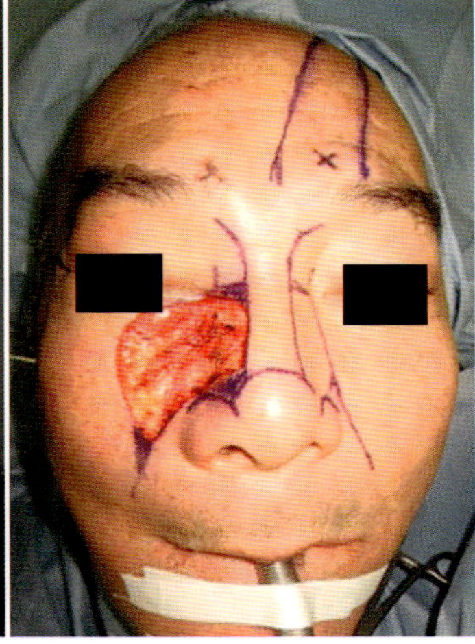

腫瘍切除後欠損

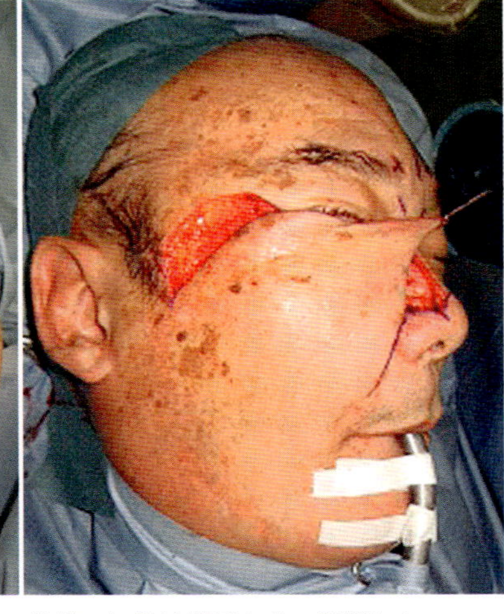

頬部の欠損は頬部皮弁で閉鎖した

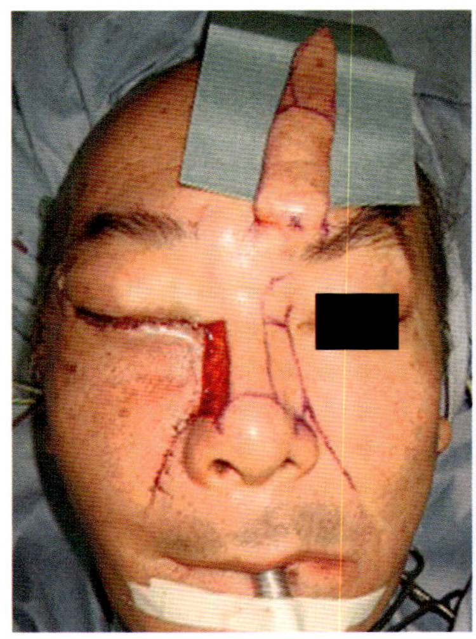

外鼻側壁のユニット形態としたのち，左前額皮弁を移行した

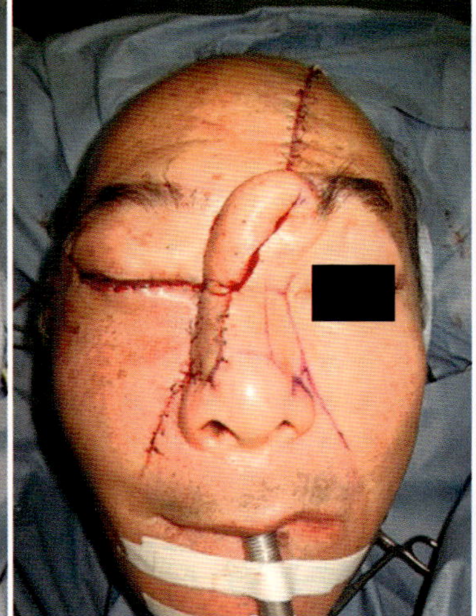

前額皮弁移行後

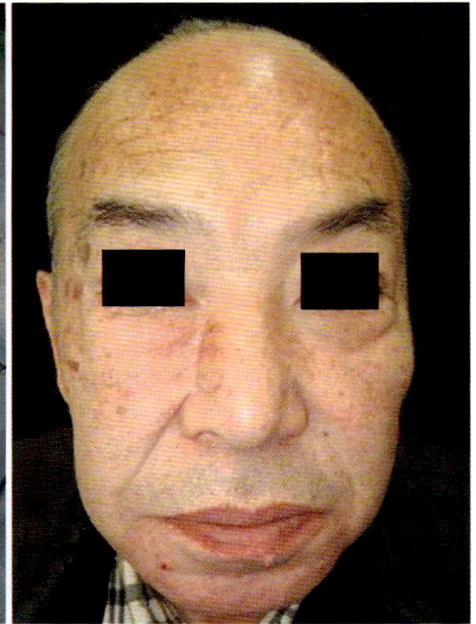

皮弁切り離し術後1年

引用文献

1）Iwahira Y, Maruyama Y: Expanded unilateral forehead flap（sail flap）for coverage of opposite forehead defect. Plast Reconstr Surg 92: 1052–1056, 1993

History & Review

●前額皮弁を用いた外鼻再建を報告した論文。
Kazanjian VH: The repair of nasal defects with the median forehead flap: Primary closure of the forehead wound. Surg Gynecol Obstet 83: 37–49, 1946
●片側の滑車上動脈のみで皮弁作成が可能であることを示した論文。
Millard DR Jr: Total reconstructive rhinoplasty and a missing link. Plast Reconstr Surg 37: 167–183, 1966
●傍正中に作成した前額皮弁による外鼻再建について報告した論文。
Burget GC, Menick FJ: Nasal reconstruction: seeking a forth dimension. Plast Reconstr Surg 78: 145–157, 1986
●前額皮弁の変遷や傍正中前額皮弁による外鼻再建について詳細に述べた論文。
Menick FJ: Aesthetic refinements in use of forehead for nasal reconstruction: The paramedian forehead flap. Clin Plast Surg 17: 607–622, 1990
●滑車上動脈の走行する深さについて言及した論文。
Shumrick KA, Smith TL: The anatomic basis for the design of forehead flaps in nasal reconstruction. Arch Otolaryngol Head Neck Surg 118: 373–379, 1992
●滑車上動脈が前頭筋を穿通する位置や，真皮下血管網に達する位置などについて組織学的に検討した論文。
梅本泰孝，福田慶三，小泉正樹：滑車上動脈の三次元的血管解剖に基づく前額皮弁の挙上法．形成外科 41：259–264, 1998

3. DP皮弁

清川兼輔・古賀憲幸

Knack & Pitfalls

◎皮弁の先端となる外側縁は，前方から見た時の肩の輪郭線（稜線）までとする
◎有茎皮弁であるため，pivot pointから最も遠い移植部位までの距離よりpivot pointから皮弁先端までの距離が長くなるようにデザインする
◎皮弁の長さが不足する可能性がある場合には，前もって皮弁遷延術（delay）を行っておく
◎栄養血管である内胸動静脈の第2，3肋間穿通枝は，長さが短く口径が小さい
◎皮弁採取部が前胸部から肩であるため，術後縫合創や植皮による瘢痕が目立つ

DP皮弁（deltopectoral flap: 胸三角筋皮弁）は，1965年Bakamjian VYによって発表され，1970年代には内胸動脈穿通枝を主栄養血管とするaxial pattern flapとして頭頸部再建に用いられている。その使用法としては，通常の皮弁として用いる方法，チューブ状にして用いる方法，皮弁遷延術（delay）を行った後に用いる方法，さらには遊離皮弁として用いる方法などがある。有茎皮弁として用いられる顔面や頸部においては利便性の高い皮弁の1つであるが，切り離しを要する場合は手術が二期的になること，皮弁採取部が縫縮不可能な場合が多く同部位の閉鎖に植皮を要するなどの問題点も存在する。このため，多くの遊離皮弁や筋皮弁が開発され使用されている現在では，DP皮弁が使用される頻度は少なくなった。しかし，顔面や頸部の皮膚とのカラーおよびテキスチャーマッチに優れていることから，他の皮弁と比べて整容的有用性は高い。

血行形態

DP皮弁の主栄養血管は，皮弁の幅にもよるが第2〜4肋間から立ち上がる内胸動脈穿通枝の皮膚枝で，おのおのの口径は比較的小さい。この中でも第2肋間の穿通枝が最も口径が大きいとされている。それぞれの穿通枝は胸骨縁より約1〜1.5cm外側の肋骨下縁の位置に認められる。これらの穿通枝の皮膚枝は，筋膜上の皮下を肩の方向に向かって斜め上方に走行し，隣接する胸肩峰動脈皮膚枝および頸横動脈皮膚枝の血管系とchoke吻合を介して血管網を形成している（図1）。

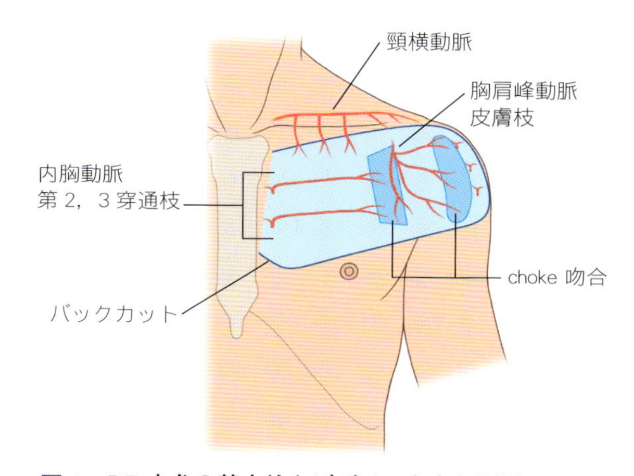

図1　DP皮弁の基本的なデザインと血行形態

DP皮弁を挙上すると，主軸栄養血管である内胸動脈穿通枝の皮膚枝の血流は胸肩峰動脈皮膚枝の支配領域までは流入するが，さらにその先の領域である後上腕回旋動脈三角筋枝の支配領域までは到達できない。よって一期的に挙上し使用できるDP皮弁の範囲は胸肩峰動脈皮膚枝の支配領域（第2の血行領域）と後上腕回旋動脈三角筋枝の支配領域（第3の血行領域）の境界である。具体的には，仰臥位で上方から見た時の肩の輪郭線（稜線）までである。後上腕回旋動脈三角筋枝の支配領域まで皮弁を延長する場合には，皮弁遷延術（delay）を前もって行っておく必要がある。

■皮弁遷延術（delay）

皮弁遷延術は，移植手術の約2週前にこれを行

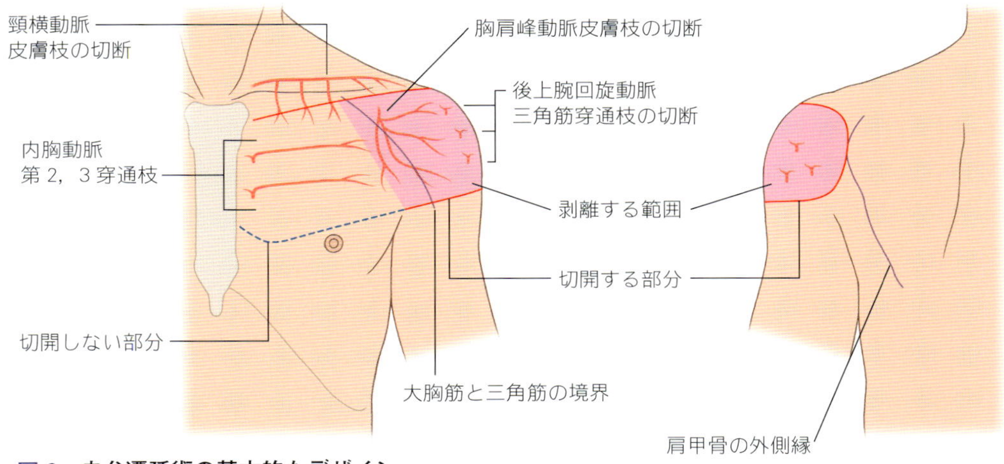

図 2　皮弁遷延術の基本的なデザイン

うことによって，DP 皮弁の主栄養血管である内胸動脈穿通枝の血流を内胸動脈皮膚枝の血行領域（第 2 の血行領域）を越えて後上腕回旋動脈の血行領域（第 3 の血行領域）にまで到達させる手技である（図 2）。

実際の手技として，上縁については通常の DP 皮弁の切開線をそのまま直線上に肩の輪郭線（稜線）を越えて後方に回り込むように延長する。外側縁については，皮弁が到達するのに必要な長さが得られる位置で縦方向に切開する。この際，外縁（皮弁の最先端）の位置は肩甲骨の外側縁までが限界である。下縁については，上縁と平行に外側縁の位置まで延長する。皮弁遷延術では，下縁の胸部正中から腋窩までの皮切を行わないことが重要なポイントである。皮弁剥離は，外側から三角筋と大胸筋の境界部までに留める。これによって，後上腕回旋動脈三角筋枝と胸肩峰動脈皮膚枝と頸横動脈皮膚枝からの皮弁への血行が遮断される。その後，皮弁を元の位置に戻し軽く縫合固定しておく。延長した DP 皮弁を挙上するまでの最適な待機期間は 2 週間である。この待機期間が 1 週間では効果が不十分であり，3 週間以上経過するといったん遮断した周囲からの血行が再開し，その効果が弱まってしまう。

適応

有茎で用いる場合は皮弁が到達可能範囲として，頬部から頸部にかけての皮膚軟部組織欠損や下咽頭・頸部食道の再建が適応となる。色調・質感に優れているという利点を考慮すると，顔面や頸部への移植が良い適応となる。また，血管吻合などの煩雑な手技を必要とせず比較的簡便に使用できるため，全身状態に問題があるような症例や salvage 手術での使用も良い適応と言える。

遊離皮弁として用いる場合は，移植床の血管さえ準備できればどの部位にも移植可能である。しかし，栄養血管柄が細く短いため，その適応には十分な検討と注意を要する。この問題点を解決するために，穿通枝だけでなくその本幹である内胸動脈まで採取し使用する方法もある。

手技

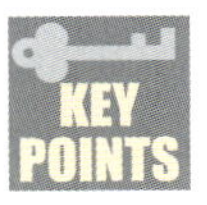

- Pivot point（移動時の支点）は，皮弁下縁の最も正中側端である
- Pivot point から最も離れた移植部位までの距離と皮弁先端までの距離が合っているか（皮弁が欠損部に届くかどうか）を必ず確認する
- 栄養血管である内胸動脈の第 2，3 穿通枝を損傷する可能性があるため，穿通枝を明視下に確認できるまで剥離をする必要はない

❶ デザイン

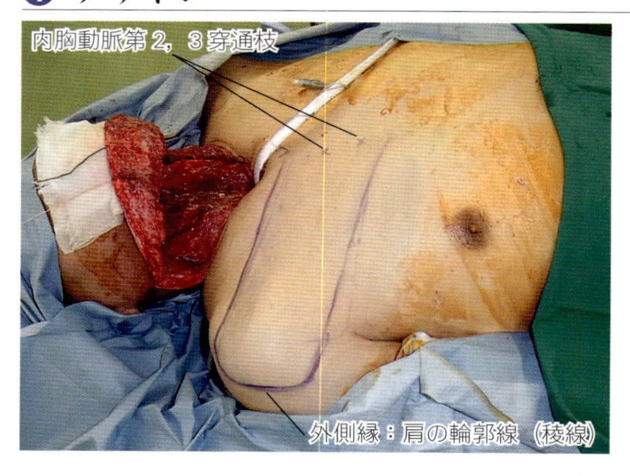

有茎でも遊離でも，採取できる皮弁の大きさと長さに変わりはない。

主栄養血管である内胸動脈の第 2，3 穿通枝は，それぞれ第 2 と第 3 肋間の胸骨縁より約 1～1.5cm 外側の肋骨上縁より立ち上がっている。これらを術前にドップラーで確認し，その部位にマーキングを行っておく。皮弁の上縁は，胸鎖関節のやや下方の点からほぼ鎖骨と平行にその下縁に沿って肩の外縁に至る線とする。下縁は，マーキングを行った内胸動脈第 3 穿通枝の位置より約 1～2cm 下方の点から上縁のラインと平行に上腕の外縁に至る線とする。この際，上縁が鎖骨を越えないように，下縁が腋窩にかからないようにする。皮弁の外側縁は仰臥位で上方から見た肩の輪郭線（稜線）までであるが，実際にはこれより若干短めにする方が血行は確実で安全である。

DP 皮弁をロール状の内腔を有する arcade flap として下咽頭・頸部食道に用いる場合には，皮弁の一部を切離および脱上皮化（denude）することによって，食道内腔となる部分と茎となる部分を分けて作成する。この際，皮弁の上縁が鎖骨を越える必要がある場合には，前もって皮弁遷延術（delay）を行っておく必要がある。

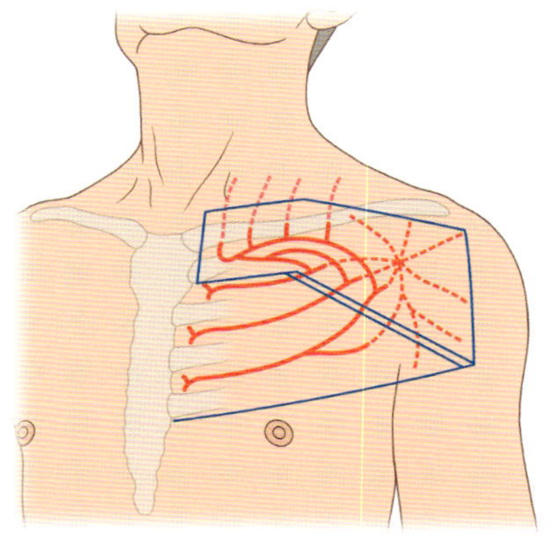

——線：内胸動脈の第 2～4 穿通枝
----線：胸肩峰動脈の皮膚枝
----線：頸横動脈の皮膚枝

(a) Pectoral arcade flap の血行形態

頸部の
皮膚切開線
7cm
7cm
7cm
A
B
10～14 cm

B

(b) Pectoral arcade flap の作図

青色：denude を行う部分
皮弁 A 部分で，食道となる管腔を作成する。
皮弁 B 部分はそれを栄養し移動する茎となる

皮弁 A 部分を，上皮を内側とした管腔に形成，皮弁 B 部分を茎として食道欠損部へ移動

Pectoral arcade flap
（田井良明：Pectoral arcade flap による下咽頭頸部食道の再建．波利井清紀編，頭頸部再建外科 最近の進歩（改訂第 2 版）．p268-272，克誠堂出版，2002 より引用改変）

❷ 皮弁の挙上

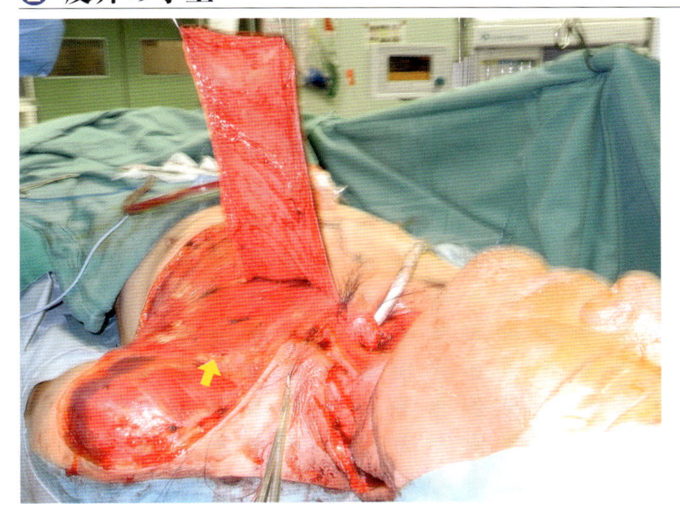

皮弁の挙上は，外側より皮弁基部に向かって筋膜下に行う。筋膜を皮弁側に付けて挙上することは，皮弁内の血管の損傷を回避するうえで極めて重要である。また，挙上途中で筋肉から皮弁に入る穿通枝を見つけやすいため，特にこれを切離する際に皮弁内の血管網を損傷する危険が少ない。三角筋と大胸筋の境界部で胸肩峰動脈の皮枝を切断する。また同部位では，三角筋胸筋溝を通っている橈側皮静脈（⇨）を胸壁側に残し損傷しないようにする。

皮弁の剥離が胸骨縁に近づいたら，内胸動脈の第 2，3 穿通枝を切断しないように注意しつつその近辺まで丁寧な剥離を行う。皮弁が再建部位に緊張なく届くところまで挙上したら，それ以上無理をして穿通枝のぎりぎりまで剥離する必要はない。

Advice

・ぎりぎりまで剥離しても皮弁に緊張がかかる場合は，下縁の切開線に第 3 穿通枝を回り込むような斜め上方に向かう back cut を加え，その到達距離を延長する。

❸ 皮弁の移動

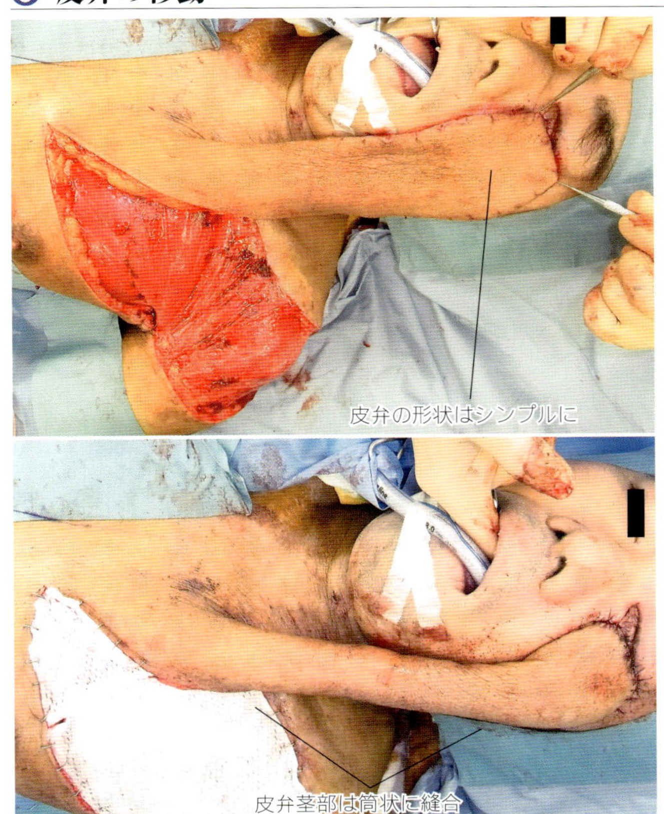
皮弁の形状はシンプルに
皮弁茎部は筒状に縫合

皮弁移動時の要点は，皮弁を複雑な形状に折り曲げて移植部の血行を悪くしないこと，皮弁と移植床の接触面積を十分に広くとること，両者の間に死腔を生じないようにすることである。これらは，移植床より皮弁への血行の開通に大きな影響を与える。

皮弁の再建部への縫合が終了したら，raw surface をできるだけ少なくすることを目的として，皮弁の茎部を緊張のかからない範囲で筒状に縫合する。

Advice

・死腔に対しては，なるべく陰圧吸引ドレーンを使用し，皮弁が創面に密着するようにする。死腔をなくすために皮弁を上から強く圧迫することは，皮弁の血流を阻害する危険が大きい。

・茎部を筒状にする際には，無理な縫合によって茎部を締めすぎないようにすることが重要である。

❹ 皮弁採取部の処置

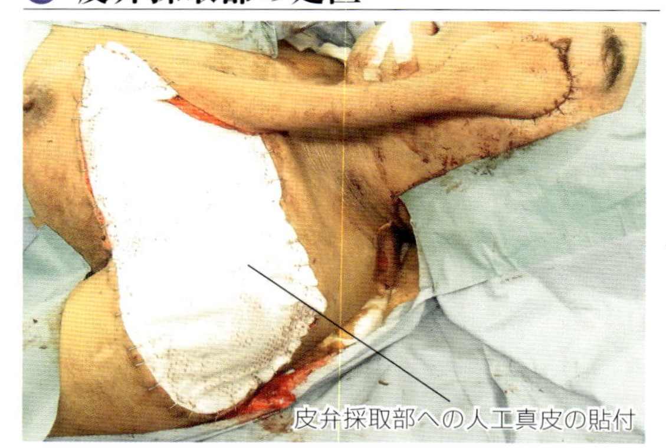

皮弁採取部の皮膚欠損部に対しては，皮弁の切り離し後に茎部を元の位置に戻す場合には，皮弁挙上の段階で人工真皮を貼付しておく。皮弁茎部もすべて移植に使用する場合には，可及的に縫縮したうえで残りの部分に分層植皮を行う。

❺ 皮弁の切り離し

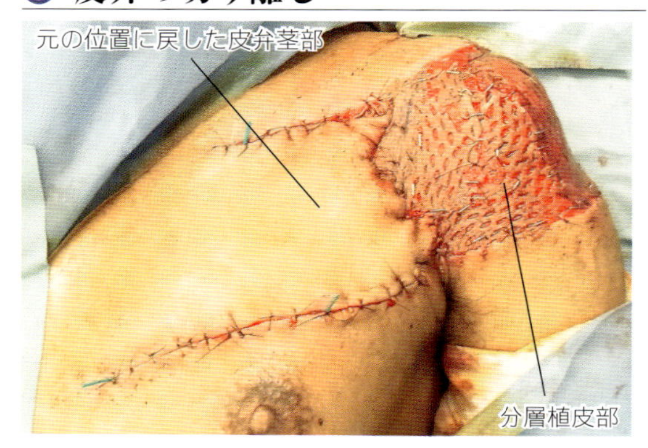

皮弁移植後 2〜3 週目に茎部の切り離しを行う。切り離した茎部は縫合によって筒状となっているが，その部分を再度展開し中心部にできた瘢痕組織を除去することで元の平坦な皮弁の状態に復元することが可能である。その後に，胸部の元の位置に戻し縫合固定する。

症例　甲状腺癌の前頸部皮膚浸潤に対する有茎 DP 皮弁移植術

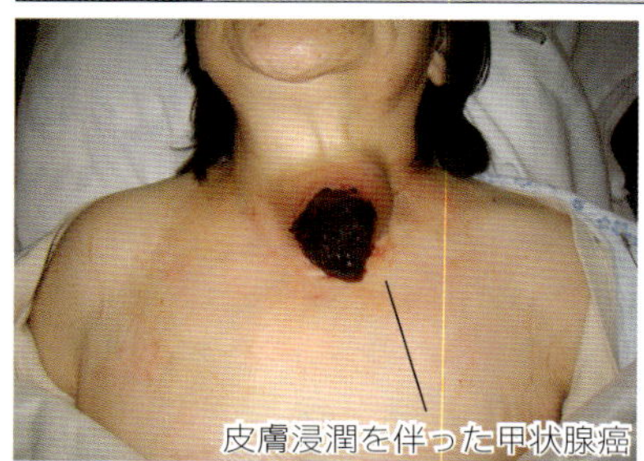

DP 皮弁のデザイン

腫瘍切除後の状態

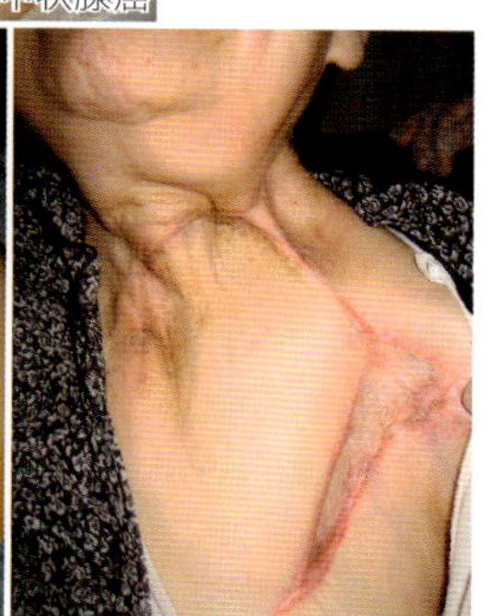

術後 6 カ月

71 歳，女性，甲状腺乳頭癌切除後

甲状腺全摘術，前頸部皮膚合併切除，左根治的頸部郭清術が行われた。これにより，頸部に皮膚欠損が生じ，気管と総頸動脈および迷走神経が露出した状態となった。

このため，この皮膚欠損部に左 DP 皮弁を移植し被覆した。皮弁採取部の左肩部には左大腿内側より採皮した網状分層植皮を行った。術後 6 カ月経過時点で頸部の運動障害は認めず，色調・質感も良好であった。

History & Review

●初めて DP 皮弁を用いた報告。
Bakamajian VY: A two stage method for pharyngoesophageal reconstruction with a praimary pectoral skin flap. Plast Reconstr Surg 36: 173–184, 1965

●DP 皮弁を初めて遊離で用いた報告。
Harii K, Ohmori K, Ohmori S: Free deltopectoral skin flaps. Br J Plast Surg 27: 231–239, 1974

●DP 皮弁を筒状にして用いる方法が述べられている。
田井良明：Pectoral arcade flap による下咽頭頚部食道の再建．頭頸部再建外科 最近の進歩，波利井清紀編，pp197–201，克誠堂出版，東京，1994

4. 鼠径皮弁

尾崎　峰

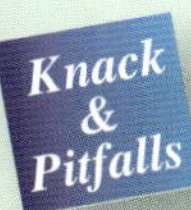

◎血管柄が短いため，移植床の吻合血管の位置によっては使用し難い皮弁である
◎栄養血管となる浅腸骨回旋動脈（または浅下腹壁動脈）の血管形態に解剖学的変異が多く，症例に応じて適宜血管の選択が必要となる
◎静脈系においても解剖学的変異が多い
◎採取部の瘢痕が目立たないため，小児や若年女性例であっても使用しやすい
◎比較的薄く伸展性のある大きな皮弁が採取できるため，関節部などへの移植に良い適応となる
◎有茎皮弁で用いる場合は繊細な血管剥離を要さないため，短時間で皮弁を挙上できる

鼠径皮弁はMcGregorら（1972）やDinielら（1973），Hariiら（1974）によって初めて報告された皮弁であり，遊離皮弁移植術の黎明期の頃（1970年代）には最も利用された皮弁の一つである。しかし，鼠径皮弁における血管柄の解剖には変異が多く，また血管柄が短く口径も小さいため，遊離皮弁術における手技的難易度の高さから，次第に遊離筋皮弁や穿通枝皮弁が取って替わるようになった。そのため，現在では主に有茎皮弁として手指の外傷の治療に用いられることはあるが，遊離皮弁として利用される頻度は少なくなっている。しかし，比較的薄く伸展性があり大きな皮弁を採取できること，そして採取部が目立たない部位にあることから，症例によっては利用価値の高い皮弁である。

血行形態

鼠径皮弁が関係する部位は鼠径部から下腹部，大腿頭側と上前腸骨棘から外側の部分であり，比較的広範囲にわたる。前述の通り，同部の血管解剖は複雑で変異が多く，鼠径皮弁を使用する際には十分な血管解剖の知識を有していることが必要である。鼠径皮弁は軸走型皮弁 axial pattern flapの代表的な一つであり，基本的な栄養血管（動脈）は浅腸骨回旋動脈 superficial circumflex iliac artery（以下，SCIA）とされる。しかし，実際には浅下腹壁動脈 superficial epigastric artery（以下，SEA）も鼠径皮弁の血行に大きく寄与しており，SEAが皮弁の主要血管となる場合も多い。そのため，皮弁挙上の際には両動脈の走向について常に意識する必要がある。

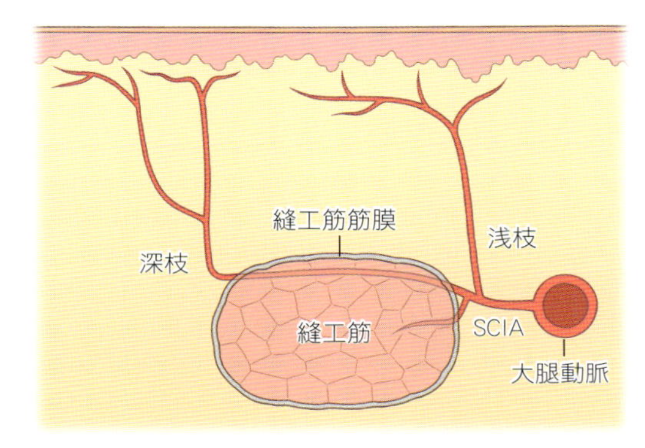

図1　SCIAの基本的な血管走行

SCIAは大腿動脈の鼠径靭帯から尾側約2cmの位置で分枝していることが多い。縫工筋の内側縁でさらに浅枝と深枝に分岐し，浅枝はそのまま皮下脂肪層を通過し真皮直下に至り真皮下血管網を形成する。深枝は縫工筋の筋膜下に一度入り，その後，外側縁で筋膜を貫き皮下脂肪，真皮下血管網へと分布する。SCIAの基本的な走行は浅枝も深枝も含め鼠径靭帯に沿って斜め頭側に走り，上前腸骨棘まで至ると考えられている。つまり同部まではaxial patternでの皮弁と考えてよい。実際に利用される鼠径皮弁は上前腸骨棘を超えて採取されることが多く，この場合は，上前腸骨棘より外側はrandom pattern flapの血行形態を示す（図1）。

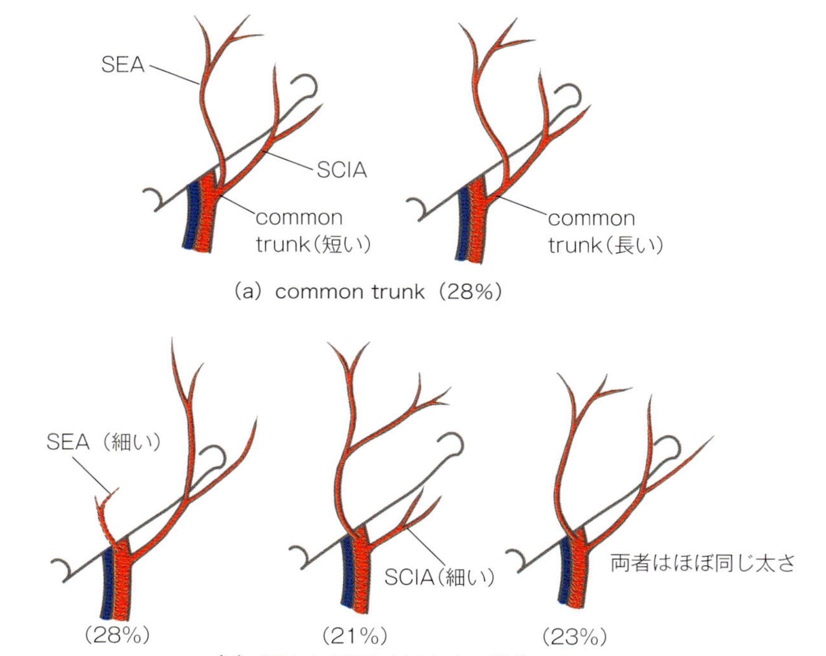

図2　SCIA と SEA の派生形態の分類

（波利井清紀：マイクロサージャリーの基本手技．p116，克誠堂出版，東京，2015 より転載）

しかし，前述の通り，SEA も鼠径皮弁の栄養血管のひとつであり，SCIA と多数の交通を有している。特に下腹部領域での血行支配は優位であり，下腹部にも至る大きな皮弁を採取する際には SEA の血行について特に注意が必要である。SEA は下腹部の浅層を走行する血管であるが，SEA と SCIA は大腿動脈部ではさまざまな分枝形態を示す。それぞれ単独で大腿動脈から派生している場合，両動脈が common trunk を形成している場合，どちらかの動脈が欠損している場合，SEA と SCIA が大腿動脈ではなく深大腿動脈などから派生している場合など，変異が多い。したがって，皮弁挙上にあたっては，栄養血管と考えられる血管は可能な限り温存する（図2）。

皮弁の還流，静脈系は，浅腸骨回旋静脈 superficial circumflex iliac vein（以下，SCIV）と浅腹壁静脈 superficial epigastric vein（以下，SEV）の皮静脈系と，動脈に伴走する静脈系（伴走静脈）とがある。両静脈は大腿静脈に至る際に共通管として saphenous bulb を形成することもあるが，それぞれ大腿静脈に流入する場合や大伏在静脈に流入する場合もあり，静脈に関しても解剖学的変異は多い。SCIA や SEA の伴走静脈は一般的に細く，遊離皮弁での主要な静脈路として単独で利用することは困難な場合が多い。しかし，皮弁の静脈還流として利用できる静脈は可能な限り温存することが重要である。

遊離鼠径皮弁を用いる際は，基本的には温存された血管から有用と考えられるものを選択する。適宜，血管をクランプし皮弁の血流を確認しながら，血管の口径を考慮しつつ，吻合する血管を取捨選択する。

適応

鼠径皮弁の歴史は古く，遊離皮弁が報告され始めた当初は四肢の外傷などに多用されていた。その後，血管柄が長く口径の大きな他の皮弁が開発されるようになってからは，使用される頻度は著明に減少した。しかし，比較的薄く伸展性があり大きな皮弁が採取可能であるため，頸部熱傷後瘢痕や四肢の関節を含むような広範囲の組織欠損創に対しては今でも非常に有用な皮弁である。また採取部が鼠径部であるため，採取痕がそれほど目立たない。皮弁幅が 10cm 程度までなら，基本的には一次縫合閉鎖が可能である。そのため，小児や若年女性における遊離皮弁術や Romberg 病，hemifacial microsomia などの顔面の陥凹変形に対する整容的な augmentation を目的に使用する場合には良い適応となる。

近年，SCIA を可能な限り遠位に剥離することで，鼠径皮弁の最大の欠点であった血管柄の短さと近位部のボリュームの多さを改良した Acland（1979）の方法を改変した穿通枝皮弁（superficial circumflex iliac artery perforator flap：SCIP flap）も報告されており，スーパーマイクロサージャリーの手技を用いることで多くの臨床の場で活用されつつある。しかし，SCIA の血管剥離の際に血管を損傷してしまう可能性が高くなるため，より慎重な操作が求められる。

その他，手技的難易度は高くなるが，連合皮弁として腸骨付き皮弁や外腹斜筋筋膜皮弁なども採取可能である。さらに広背筋皮弁や大腿筋膜張筋皮弁も連合することは可能である。

一方，有茎で用いる場合には，手指の外傷，特にデグロービング損傷の場合などに最も利用される。有茎皮弁の場合は，皮弁中枢の大腿動脈まで血管を確認する必要がないため，皮弁の挙上は容易である。また，短時間に施行できるため緊急での対応も可能である。このように良い適応となる症例は限定されつつあるが，現在でも鼠径皮弁は利用価値が高い皮弁である。

I 有茎鼠径皮弁

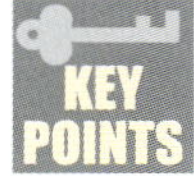

- 鼠径靭帯に沿って斜め外側に皮弁を作成する
- 外側大腿皮神経を損傷しないよう注意する

❶ デザイン

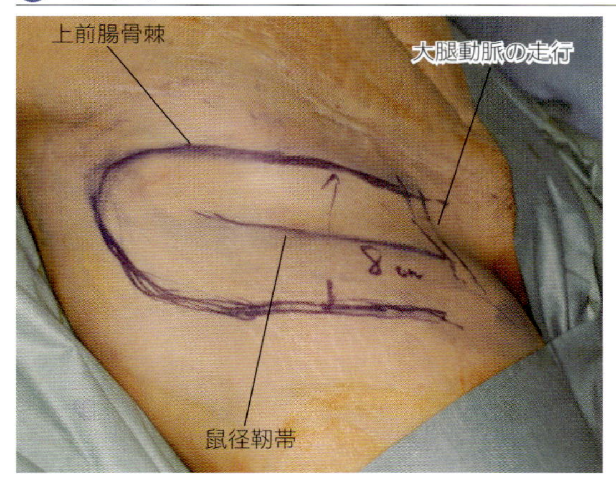

解剖学的位置の確認を行う必要があるのは大腿動脈，鼠径靭帯，上前腸骨棘の 3 カ所である。この部位に適宜マーキングを行っておく。

主な栄養動脈である SCIA が大腿動脈から分枝する。位置は鼠径靭帯より 2cm 程度尾側である。その後，鼠径靭帯に沿って斜め外側に走行するため，鼠径靭帯のやや下方を中心に上前腸骨棘方向に U 字状に皮弁をデザインする。

Advice

・皮弁の外側は上前腸骨棘を超えて作成することも可能であるが，皮弁幅 10cm，長さ 20cm 程度までが最も安定した皮弁サイズである。

❷ 皮弁の挙上と採取部の処置

外側からのアプローチが基本である。外腹斜筋筋膜（深筋膜）上で上前腸骨棘まで剥離する。ここまでは筋膜上であれば安全に剥離できる。

縫工筋外側縁から SCIA の深枝が立ち上がってくるので，同部までの剥離が必要な時には十分に注意する。

さらに中枢に皮弁を挙上する場合は，縫工筋筋膜の一部を皮弁側に付けて挙上する。その際，外側大腿皮神経を損傷しないよう注意する。

皮弁幅 10cm 程度までなら，一次縫合閉鎖が可能である。

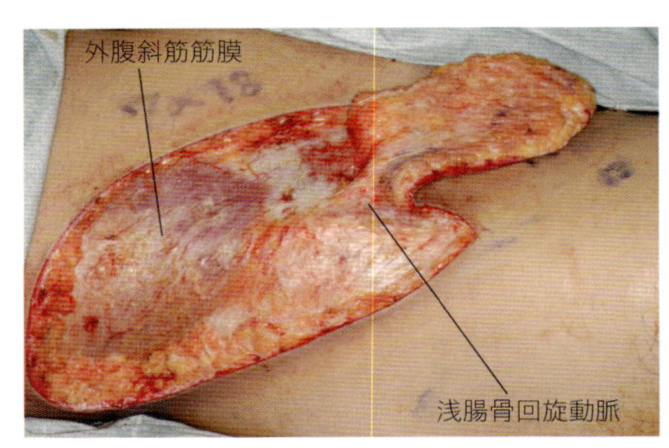

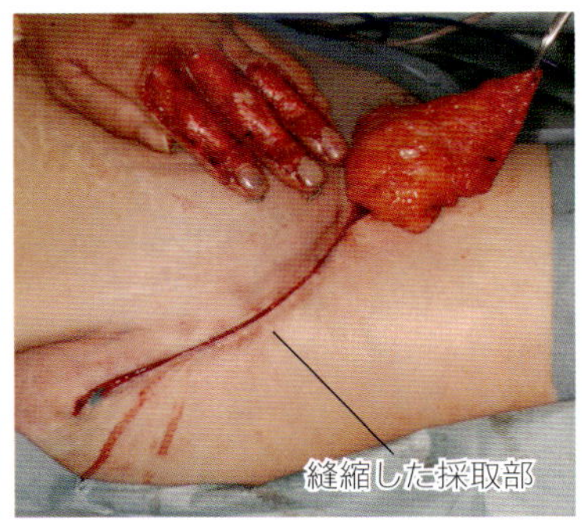

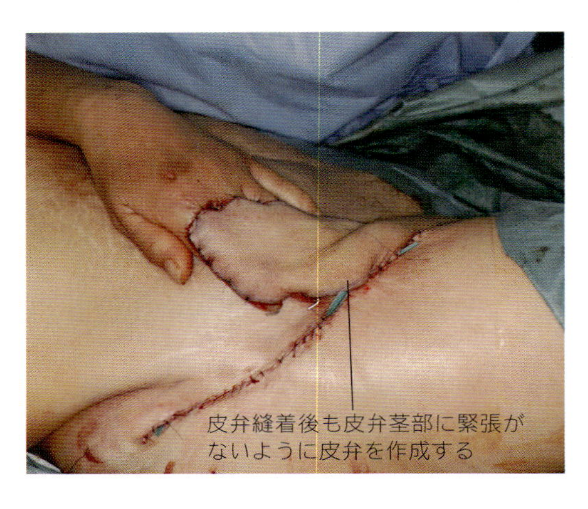

❸ 皮弁の移植

挙上した皮弁を組織欠損部に縫着する。その際，皮弁茎部に過剰な緊張が加わらないように，余裕をもって縫着できることを確認する。

❹ 皮弁茎の処置

手指に移動する皮弁は通常，対側の鼠径部に作成する（固定がしっかりできるため）。

一方，茎がねじれることがあるので注意する。また，茎の基部が縫着できないことも多く開放創となるので，感染を防ぐため常に洗浄する。

Advice

・前腕，手・指への移植の場合は麻酔覚醒時など引っぱられて縫合部が外れることがあるため上肢（特に前腕），体幹にしっかりと固定する。

II 遊離鼠径皮弁

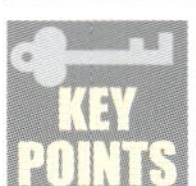

- SCIA，SEA の血管形態のパターンを熟知する
- 静脈には皮静脈系と伴走静脈系の 2 系統がある
- 外側大腿皮神経はできるだけ温存するが，切断の必要がある時は縫合しておいた方がよい

❶ デザイン

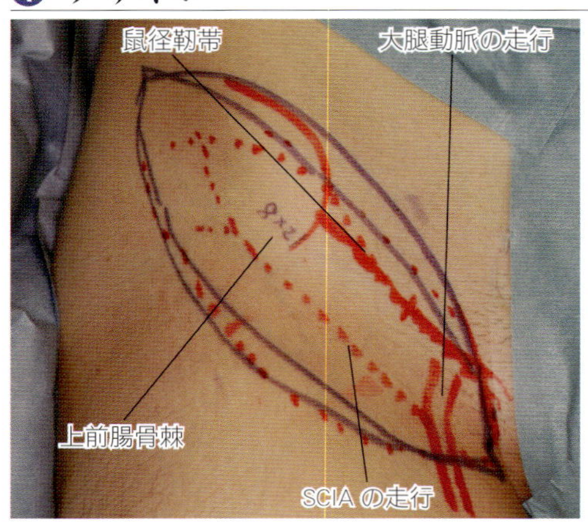

有茎皮弁の際と同様で，解剖学的位置の確認を行う必要があるのは大腿動脈，鼠径靭帯，上前腸骨棘の 3 カ所である。適宜マーキングを行っておく。

SCIA は鼠径靭帯より約 2cm 下方の大腿動脈から分枝する。その後，鼠径靭帯に沿って斜め頭側に走行するため，鼠径靭帯のやや下方を中心に上前腸骨棘方向に皮弁をデザインする。しかし，SEA を採り入れることを考慮した場合は，皮弁の中心線を頭側方向に移動させる。

Advice

・皮弁の外側は上前腸骨棘を超えて作成することも可能である。皮弁長は 30cm 程度までは可能とされる。なお縫縮可能な皮弁の幅は平均的な成人日本人で 8～10cm 程度である。

❷ 皮弁の挙上

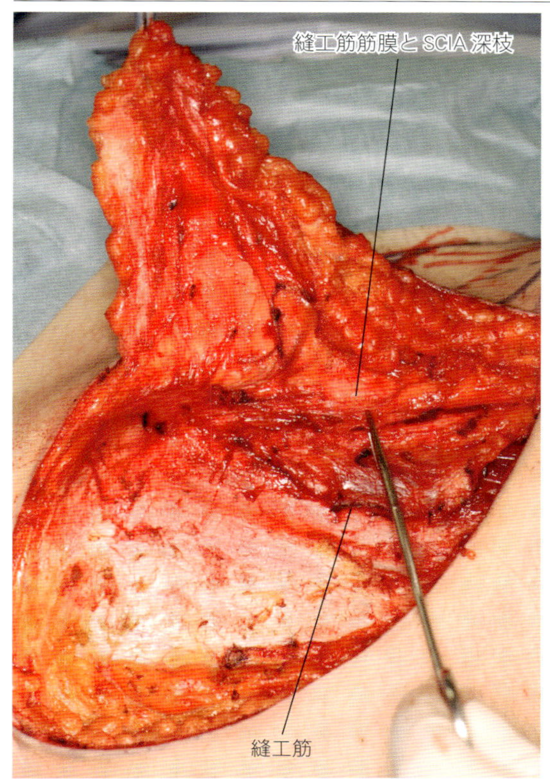

外側からのアプローチが主に用いられる。採取予定の皮弁外側縁を外腹斜筋筋膜（深筋膜）まで切開し，筋膜上で上前腸骨棘まで剥離する。

縫工筋外側縁に SCIA の深枝が存在するため，慎重に剥離をすすめ同定する。続いて縫工筋の筋膜下で剥離を行う（筋膜を皮弁側に付ける）。

縫工筋内側縁では深枝から筋体への枝が確認できるので，結紮する。また SCIA の浅枝も確認できることが多い。

Advice

・ここまでの過程で外側大腿皮神経が確認できる。損傷しないように気を付けるべきであるが，損傷してしまった場合は修復した方がよい。

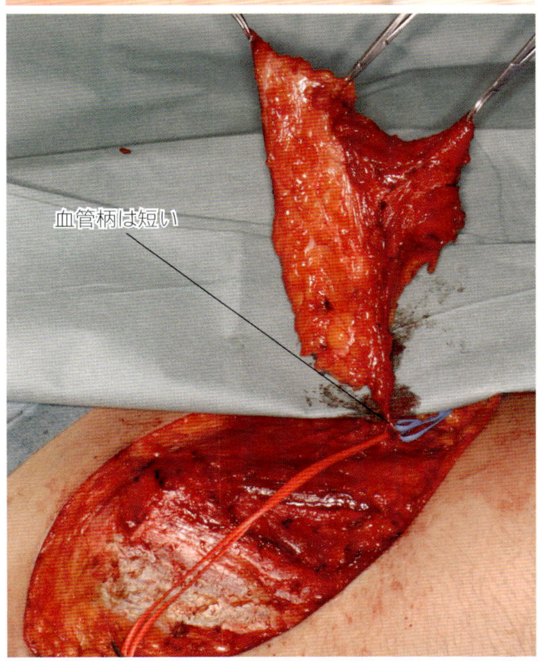

次いで皮弁の内側に切開を加え，皮下の SCIV や SEV を同定し，確保する。さらに中枢に剥離して大腿静脈からの分岐部を確認する。

動脈に関しても SEA を含め可能な限り起始部である大腿動脈まで十分な視野のもと剥離する。SCIA の浅枝と深枝，および SEA の走向状態についてよく観察する。

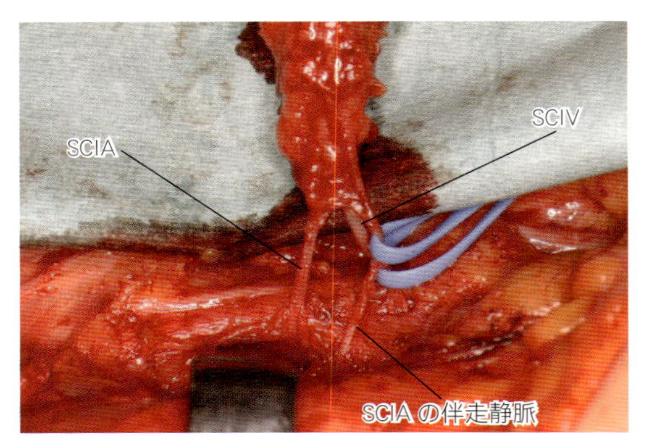

吻合する血管を選択する。通常は動脈 1 本（多くは SCIA）と静脈 2 本（SCIV や伴走静脈）にすることが多い。

❸ 皮弁の移植

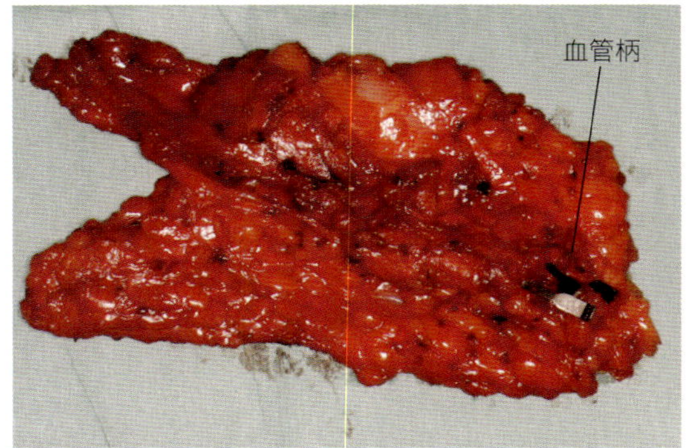

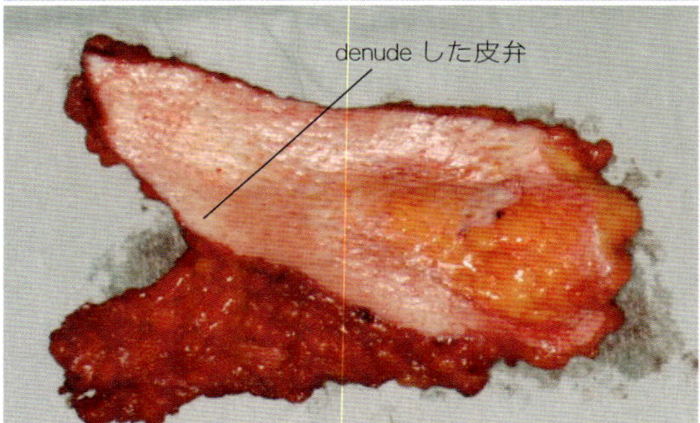

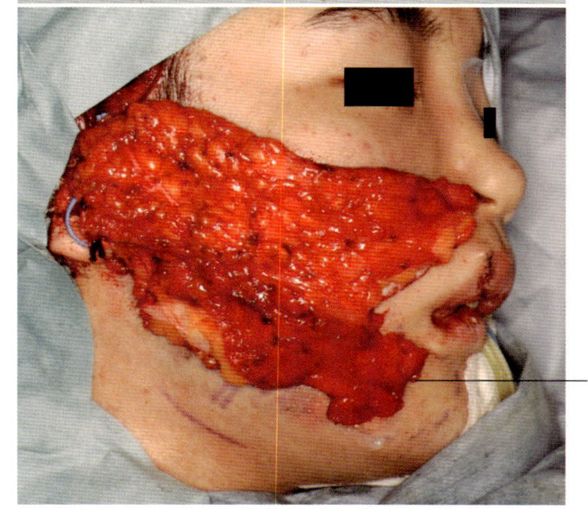

鼠径皮弁は血管柄が短いため，皮弁内もしくは皮弁近傍に血管吻合部が存在することになる。そのため，皮弁移植部のすぐ近傍に移植床動静脈が必要となる。この症例では浅側頭動静脈を用いている。

本症例のように augmentation を目的とした場合は，皮膚を denude することで皮弁を皮下に留置することができる。また薄い皮弁を用いたい場合には，縫工筋より外側であれば，真皮下血管網を損傷しない限り相当量の皮下脂肪を切除することができる。

Advice

・皮弁の固定の際は，血管柄が短いことから吻合部が引っぱられやすい。余裕をもって皮弁を固定する。

❹ 皮弁採取部の閉鎖

採取部は皮弁幅 10cm 程度までは縫縮が可能である。それ以上の場合は植皮を追加することもある。また術後は採取部に漿液腫などが生じやすい。そのため，砂嚢などを用いて十分な圧迫を行った方がよい。

著者からのひとこと！ 鼠径皮弁は薄くできる皮弁であるが，近位の血管柄部はどうしても組織量が多くなってしまう。移植する際は，それにより皮弁の緊張が増すことを認識しておいた方がよい。

症例 1 母指デグロービング損傷に対する有茎鼠径皮弁移植術

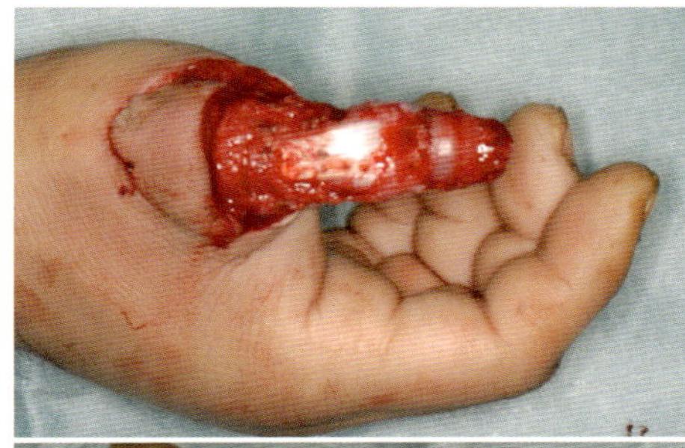

術前

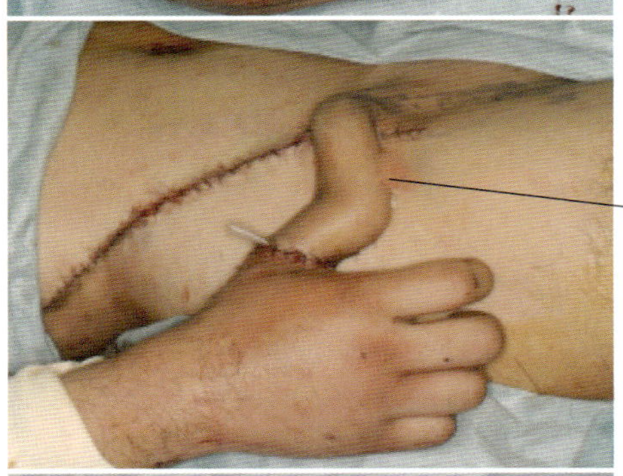

有茎鼠径皮弁を筒状にして母指組織欠損部に移植した

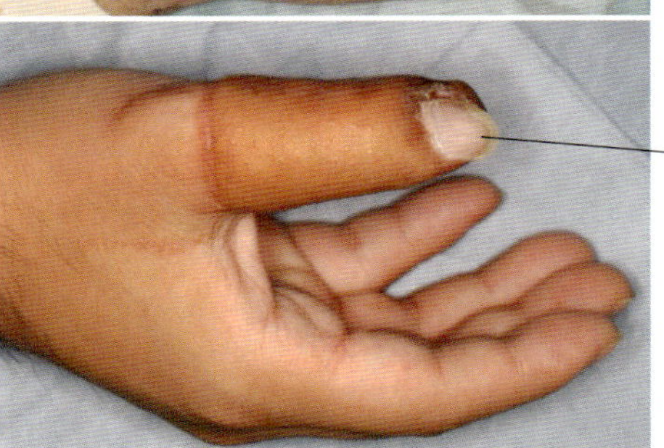

爪床と爪母が残っていたため，生えてきた爪

初回術後 10 カ月

25 歳，男性，右母指デグロービング損傷

就労中，右母指をローラーに巻き込まれ受傷した。伸筋腱が露出していたため，有茎鼠径皮弁を用いて被覆する方針とした。幅 7cm，長さ 18cm の皮弁を挙上し，母指皮膚欠損部へ筒状に縫着した。

鼠径皮弁移植後 3 週に切り離し術を施行し，術後 3 カ月に修正術を施行した。初回術後 10 カ月の時点では良好な母指形態が得られた。

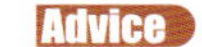

・皮弁を筒状にするには，できるだけ薄くすることが必要であるが，意外に幅を大きく作らなければならない。

症例2 前腕部肉腫に対する遊離鼠径皮弁移植術

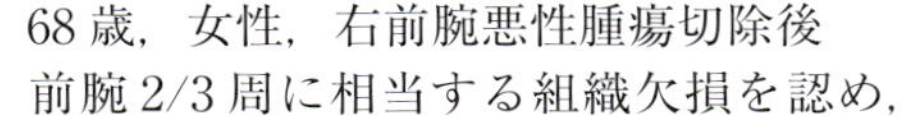

68歳，女性，右前腕悪性腫瘍切除後

前腕2/3周に相当する組織欠損を認め，また腱の露出も認めた。25 × 10cm大の遊離鼠径皮弁による再建を計画した。腱露出部を主に鼠径皮弁で被覆し，筋肉露出部には網状植皮を行った。移植床血管には橈骨動脈，伴走静脈，橈側皮静脈を用いてそれぞれ端々吻合した。なお，皮弁のde-fattingは行っていない。

術後6カ月の時点では手指の機能障害は認めず，また良好な形態が得られた。

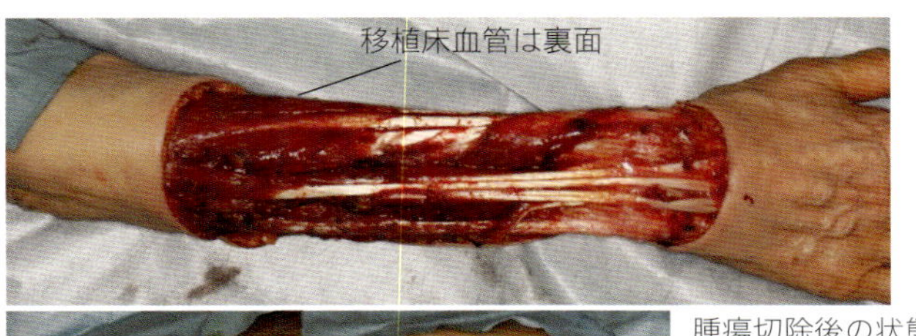

腫瘍切除後の状態

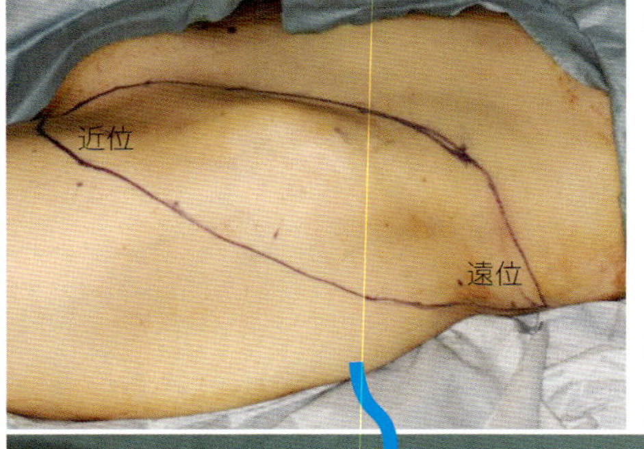

25×10cm大の大きな鼠径皮弁を採取した

術後6カ月

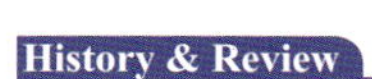

History & Review

●初めて遊離鼠径皮弁を用いた報告である。
Daniel RK, Taylor GI: Distant transfer of an island flap by microvascular anastomoses. A clinical technique. Plast Reconstr Surg 52: 111–117, 1973

●鼠径皮弁をaxial pattern flapの一つとして初めて報告した論文である。
McGregor IA, Jackson IT: The groin flap. Br J Plast Surg 25: 3–16, 1972

●遊離鼠径皮弁の解剖学的変異について詳述した論文である。
Harii K, Ohmori K, Torii S, et al: Free groin skin flaps. Br J Plast Surg 28: 225–237, 1975

●遊離鼠径皮弁を小児例で用いた報告である。
Harii K, Ohmori K: Free groin flaps in children. Plast Reconstr Surg 55: 588–592, 1975

●ロンバーグ病に対して遊離鼠径皮弁を用いた報告である。
Iñigo F, Rojo P, Ysunza A: Aesthetic treatment of Romberg's disease: experience with 35 cases. Br J Plast Surg 46: 194–200, 1993

●浅腸骨回旋動脈の深枝を利用した穿通枝皮弁の最初の報告である。
Koshima I, Nanba Y, Tsutsui T, et al: Superficial circumflex iliac artery perforator flap for reconstruction of limb defect. Plast Reconstr Surg 113: 233–240, 2004

5. 会陰部に作成される皮弁

橋本一郎・安倍吉郎

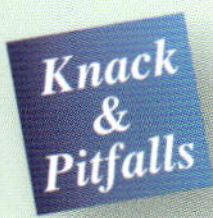

◎会陰部は狭い領域であるが，尿道口や肛門などの排泄口があり，感染が起こりやすい。このため，再建に使用する皮弁は血行の安定しているものが必要である
◎この部位に作成される筋膜・穿通枝皮弁は，pudendal thigh flap および gluteal fold flap に代表される。これらの皮弁は内陰部動脈の皮膚穿通枝により栄養され，皮弁血行が安定しているのが特徴である
◎内陰部動脈の皮膚穿通枝は，膣と肛門，坐骨 結節を結ぶ三角形（坐骨直腸窩）の中に複数本存在し，皮弁挙上の際には同部の脂肪組織を皮弁基部に含める必要がある
◎皮弁移植術後は血腫やリンパ漏を予防するため，ドレーン管理や創部安静に注意する

会陰部は肛門と外陰部の間の狭い領域であるが，肛門や尿道口などの排泄口が存在しており，創部が汚染しやすい。そのため，植皮による再建では植皮片の生着が不良となり創治癒が遷延しやすい。加えて，術後の拘縮により排便や排尿が困難になるなどの機能障害が懸念される。これら会陰部の機能と形態を考慮すると，欠損が粘膜に連続する場合，特に女性では植皮よりも皮弁による再建が望ましい。

会陰・外陰部の形態と機能を考慮した理想的な皮弁の条件としては，①安定した血行を有すること，②組織欠損に応じて皮弁のボリューム調整が可能なこと，③皮弁採取部の瘢痕が目立たないこと，が挙げられる。会陰部の再建には McCraw らが報告した薄筋皮弁がよく知られているが，皮弁遠位部の血流が不安定であることや，筋肉を含むために皮弁が bulky であること，皮弁採取部の瘢痕がやや目立つなどの問題がある。大腿後面から採取する gluteal thigh flap や，大腿内側から採取する medial thigh fasciocutaneous flap，大腿外側から採取する anterolateral thigh flap は，筋肉を含まないため薄い皮弁の採取が可能であるが，いずれも大腿部に大きな瘢痕を残す。また，皮弁の血管茎が会陰部の欠損部から遠い場合には，皮弁の遠位部が再建に用いられるため，皮弁血行の面で不利になること，そして充填する組織が一部で無駄になることが問題になる。

これらに対して，内陰部動脈の穿通枝を茎とする pudendal thigh flap や gluteal fold flap は安定した血行をもつ皮弁である。Pudendal thigh flap は比較的薄い皮弁であり，膣再建では非常に有用である。Gluteal fold flap は皮弁のデザインが欠損範囲に応じて作成でき，皮弁採取部が殿溝部に一致するなど整容性にも優れている。

血行形態

1996 年に Yii & Niranjan が蓮の花弁（lotus petal flap）として内陰部動脈を栄養血管とする複数の筋膜皮弁が採取できると報告した論文中に，gluteal fold flap についての記載がある。さらに，著者ら（2001，2014）は，解剖学的な研究をもとに内陰部動脈からの皮膚穿通枝が出現する坐骨直腸窩には筋膜は存在せず，皮弁遠位では筋膜を含めなくても血行が安定しており，本皮弁は膣や肛門部，骨盤底を含めた会陰部再建に対して有用であると報告した。

内腸骨動脈から分岐した内陰部動脈は，坐骨結節付近で外陰部方向に走行を変え，坐骨直腸窩から外陰部に出て会陰動脈となり，その末梢では後陰唇動脈に分かれる。坐骨直腸窩は，膣と肛門，坐骨結節を結ぶ三角形の中にあり，脂肪組織で満たされていて筋膜は存在しない。この脂肪組織の中に，内陰部動脈から複数本の穿通枝が皮膚に向かって走行しており，静脈も動脈に伴行している。本皮弁は同部位を pivot point とすることで，欠損の範囲に応じたさまざまな皮弁のデザインが可能である（図）。

本皮弁は先述の通り内陰部動脈の皮枝を利用した穿通枝皮弁であり，理論上は栄養血管茎のみと

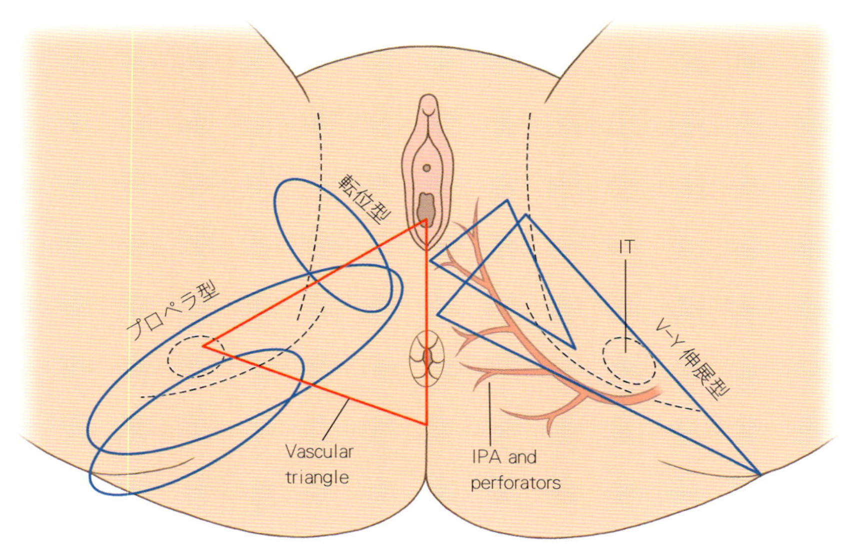

図　内陰部動脈の血管走行と解剖学的位置関係および皮弁デザインのバリエーション

IPA：internal pudendal artery　　IT：ischial tuberosity

することが可能であるが，会陰部および外陰部の再建では，坐骨直腸窩の脂肪組織をある程度残したままでも皮弁の移動に支障がないことが多い。その際に皮弁内にすべての穿通枝を含める必要はなく，術前のドップラーで聴取した1〜2本程度の穿通枝を含めることで，殿溝部外側までの皮弁作成が可能である。

適応

Gluteal fold flapは，坐骨直腸窩に血管茎を含めるように殿溝部を皮弁の中心軸としてデザインする（図）。移動形態によってプロペラ皮弁とVY伸展皮弁の2つに分けられ，それぞれ外陰・会陰部の組織欠損創の大きさや位置，深さによって使い分ける。プロペラ皮弁では最大幅7cm，長さ18cm程度までは皮弁血行に問題なく作成できる。VY伸展皮弁の最大幅は10cm程度である。両皮弁とも外陰癌に適応される標準的な外陰切除術後の外陰・会陰再建に良い適応がある。

欠損が恥骨部まで及ぶような欠損の幅が10cmを超える場合や，欠損の幅が狭くても皮弁を腟や骨盤内へ充填する必要がある症例ではプロペラ皮弁を回転移動して移植する。外陰・会陰部の欠損が幅10cm以下で，腟や肛門管の深部にまで到達しない場合にはVY伸展皮弁でも再建可能である。ただし，皮弁採取部を縫縮するため，プロペラ皮弁では最大幅が限られるので，皮膚欠損が大きく骨盤腔の充填が必要な症例では，腹直筋皮弁や前外側大腿皮弁などの十分な組織量をもつ皮弁の使用を考慮する。

Gluteal fold flapは安定した血行をもつ皮弁であり，切除が腟や尿道，肛門管の内部に及ぶものでも，血管茎以外の皮弁末梢部では脂肪組織を切除することで粘膜との縫合が容易になる。また，本皮弁は血管茎が外陰欠損部に近いという特徴を有しており，組織欠損が骨盤腔に及ぶ場合では，無駄なく皮弁全体を欠損部に充填することができる。

Gluteal fold flapは内腸骨動脈の末梢を栄養血管とするため，通常の鼠径リンパ節郭清では血管が損傷されることはない。さらに，皮弁作成部が鼠径部から離れているため，リンパ節郭清部と皮弁採取部の縫合部が近すぎることによる縫合部の過緊張や皮膚壊死などの合併症を予防することができる。

本皮弁の術後瘢痕は下着で隠れやすく，縫合線が目立たないことが利点であるが，その一方で坐位の際には瘢痕部に荷重するため，時に不快感や疼痛を訴えることがある。通常これらの訴えは術後3カ月程度で徐々に緩和する。

Gluteal fold flap：殿溝皮弁，内陰部動脈穿通枝皮弁

- 膣と肛門，坐骨結節を結ぶ三角形に血管茎が含まれるように皮弁をデザインする
- 皮弁を外側から挙上し，坐骨結節より内側では穿通枝を損傷しないように注意する

❶ デザイン

術前に立位で殿溝をマーキングしておく。栄養血管である内陰部動脈の穿通枝は，膣と肛門，坐骨結節を結ぶ三角の中に複数本存在するため，術前や術中にドップラー血流計を用いてその位置を確認する。砕石位にする際には殿部の下にタオルなどを入れると，殿溝部が見えやすくなる。

皮弁は穿通枝を含めるように，プロペラ皮弁では皮弁の中心軸が殿溝に一致するようにデザインする。一方，V-Y 伸展皮弁では皮弁遠位部の中心軸が殿溝に一致するようにデザインする。

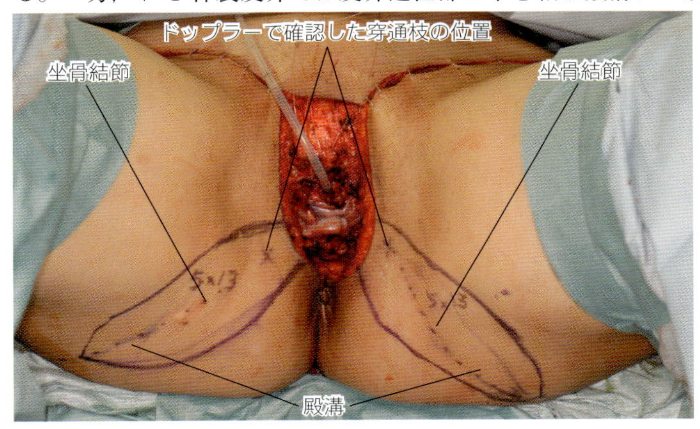

プロペラ皮弁のデザイン

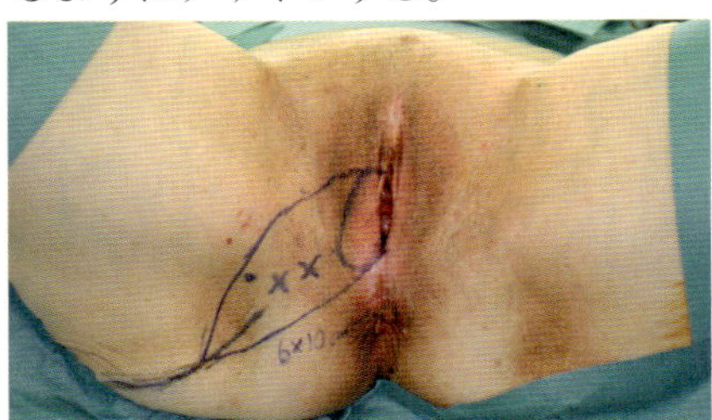
V-Y 伸展型のデザイン

Advice

・プロペラ皮弁では幅 7cm 程度までが一次縫合可能であり，長さ 18cm 程度までは血行が安定している。皮弁に広い幅が必要な場合は V-Y 伸展皮弁をデザインする。

❷ 皮弁の挙上

皮弁は通常外側（末梢側）から挙上していく。皮弁の血行は大殿筋の筋膜を含めなくても良好だが，会陰・外陰部の組織欠損が深い場合は筋膜を含めて挙上し，皮弁移動後に皮下脂肪のボリュームを調整する。坐骨結節付近までは電気メスを使用すると，皮弁挙上にかかる時間が短くすむ。

Advice

・大殿筋筋膜下で皮弁を挙上すると，大殿筋内側縁と坐骨直腸窩の境界が明瞭になり，解剖学的な位置関係がわかりやすい。

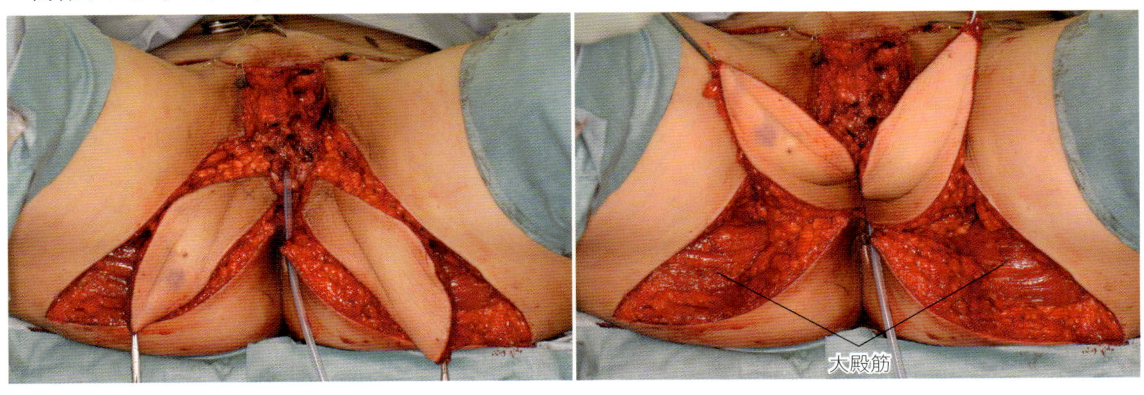

❸ 皮弁の移動

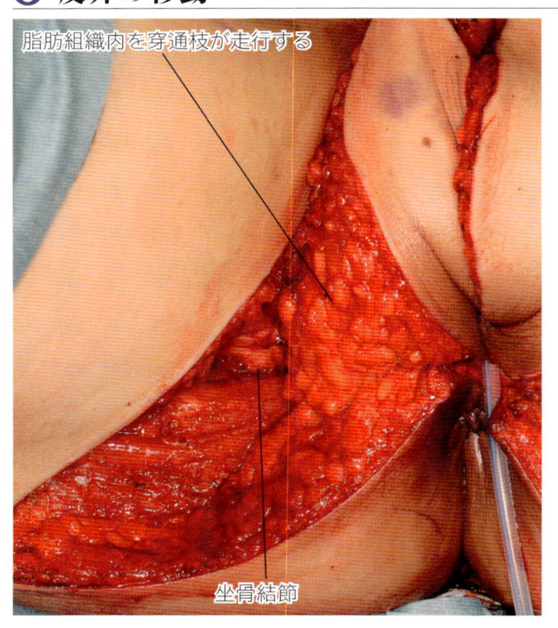
脂肪組織内を穿通枝が走行する
坐骨結節

皮弁の移動の際に緊張が強い場合には，坐骨結節から内側の剥離が必要になる。坐骨結節から内側では，栄養血管である内陰部動脈の穿通枝が脂肪組織内を走行するため，できるだけこれらを温存しながら鈍的に剥離を行う。通常，穿通枝は複数本あるため，必要ならば皮弁の血行を確認しながらこれらを切離し，さらに内側に剥離を進める。

Advice

・皮弁が緊張なく移動できれば穿通枝を直視する必要はなく，通常 pivot point 付近の脂肪組織はあまり剥離せずに移動できることが多い。

❹ 皮弁採取部の処置

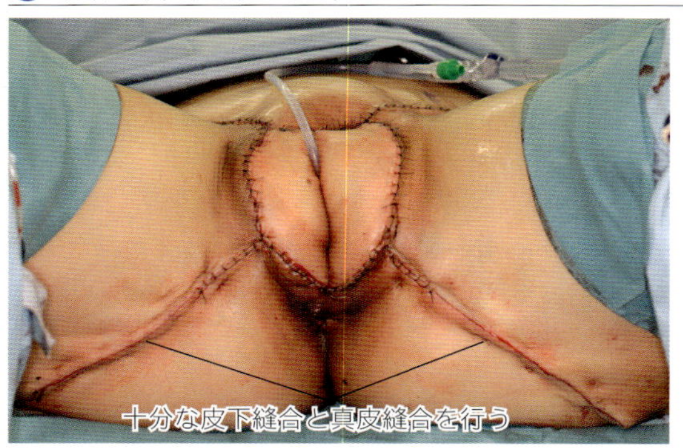
十分な皮下縫合と真皮縫合を行う

皮弁採取部および皮弁下には必ず吸引ドレーンを留置し，術後の血腫と漿液腫形成を予防する。

殿溝部は坐位の際に緊張がかかるため，縫合は 3-0 バイクリルなど太めの撚り糸を使って皮下縫合を十分に行い，そのうえで真皮縫合を密に行う。

術後は縫合部にかかる緊張を緩和し，皮弁の血管茎が圧迫されないようにするため，術後 10〜14 日間は股関節を軽度開排し，両下肢を下肢架台にのせて床上安静にする。

再建部および皮弁採取部には複数本の吸引ドレーンを挿入する。術後 7〜10 日間は排液量が 1 日 5〜10ml 以下になるまで留置し，血腫と漿液腫の形成を予防する。

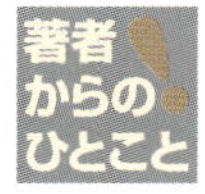
著者からのひとこと

会陰部の皮膚が広範囲に切除されている場合でも，pivot point 付近の脂肪組織が残っていれば残存した脂肪組織を介して皮弁の血行が保たれることがある。

症例　外陰部乳房外 Paget 病に対する gluteal fold flap 移植術

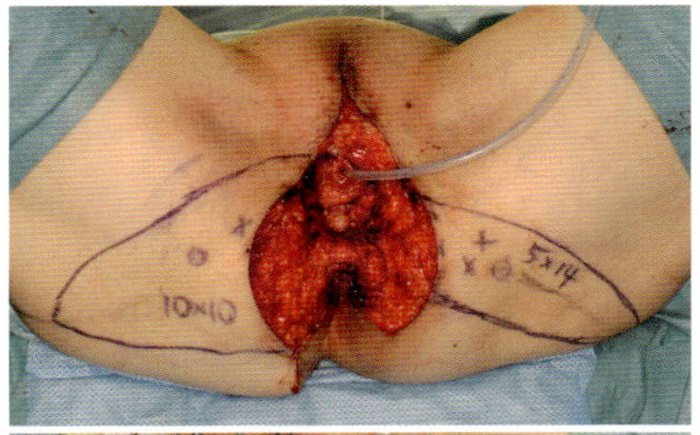
腫瘍切除後
右に VY 伸展皮弁，
左にプロペラ皮弁を
デザインした

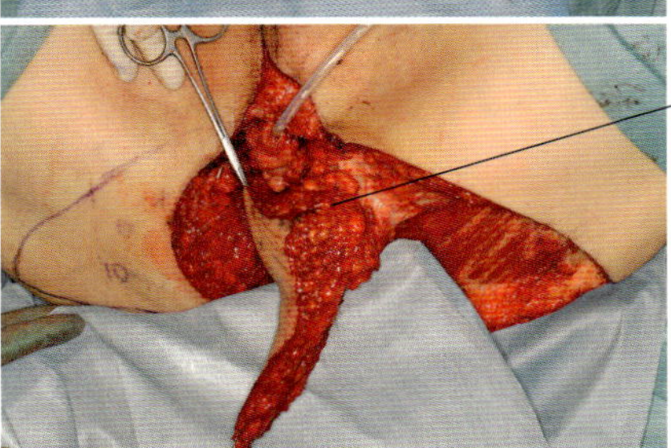
血管茎に脂肪組
織が付着したま
ま皮弁の移動は
可能であった

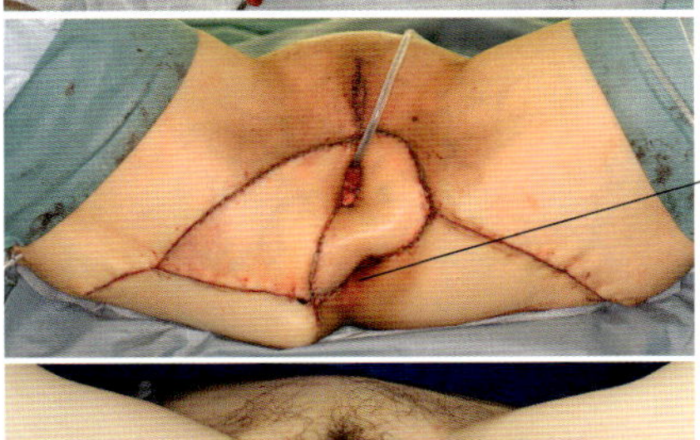
肛門周囲の拘縮
を予防するため，
皮弁を挿入した

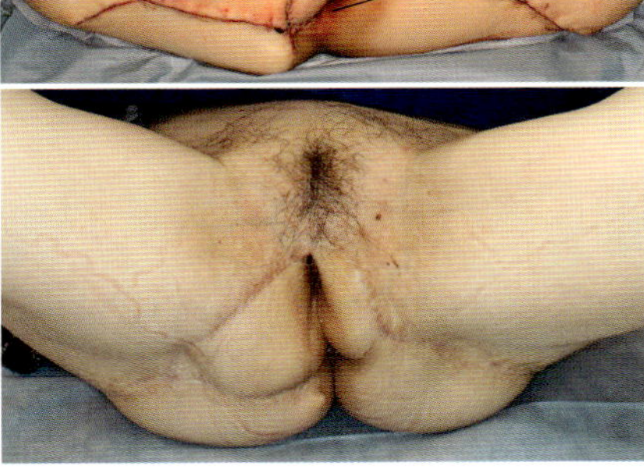
術後 2 年 6 カ月

75 歳，女性，外陰部乳房外 Paget 病

外陰部乳房外 Paget 病を切除した後に外陰・会陰部の組織欠損を認めた。頭側の欠損を縫合した後，尿道と膣周囲および肛門腹側の欠損に対し，右に 10 × 10cm の VY 伸展皮弁，左に 14 × 5cm のプロペラ皮弁の gluteal fold flap を作成した。同時に創管理のため人工肛門を造設した。術後 2 年 6 カ月時点で人工肛門は閉鎖され，排便・排尿機能に問題はない。坐位時の痛みもなく良好な結果が得られた。

History & Review

- Pudendal thigh flap について記載されている。
  Wee JT, Joseph VT: A new technique of vaginal reconstruction using neurovascular pudendal-thigh flaps: a preliminary report. Plast Reconstr Surg 83: 701–709, 1989
- 殿溝部を皮弁採取部として用いることを報告した論文。
  Yii NW, Niranjan NS: Lotus petal flaps in vulvo-vaginal reconstruction. Br J Plast Surg 49: 547–554, 1996
- Gluteal fold flap の栄養血管である内陰部動脈と皮膚穿通枝の所在を解剖で明確にした論文。
  Hashimoto I, Nakanishi H, Nagae H, et al: The gluteal-fold flap for vulvar and buttock reconstruction: anatomic study and adjustment of flap volume. Plast Reconstr Surg 108: 1998–2005, 2001
- Gluteal fold flap を V-Y advancement flap として使用した論文。
  Lee PK, Choi MS, Ahn ST, et al: Gluteal fold V-Y advancement flap for vulvar and vaginal reconstruction: a new flap. Plast Reconstr Surg 118: 401–406, 2006
- Gluteal fold flap を含めて会陰部欠損の大きさに応じた再建アルゴリズムを掲載している。
  John HE, Jessop ZM, Di Candia M, et al: An algorithmic approach to perineal reconstruction after cancer resection: experience from two international centers. Ann Plast Surg 71: 96–102, 2013
- 内陰部動脈を穿通枝とした皮弁のバリエーションと骨盤腔を含めた適応を報告した論文。
  Hashimoto I, Abe Y, Nakanishi H: The internal pudendal artery perforator flap: free-style pedicle perforator flaps for vulva, vagina, and buttock reconstruction. Plast Reconstr Surg 133: 924–933, 2014

6. 後大腿皮弁

橋本一郎・柏木圭介

Knack & Pitfalls

◎皮弁挙上の際は，半腱様筋と大腿二頭筋長頭の筋間に存在する神経血管束を確実に皮弁側に含めること
◎皮弁の可動性を拡大したい時は，必要に応じて大殿筋下を下殿動静脈本幹へ向かって剥離を進める
◎坐骨結節外側付近の血管網を温存すると皮弁の血行は安定する
◎腫瘍切除などにより下殿動脈の開存が認められない場合は，島状皮弁ではなくV-Y型皮弁などへの変更を考慮する
◎皮弁幅は8～10cm程度であれば皮弁採取部の一次縫縮が可能である

後大腿皮弁はHurwitzら（1981）によりgluteal thigh flapとして最初に報告された。本邦では新冨ら（1983）により紹介され，posterior thigh flapの名称が初めて用いられた。本皮弁は下殿動脈下行枝を栄養動脈として大腿部後面に長い皮弁を挙上でき，主に有茎皮弁として用いられる。同側の坐骨部，大転子部や仙骨部のみならず対側殿部や会陰部にも到達が可能で，その応用範囲は広い（図1）。また筋膜皮弁であるため，大殿筋やハムストリング筋群を温存したまま採取でき，下肢機能の保たれた症例でもこれを障害せずに再建することが可能である。

血行形態

後大腿皮弁は下殿動脈下行枝を血管茎とする軸走型皮弁である（図2）。下殿動脈は梨状筋下孔から骨盤外に出現して，大殿筋下部を栄養した後に下行枝を分枝する。この下殿動脈下行枝は大殿筋裏面より大腿方向に出て，半腱様筋と大腿二頭筋長頭の筋間を後大腿皮神経と伴走しながら大腿尾側へ走行していく。下殿動脈下行枝が大殿筋下縁から出てくる直前の坐骨結節外側付近で内側大腿回旋動脈の分枝や閉鎖動脈の分枝が流入しており，この部分は十字吻合部（cruciate anastomosis）と呼ばれる。

下殿動脈は内腸骨動脈系であるが，下行枝へ流入している内側大腿回旋動脈，閉鎖動脈，大腿深動脈は外腸骨動脈系であり，本皮弁は両血管系から血行を受けていることになる。また大腿後面を走行中には大腿深動脈貫通枝からの穿通枝とも交通している。下殿動脈下行枝には通常伴走静脈があり，後大腿皮弁の還流路となっている。

皮弁挙上では下殿動脈下行枝と後大腿皮神経からなる神経血管束を確実に皮弁に含ませることが重要である。筋膜上で皮弁挙上を行うとの記載もあるが，一般には深筋膜下で挙上した方が安全で挙上自体が簡単である。

適応

後大腿皮弁を島状転位皮弁として用いた場合，外側では大転子部や上前腸骨棘部，前方では会陰部や恥骨部，内側では仙骨部や対側殿部まで到達可能である（図1）。本皮弁は坐骨部，仙骨部，会陰部の褥瘡や悪性腫瘍切除後欠損の再建に広く用いられている。下殿動静脈下行枝のみを血管茎とする島状皮弁として挙上可能であるが，V-Y前進皮弁やhatchet型皮弁としても利用できる。近年，褥瘡再建に筋膜皮弁が頻用されるようになってからは，特に坐骨部褥瘡において第1選択となっている。

下殿動静脈下行枝と後大腿皮神経が神経血管束を形成しているため，本皮弁は知覚皮弁としての再建が可能である。血管茎の中枢への剥離の際に大殿筋下縁付近の切離を要する場合もあるが，筋膜皮弁として挙上されるため大殿筋やハムストリング筋群の犠牲がなく下肢機能の保たれた症例でも用いやすい皮弁である。

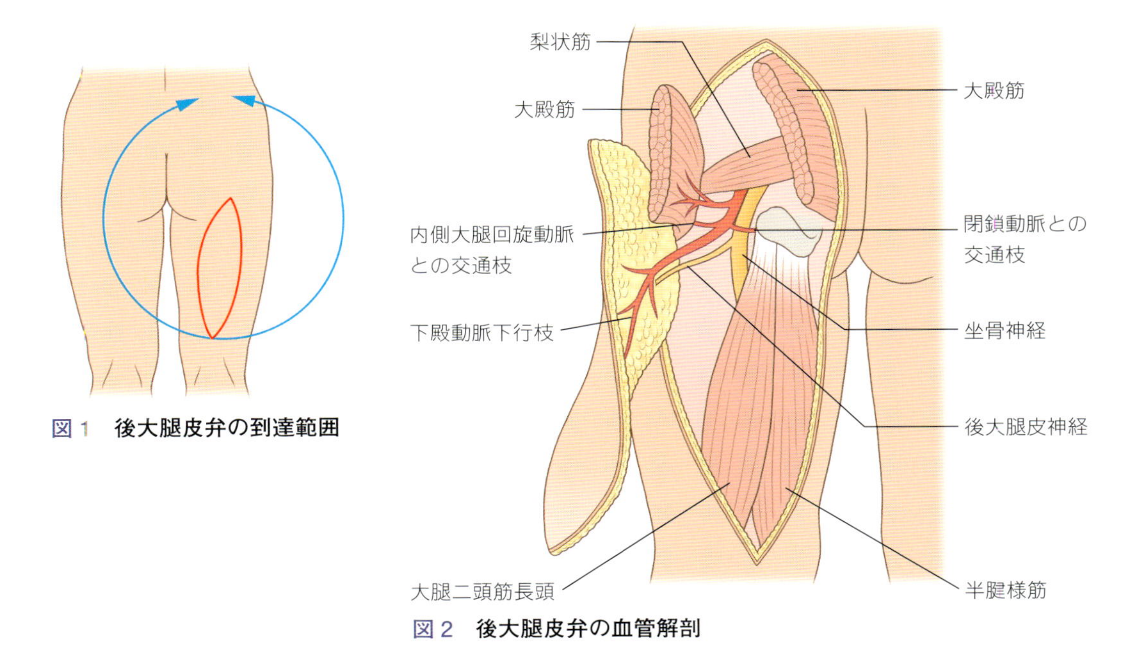

図 1　後大腿皮弁の到達範囲

図 2　後大腿皮弁の血管解剖

手技

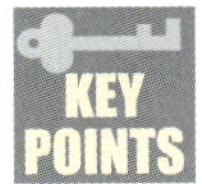

- 血管茎は半腱様筋と大腿二頭筋長頭の筋間に存在する
- 皮弁の可動性を拡大したい時は大殿筋下へ血管茎の剥離を進める

❶ デザイン

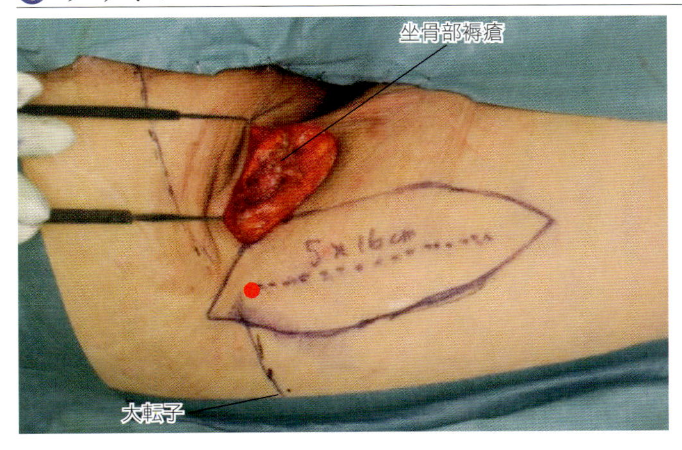

坐骨結節と，それと同じ高位の大転子を結んだ線分の中点（●）から，膝窩中央へ引いた直線付近に下殿動静脈下行枝が存在し，皮弁の中心軸となる。

点（●）をピボットポイントとして坐骨部褥瘡へ十分な組織量を充填できるように，本例では 5 × 16cm の島状転位皮弁をデザインしている。膝窩の上 8cm 程度まで採取でき，通常成人男性では長さ 26cm 程度の皮弁が挙上可能である。幅 8〜10cm 程度までなら皮弁採取部の一次縫縮が可能である。

Advice

- 術前にあらかじめドップラー血流計で下行枝の位置を同定し，マーキングしておくことが望ましい。

❷ 皮弁の挙上

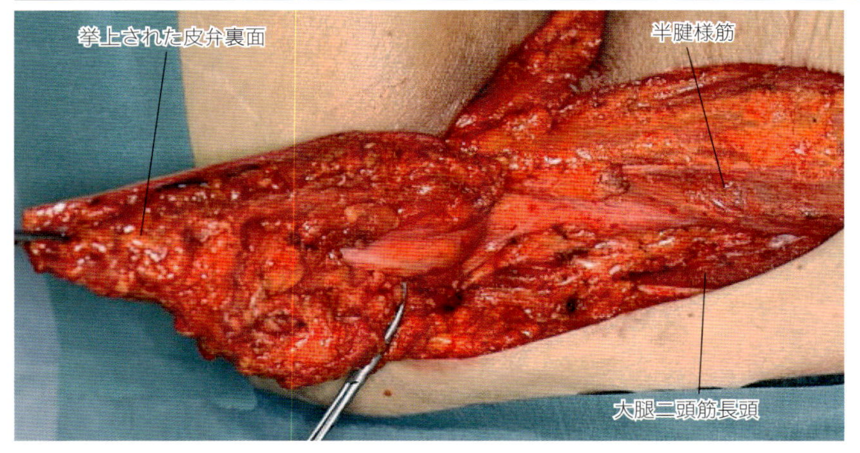

皮弁は末梢側から電気メスを用いて大腿後面の深筋膜下で挙上していく。皮弁裏面では筋膜を通して神経血管束が確認できることがある。

大殿筋下縁が近づいてきたところで電気メスをペアンに持ち替え，神経血管束を鈍的に剥離していく。ペアンの先端は皮弁裏面の神経血管束を指し示している。

Advice

・血管茎の下殿動静脈下行枝は後大腿皮神経を伴って半腱様筋と大腿二頭筋長頭の筋間を走行しているので，筋間中隔組織を含めるように剥離していく。

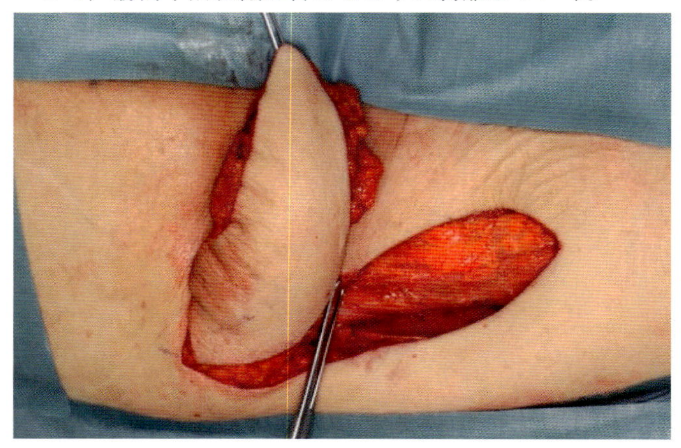

皮弁を欠損部に移動させて，緊張が強い場合は血管茎周囲の剥離を追加する。さらに皮弁の移動が必要な場合には大殿筋裏面へ剥離を進めていく。

Advice

・坐骨結節外側付近で下殿動静脈下行枝と交通している血管網を周囲脂肪組織とともに温存すると皮弁の血行が安定する。

❸ 皮弁の移植，皮弁採取部の処置

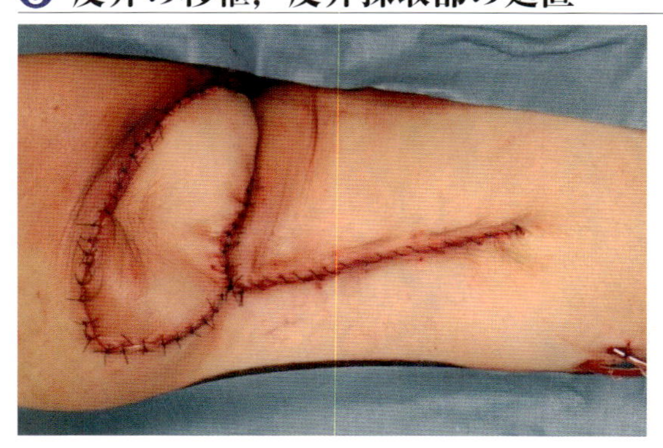

皮弁が緊張なく欠損部へ到達可能となったら，皮弁遠位部の血行を確認後，吸引ドレーンを留置して皮弁を縫合固定する。

褥瘡部の皮下ポケットが大きい場合は皮弁先端を denude してポケット内に充填する。皮弁採取部は一次縫縮する。

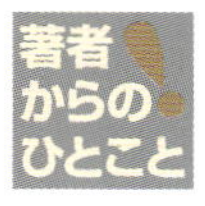

本症例のように坐骨部褥瘡を再建する場合には，術中体位は股関節を屈曲した腹臥位で手術を行う。股関節伸展位で再建すると，術後に股関節を屈曲した際に創離開する危険性がある。

症例　坐骨部褥瘡に対する後大腿皮弁移植術

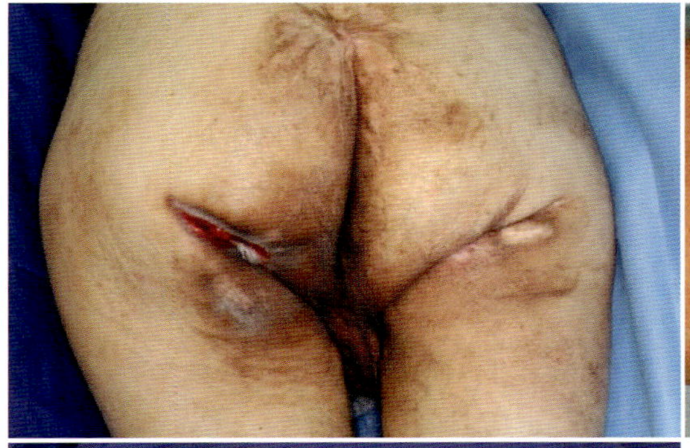

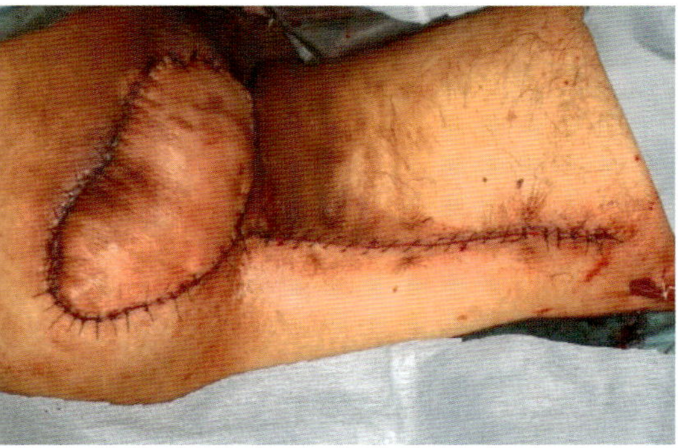

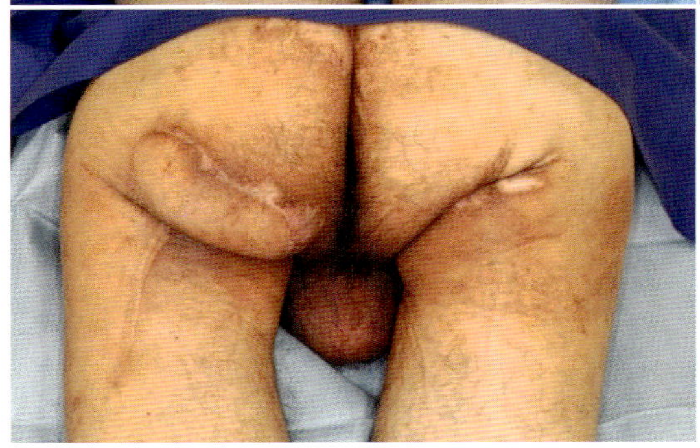

術後 6 カ月

55 歳，男性，胸椎損傷後左坐骨部褥瘡

皮下ポケットを切開しデブリードマンを行い，陰圧閉鎖療法で wound bed preparation を行った。3 週間後に肉芽が良好になったため，皮弁移植による再建術を施行した。7 × 16cm の後大腿皮弁を充填した。

術後 6 カ月の時点で褥瘡の再発を認めない。

History & Review

- 後大腿皮弁の最初の報告。
  Hurwitz DJ, Swartz WM, Mathes SJ: The gluteal thigh flap: A reliable, sensate flap for the closure of buttock and perineal wounds. Plast Reconstr Surg 68: 521–530, 1981
- 本邦ではじめて後大腿皮弁を紹介した。
  新冨芳尚，大浦武彦：Posterior thigh flap. 形成外科 26：243–248, 1983
- 後大腿皮弁の血管解剖について詳述している。
  Rubin JA, Whetzel TP, Stevenson TR: The posterior thigh fasciocutaneous flap: Vascular anatomy and clinical application. Plast Reconstr Surg 95: 1228–1239, 1995
- 下殿動脈と内側大腿回旋動脈，閉鎖動脈の交通について解説している。
  宮本慎平，三鍋俊春，波利井清紀：十字吻合部を血管茎とする gluteal thigh flap による坐骨部褥瘡再建の経験．形成外科 48：1027–1034, 2005

7. 膝周辺に作成される皮弁

林　明照

Knack & Pitfalls

◎栄養血管の派生形態には解剖学的異変はあるが，筋膜穿通部位は限局された範囲内にある
◎ SLG flap は皮弁として（栄養血管周辺は筋膜を含める），SMG flap と PPT flap は筋膜皮弁として挙上する
◎血管柄が深部から立ち上がり，静脈系の解剖学的異変もあるため，有茎皮弁で用いることが多い
◎ SLG flap と PPT flap は薄く，膝部の輪郭を良好に再現できる
◎ SMG flap はやや厚く，術中または二期的に脂肪減量を行うことがある
◎採取部の瘢痕はあまり目立たず，機能障害・知覚障害はない

1980年代後半以降，膝関節周囲の筋膜皮膚穿通枝に着目して，上外側膝皮弁 superior lateral genu flap（SLG flap），上内側膝皮弁 superior medial genu flap（SMG flap），膝窩後大腿皮弁 popliteo-posterior thigh flap（PPT flap）に代表される膝部皮弁群（genu flaps）が報告され，膝部再建における選択肢の拡大とともに，再建に主眼をおいた膝関節動脈網の詳細な検討が加速した。Genu flap は遊離皮弁としても利用できるが，膝部周囲への適合性の観点から regional flap として近隣の組織欠損への適応が特に有用である。

血行形態

膝関節周囲に分布する動脈は，外側では上・下外側膝動脈，前・後脛骨反回動脈，外側大腿回旋動脈下行枝など，内側では上・下内側膝動脈，下行膝動脈と伏在枝などがあり，これらは膝蓋骨前面で互いに吻合し膝蓋動脈網を形成する。膝窩部へは膝窩動脈，大腿深動脈，腓腹動脈などからの穿通枝が分布する（図1）。

SLG flap の栄養血管である上外側膝動脈（SLGA）は膝窩動脈（まれに腓腹動脈）から分岐し，筋枝や関節枝を出した後，外側広筋（VL），大腿二頭筋短頭（SBF）および大腿骨外側顆（LC）で囲まれた三角部で筋膜を穿通する。その後は頭側方向に主な軸性をもった皮下血管網で大腿深動脈の外側穿通枝とリンクする。

SMG flap の栄養血管である上内側膝動脈（SMGA）は膝窩動脈または下行膝動脈から分岐し，大腿骨内側顆（MC）の上縁に沿って前進し，筋枝や骨関節枝を出した後，内側広筋（VM），大内転筋腱（AM）および大腿骨内側顆で囲まれた三角部で筋膜に至る。下肢長軸に優位な方向性をもった筋膜血管叢を形成する。

PPT flap の栄養血管となる膝窩部後上行枝（PABrP）は，膝窩動脈または腓腹動脈から分岐して大腿二頭筋長頭（LBF）と半腱様筋（ST）の間で筋膜下に至り，大腿後面正中を上行して大腿深動脈の後方穿通枝と vascular arcade を形成し，さらに約半数は下殿動脈下行枝と吻合する（図2）。

適応

大腿部に作成され，遠位側に茎をもつ皮弁・筋膜皮弁に共通する利点として，①皮弁が薄く膝部～下腿の輪郭を再現できる，②皮弁採取による機能障害（筋力低下，膝関節瘢痕拘縮）や知覚障害がない，③皮弁採取部は成人で最大幅10cmまでなら縫縮可能であり瘢痕はあまり目立たない，④栄養血管の位置が安定していて手技が容易であること，などが挙げられる。SLG flap，SMG flap，PPT flap の皮弁採取部位・大きさ，皮弁到達範囲および各皮弁の性状の特徴を示す（表，図3）。皮弁の選択は皮膚の色調・質感の類似性，手術体位，皮弁採取部の損傷や外傷，創外固定器の有無などを考慮し，通常は欠損部と同側に皮弁を作成する。上外側・上内側膝動脈の骨関節枝を利用した骨弁やキメラ型骨皮弁も報告されている。

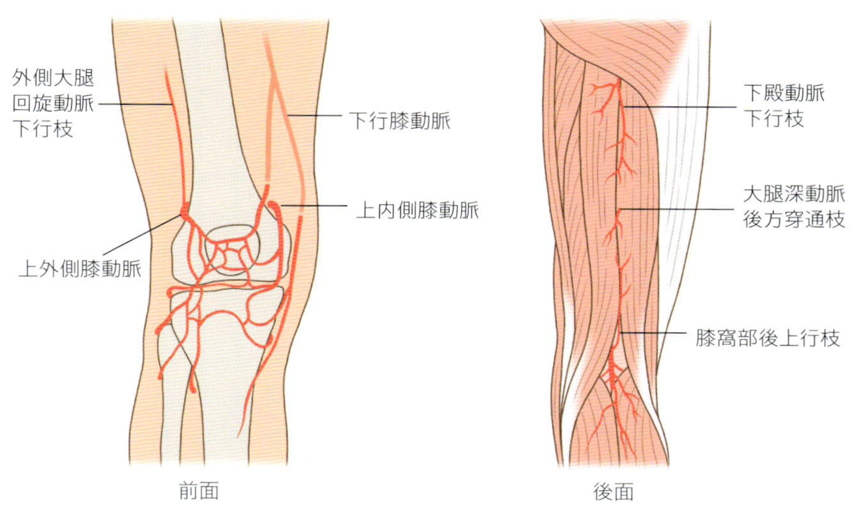

図 1　膝関節動脈網と皮膚穿通枝（右下肢）

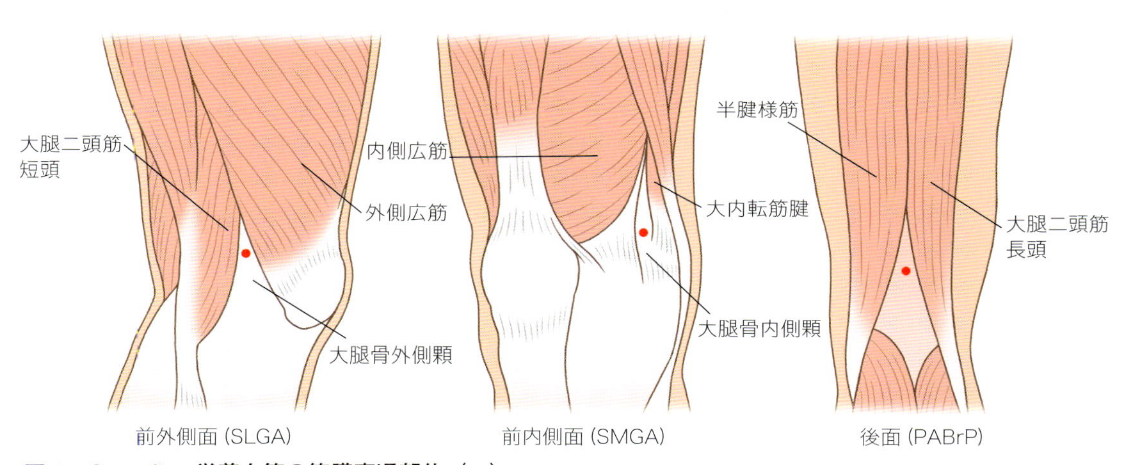

図 2　Genu flap 栄養血管の筋膜穿通部位（●）

表　膝部皮弁群の特徴

皮弁	栄養血管	皮弁の到達範囲	皮膚の厚さ	皮下脂肪	有毛部
上外側膝皮弁 SLG flap	上外側 膝動脈 SLGA	内側面を除く 大腿遠位 1/3 膝，膝窩 下腿近位 1/3	やや厚い （約 1.35mm）	薄い	+
上内側膝皮弁 SMG flap	上内側 膝動脈 SMGA	外側面を除く 大腿遠位 1/3 膝，膝窩 下腿近位 1/3	比較的薄い （約 1.10mm）	やや厚い	少ない
膝窩後大腿皮弁 PPT flap	膝窩部 後上行枝 PABrP	大腿遠位 2/3 膝，膝窩 下腿近位 2/3	薄い （約 0.55mm）	やや厚い	+

SLG flap　SMG flap　PPT flap

図 3　Genu flap と皮弁の到達範囲

Genu flap

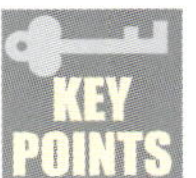

- 上外側膝動脈・上内側膝動脈・膝窩部後上行枝の筋膜穿通部位を把握する
- 通常，欠損部と同側に皮弁を作成するが，膝部前面にはSLG flapかPPT flapを優先的に選択する
- 大腿部の皮神経の支配領域は膝部までなので，genu flap採取による下腿足部の知覚障害は生じない

❶ デザイン

・SLG flap

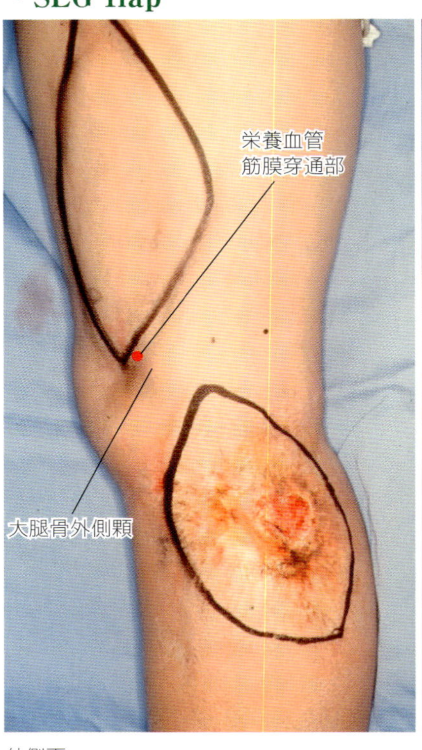

外側面
皮弁尾側端（皮下）に大腿骨外側顆を含め，大転子と外側顆を結ぶ線を軸に皮弁頭側端はその中点を，前縁は大腿直筋，後縁は腸脛靭帯の5cm後方とする

・SMG flap

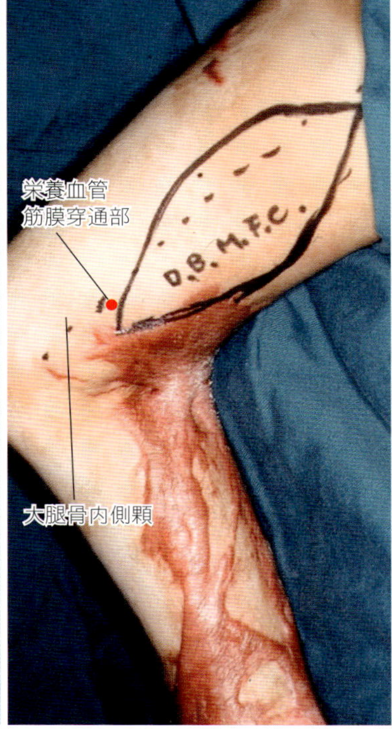

内側面
皮弁尾側端（皮下）に大腿骨内側顆を含め，内側顆と鼠径靭帯中点を結ぶ線を軸に皮弁頭側端は大腿の中点，前縁は大腿直筋，後縁は薄筋の後縁とする

・PPT flap

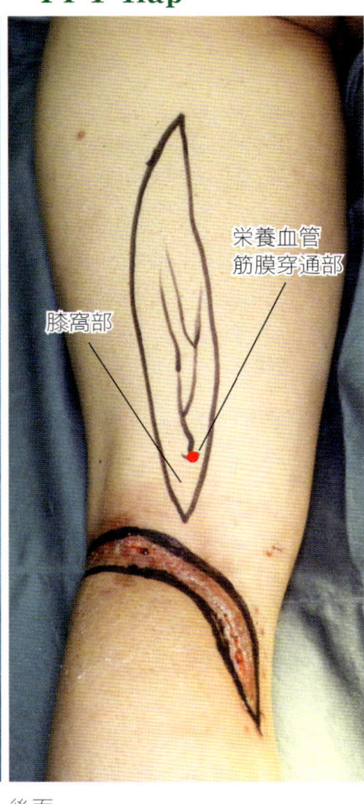

後面
尾側に膝窩部を含め，最大幅8〜10cmで頭側は殿筋溝まで拡大できる

❷ 皮弁の挙上と移動

頭側から開始し筋膜下に剥離を進め（SLG flap は筋膜上で剥離し，膝関節より 8cm の位置から筋膜を含める），穿通部位で筋膜に至る栄養血管を確認し，これを血管柄（⇨）として挙上する。

血管茎を軸とした島状皮弁として移行する。

・SLG flap

血管柄

・SMG flap

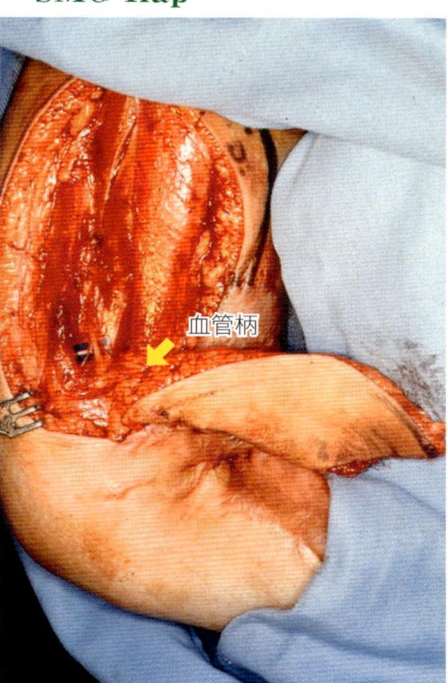

・PPT flap

血管柄

Advice

・PPT flap の栄養血管は筋膜下で後大腿皮神経と伴走しているので，皮弁頭側端でこの神経を切断し皮弁に含めて挙上する。

❸ 皮弁採取部の処置

幅が 10cm までなら一次縫縮可能であるが，過緊張が危惧される場合は植皮を追加する。

Advice

・植皮を行う場合，皮弁頭側端に生じる dog ear を利用すると新たな瘢痕を作らずに済む。

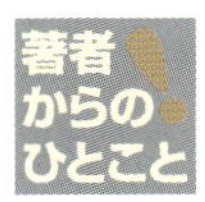

皮弁採取部を縫縮する際，あまり緊張が高いと下肢の血行不全がフォルクマン拘縮を起こすことがあるので，植皮の必要性を術前に説明しておく。

症例 人工関節置換後の膝部皮膚軟部組織欠損に対するSLG flap移植術

69歳，女性　右人工膝関節置換術後の創感染，皮膚壊死

壊死組織デブリードマン，人工関節抜去，洗浄後に13 × 9cmのSLG flapを挙上，抗生剤含有骨セメントスペーサーを挿入し，欠損を皮弁で被覆した。皮弁採取部は縫縮し，一部に植皮を行った。術後1年，皮弁採取による機能障害はなく，膝関節部の輪郭も良好に再現されている。

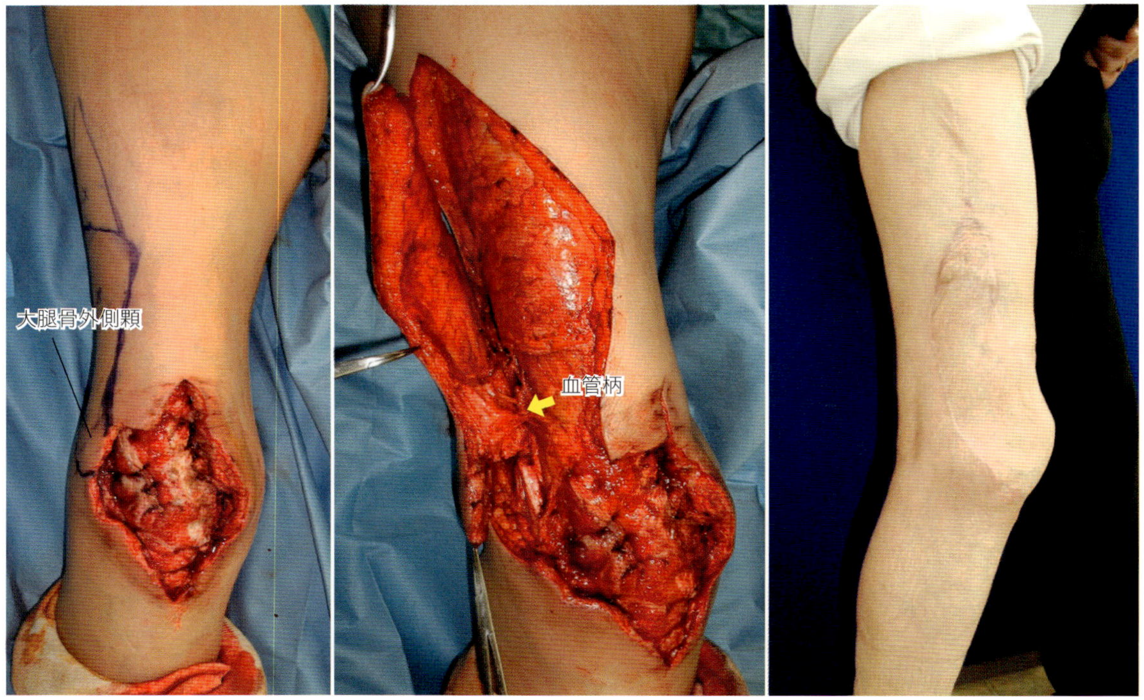

膝部前面皮膚軟部組織欠損　　SLG flapを挙上　　術後1年

History & Review

●膝窩後大腿皮弁の血行と臨床応用を初めて報告した論文。
Maruyama Y, Iwahira Y: Popliteo-posterior thigh fasciocutaneous island flap for closure around the knee. Br J Plast Surg 42: 140–143, 1989

●上外側膝皮弁の血行解剖と臨床応用を初めて報告した論文。
Hayashi A, Maruyama Y: The lateral genicular artery flap. Ann Plast Surg 24: 310–317, 1990

●上内側膝皮弁の血行解剖と臨床応用を初めて報告した論文。
Hayashi A, Maruyama Y: The medial genicular artery flap. Ann Plast Surg 25: 174–180, 1990

●上外側膝動脈皮弁の血行解剖と遊離皮弁の臨床応用を報告した論文。
Spokevicius S, Jankauskas A: Anatomy and clinical applications of composite cutaneo-subcutaneous flap based on the lateral superior genicular vessels. J Reconstr Microsurg 11: 15–20, 1995

●大腿遠位外側の血行と大腿二頭筋穿通枝皮弁の臨床応用を報告した論文。
Cavadas PC, Sanz-Jimenez-Rico JR, Landin L, et al: Biceps femoris perforator free flap for upper extremity reconstruction: Anatomical study and clinical series. Plast Reconstr Surg 116: 145–152, 2005

●大腿後面の穿通枝皮弁の血行に関する解剖検索を報告した論文。
Hupkens P, Ozturk E, Wittens S, et al: Posterior thigh perforator flaps: An anatomy study to localize and classify posterior thigh perforators. Microsurg 33: 376–382, 2013

8. 下腿に作成される皮弁・筋膜皮弁

林　祐司

Knack & Pitfalls

◎下肢や足部に作成される皮弁は筋膜皮弁が多い。血管は3つの筋間中隔と2つの軸性血管に由来する
◎筋膜皮弁は血管との関係によりType A〜Cに分けられる
◎Type Cは筋間中隔に存在するseptocutaneous vesselsによる中隔皮弁である
◎Type Cの中隔皮弁は両側に存在する筋肉を確認して筋間を間違えないようにする
◎術前評価はドップラー聴音計やエコーが有用である
◎皮弁挙上時には血管の中に血液を残した状態でターニケットを使用する
◎うっ血を避けるために術後の患肢挙上が重要である

下腿や足部は皮下組織が薄く，外傷などにより容易に骨や腱の露出を来たすため，植皮では対応することができず，皮弁による再建が必要となることが多い。1970年代に筋肉弁による再建が開発されたが，侵襲が大きく筋肉を失うことによる機能障害が問題であった。1980年代に数々の筋膜皮弁が開発され，下肢に作成される皮弁の種類が急速に増加した。さらに下腿近位の皮膚や軟部組織を遠位に移動させる遠位茎皮弁や逆行性皮弁の開発により再建手段がさらに増えた。もちろん，遊離皮弁の需要は下肢部において，最も多いものの1つであるが，手技的な難しさを伴うのが問題である。

本稿では，下腿および足部の皮弁・筋膜皮弁のなかで代表的な4つの皮弁を中心にして述べる。

血行形態

■筋膜皮弁の血行形態について

筋膜皮弁はPonténが1981年に初めて発表した。Ponténは下腿の同じ部位に同じ大きさで挙上した筋膜を含む皮弁と筋膜を含まない皮弁を対比して，筋膜を含まない皮弁は先端が壊死しているのに対し，筋膜を含む皮弁は先端まで生着していることを示し，筋膜を含む皮弁の優位性を示した。その後，次々に開発された筋膜皮弁を整理してCormackとLambertyは筋膜皮弁を血行形態からType A〜Cの3つに分類した（図1）。

Type Aは，筋膜を含んだrandom pattern flapであり，Ponténが発表した筋膜皮弁と同じ

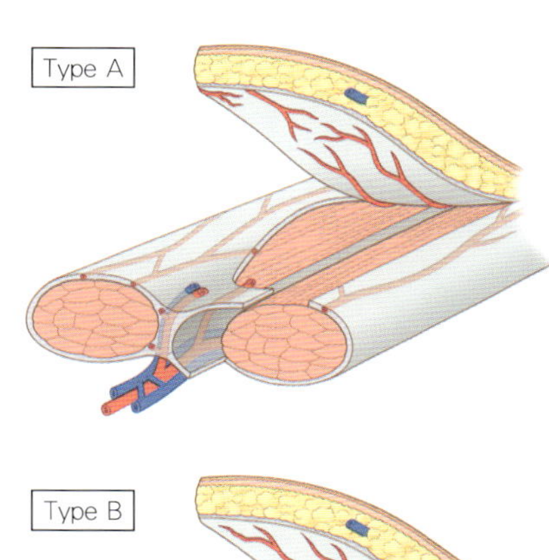

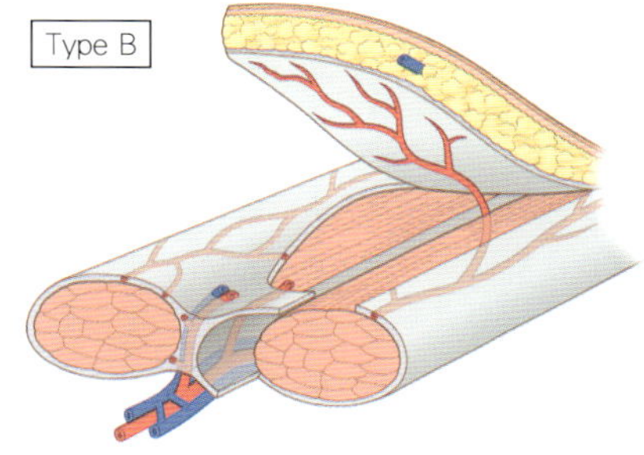

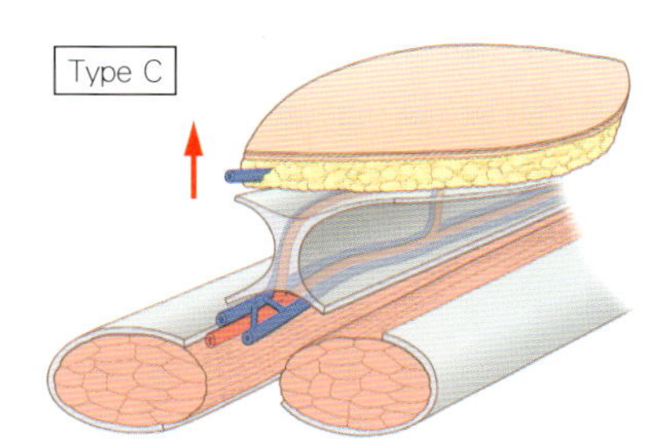

図1　Type A〜Cの筋膜皮弁

「第3章　皮弁：総論」参照（Cormack GC, et al: The Arterial Anatomy of Skin Flaps（2nd ed）. p121, Churchill Livingstone, Edinburgh, 1994より引用改変）

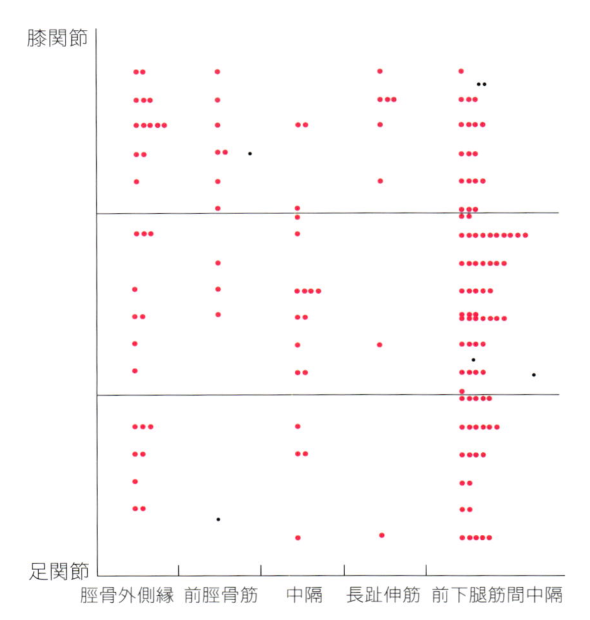

図2　25例の解剖による下腿前面における septocutaneous vessels と musculocutaneous perforators の位置

（林祐司：下腿における皮弁・筋膜皮弁．皮弁移植法 最近の進歩（第2版），p229，鳥居修平編著，克誠堂出版，東京，2002より引用）

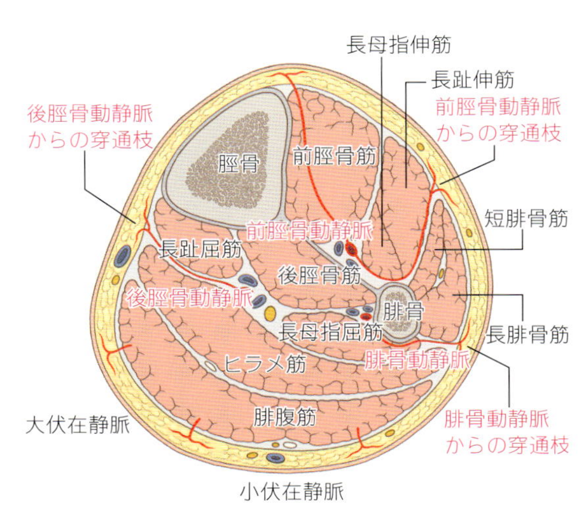

図3　下腿中央における断面図と septocutaneous vessels の位置

（Cormack GC, et al: The Arterial Anatomy of Skin Flaps（2nd ed）. p249, Churchill Livingstone, Edinburgh, 1994より引用改変）

である。筋膜の上下の面には血管のネットワークが存在し，筋膜を含むことにより血流が増加することが原理である。Pontén は筋膜を含まない皮弁の生着する長さ：幅の比率が1：1であるのに対し，筋膜を含んだ場合は2.5：1まで延長すると述べた。Type A の皮弁は random pattern flap であるため，筋膜を含めばどこにでも作成することができるが，血流の軸方向に作成することによりさらに長さ：幅の比率が増す。

Type B は，筋膜を含んだ axial pattern flap であり，名前のつく程度の中等度の血管が筋膜に至る皮弁である。下肢では saphenous flap と superficial sural artery flap が該当する。

Type C は，筋膜皮弁に特有の概念の皮弁であり，筋膜の連続である筋間中隔を含んだ筋膜皮弁である。主要血管が筋間中隔の深部を走行し，その血管から分岐して筋間中隔を通る多数の小さい穿通枝により栄養される皮弁である。中隔皮弁（septocutaneous flap）と名づけられ，下腿や足部に作成される筋膜皮弁の多くが Type C の皮弁である。

一方，すべての筋間中隔に同程度に穿通枝が存在するわけではなく，筋間中隔には血管の多い部分と少ない部分がある。著者の研究では，下腿前面の anterior compartment では内側から前脛骨筋，長母趾伸筋，長趾伸筋の3つが縦に並び筋間も縦に並んでいるが，compartment を仕切る厚い前下腿筋間中隔に septocutaneous vessels が多く存在し，その間の筋間にはあまり septocutaneous vessels が存在しない。また，筋肉を通過して皮膚に至る musculocutaneous vessels はさらに少ない（図2）。

■下腿から足部の血行形態について

下腿の筋肉は，伸筋群 anterior compartment（前脛骨筋，長母趾伸筋，長趾伸筋），腓骨筋群 peroneal compartment（短腓骨筋，長腓骨筋），屈筋群深層 deep posterior compartment（後脛骨筋，長母趾屈筋，長趾屈筋），屈筋群浅層 superficial posterior compartment（ヒラメ筋，腓腹筋）の compartment に分けられる。

前脛骨動脈，後脛骨動脈，腓骨動脈はそれぞれ，anterior compartment，posterior compartment，peroneal compartment に存在する筋肉に多数の分枝を出し栄養する。

伸筋群と腓骨筋群との境界をなす前下腿筋間中隔には，前脛骨動脈からの septocutaneous perforator が存在する。

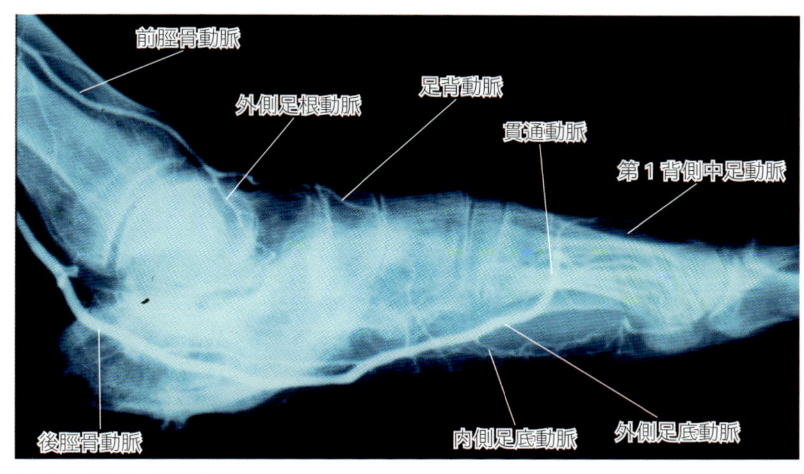

図4　足の動脈の走行

前下腿筋間中隔の下方には腓骨動脈からの septocutaneous perforator が存在する。

腓骨筋群と屈筋群との境界をなす後下腿筋間中隔には腓骨動脈からの septocutaneous perforator が存在する。

屈筋群深層と浅層を分ける深下腿筋膜には，後脛骨動脈由来 septocutaneous perforator が存在する（図3）。

Type B の筋膜皮弁を作成できる下腿皮膚の血行に関係する動脈として浅腓腹動脈と伏在動脈が存在する。この2つの血管は神経に沿って走行する血管であることが特徴である。浅腓腹動脈は膝窩動脈から分岐し，腓腹筋内側頭と外側頭の中央から下腿後面に出て筋膜の裏面を走行する。本血管は腓腹神経に伴行する。伏在動脈は大腿動脈から分岐し，大腿内側から膝関節内側を通り下腿上部で終わる。本血管は伏在神経に伴行する。

足の動脈は下腿の動脈の連続である（図4）。前脛骨動脈は足根部で外側足根動脈と内側足根動脈を分岐し，足背動脈となる。外側足根動脈は足背に存在する intrinsic muscle である短趾伸筋と短母趾伸筋に栄養枝を出す。足背動脈は中足部で外側足底動脈との交通枝を出し，両者で足底動脈弓を形成する。足背動脈の終末枝は第1背側骨間動脈となる。後脛骨動脈は足根管を通って足底に至り，内側足底動脈と外側足底動脈に分岐する。内側足底動脈は深枝と浅枝に分岐する。浅枝が内側足底皮弁の栄養血管となる。腓骨動脈は外果下方で終末枝である lateral calcaneal artery となる。下腿においては後脛骨動脈，前脛骨動脈のいずれかが先天的に欠損していることがある。これに対し腓骨動脈の欠損は発生学的にほとんどないといわれている。前脛骨動脈が欠損している場合は，足背動脈は腓骨動脈から分岐する。

足部の静脈は主要動脈の伴走静脈のほかに皮静脈が存在する。足部では足背静脈弓が顕著であり，下腿に連続して大伏在静脈と小伏在静脈となる。

■逆行性皮弁の静脈還流について

相対的に組織量の豊富な近位の組織を再建が必要な遠位に運ぶ逆行性皮弁が開発された。この皮弁では臨床での成功が先行し静脈還流の研究は後から行われた。逆行性皮弁の血行動態として，弁のない動脈には逆行性の血流は問題なく流れるが，四肢の静脈には弁があるため静脈還流が得られず，皮弁の生着に関して障害になると考えられた。逆行性皮弁における静脈還流の機序として Torii ら（1987）は弁の機能不全による逆流と伴走静脈同士のバイパスが逆行性皮弁において静脈還流を果たしていると述べている。血管周囲の軟部組織や筋膜上下の毛細血管のネットワークを介する血流も静脈還流に寄与すると考えられるため，遠位を茎とする皮弁では血管や筋膜周囲の軟部組織を多めに残すことがよいと考えられる。

皮弁の作成部位

■Type A

近位を茎として長軸方向に作成すれば幅：長さの比率を1：3の皮弁まで挙上することができる。皮弁採取部位に植皮を要する場合は，皮弁採取部位を骨や腱の直上にすることは避けるべきである。皮弁基部に穿通枝を含めると皮弁の茎の幅を細くすることができるので移動性が増す。ドップラー聴音計やエコーにて穿通枝を確認し，皮弁の茎にこれらが含まれるようにする。

■Type B

伏在動脈を軸として作成される皮弁はsaphenous flapであり，下腿上1/3内側に作成することができる。浅腓腹動脈を軸として作成される皮弁はsuperficial sural artery flapである。順行性皮弁の場合は下腿後面中央を軸として下腿後面に大きな筋膜皮弁を作成することができる。本皮弁を遠位茎皮弁とする場合には，下腿後面中央を軸として皮島を作図し，外果より5cm上の後下腿筋間中隔をpivot pointとする。

■Type C

前下腿筋間中隔の上部ではanterolateral leg island flap（Torii, 1987），下方ではlateral supramalleolar flap（Masquelet, 1988）が作成される。これらの皮弁は前下腿筋間中隔を軸として皮弁を作成する。同じ筋間中隔でも上下で由来となる血管が異なり，anterolateral leg island flapは前脛骨動脈由来のseptocutaneous perforatorに栄養され，lateral supramalleolar flapは腓骨動脈由来のseptocutaneous perforatorに栄養される。上下で血管の支配領域が異なるためlateral supramalleolar flapは下腿下1/3を越えない範囲で作成することが適当である（並木ら，1989）。

後下腿筋間中隔ではperoneal flap（Yoshimura, 1984）とdistally based superficial sural artery flap（Hasegawa, 1993）が作成できる。Peroneal flapは近位で作成された場合はmusculocutaneous perforatorを血管茎とする場合がある。下腿屈筋の深層と浅層を分ける深下腿筋膜には後脛骨動脈由来の穿通枝皮弁が作成される。このうち最遠位の血管を用いるものはAmaranteが発表した皮弁（Amarante, 1986）となる。後脛骨動脈由来の穿通枝皮弁は穿通枝を中央として作図すると脛骨直上部から皮弁を採取することになるので，穿通枝より後方に皮弁を作図するようにする。

足部では足背動脈を中心として伸筋支帯遠位からMP関節までの範囲に足背皮弁を作成することができる。足底では内側足底動脈浅枝を軸として土踏まずの部分に内側足底皮弁を作成することができる。内側足底動脈深枝は当初皮膚血行には関与しないと考えられていたが，この血管を利用するmedialis pedis flap（Masquelet, 1990）が開発された。その他，腓骨動脈の終末枝を利用したlateral calcaneal flap（Grabb, 1981）が踵部外側に作成できる。

適応

大きな欠損は遊離皮弁による再建の適応となるが，技術的には筋膜皮弁より難易度が高い。局所の筋膜皮弁は手術手技が比較的やさしく特別な手技を必要としないので，骨や腱が露出した中等度までの欠損が最も良い適応と考えられる。

下腿に皮弁・筋膜皮弁を作成するには，動脈硬化などの血管病変がないことが条件となる。足が冷たい，下肢がむくんでいるなどの理学的所見だけでも血行動態を評価することができる。ドップラー聴音計やエコー装置を使って動脈の開存を評価する。現在では鮮明な3DCTアンギオが撮影できるので，腎機能障害のない場合では動脈の閉塞や狭窄を調べることは容易である。ABIやSPPによる評価も可能であれば行う方がよい。

外傷では広範な軟部組織損傷や骨折の合併がある場合は主要血管が損傷を受けている可能性が大きいので，3DCTアンギオなどの血管造影による評価が必須である。直接損傷がなくても，血腫が流れたり炎症が波及したりして血管（動脈と静脈）が損傷されている場合もあるので注意を要する。また，後脛骨動脈，前脛骨動脈のいずれかが先天的に欠損していることがあるので，このような例では適応が制限される。

皮弁の選択に際して下腿主要3動脈は原則として温存すべきである。重要度の順としては，後脛骨動脈＞前脛骨動脈＞腓骨動脈の順になる。腓骨皮弁は骨付き遊離皮弁として有用性が高いため，腓骨動脈は下腿主要3血管であっても切断されて利用されることが多いが，局所筋膜皮弁のために後脛骨動脈や前脛骨動脈の本幹を切断して移動する手技は望ましくないと考える。

筋膜皮弁の中では遠位茎皮弁や逆行性皮弁は軟部組織の乏しい部位を被覆することができるので有用性が高い。穿通枝が遠位に存在しているほど遠位部を被覆できる。おおむね足関節から5〜7cm付近に最も遠位の穿通枝が存在し，これらを利用した皮弁として，後下腿筋間中隔に存在する血管を利用した逆行性腓腹島状皮弁，前下腿筋間中隔に存在する血管を利用したlateral supramalleolar flap，深下腿筋膜に存在する血管を利用したAmaranteの皮弁がある。下腿や足部は露出部位であるため皮弁採取部位の醜状障害が大きな問題となる。適応を考える際には考慮すべき点となる。

多くの筋膜皮弁が次々に開発された1980年代

と比較すると，陰圧閉鎖療法などの発展により筋膜皮弁による再建は使用頻度が少なくなっているが，その有用性は失われていない。多くの再建手段をもっておくことは必要である。

以下に代表的な4皮弁の適応を述べる。

■逆行性腓腹島状皮弁

長所は，下腿の主要動脈を損傷しないことと逆行性皮弁として遠位に組織を移植することができる点である。技術的にも下肢に作成される筋膜皮弁の中では最もやさしい。下腿下1/3から内果および外果の足関節周辺，アキレス腱部，踵部後面に到達することができる。

■Lateral supramalleolar flap

逆行性皮弁として用いられ，下腿の主要動脈を損傷しないため有用性が高い。皮島は前下腿筋間中隔下1/3を軸として作成し，pivot pointは外果前方となる。外果，足背から足外側近位1/3の再建に有用である。

■足背皮弁

皮下脂肪の薄い皮弁を作成できることと，腱付きの複合皮弁とすることができる点が特長である。有茎皮弁としては足関節周囲，踵部，脛骨前面を被覆できる。血管茎を前脛骨動脈まで求めれば下腿下1/2まで到達できる。遊離皮弁として腱付き皮弁として腱損傷を伴う手背の再建に用いられる。逆行性皮弁として足の遠位，母趾背側を被覆することができる。足背動脈を切断することと，足背に瘢痕を残すことが欠点で，他により良い方法がある場合には適応とならない。

■内側足底皮弁

特長は角質層の厚い足底特有の皮膚を移植できることである。加重部位である踵部底面の再建が最も良い適応である。外側足底動脈を切断し血管茎を長くすることにより下腿まで到達させることもできるが，足の最重要血管を切断することになるので適応は限られる。また本皮弁は，遊離皮弁として反対側の足底加重部の再建に用いられたり，逆行性皮弁として前足部の足底加重部の再建に用いられたりしている。

I 逆行性腓腹島状皮弁

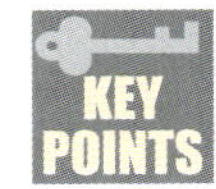

- 外果から5cm上方で後下腿筋間中隔に存在する腓骨動脈の穿通枝が栄養血管でありpivot pointとなる
- 皮弁の茎は小伏在静脈を中心とした幅2cmの脂肪筋膜弁とする

❶ デザイン

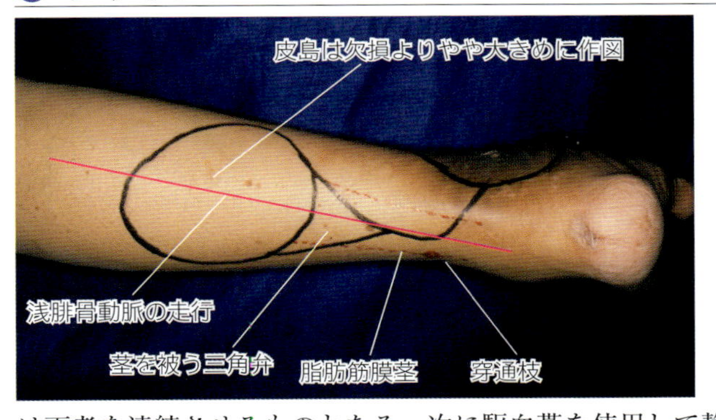

皮弁のデザインは腹臥位で行う。長腓骨筋後縁に存在する後下腿筋間中隔のくぼみを触知し，外果より約5cm上方でドップラー聴音計またはエコーにて腓骨動脈からの穿通枝を確認しマークする。この穿通枝が血管茎となるので，確認できない場合は本皮弁を作成することができない。

次に，膝窩部中央から腓腹筋内側頭と外側頭の間を下降する浅腓腹動脈の走行をドップラー聴音計にて確認しマークする。皮弁の軸は両者を連続させるものとなる。次に駆血帯を使用して静脈を怒張させ小伏在静脈の走行をマークする。

穿通枝の位置をpivot pointとして，移植部位に到達可能な位置に，軸を中心として必要な大きさの皮島を作図する。皮島から穿通枝の方向に幅2cmの脂肪筋膜茎をデザインする。茎には小伏在静脈を含むようにする。

Advice

- 皮弁移動後に血管茎に対する圧迫を軽減する目的で皮弁の尾側に三角弁の皮膚を付けるデザインにすると安全性が増す。
- 完全に島状としなくても移動可能であれば一部の皮膚の連続性を保つようにするとより安全である。

❷ 皮弁の挙上

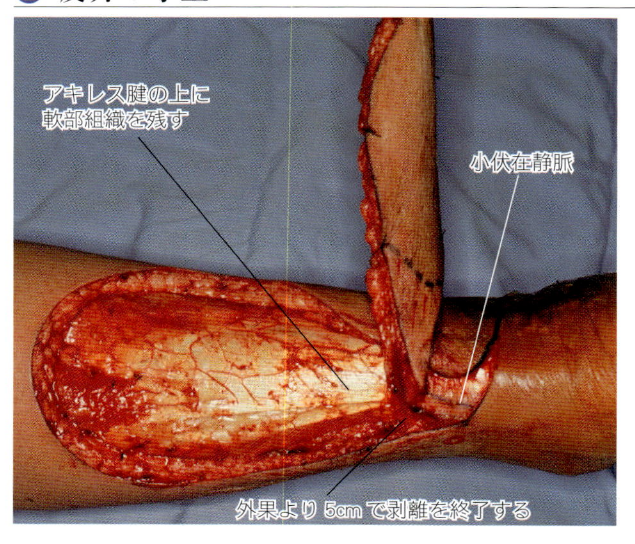

挙上は腹臥位で行う。エスマルヒ帯による駆血をしない状態でターニケットを使用する。皮弁頭側を切開し，同じ位置で筋膜を切開する。小伏在静脈と腓腹神経と浅腓腹動脈を露出するが，浅腓腹動脈は細くて見えないこともある。

小伏在静脈は長めに採取しておくと皮弁のうっ血時に瀉血したり吻合に用いることができる。皮島の作図位置が下腿後面で近位の場合は，腓腹筋の内側頭と外側頭との間の筋間中隔に存在している浅腓腹動脈を，筋間中隔ごと皮弁に連続させて挙上する。この操作により先端が中隔皮弁（筋膜皮弁 Type C）となり，皮弁の安全性が増す。

皮膚と筋膜が分離されないように縫合糸で仮固定して，筋膜下を尾側に剥離する。

植皮が生着するようにアキレス腱の上の軟部組織を温存する。皮弁尾側では皮膚のみ浅く切開し，穿通枝の位置まで小伏在静脈と腓腹神経と浅腓腹動脈を含んだ幅2cmの脂肪筋膜茎を作成する。

皮島が欠損に緊張なく到達できることを確認し剥離を終了する。

Advice

・穿通枝に近い位置ではターニケットを解除して穿通枝をドップラー聴音計で確認しながら皮弁を挙上すると穿通枝の損傷を避けることができる。

❸ 皮弁の移動

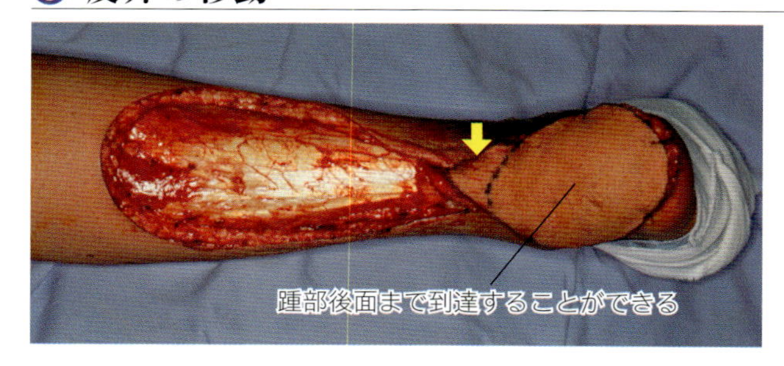

茎のねじれを考慮して移動する。時計回りもしくは半時計回りでの移動のうち，茎のねじれの少ない方を採用する。

血管茎を圧迫しないようにあらかじめ皮弁の尾側に作成しておいた三角弁（⇨）を茎の被覆に用いる。

Advice

・茎の通過部位は皮下トンネルとすることもできるが，切開をする方が安全である。

❹ 皮弁採取部の処置

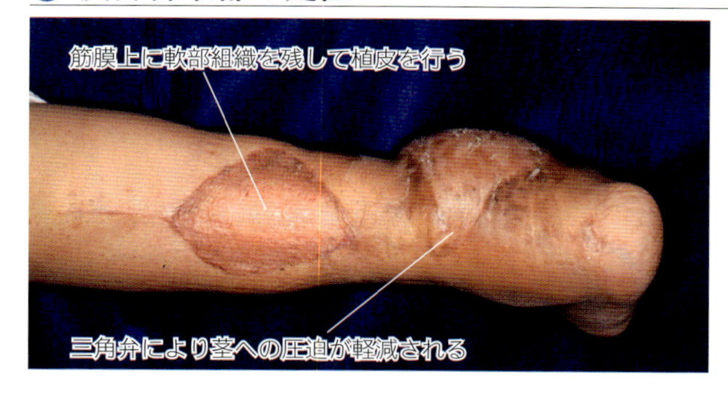

皮島採取部が下腿中央で幅3cm以下であれば縫縮することができる。それ以上の幅の場合は分層植皮が必要である。

Advice

・筋膜上に軟部組織を残しておくことが植皮の生着のために重要である。
・腓腹筋内側頭と外側頭の間を剥離した場合は，吸収糸を用いて縫合してから植皮を行う。

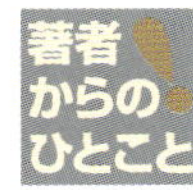

本皮弁はうっ血を来たしやすい傾向がある。必ずしも島状皮弁とする必要はなく，状況が許すときは茎の一部を連続させた皮弁とする。皮弁の幅が広い時は筋膜茎の幅を 3cm とする。可能であれば皮弁先端で小伏在静脈を移植部位の静脈と吻合する。

II Lateral supramalleolar flap

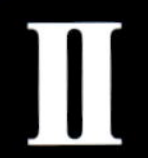

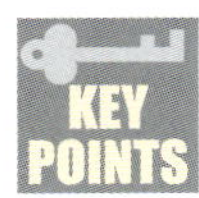

- 外果より約 5cm 上方で前下腿筋間中隔に存在する腓骨動脈からの貫通枝の存在を確認する。貫通枝からの下行枝と外果前方で外果血管網を形成する前外果動脈との連続を利用した逆行性皮弁である
- 皮弁の挙上は前方から行う
- Pivot point は外果前方の位置までとする

❶ デザイン

腓骨前方で短腓骨筋と長趾伸筋との間の陥凹部として前下腿筋間中隔を触知する。この陥凹部で外果より 5cm 上方を中心としてドップラー聴音計で下行枝の走行を確認する。上下に連続してドップラーの音が聴取されるが，貫通枝は特に音が強い部分として確認できる。エコーでは貫通枝が確認できる。

貫通枝が存在する前下腿筋間中隔を軸として皮島を作図する。皮島は下腿下 1/3 までが安全である。貫通枝を切断せずに rotation flap とする場合は，外果から 5cm の貫通枝の位置を pivot point として作図する。貫通枝を切断して下行枝を遠位に剥離し，外果血管網からの血流に基づく逆行性皮弁として用いる場合の pivot point は，外果下縁の前方までとする。

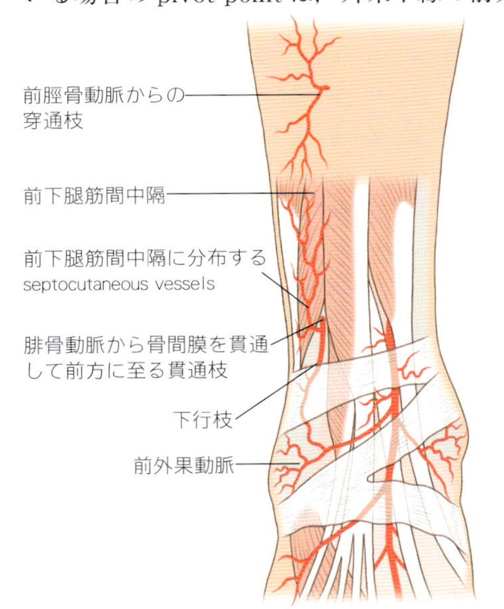

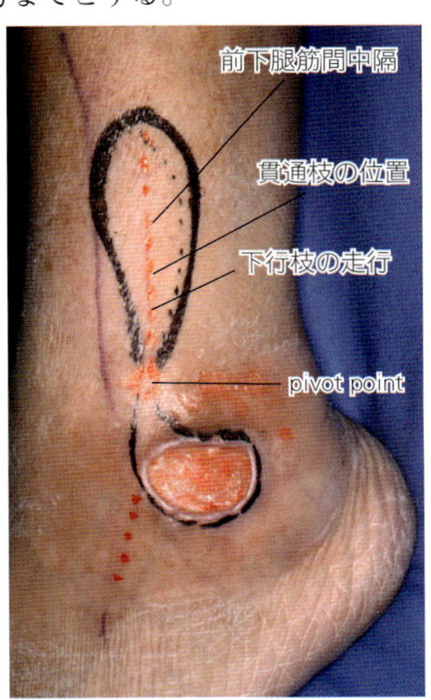

Advice

・設定した pivot point を中心として到達できる部分に皮島が作図されているか確認し，必要に応じて皮島の位置を修正する。

❷ 皮弁の挙上

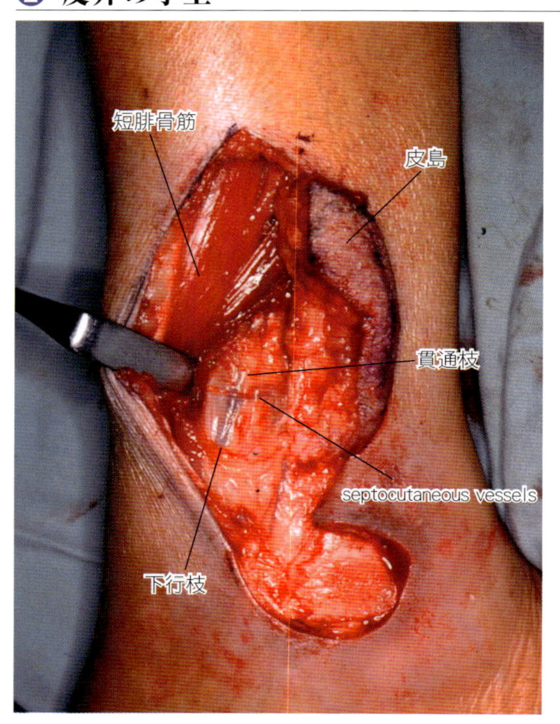

皮島上縁を切開し，前下腿筋間中隔が皮弁の中央に位置していることを確認する。ずれている場合は作図を前後に修正する。

次に皮島前縁を筋膜まで切開し，筋膜下を後方に剥離して前下腿筋間中隔に至る。前下腿筋間中隔の前面を深部に剥離する。

Septocutaneous vessels を筋間中隔内に露出し，骨間膜を貫通するところまで剥離する。

次に貫通枝からの下行枝を確認する。

逆行性皮弁とする場合は，septocutaneous vessels と下行枝との分岐点より深部の骨間膜ぎりぎりで貫通枝を切断し，下行枝を骨膜上で遠位に剥離して血管茎とする。

下行枝は前脛骨動脈の枝である前外果動脈と吻合しているため逆行性の血流を得ることができるが，剥離の限界は外果前方とする。

Advice

・浅腓骨神経が血管の上を横断し切断せざるを得ない時もある。浅腓骨神経は足背外側の知覚を支配しているので，切断した場合はできる限り修復して足背の知覚低下を予防する。

❸ 皮弁の移動

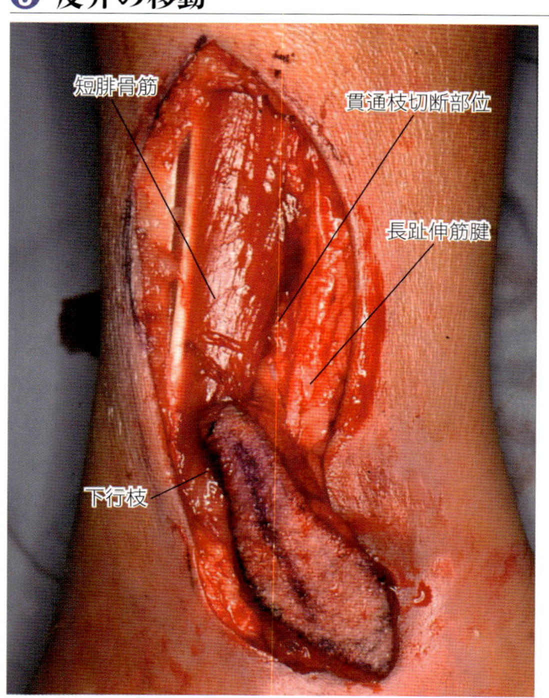

血管茎を長くすると血流が悪くなるので，欠損部に到達した位置で下行枝の剥離を終了する。

本皮弁は血管茎のみの島状皮弁となるので移動に際しての障害は少ない。

❹ 皮弁採取部の処置

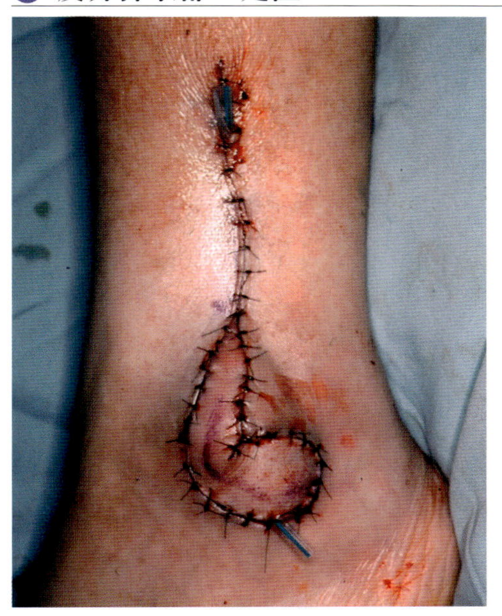

皮弁幅が2.5cm以下であれば，採取部位を縫合することができる。これ以上の場合は植皮を必要とする。

植皮床が腱の多い部分となるので植皮の生着が悪い場合がある。皮弁採取時に腱の上に軟部組織を残すように注意が必要である。

著者からのひとこと

皮弁を長めに作成すると貫通枝を切ることなく外果に到達できるが，前下腿筋間中隔の上2/3は前脛骨動脈の支配領域なので長すぎると先端が壊死となる。

Ⅲ 足背皮弁

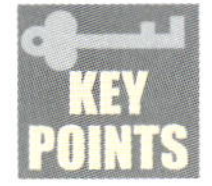
KEY
POINTS

- 長母趾伸筋腱の表面を剥離する際には腱膜を温存する
- 長母趾伸筋腱の裏面を剥離する時は，腱ぎりぎりに剥離して皮膚と血管の連続を保つ
- 後脛骨動脈が閉塞している場合に本皮弁を行うと足の主要血管が２本ともなくなってしまうので禁忌である

❶ デザイン

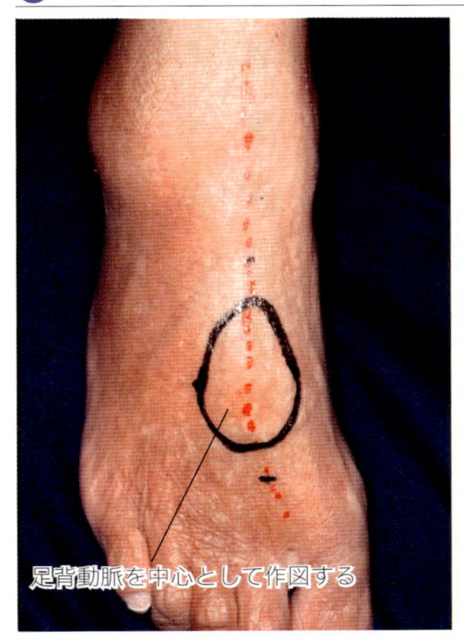
足背動脈を中心として作図する

仰臥位で足背動脈を触知する。中間楔状骨の部分が最も浅い部分にあるので触知が容易である。触診でわかる範囲は触診でマーキングする。伸筋支帯より近位の血管走行は触診ではわからないので，ドップラー聴音計を使用してマーキングする。足背動脈が前脛骨動脈ではなく腓骨動脈に連続する破格があることを留意しておく。遠位では第１背側中足動脈の走行をドップラー聴音計にて確認する。

Advice

- 第１背側中足動脈が深部を走行する場合は皮弁に含めることができない。その場合は皮弁の遠位部分はrandom flapとなるため遠位をやや小さく作図する。
- 足底交通枝の位置ではドップラー音を強く聴取できるので確認しておく。

次に，足を下垂して静脈を拡張させ，足背静脈弓と大伏在静脈，小伏在静脈をマークする。大伏在静脈の方が皮弁に含めやすい。

足背動脈を中心として，必要なサイズの皮弁をデザインする。皮弁の作図は伸筋支帯より末梢に留める。

❷ 皮弁の挙上

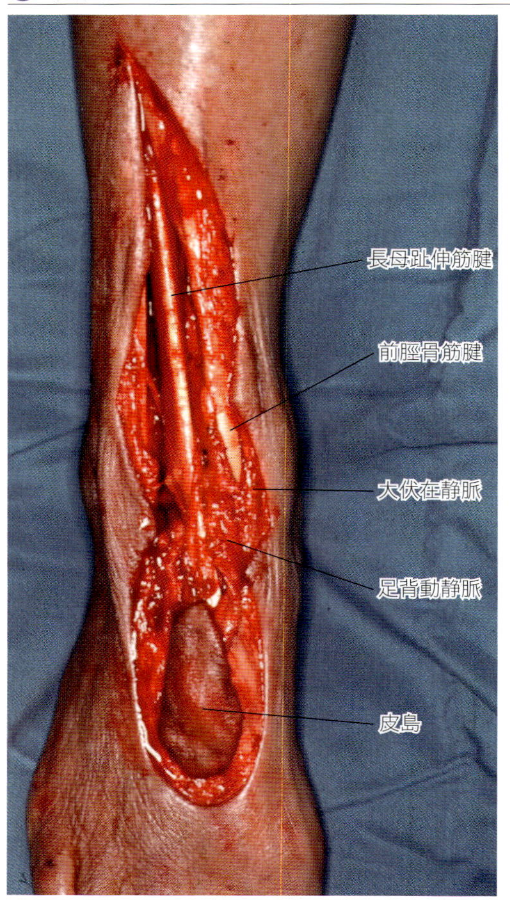

皮島を長母趾伸筋腱の下をくぐらせて内側に移動した状態

患肢を軽く挙上してターニケットを使用する。最初に皮弁の内側を浅筋膜まで切開する。長母趾伸筋腱の表面に薄い腱膜を残して長母趾伸筋腱の外側まで剥離する。長母趾伸筋腱を内側によけるようにして，皮弁と血管の連続を保つように意識して長母趾伸筋腱の裏面を腱ぎりぎりで剥離する。遠位では第1背側中足動脈に至り，近位では足背動脈に至る。皮島と血管との間を長母趾伸筋腱が通過しているので，この部分の操作が最も注意を要する。次に皮島の外側を切開し，浅筋膜下で剥離して長趾伸筋腱の上に腱膜を残しながら，第1背側中足動脈および足背動脈に至る。短母趾伸筋腱が外側から血管に被るので切離する。

皮弁先端で第1背側中足動脈を切断する。長母趾伸筋を内側によけ，短母趾伸筋を外側によけて血管茎を骨膜からはがすようにして中枢へ剥離を進める。

中足部で足底貫通枝を確認し，十分に深いところで結紮切断する。貫通枝より遠位が第1背側中足動脈で近位が足背動脈である。伸筋支帯を切開して下腿まで血管を剥離することができる。その場合は伸筋支帯を修復する。

下腿では血管は長母趾伸筋腱と前脛骨筋との間に存在する。皮弁採取部位の腱膜が乾燥しないように常に生食ガーゼで湿潤させることが大切である。

Advice

・本皮弁は皮弁と血管の結合が少ないためターニケットを外してから皮弁の血流が確認されるまで時間がかかる。

❸ 皮弁の移動

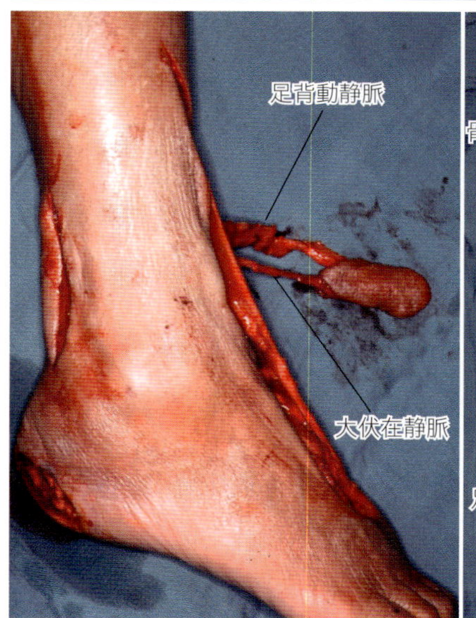

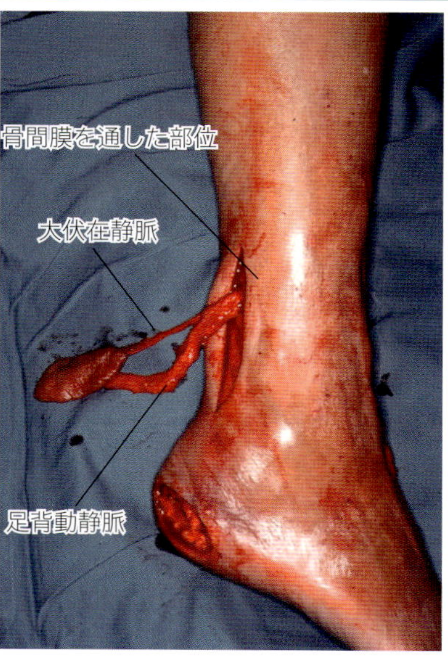

足背動脈は下腿では前脛骨動脈となるので，前脛骨動脈まで血管を剥離すれば到達範囲が拡大する。足関節部付近には分枝が多いが，下腿下部には分枝が少ない。

本症例は皮島と血管茎を骨間を通して移動し，踵部の再建を行った。

④ 皮弁採取部の処置

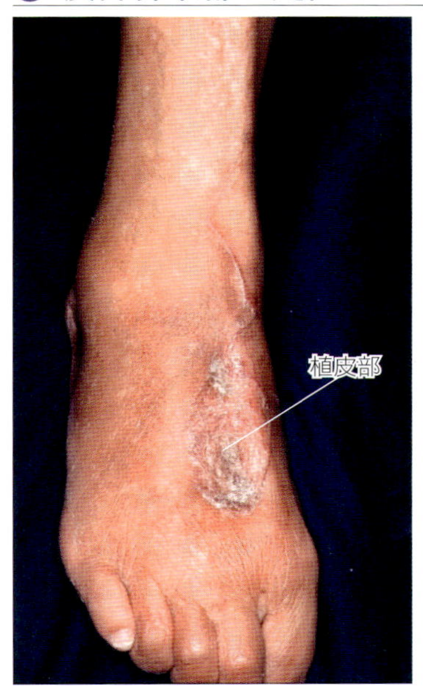

本皮弁の採取部位は植皮が必要である。皮弁挙上時に長母趾伸筋腱の腱膜が失われると植皮が生着しないので注意が必要である。

腱膜を傷つけないように意識すること，常に生食ガーゼで皮弁採取部位を被っておくことに留意する。

移植床は凹凸が多いので，分層網状植皮を行う。整容的には問題であるが，機能的に問題となることは少ない。

著者からのひとこと

本皮弁はやや難易度が高い。長母趾伸筋腱の裏に斜めになった筋間中隔があるとイメージして皮弁を挙上する。足背露出部位に瘢痕を残すことと足の主要血管を犠牲にすることが問題で，適応を選ぶ必要がある皮弁である。

IV 内側足底皮弁

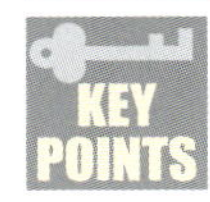

- 内側足底溝の最近位に最も重要な皮枝が存在するので，この部分は確実に皮弁に取り込む
- 内側枝を確実に皮弁に取り込むため母趾外転筋の筋膜は皮弁に含める

① デザイン

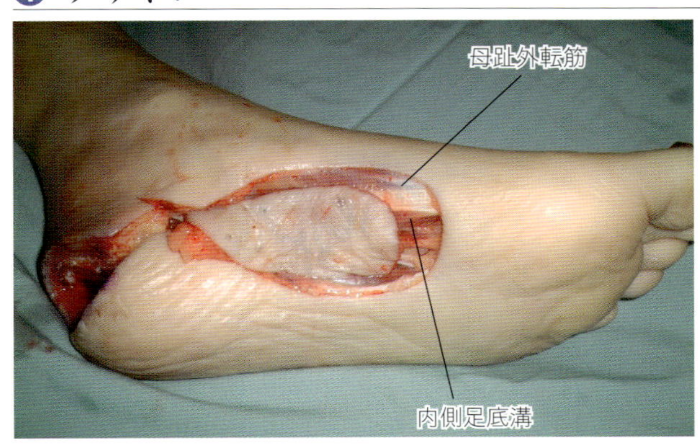

ドップラー聴音計にて土踏まずやや内側よりを走行する内側足底動脈の走行を確認する。近位ではよく聞こえるが遠位では聞こえにくくなることが多い。

内側足底溝と第1中足骨骨頭を結ぶ線を中心軸として，足底非加重部位に皮弁を作図する。

Advice

- 幅の広い皮弁が必要な場合は足の内側に延長し，外側の加重部位には拡大しない。
- 内側足底溝の近位に太い皮枝が存在するので，この部分は皮弁に含むようにする。

❷ 皮弁の挙上

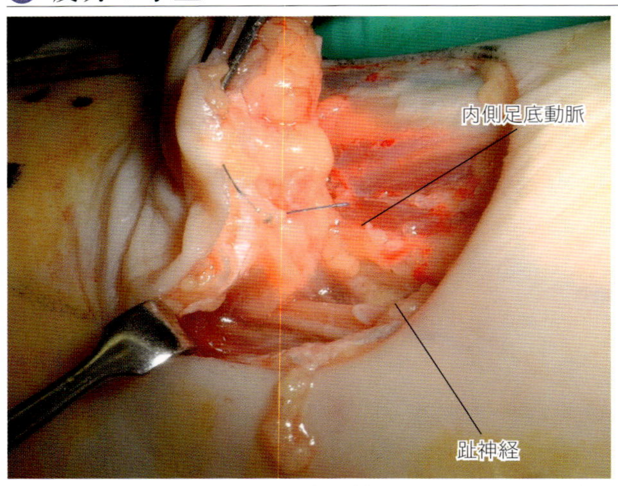

皮弁の挙上は仰臥位で膝を屈曲させ，股関節を外旋させて行う。皮弁近位の剥離操作は腹臥位よりもこの体位の方がやりやすい。下肢を軽く挙上した程度でターニケットを使用する。

皮弁の遠位から切開を行う。皮膚を切開した後に深く切り込まないように注意して足底筋膜を切開する。足底筋膜直下に神経血管束が存在する。血管は同定できないこともあるが，趾神経はほぼ確実に同定できるので皮弁から分離し温存する。血管は趾神経と非常に近いので，神経血管束から趾神経のみを分離するようにする。

次に皮弁の内側を切開する。母趾外転筋の筋膜は皮弁に含める。皮膚と筋膜が分離しないように仮固定して，筋膜下を剥離して母趾外転筋と短趾屈筋の間に存在する内側足底中隔に至り，中隔内にある神経血管束を確認する。皮弁遠位では確認できなかった血管が近位では確認できるようになる。

次に皮弁外側を切開する。足底筋膜と短足趾屈筋の筋膜を皮弁に含めて挙上し内側足底中隔に至る。内側足底中隔に含まれる血管茎を確認して血管の剥離を中枢に進める。皮弁への神経と趾への神経を丁寧に分離して剥離を進める。内側足底動脈が母趾外転筋の裏面に入る部分まで血管と筋膜の連続を保つようにする。

母趾外転筋を踵骨から切離して内側足底動脈と外側足底動脈の分岐まで血管を剥離して終了する。さらなる移動が必要な場合は外側足底動脈を切断して後脛骨動脈まで剥離することができる。

❸ 皮弁の移動

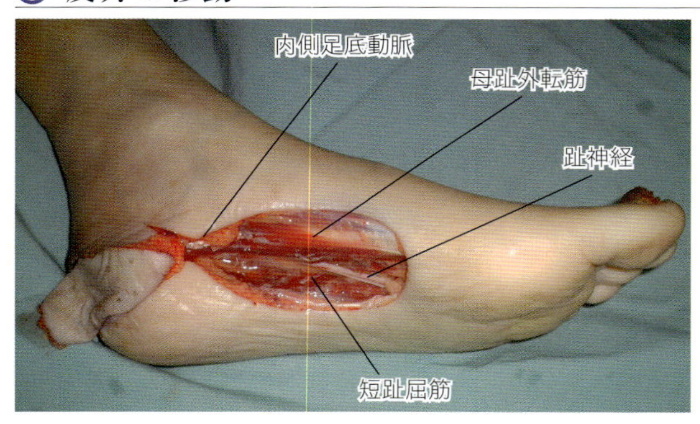

本皮弁は通常血管茎のみの島状皮弁として移植する。欠損部への通り道は皮下トンネルとはせずに切開して移動させる。

Advice

- 血管茎の圧迫によるうっ血を来たすことがしばしばある。可能であれば血管茎を被う皮膚を皮島に付けて作成する。もしくは血管茎の上に植皮を行い，皮弁が生着してから植皮を切除する。
- 本例のように踵部後面に移動させる場合は，外側足底動脈の切断は必要ない。

❹ 皮弁採取部の処置

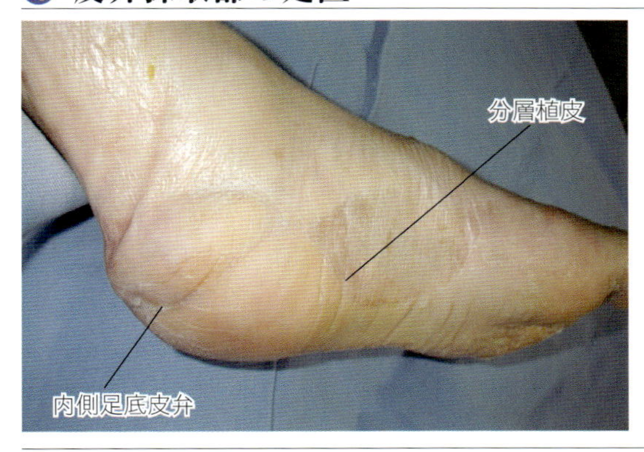

足底を縫縮することはできないので，植皮が不可欠である。

露出した神経の直上に植皮をすると疼痛の原因となるので，母趾外転筋と短母趾屈筋を縫合して神経を被覆してから植皮を行う。強度の面から全層植皮が望ましいが，分層植皮で問題になったことはない。

著者からのひとこと

本皮弁は母趾外転筋と短趾屈筋との間に存在する内側足底中隔皮弁と考えることができるので，筋間中隔を皮弁に連続させて挙上するようにする。当初は instep flap の名称で発表されたが，instep は足の甲を指すため不適切である（Altchek ED, 1984）と指摘され，以後は medial plantar flap という名称になった。

症例 1 脛骨骨接合プレート露出に対する逆行性腓腹島状皮弁移植術

60 歳，男性，脛骨遠位のプレート露出

交通事故による脛骨骨折に対してプレートによる骨接合が行われたが，最遠位の皮膚が壊死となりプレートが露出した。外果から 5cm 上方の後下腿筋間中隔にドップラー聴音計にて穿通枝を確認し，幅 2cm の脂肪筋膜弁を茎とする 2.5 × 8cm の逆行性腓腹島状皮弁によりプレートを被覆した。茎には小伏在静脈と腓腹神経を含めた。皮弁は先端まで完全に生着した。皮弁採取部は縫縮することができた。

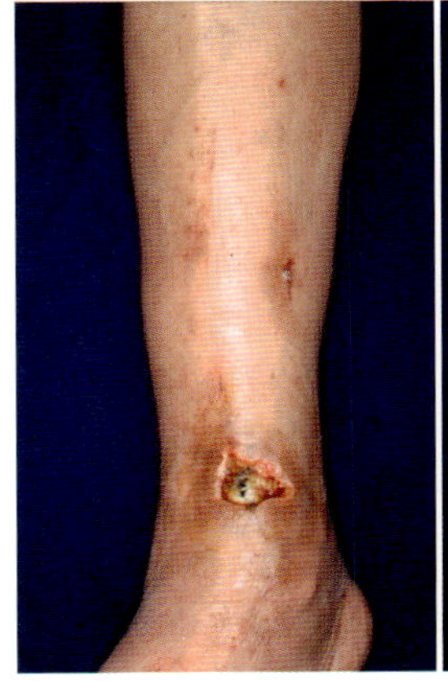

骨接合に用いたプレートが露出した

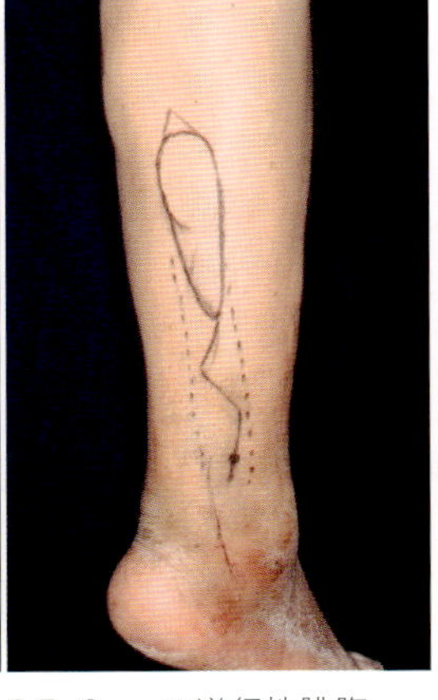

2.5×8cm の逆行性腓腹島状皮弁をデザインした

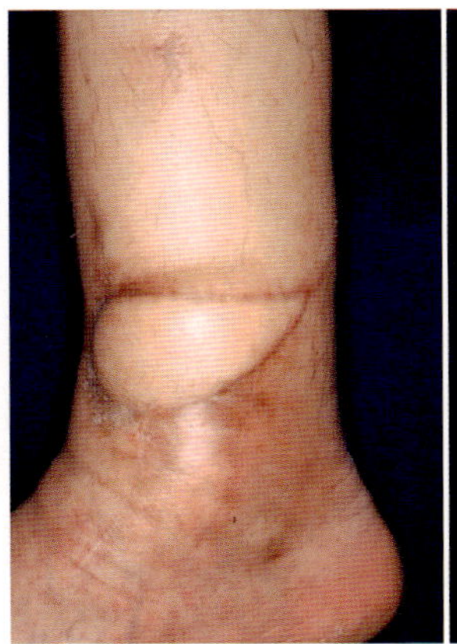

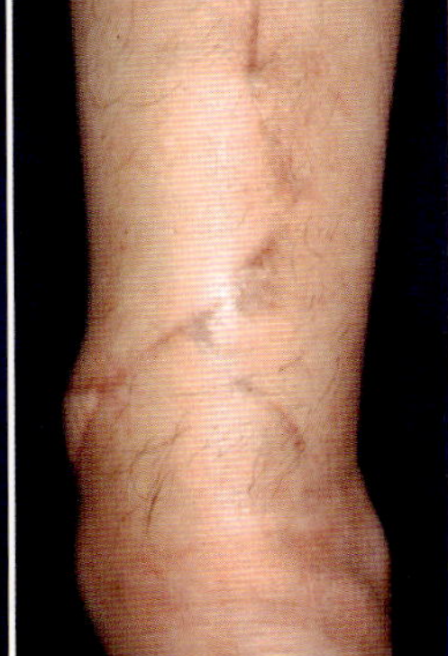

術後 6 カ月。本例では採取部は縫縮した

症例2 足外側皮膚潰瘍に対するlateral supramalleolar flap移植術

12歳，男児，二分脊椎による対麻痺による左足褥瘡

二分脊椎による対麻痺により左足外側に褥瘡を来たした。3 × 10cm の lateral supramalleolar flap を作成し，外果より 2cm 前方を pivot point（⇨）として移植した。皮弁は完全生着した。皮弁採取部位には分層植皮を行った。植皮の生着が一部不良で再植皮を要した。

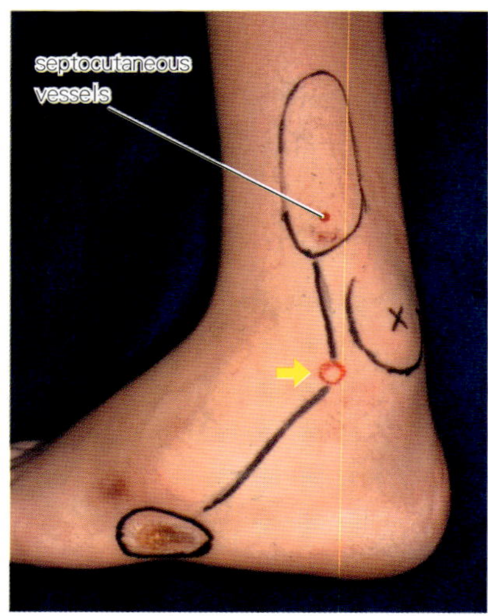

3×10cm の lateral supramalleolar flap をデザインしたところ

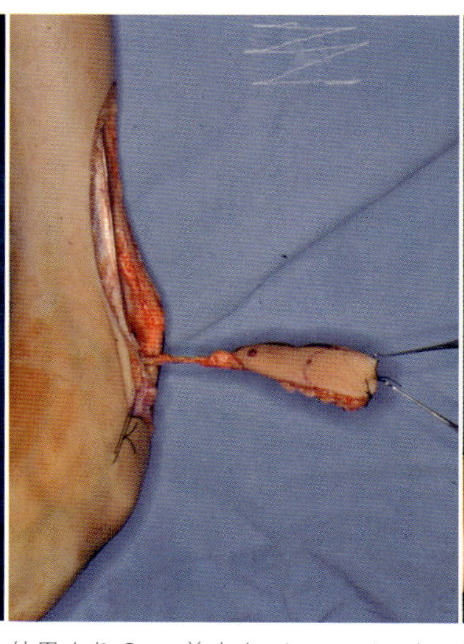

外果より 2cm 前方を pivot point として島状皮弁としたところ

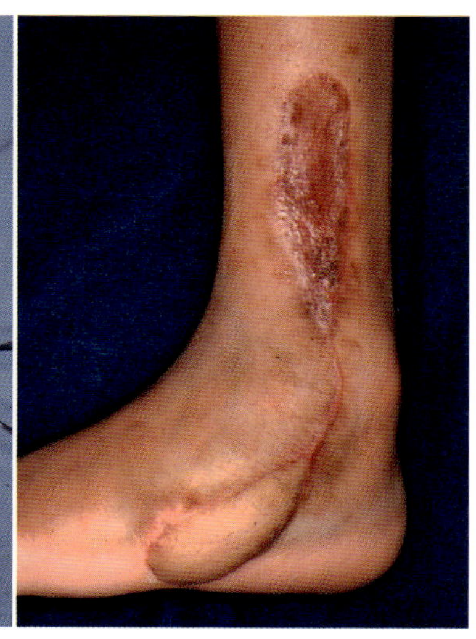

術後 2 カ月
皮弁，植皮とも生着は良好である

症例3 前足部の外傷性瘢痕に対する逆行性足背皮弁移植術

25歳，男性，前足部瘢痕

バイク事故により右第Ⅲ，Ⅳ趾に骨欠損を伴う不安定瘢痕を生じた。右Ⅲ，Ⅳ趾が不安定であるため，腸骨より骨移植を行い，その上を 8 × 3.5cm の逆行性足背島状皮弁にて被覆した。皮弁採取部位には分層網状植皮を行った。皮弁，植皮とも完全に生着した。

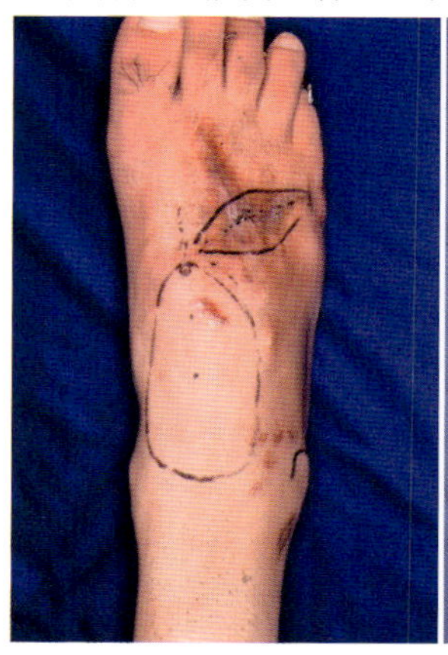

右足背に骨欠損を伴う不安定瘢痕が存在していた

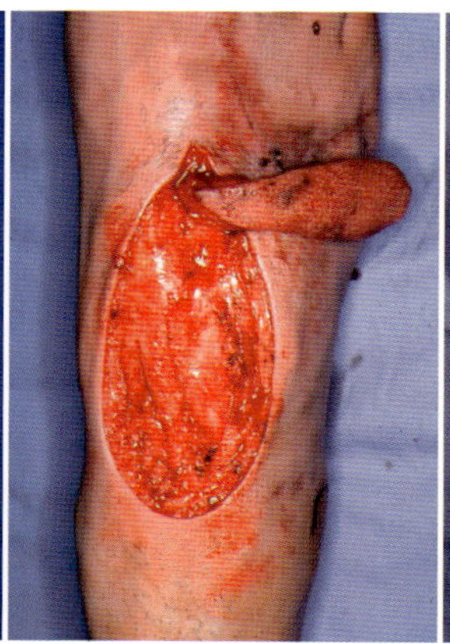

骨欠損部に骨移植を行った後に足背動脈貫通枝を血管茎とする逆行性足背島状皮弁で移植骨を被覆した

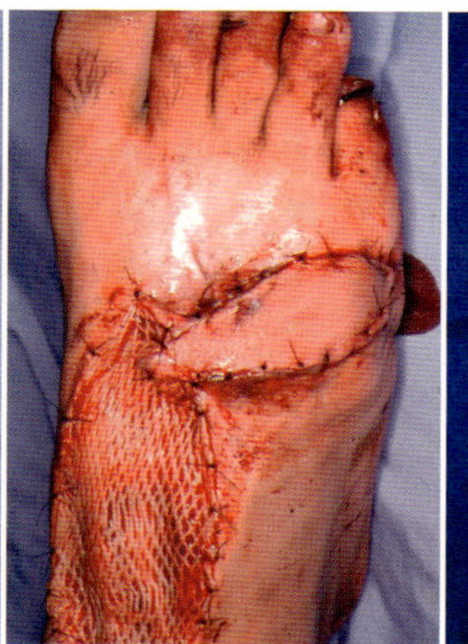

手術終了時
皮弁採取部には網状分層植皮を行った

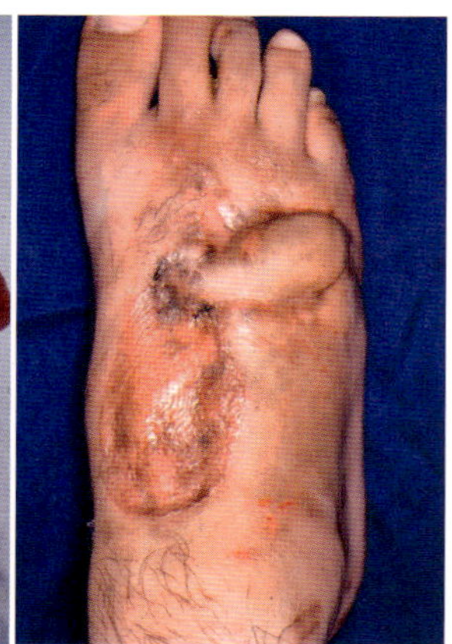

術後 2 カ月

症例 4 踵部の褥瘡に対する内側足底皮弁移植術

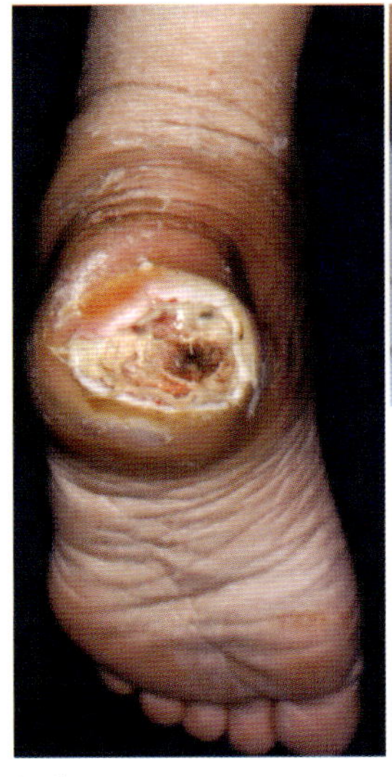
術前

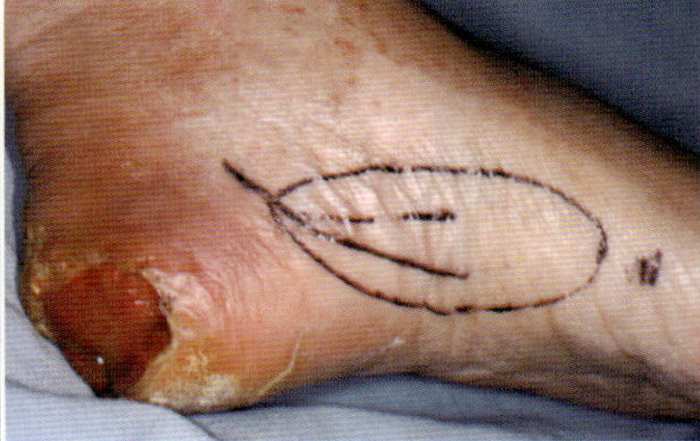
デザイン。術前に２本の動脈を確認した

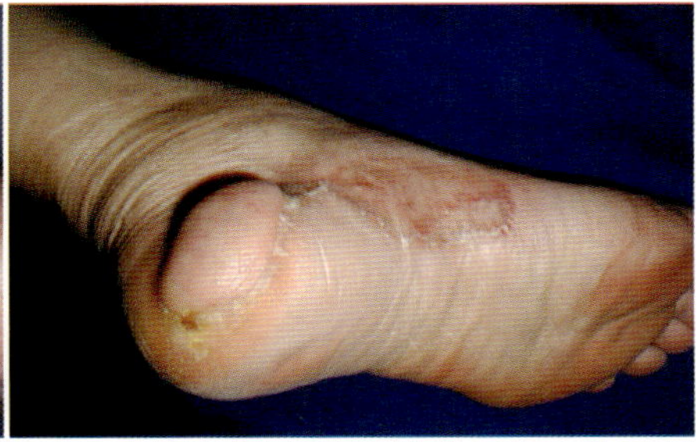
術後７カ月

74 歳，女性，踵部褥瘡

長期臥床により踵部に褥瘡を来たした。壊死組織をデブリードマンし，2 期的に内側足底皮弁にて再建を行った。術前にドップラー聴音計で 2 本の動脈を確認したが，術中所見では内側足底中隔にのみ動脈が確認された。

History & Review

●筋膜皮弁を初めて発表した歴史的論文。
Pontén B: The fasciocutaneous flap: Its use in soft tissue defects of the lower leg. Br J Plast Surg 34: 215–220, 1981

●筋膜皮弁の分類と中隔皮弁の概念を示した。
Cormack GC, Lamberty BGH: A classification of fascio-cutaneous flaps according to their patterns of vascularisation. Br J Plast Surg 37: 80–87, 1984

●逆行性腓腹島状皮弁 21 例の術式と結果を示した。
Hasegawa M, Torii S, Katoh H, et al: The distally based superficial sural artery flap. Plast Reconstr Surg 93: 1012–1020, 1994

●Lateral supramalleolar flap を初めて紹介した論文で，14 例の結果が報告されている。
Masquelet AC, Beveridge J, Romana C, et al: The lateral supramalleolar flap. Plast Reconstr Surg 81: 74–81, 1988

●足背皮弁を初めて紹介した論文で，９例の結果を報告している。
McCraw MJB, Furlow LT Jr: The dorsalis pedis arterialized flap: A clinical study. Plast Reconstr Surg 55: 177–185, 1975

●筋肉を含まない筋膜皮弁としての内側足底皮弁を初めて報告した。
Harrison DH, Morgan BDG : The instep island flap to resurface plantar defects. Br J Plast Surg 34: 315–318, 1981

第6章 筋弁・筋皮弁

p. 183

1. 大胸筋皮弁

力丸英明

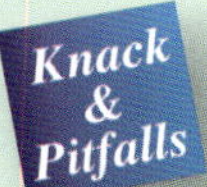

◎大胸筋皮弁は幅広い筋体を有する頭頸部に隣接した有茎筋皮弁で，頭頸部の再建に有用である
◎胸肩峰動静脈を栄養血管として，従来型と内胸動脈第３肋間穿通枝を用いた２種類のタイプの大胸筋皮弁が利用可能である
◎従来型の大胸筋皮弁の皮島は第２の血行領域となる
◎従来型の大胸筋皮弁は舌半切程度の欠損の再建に有用である
◎内胸動脈第３肋間穿通枝を用いた大胸筋皮弁は小さく薄い皮島が利用可能なため瘻孔などの閉鎖に有用である

Aryanが，初めて大胸筋皮弁を頭頸部の再建に用いて1979年に報告した。それ以降の十数年，大胸筋皮弁は頭頸部の主要な再建材料として用いられてきたが，遊離皮弁の隆盛とともに次第にその座を追われた。しかし，幅広い筋体を有し頭頸部に隣接した有茎筋皮弁という大胸筋皮弁の頭頸部再建における有用性は今なお普遍的で，適当な移植床血管がない場合や再建術後に生じた局所感染や瘻孔などのトラブルの救済にその有用性を発揮する。

大胸筋の主な作用は上腕の挙上と内転で，これらの作用は三角筋や広背筋など他の筋と共同して行われる。よって，大胸筋皮弁の挙上によって大胸筋が犠牲となっても，その作用は他の筋によって代償されるため運動障害は少ない。ただし，術後２週目から上腕のリハビリテーションが必要である。

血行形態

大胸筋皮弁の血行形態は，大胸筋と前胸部皮膚軟部組織の血行形態を分けて考えると理解しやすい。大胸筋は，第４肋軟骨を境に頭側と尾側の２つの解剖学的血行領域に分かれる。頭側は，胸肩峰動脈胸筋枝と内胸動脈第1〜3肋間穿通枝の大胸筋への筋枝によって栄養される領域である。この領域では，胸肩峰動脈胸筋枝と第1〜3肋間穿通枝の筋枝は筋体内で直接つながっている（true吻合）。尾側は，内胸動脈第4〜6肋間穿通枝と第4〜6肋間の前肋間枝からの肋間穿通枝によって栄養される領域である。これら頭側と尾側の解剖学的血行領域は，微細な血管（choke vessels）によって必要に応じて連結すると考えられる（図1）。また，前胸部の皮膚軟部組織の血行形態も頭側と尾側で異なる。頭側では，主に内胸動脈第1〜3肋間穿通枝の皮枝が外側に向かって軸性に皮膚軟部組織を栄養している。尾側では，大胸筋を貫いた内胸動脈第4〜6肋間穿通枝とそれぞれの前肋間枝からの肋間穿通枝がその大胸筋上の皮膚軟部組織を栄養している（図2）。

以上から，胸肩峰動脈を栄養血管として２つのタイプの大胸筋皮弁が挙上可能である。1つは，第４肋軟骨より尾側に皮島を採るタイプ（以後，従来型大胸筋皮弁）で，もう1つは，内胸動脈第3肋間穿通枝の直上に皮島を採るタイプ（以後，第３肋間型大胸筋皮弁）である。

■従来型大胸筋皮弁の血行形態

頭頸部再建に大胸筋皮弁を用いる際は，皮島を再建部位に到達させるためにpivot point（胸肩峰動脈の基部）からの距離との関係で必然的に第4肋軟骨より尾側に皮島をデザインすることになる。すなわち，皮島は前述した尾側の筋体の解剖学的血行領域上に採ることになるため，栄養血管である胸肩峰動脈に対して第2の血行領域となる。そのため，従来型大胸筋皮弁の皮島は，第1の血行領域を用いる遊離皮弁と比較して血行がやや不安定である。したがって，皮島に無理な緊張をかけたり皮島をねじったりして縫合すると部分壊死を生じることになる。なお，乳頭乳輪よりやや内側の第４肋間上に胸肩峰動脈の血流が最初に

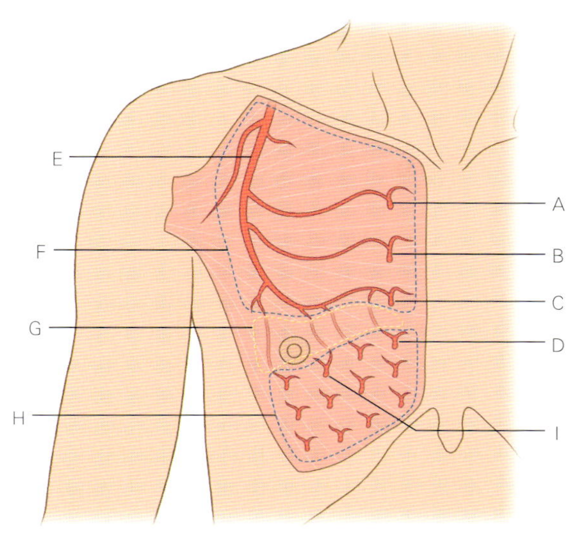

図 1　大胸筋の血行形態

A〜D：内胸動脈第 1〜4 肋間穿通枝
E：胸肩峰動脈胸筋枝
F：胸肩峰動脈胸筋枝と内胸動脈第 1〜3 肋間穿通枝の筋枝によって栄養される解剖学的血行領域（頭側の点線で囲んだ部分）。胸肩峰動脈筋枝と内胸動脈第 1〜3 肋間穿通枝の筋枝は true anastomosis によって接続している
G：第 4 肋軟骨上の筋体内に存在する choke vessels（黄点線で囲んだ部分）
H：内胸動脈第 4〜6 肋間穿通枝とその前肋間枝からの穿通枝によって栄養される解剖学的血行領域（尾側の点線で囲んだ部分）
I：乳頭乳輪よりやや内側に位置する比較的太い第 4 肋間上の穿通枝Ⅳ-A

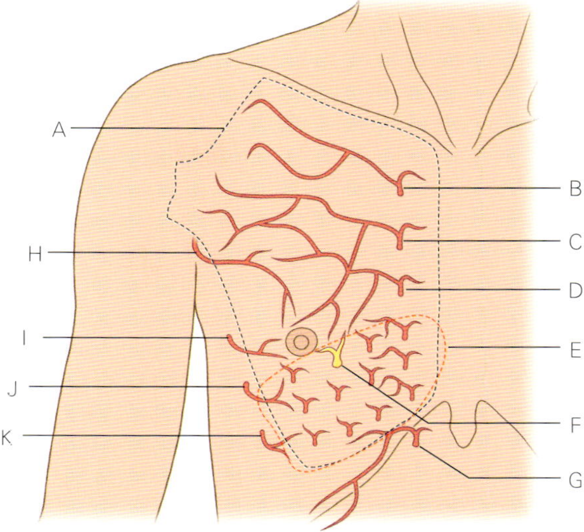

図 2　前胸部皮膚および軟部組織の血行形態

A：大胸筋の範囲（黒点線）
B〜D：内胸動脈第 1〜3 肋間穿通枝とその皮枝
E：内胸動脈第 4〜6 肋間穿通枝と前肋間枝からの穿通枝によって栄養される皮膚の領域（赤点線）
F：乳頭乳輪よりやや内側に位置する比較的太い第 4 肋間上の穿通枝Ⅳ-A
G：第 7 肋下穿通枝とその皮枝
H：外側胸動脈からの皮枝
I〜K：大胸筋よりやや外側の前肋間枝からの穿通枝の皮枝

流入する比較的太い肋間穿通枝（Ⅳ-A と呼称）がある（図 1，2）。臨床的には，皮島の血行を安定させるために，穿通枝Ⅳ-A を皮島に必ず含める。

■第 3 肋間型大胸筋皮弁の血行形態

胸肩峰動脈胸筋枝は，内胸動脈第 3 肋間穿通枝の筋枝と筋体内で直接つながっている（true 吻合）（図 1）。したがって，内胸動脈第 3 肋間穿通枝の直上に皮島を採ることで，胸肩峰動脈を栄養血管とした，小さく比較的薄い皮島の大胸筋皮弁を挙上することが可能である。この皮島は，胸肩峰動脈を栄養血管として理論的には第 1 の血行領域となるため血行が非常に安定している。なお，内胸動脈第 3 肋間穿通枝の皮枝は外側に向かって軸性に皮膚を栄養しているため，皮島を外側に拡大することは可能であるが，尾側に拡大すると血行が不安定となる。また，外側に拡大した部分を筋体から剥離して皮弁として使用することも可能である。

適応

従来型大胸筋皮弁では，脂肪などの皮下組織や大胸筋の比較的厚い部分に皮島を採る。したがって，従来型大胸筋皮弁は舌半切など中程度のボリュームの再建に適している。具体的には，中咽頭側壁・軟口蓋，舌半切，頸部食道前壁，下顎区域切除後の再建プレートを用いた再建，舌全摘・喉摘後の口腔底の再建，耳下腺切除後の陥凹および皮膚の再建などに適している。一方，第 3 肋間型大胸筋皮弁は，前胸部内側の筋体と軟部組織の薄い部分に皮島を採るため，薄くて小さな皮島が特徴である。したがって，口腔底の部分欠損や咽頭皮膚瘻などが良い適応となる。

I 従来型大胸筋皮弁

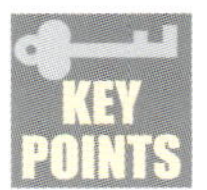

- 肋間穿通枝Ⅳ-A を必ず皮島に含める
- 皮島は第 2 の血行領域となるため皮島に無理な緊張がかかるのを避ける
- 筋体を切離する際は，モノポーラの電気メスで血管柄に通電させないように注意する

❶ デザイン

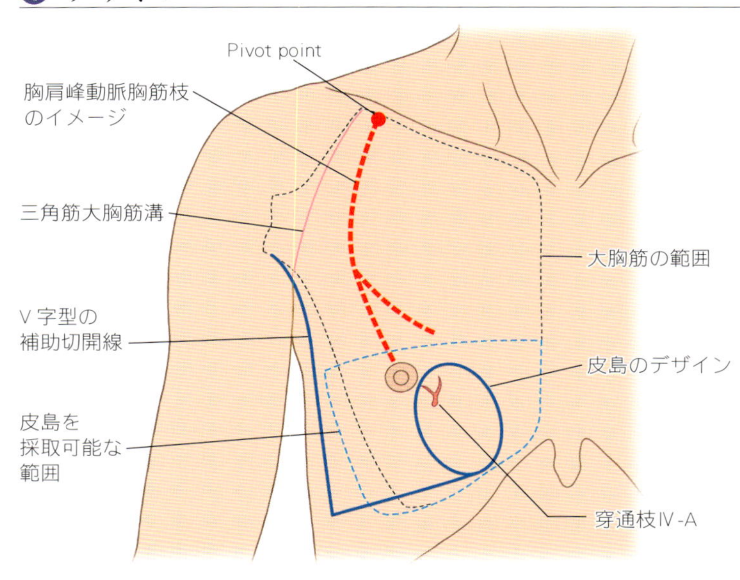

胸肩峰動脈の基部である pivot point は，鎖骨下縁と三角筋大胸筋溝が交わる点（鎖骨下窩）より 1～2cm 内側の位置となる。皮島を採取可能な部位は，内側および尾側は大胸筋上，外側は大胸筋の外側縁を約 1～2cm 越えた範囲までで，皮島を頭頸部の再建部位に届かせるためには pivot point からの距離の関係で第 4 肋軟骨より尾側に皮島をデザインする。この際，胸肩峰動脈の血流が最初に流入する肋間穿通枝Ⅳ-A を必ず皮島に含める。なお，皮島は切開によってやや縮むため 10% 程度大きめにデザインする。皮島の外側には，術野の展開と皮島採取部閉鎖のための V 字型の補助切開線をデザインする。

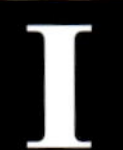

・Pivot point から再建部位のそれぞれのポイントまでの距離と pivot point から皮島のそれぞれのポイントまでの距離が等しくなるように正確にデザインすることが，再建の際に皮島をねじったり皮島に無理な緊張がかかったりするのを避けるコツである。

❷ 皮弁の挙上

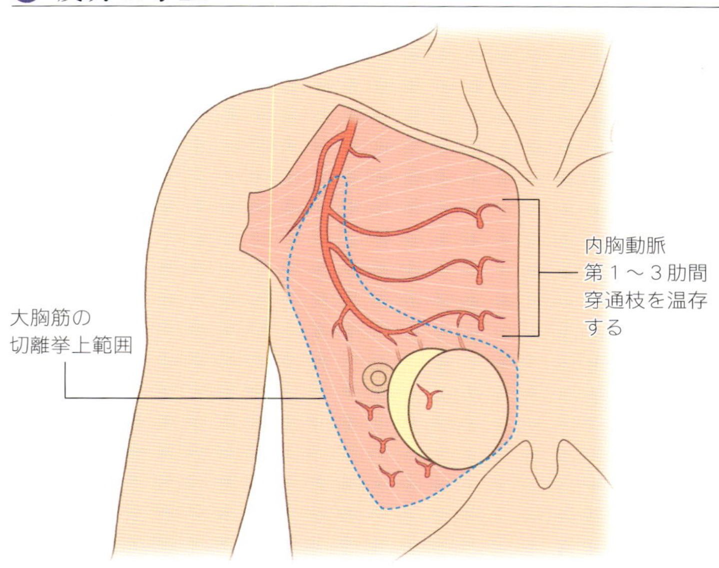

外側の補助切開線から切開を行い大胸筋外縁に達し，そこから頭側に向かって大胸筋裏面を鈍的に剥離する。この時，胸肩峰動静脈の走行を確認する。

皮島を切開後，前胸部の皮膚を筋膜皮弁として挙上し大胸筋を明視下におく。胸肩峰動静脈の走行に注意しながら必要な大胸筋を皮島とともに採取する。胸肩峰動静脈の大胸筋に進入する部位より頭側は，鈍的剥離によって血管柄のみとする。この際，数本の分枝を丁寧に結紮切離する。

Advice

- 皮島を栄養する穿通枝の損傷を避けるために，皮島はハの字状に切開を加え台形型とする。
- 大胸筋を胸壁から剥離する際，第4～6肋間の部分では筋体内に入る穿通枝を損傷しないようにこれらを胸壁側でバイポーラーを用いて丁寧に止血切離する。
- 大胸筋の尾側は腹直筋前鞘から起始しているが，この前鞘を一部大胸筋に付けて挙上すると大胸筋皮弁の末梢の血行が保たれる。
- 内胸動脈第2，3肋間穿通枝の温存によってDP皮弁が温存される。

❸ 皮弁の移動

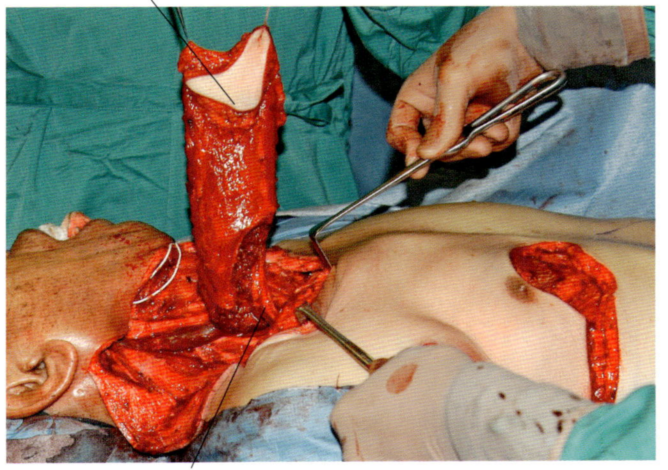

鎖骨骨膜に頭頸部側と胸壁側から電気メスで切開を加え鎖骨下面の骨膜を広く剥離し，鎖骨下面と剥離した骨膜の間に指3本が通る程度のスペースを作成する。大胸筋皮弁をこのスペースに通して頭頸部の再建部位に移動させる。

Advice

- 鎖骨下面の骨膜を剥離してルートを作成することで，骨膜より下の神経・血管を損傷するのを避けることができる。
- 鎖骨下のルートで大胸筋皮弁を移動させることで，Aryanの原法と比較して約8cm到達距離が延長される。

❹ 皮弁採取部の処置

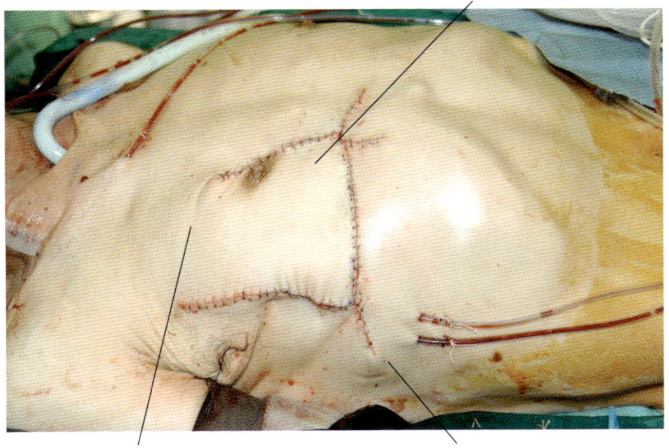

皮島外側のV字型の補助切開線によって作成された皮弁を斧型皮弁として内側に移動して大胸筋皮弁採取部を被覆する。外側のV字型の皮膚欠損部は可及的に縫縮するが，できない場合は植皮を行う。

Advice

- 大胸筋皮弁採取部は肋軟骨が露出しているため必ず皮弁で被覆する必要がある。肋軟骨が感染すると治療に難渋する。
- 最初のデザインの際に補助切開による斧型皮弁の茎部が狭くならないように，大胸筋皮弁採取部被覆の際は斧型皮弁に緊張が生じないように留意する。

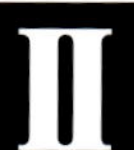

II 第3肋間型大胸筋皮弁

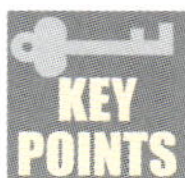

- 大胸筋筋体内の胸肩峰動脈から内胸動脈第3肋間穿通枝の筋枝に至る血管系を温存する
- 筋体を切離する際は，モノポーラの電気メスで血管柄に通電させないように注意する
- 皮島は外側に拡大することは可能であるが，尾側に拡大すると血行が不安定となる

❶ デザイン

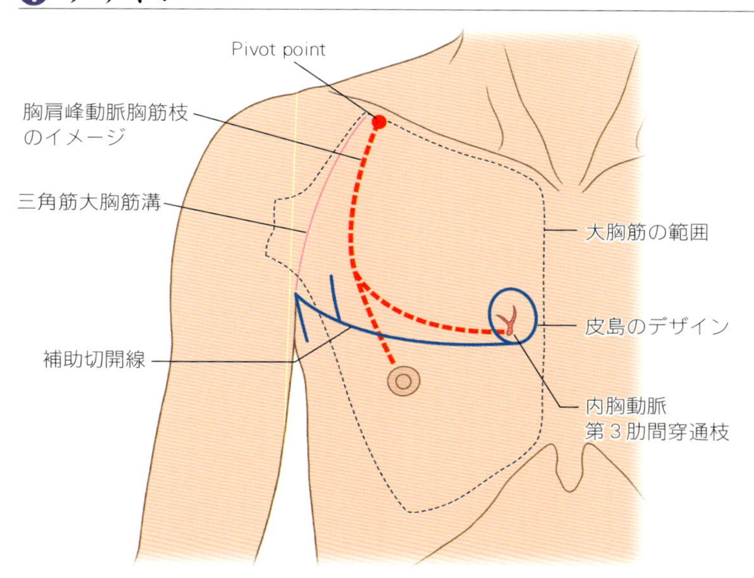

あらかじめ内胸動脈第3肋間穿通枝をドップラーで確認しておく。この内胸動脈第3肋間穿通枝の直上に皮島をデザインする。皮島の尾側端から腋窩部に向けて，術野の展開と皮島採取部閉鎖のための補助切開線をデザインする。なお，腋窩部にはZ形成術を行い，術後の拘縮を予防する。

❷ 皮弁の挙上

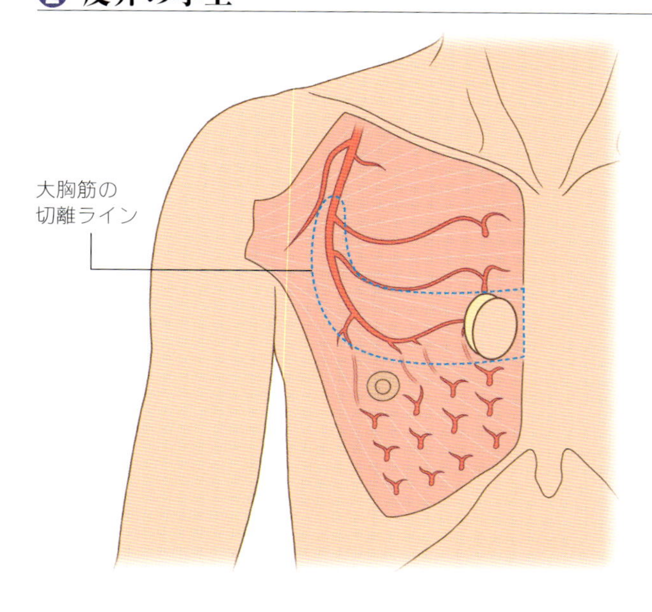

補助切開線から切開し，大胸筋外側縁に達する。ここから大胸筋裏面を鈍的に広く剥離する。この際，胸肩峰動脈の走行を確認する。皮島の切開後，頭側の前胸部皮膚を筋膜皮弁として剥離し大胸筋を明視下におく。胸肩峰動脈から内胸動脈第3肋間穿通枝の筋枝に至る血管系が損傷されないように，頭側は第3肋軟骨上縁に，尾側は第4肋軟骨下縁に沿って，大胸筋を皮島とともに切離挙上する。胸肩峰動静脈の大胸筋に進入する部位より頭側は，鈍的剥離によって血管柄のみとする。この際，数本の分枝を丁寧に結紮切離する。

Advice

・左図では最小限の大胸筋採取範囲を示しているが，血管系を熟知するまでは，胸肩峰動脈から内胸動脈第3肋間穿通枝の筋枝に至る血管系が損傷されないように，筋体を多めに採取する。

❸ 皮弁の移動

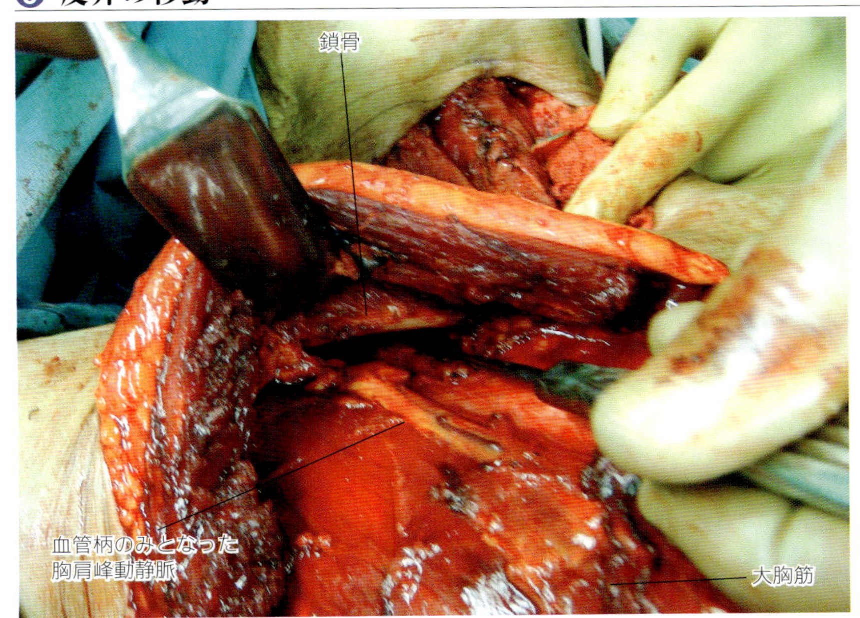

胸壁側から剥離子を用いて
鎖骨骨膜を剥離している

鎖骨下のルートの作成および筋皮弁の移動については従来型大胸筋皮弁と同様である。

❹ 皮弁採取部の処置

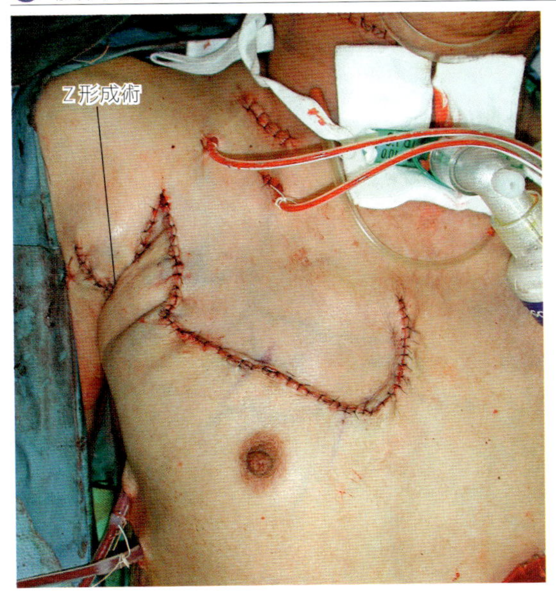

皮島採取部を，前胸部の剥離によってできた筋膜皮弁を前進させて被覆する。この時，腋窩部にZ形成術を行って同部の瘢痕拘縮を予防する。

症例1 舌腫瘍（舌全摘喉摘）に対する従来型大胸筋皮弁移植術

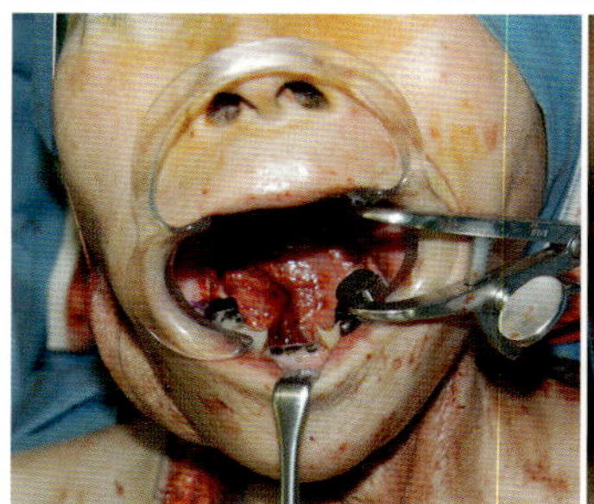
腫瘍切除後

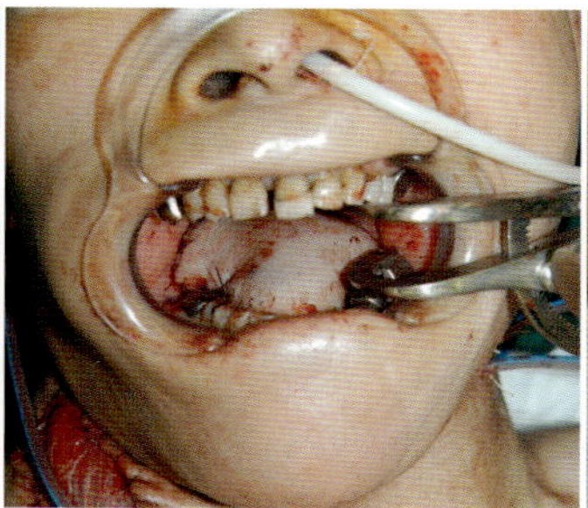
術直後

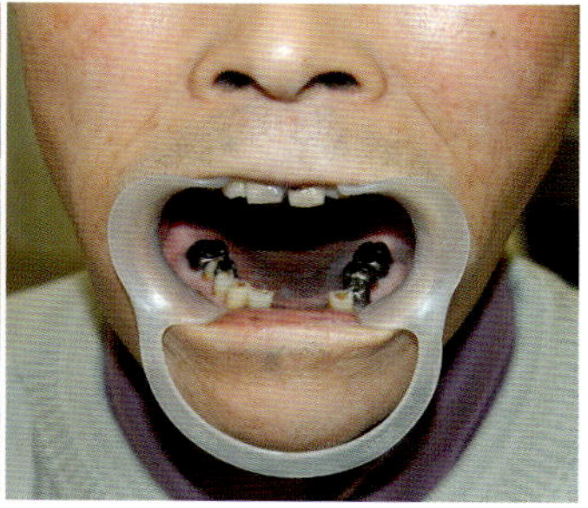
術後3カ月

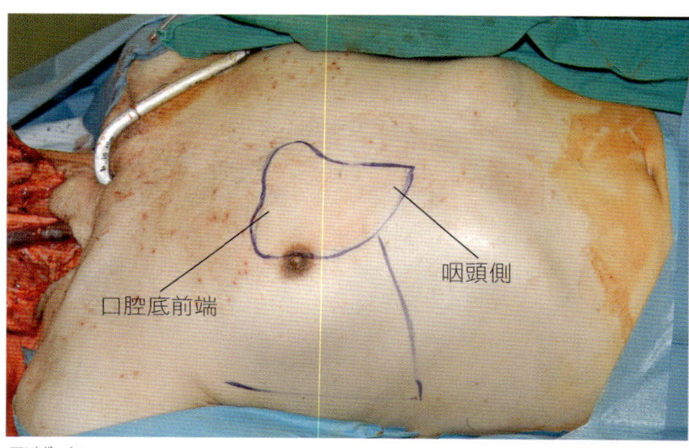

デザイン

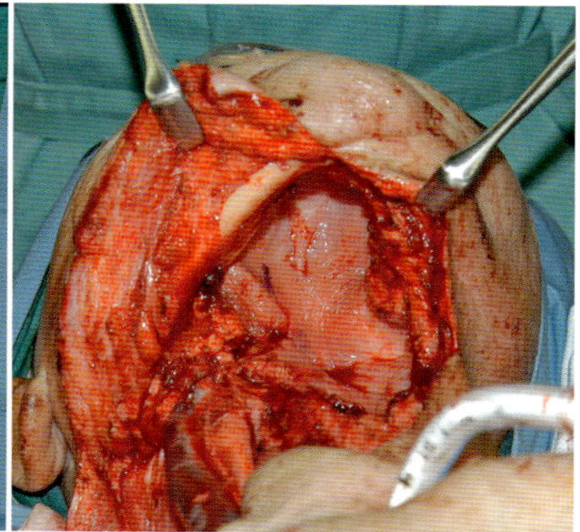
口腔底全欠損

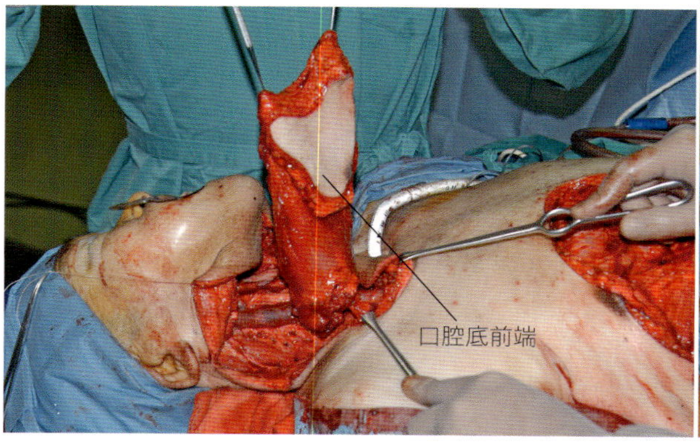

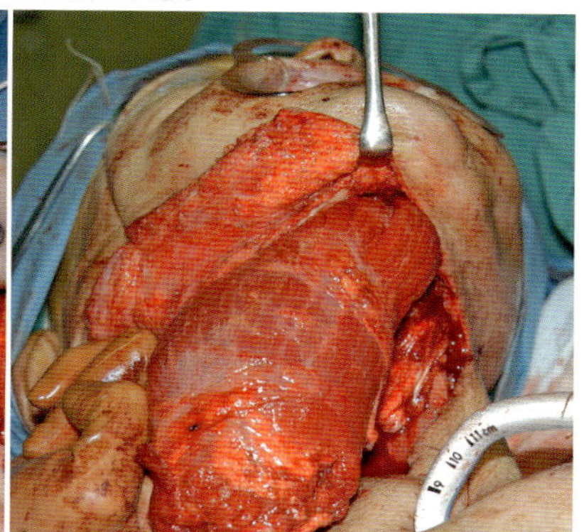
頚部に移動した大胸筋皮弁

おとがい部裏面へ充填

72歳，男性，舌腫瘍による舌全摘喉頭全摘症例

大胸筋皮弁によって漏斗状の口腔底を再建した。皮島は全生着した。術後は問題なく経過し，経口摂取可能となった。

Advice

・舌全摘喉摘症例では漏斗状の口腔底を再建する必要があるが，おとがい部裏面の死腔が問題となる。そこで，皮島と筋体が最も厚い第3〜4肋間付近が顎下部裏面となるように皮島をデザインし，死腔に充填している。本法は，皮島の中枢側がpivot pointに最も遠い口腔底前端となるため，通常の皮島のデザインと向きが逆である。本法は，鎖骨下のルートで大胸筋皮弁を移動させることで移動距離が延長したため可能となる。

症例 2　喉頭腫瘍摘出後の前頸部皮膚欠損に対する第 3 肋間型大胸筋皮弁移植術

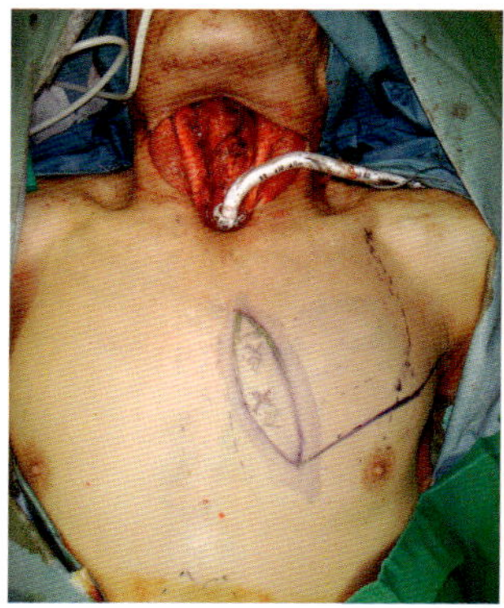

デザイン

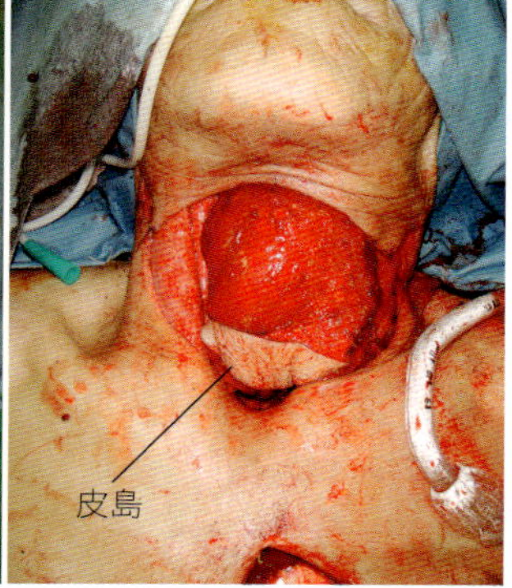

頸部に移動した大胸筋皮弁

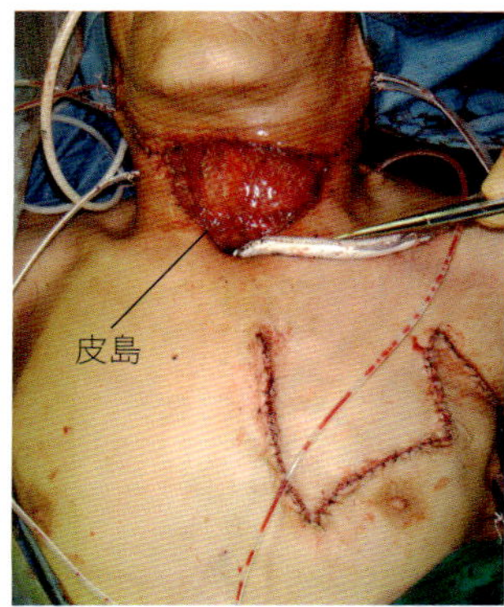

術直後

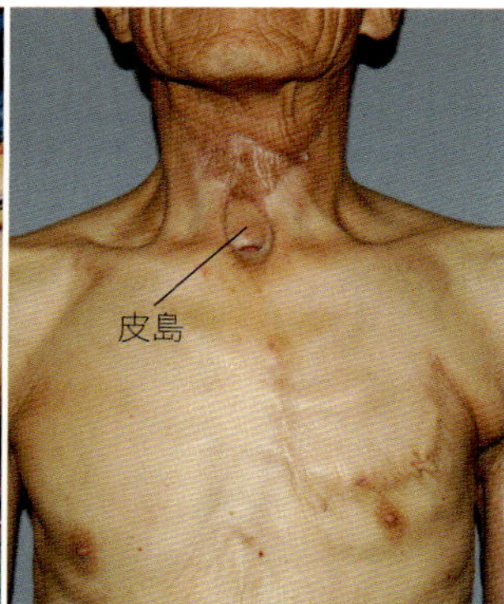

術後 3 カ月

74 歳，男性，喉頭腫瘍

喉摘とともに頸部皮膚が切除された。食道前壁は縫縮されたが気管孔周囲に皮弁を要した。内胸動脈第 2 肋間穿通枝を含めた第 3 肋間型大胸筋皮弁の皮島で気管孔周囲を被覆し，前頸部の皮膚欠損に対しては大胸筋皮弁の筋体に網状分層植皮術を行うことで再建した。術後，皮島は全生着し問題なく経過した。また，採取部の形態も良好で，腋窩部の瘢痕拘縮や上腕の運動障害もない。

Advice

- 大胸筋皮弁の筋体は，術直後はかさばるが速やかに萎縮して平坦になる。
- 第 3 肋間型大胸筋皮弁は，この症例のように気管孔周囲の死腔の充填や皮弁による被覆が必要な場合に有用である。

History & Review

● 大胸筋皮弁を初めて頭頸部の再建に用いた報告。

Ariyan S: The pectoraris major myocutaneous flap: A versatile flap for reconstruction in the head and neck. Plast Reconstr Surg 63: 73–81, 1979

● 頭頸部再建における大胸筋皮弁の挙上法や鎖骨下のルートについての詳細な報告。

Kiyokawa K, Tai Y, Yanaga H, et al: A method the preserves the circulation during preparation of the pectoralis major myocutaneous flap in head and nick reconstruction. Plast Reconstr Surg 102: 2336–2345, 1998

● 大胸筋皮弁と再建プレートを用いた下顎区域切除の再建法についての報告。

Kiyokawa K, Tai Y, Inoue Y, et al: Reliable, minimally invasive oromandibular reconstruction using metal plate rolled with pectoralis major myocutaneous flap. J Craniofac Surg 12: 326–336, 2001

● 皮島を二葉弁，三葉弁として中咽頭を機能的再建することについて述べた論文。

Kiyokawa K, Tai Y, Inoue Y, et al: Minimally invasive functional reconstruction after extended oropharyngeal resection including soft palate and base of tongue using a pectoralis major myocutaneous flap. Scand J Plast Reconstr Surg Hand Surg 36: 71–79, 2002

● 従来型の大胸筋皮弁の血行形態を三次元的に示した論文。

Rikimaru H, Kiyokawa K, Inoue Y, et al: Three-dimensional anatomical vascular distribution in the pectoralis major myocutaneous flap. Plast Reconstr Surg 115: 1342–1352, 2005

● 第 3 肋間型大胸筋皮弁を開発した報告。

Rikimaru H, Kiyokawa K, Watanabe K, et al : New method of preparing a pectoralis major myocutaneous flap with a skin paddle that includes the third intercostal perforating branch of the internal thoracic artery. Plast Reconstr Surg 123: 1220–1228, 2009

● 第 3 肋間型大胸筋皮弁を外側に拡大してその部分を剥離し，皮弁として用いることが可能であることを示した報告。

Nishi Y, Rikimaru H, Kiyokawa K, et al: Development of the pectoral perforator flap and the deltopectoral perforator flap with the pectoralis major myocutaneous flap. Ann Plast Surg 71: 1–7, 2012

2. 広背筋皮弁

岡崎　睦

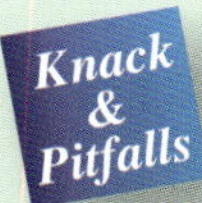

◎胸背動静脈を茎とする筋皮弁で，栄養管の径は大きく解剖学的変異は極めて少ない
◎採取による機能障害はほとんどなく，日常生活に支障を生じさせずに人体で最も大きな筋皮弁を採取し得るので，大きな欠損に対する再建まで適応範囲は広い
◎胸背動静脈の下行枝を茎として挙上すれば仰臥位で採取でき，胸背神経の横行枝は温存可能なうえ，術後瘢痕は中腋窩線に近いので瘢痕は目立たない
◎胸背神経を付けて挙上すれば，広背筋で機能再建ができる
◎同じ茎で，前鋸筋（皮）皮弁や，肩甲（骨付き）皮弁，肋骨弁を連合できる

広背筋皮弁の歴史は古く，Maxwellらの報告によれば，1906年にTansiniにより乳癌切除後の閉創に用いられたとの記載がある。遊離筋皮弁としては，1976年にBaudetらが報告した2例のうちの1例が最初と考えられる。腋窩動静脈から分岐した肩甲下–胸背動静脈系を血管茎とするが，変異が少なく，血行の安定した大きな筋皮弁を挙上することが可能であるため，有茎皮弁としてだけではなく，遊離皮弁としてもさまざまな再建に用いられる有用な筋皮弁である。その分枝である肩甲回旋動静脈，肩甲骨への角枝，前鋸筋枝，肋骨との交通枝を介して，1組の動静脈を栄養血管として広背筋皮弁，肩甲（骨付き）皮弁，前鋸筋（皮）弁，肋骨弁などを組み合わせて移植できるほか，広背筋に胸背神経を付けて挙上すれば機能再建も可能である。また，すべての例で確実に挙上できるわけではないが，胸背動脈穿通枝皮弁としても挙上可能である。

血行形態

肩甲下動脈は腋窩動脈から分岐し，2cmほどで肩甲回旋動脈を分枝した後に胸背動脈となる（図1）。その後，2～3本の前鋸筋枝を分枝しながら，肩甲回旋動脈分岐部から7cmほどのところで広背筋の裏側から広背筋に入る。途中，前鋸筋枝のほかに肩甲骨への角枝も分枝するが，この角枝が前鋸筋枝から分岐することがあること以外は，栄養血管茎に有意な変異を見ることはまれである。広背筋を支配する胸背神経は通常，筋肉外では胸背動静脈と離れて走行しているが，広背筋に入る手前で合流し，それより遠位では伴走している。広背筋に入るまでの血管茎の長さは，加齢に伴い蛇行して長くなる傾向がある。胸背動脈は広背筋浅層に入って1～2cmのところで，筋体の外側縁に平行に尾側に向かう下行枝（descending branch）と，筋束に平行に内・尾側に向かう横行枝（transverse branch）に分岐する。下行枝の方が太く，枝分かれも少なく，筋体裏面で遠位まで確認できる。一方，横行枝は，本幹から分枝するとすぐに多数の細い枝に分岐することが多い。両方の枝はともに，筋肉を貫いて皮枝（穿通枝）を出しており，この皮枝が皮弁の栄養血管になるが，①横行枝より下行枝から出るものが多く，②下行枝から出るものは前尾側に向かうものが多く，③遠位になるほど穿通枝は細くなり数も少なくなるという特徴がある。このことは，胸背動脈穿通枝皮弁（広背筋穿通枝皮弁）を挙上する場合だけではなく，広背筋皮弁を挙上する際にも知っておくべき重要な点である。胸背動脈は2本の伴走静脈を伴うが，中枢に向かって剥離を進めると，肩甲回旋動脈分岐部の少し末梢側で，2本の伴走静脈は1本に合流することが多い。肩甲回旋動脈分岐部より中枢に血管茎を追っても，1本に合流した静脈は多くの弁をもちながら急に太くなるため，吻合血管として不適当になることが多い。

広背筋は，下位6個の胸椎・腰椎の棘突起，仙骨，腸骨稜から起こり上腕骨結節間溝に停止し，肩関節の内転・伸展・内旋機能を担う。胸背動静

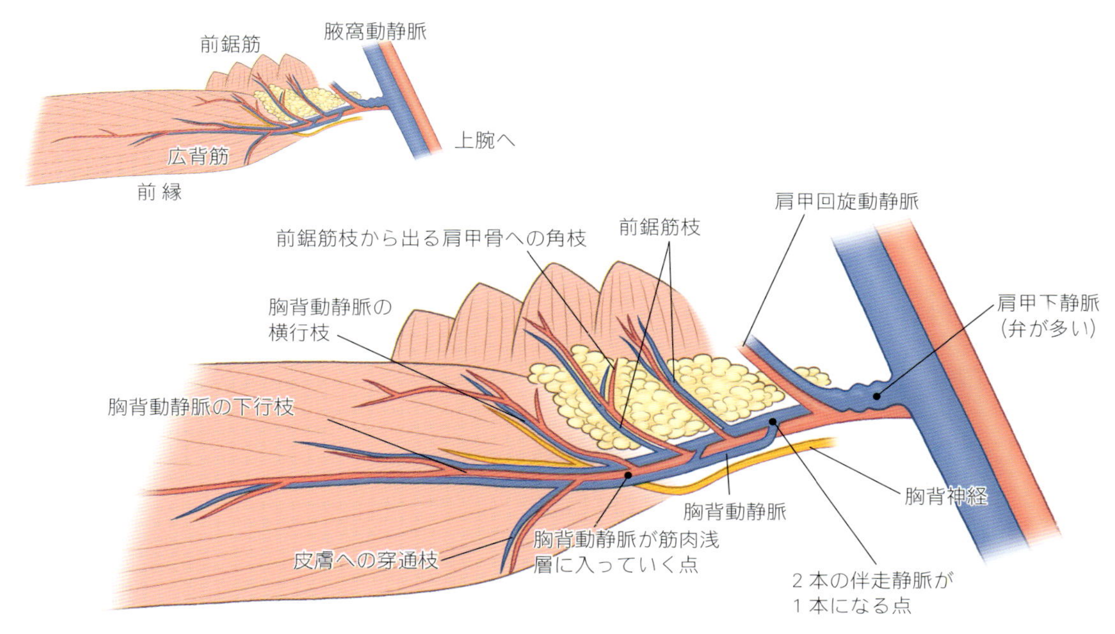

図 1　仰臥位における，左腋窩〜側胸部の血管解剖模式図

脈がそのほとんどを栄養するが，末梢の広背筋起始部付近では，腹壁から出た穿通枝からも血流を受けている。有茎で遠方に届かせるために遠位に皮弁を作成した場合は胸背動脈系からの血流が不安定になる。皮弁に入っている腹壁からの穿通枝を supercharge する方法が有用である。

適応

有茎筋皮弁としては，前胸部方向には胸骨体部〜剣状突起，背部では後頸部有毛部まで，上肢としては肘部までは無理なく到達可能である。体型・体格によっては，反対側の鎖骨部まで到達できる場合もあり，頭頸部再建では，舌・口腔底再建の最終手段として使用されることもある。遊離筋皮弁としては，ボリュームの大きな筋弁と大きな皮弁を得られることから，適応範囲は極めて広く，特に広範囲の欠損を覆う必要がある場合に良い適応となる。幅 10cm 程度までは採取部の直接縫合が可能であるが，それより大きな皮弁を採取する場合は，皮弁採取部に植皮を行うか，あらかじめ筋肉下にティッシュ・エキスパンダーを入れて膨らませておくなどの工夫が必要である。採取する皮弁自体を膨らませておくのもよいが，質の良い大きな筋皮弁を採取するためには，筋皮弁採取予定部位の片側もしくは両側にティッシュ・エキスパンダーを入れて膨らませておく方が理にかなっている。その場合は，前方は前鋸筋上，後方は広背筋上に挿入することになる。

■禁忌など注意が必要な症例

腋窩郭清などにより胸背動脈の損傷が疑われる場合がある。広背筋を犠牲にしても日常生活には支障を生じないが，広背筋は肩関節の内転・伸展・内旋を行うため，これらの筋肉を使うスポーツ選手や職業の人には控えた方がよいと考えられる。

広背筋皮弁では，有茎か遊離かによって挙上法に大きな違いはない。ただし，有茎の場合は，広背筋の上腕骨への停止側を切り離すか否か選択があり，それぞれ一長一短がある。有茎か遊離かにかかわらず，次の 2 通りの基本的な挙上法がある。すなわち，①大きな皮弁が必要な場合は，側臥位で広背筋全体を意識して採取する方法，②小さい，もしくは細長い皮弁でよければ，胸背動静脈下行枝を栄養血管として仰臥位のままでも挙上する方法である。この 2 通りでは，手順を変えた方が挙上しやすいので，ここではこの 2 通りの基本的な挙上法を述べる。もちろん，症例に応じて 2 通りの挙上法を他方に応用したり，適宜，融合したりするのもよい。

I 側臥位で皮弁挙上をする場合

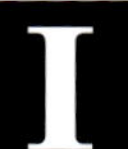
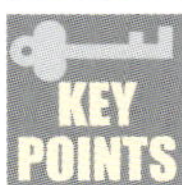

KEY POINTS

- "広背筋の存在位置" と "皮弁を安全に挙上できる範囲" の関係を理解する
- 有茎の場合は，皮弁の位置と到達距離の関係を知る
- 遠位に作成する場合は，皮弁が小さいと血流不全になる可能性があることを知る

❶ デザイン

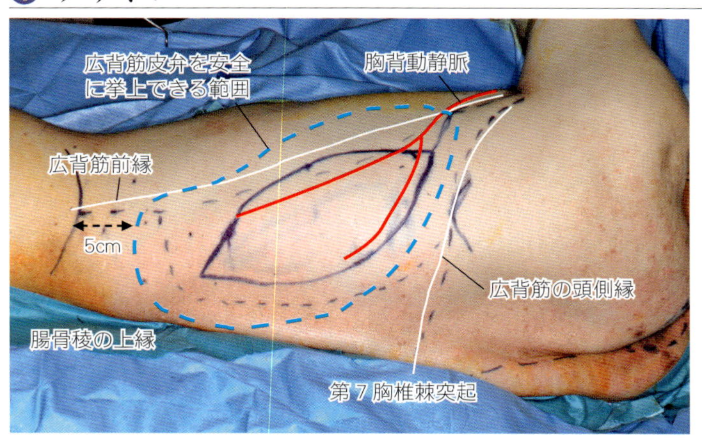

後腋窩ひだから第7胸椎棘突起と腸骨稜の上縁に線を引いた範囲がおおむね広背筋の局在範囲である。図の点線内が安全に挙上できる範囲であり，実際上はこの点線内に必要な皮弁をデザインすればよい。患者の身長にもよるが，尾側は腸骨稜の上縁の点から5cmほどまでは安全に挙上できる。広背筋の後方正中縁や頭側縁では，胸背動脈からの皮枝が少ないので，広背筋上であっても皮弁のデザインから外した方が安全である。逆に広背筋上でなくても，近位では広背筋の前縁を越えて前方4cmくらいまでは血流が安定している。しかし遠位では，広背筋の前縁を越えて前方に拡大しない方がよい。

Advice

・到達距離をかせぐ必要がある場合は皮弁を遠位にデザインするが，遠位では穿通枝が細くて少ないため，小さな皮弁を作成しようとすると穿通枝が皮島にうまく入らない可能性があるので，皮弁自体は大きめにデザインして一部denudeして使用する（穿通枝が入りやすい）と安全である。

❷ 皮弁の挙上

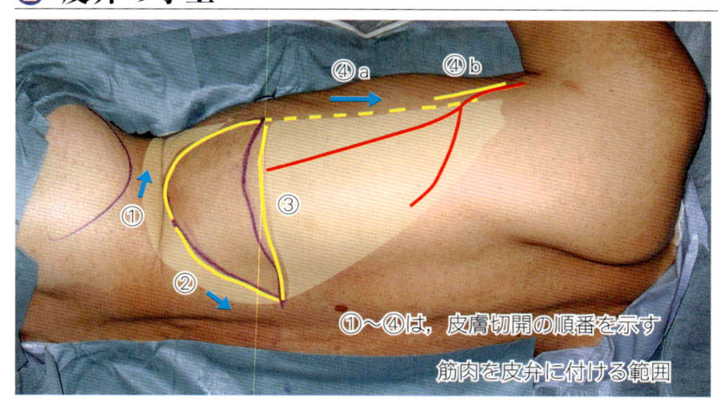

腋窩部での血管茎の剥離を容易にするために，上肢まで消毒してチューブ状包帯（ストッキネット）で覆い，自由に動かせるようにしながら手台に乗せておく。下側になる腋に枕を入れて腋窩部での神経圧迫に注意する。

皮膚切開は皮弁の遠位側で "必ず広背筋がある部位" から開始する（①）。皮膚切開を前方に伸ばしながら広背筋膜上で剥離し，広背筋の前縁を確認する。前縁のデザインが違っていた場合は，ここで皮弁のデザインを修正した後，皮膚切開を後方に延長する（②）。次に，皮弁の近位側に切開を入れ（③），広背筋膜上を近位に向かって剥離する。筋肉上の剥離は，腋窩部付近の皮膚切開（④b）を追加するだけで，トンネル状に行うことも可能であるが，初心者では，広背筋前縁に沿って腋窩まで皮膚切開を入れて（④a）腋窩部まで剥離する方が簡単である。

Advice

・広背筋上には薄い筋膜があるが，筋膜下（筋肉直上）で剥離すると，筋肉の薄い遠位では筋肉が裂けやすいので，筋膜上で剥離するように注意する。

広背筋膜上を腋窩部に向かって3～4cmほど剥離したら，皮弁の遠位部で筋肉を切開して広背筋下に入る。筋肉は切離すると縮むので，皮弁より3～4cm遠位まで付着させるようにして筋肉下に入り，筋肉の遠位端を皮弁に2～3針留めておくと安心である。

Advice

・広背筋の裏面は，遠位（起始部近く）は層がわかりにくく，剥離もしにくいので，広背筋裏側の層を見つけやすい比較的近位の広背筋前縁から尾側に進めると剥離しやすい。そのために，皮弁の近位側を広背筋膜上で3～4cmほど剥離しておくとよい。

筋肉の裏面で胸背動脈の下行枝を同定したら（横行枝も皮弁に含めるが，ごく近位になるまで同定しにくい），その走行を近位に追いながら胸背動静脈の本幹を確認する。

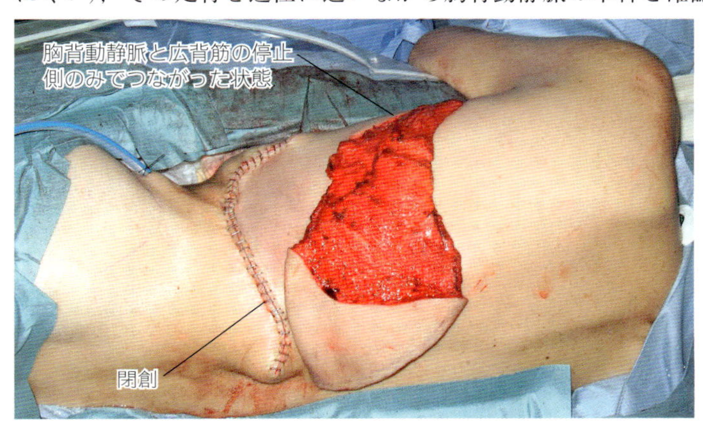

腋窩部で，前鋸筋枝などの胸背動静脈の枝を処理して，血管茎と広背筋の停止側のみで皮弁がつながった状態にする。仰臥位に戻す場合は，腋窩部10cmほどの切開を除いて閉創し，ドレープなどで不潔にならないよう注意しながら体位変換を行う。

Advice

・1回の体位変換で30分以上は手術時間の延長になる。整容性を重視した手術でなければ，手術時間短縮を重視してスキンステイプラーでの縫合も考慮する。

❸ 皮弁の移植

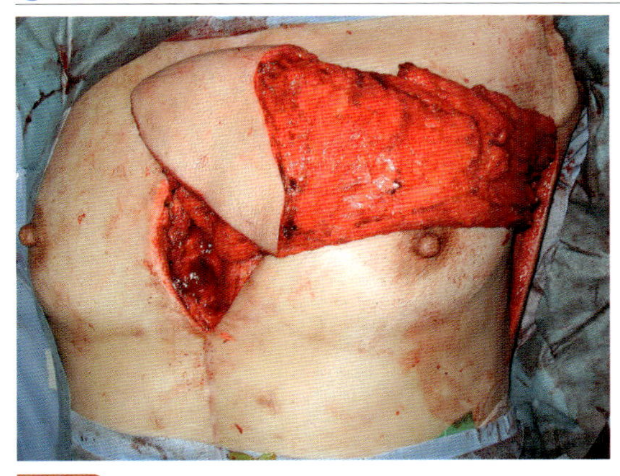

有茎皮弁として移植する場合のポイントは，広背筋の上腕骨停止側を切離するかどうかに尽きる。切離すると皮弁の到達範囲は延長されるが，血管茎が引っぱられて血流障害を生じる危険性が予想以上に大きくなる。一方で，切離せずに移植すれば血流障害を生じる危険性は小さいが，到達範囲は狭くなる。提示例では切離せずに移植しているが，小柄な女性患者だったので，これほど遠位に皮弁を作成しないと胸骨部まで届きにくい。一方で，後に提示する症例1では，停止側を切離しているので，比較的近位に皮弁を作成しても胸骨部まで到達している。

Advice

・末梢循環障害を生じる基礎疾患をもつ患者や術中トラブルなどにより，遠位に作成した有茎皮弁の血流に心配がある場合は，腹壁から広背筋に入っている穿通枝を皮弁内に取り込んでsuperchargeする方法も有用である。
・有茎皮弁の場合，胸背神経を切離するかどうかは移植目的による。乳房再建のようにボリュームの持続が必要な場合は脱神経による萎縮を避けるために神経は切離しないが，通常の再建では神経を切離しないと（特に上腕骨付着側を残した場合），筋収縮により移植先での筋肉の固定が外れることがあるので注意が必要である。

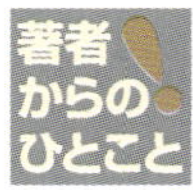

遊離皮弁の場合は，仰臥位に戻して移植先の準備が整った時点で，上腕骨停止部側の筋体と血管茎を切離する。皮弁挙上前にすでに移植先の準備が完了されていて，皮弁の阻血時間が問題にならない場合は，側臥位のまま血管茎と筋肉を切離してしまって完全閉創する場合もある。皮弁の移植先に関しては，血管茎は太くて長いため移植は比較的容易で，この項目で取り立てて述べることはなく，他の筋皮弁移植と同様である。

❹ 皮弁採取部の処置

広背筋を部分的に採取する場合は，残す側の筋肉の断端を吸収糸でかがり縫い（blanket suture）をし，術後の筋肉断端からの出血を予防する。採取部は皮弁幅10cm程度までは縫縮が可能であるが，体の長軸方向に無理なく一次縫合できる幅はそれより小さい。10cmを超える幅の皮弁が必要な場合は植皮を追加することもある。腋窩部を含めて剥離範囲が広いので，術後に漿液腫を生じやすい。吸引ドレーンを挿入し，術後は胸帯をして圧迫することを推奨する。

近年，吸収性組織補強材（ネオベール®）が漿液腫の予防に有効という報告が散見されるが，漿液腫の予防目的での保険適応はなく，あくまで皮弁採取部の組織補強が目的となっている。

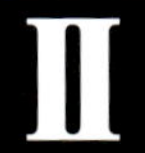

II 仰臥位で胸背動脈の下行枝を意識して皮弁挙上をする場合

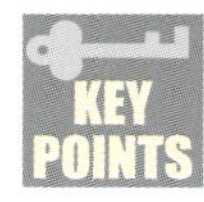

- まず，腋窩部で広背筋の前縁と胸背動静脈を確認してから，皮膚切開を遠位の皮弁部まで少しずつ延長していくことがポイントである

❶ デザイン

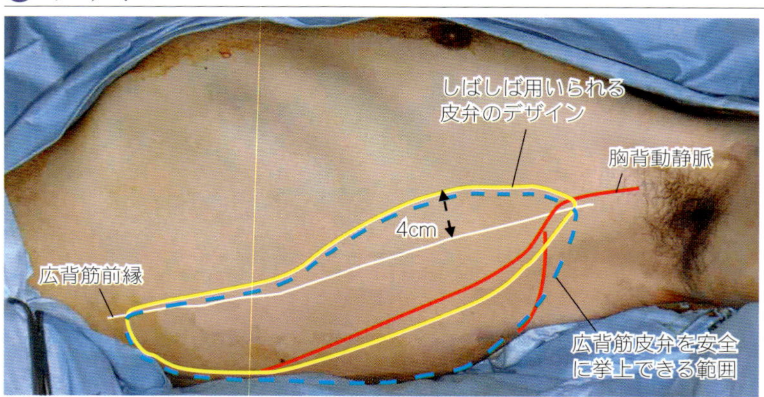

おおむね，点線内は安全に挙上できる。すなわち前方は，近位では広背筋前縁より4cmほど前方まで，遠位では前縁まで，後方は仰臥位で採取できる部分すべてである。実際上は，閉創の簡単さを考慮して，黄線のように胸背動静脈の下行枝を含む形で，前方に直接縫合できる幅の皮弁をデザインすることが多い。

Advice

・仰臥位で挙上する時は，皮弁採取部が直接縫合できる幅は，側臥位の時（約10cm）よりやや小さめと考えた方がよい（8cm程度）。

❷ 皮弁の挙上

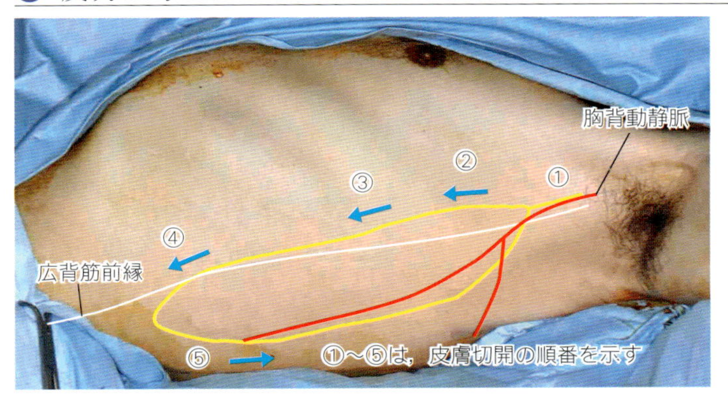

採取側の肩～背部に厚さ5cmほどの枕を入れ，採取側を少し持ち上げる。腕神経叢麻痺を予防する理由で，肩関節が外転・水平伸展位にならないように，手台も高く設定し，術中も注意する。

胸背動静脈が広背筋に入る部分を意識して，腋窩部から8cmほど尾側を中心に，広背筋前縁よりやや前方に皮膚切開を入れ，広背筋前縁を確認したらその裏側で胸背動静脈を確認する（①）。採取する皮弁のデザインに沿って遠位側に皮膚切開を延長して術野を展開し，血管茎を中枢側に剥離しながら移植に必要な長さ（遊離皮弁）や自由度（有茎皮弁）を確保する。

次に，採取する皮弁の予定線に沿って切開を尾側に延長する（②）。広背筋の前縁は術前に想定した位置と異なる場合があるので，広背筋の前縁を確認した後に，適宜デザインを変更する必要がある。皮膚切開の尾側への延長は，皮弁に胸背動脈下行枝をちょうど含めて挙上した場合に縫縮可能な幅に設定しながら尾側に延長していくイメージである（③）。必要な皮弁の長さが確保されたら（④），皮弁の遠位で折り返して，皮膚切開を，皮弁の後側に移して近位に向かって皮膚切開を進め，胸背動脈下行枝と広背筋を皮弁に含める形で切離していく（⑤）。遠位にのみ皮島を付ける場合は，近位側は筋膜上でも剥離して，皮膚を体幹側に残す。

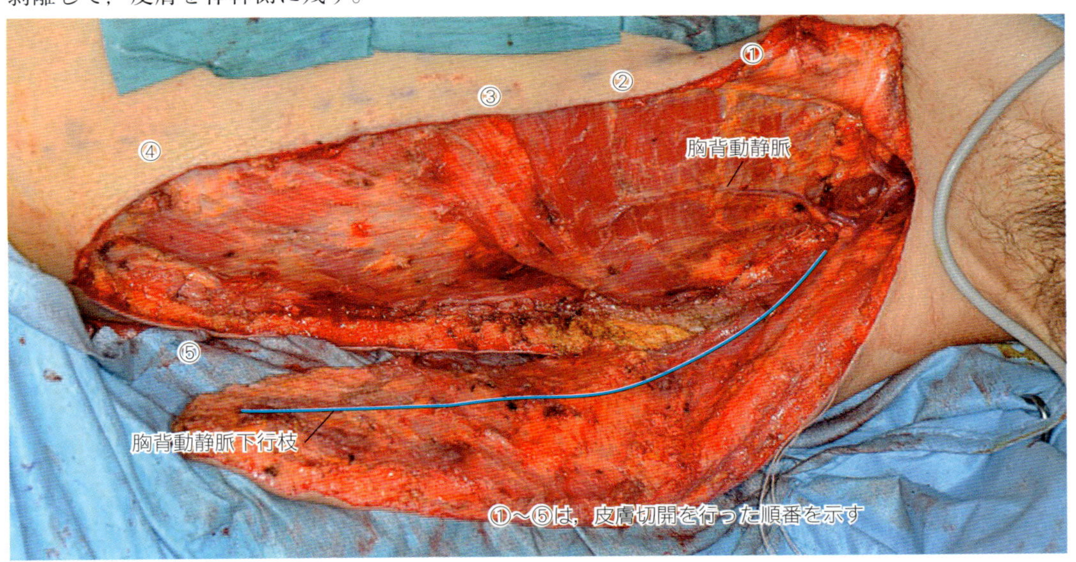

広背筋皮弁が頭側の皮膚，広背筋の停止側の筋肉，血管茎のみでつながった状態になったら，皮膚，筋肉の順に切離し，皮弁を胸背動静脈のみでつながった状態にする（有茎移植の場合は筋肉を切離しないことも多い）。

Advice

・胸背動静脈の横行枝を下行枝から切離する際に，胸背神経は逆に，下行枝を本幹から切離すれば，広背筋の後方は胸背神経を付けた状態で温存できる。

❸ 皮弁の移植

基本的には側臥位の場合と同じであるが，体位変換が不要である点がこの挙上法の利点である。有茎で移植する場合は，側臥位で採取する場合より到達距離が劣るため，適応の制限がある。よって，仰臥位で挙上する場合は，同側前胸部や上腕～肘部の再建に用いる場合を除いて，遊離皮弁として使用することが多い。

❹ 皮弁採取部の処置

Ⅰと共通である。

症例1 胸骨骨髄炎に対する有茎広背筋皮弁移植術（側臥位での皮弁挙上）

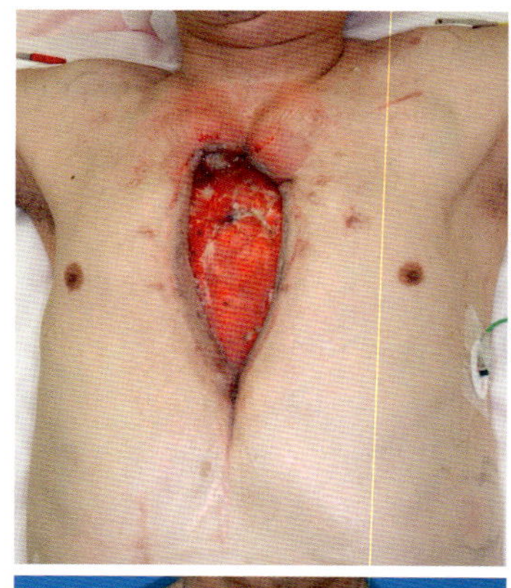

術前

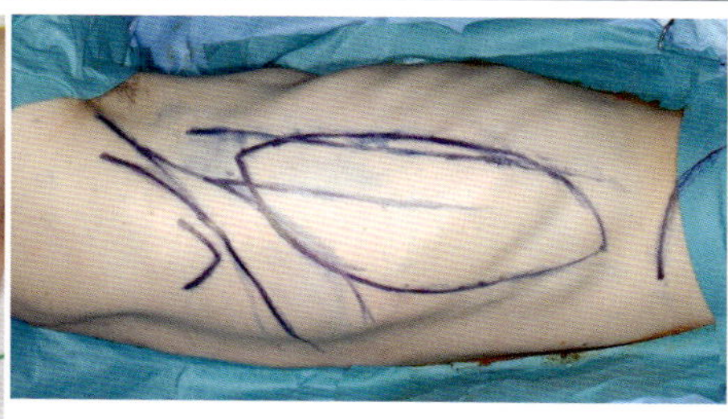

術中，側臥位で，9×25cm の皮弁をデザインした

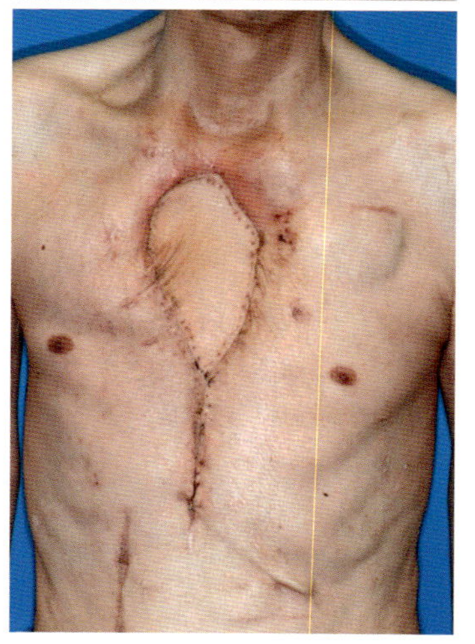

術後 1 カ月

70 歳代，男性，心臓外科手術後の胸骨骨髄炎

胸骨正中切開創の胸骨骨髄炎に対して，胸骨腐骨除去とNPWT 療法後，良好な肉芽形成が見られた。手術は，仰臥位で胸骨部のデブリードマンを追加した後，側臥位で広背筋皮弁を挙上した。皮島の大きさは 9 × 25cm で，死腔を埋めるために広背筋はほぼ全幅にわたって採取した。広背筋の停止側も切離し，胸背動静脈のみで体幹とつながっている状態で，有茎で前胸部に移植した。術後 1 カ月，皮弁は完全生着し，炎症も消退している。

症例 2 足部糖尿病性潰瘍に対する遊離広背筋皮弁移植術（仰臥位での皮弁挙上）

40 歳代，男性，糖尿病性足壊死

糖尿病性足壊死に対して，デブリードマンを行い，良好な肉芽が形成された。患肢温存の希望が強かったため，遊離広背筋皮弁と植皮による再建術が計画された。手術は仰臥位で行われ，胸背動静脈下行枝を栄養血管とした 7 × 25cm の広背筋皮弁を挙上した（挙上した皮弁は，仰臥位での挙上法の最後の写真）。胸背動静脈を前脛骨動静脈に血管吻合して左足荷重部に移植した。足背側は広背筋上にメッシュ植皮術を行って再建を行った。術後経過は良好で，術後 6 カ月で創は完全に治癒し，歩行している。

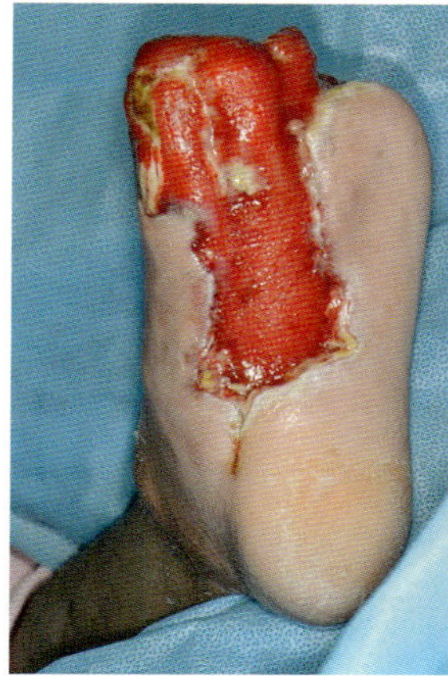
術前

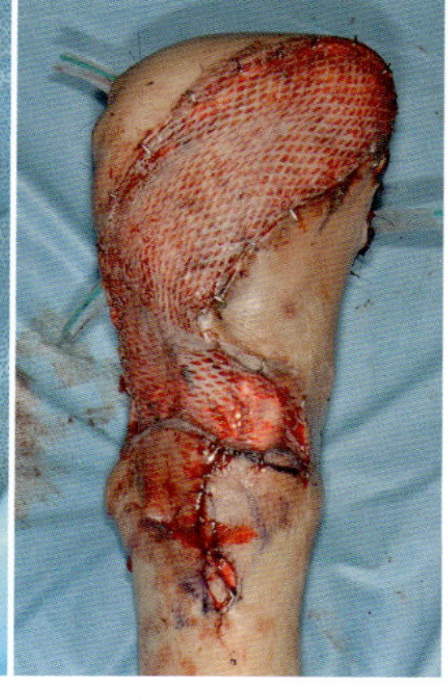
胸背動静脈を前脛骨動静脈に吻合して足底側に移植した

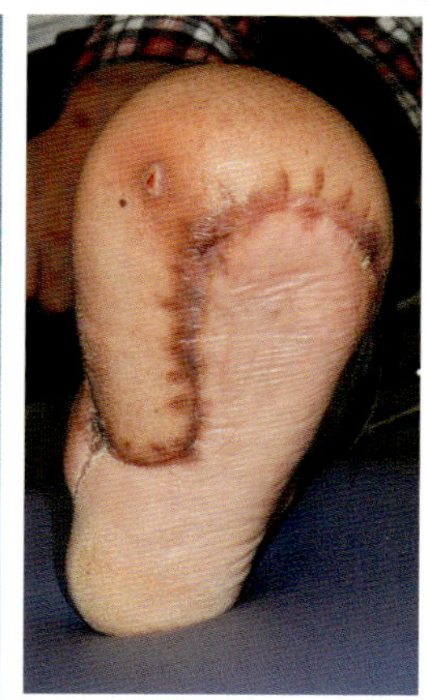
術後 6 カ月

History & Review

- 広背筋皮弁の起源について述べた報告。
  Maxwell GP: Iginio Tansini and the origin of the latissimus dorsi musculocutaneous flap. Plast Reconstr Surg 65: 686–692, 1980
- 遊離広背筋皮弁として最初に移植したと考えられる報告。
  Baudet J, Guimberteau JC, Nascimento E: Successful clinical transfer of two free thoraco-dorsal axillary flaps. Plast Reconstr Surg 58: 680–688, 1976
- 前鋸筋皮弁との連合皮弁の最初の報告。
  Harii K, Yamada A, Ishihara K, et al: A free transfer of both latissimus dorsi and serratus anterior flaps with thoracodorsal vessel anastomoses. Plast Reconstr Surg 70: 620–629, 1982
- 広背筋を穿通する皮枝の部位と太さについて広背筋との位置関係をわかりやすく述べた報告。
  Schaverien M, Wong C, Bailey S, et al: Thoracodorsal artery perforator flap and latissimus dorsi myocutaneous flap--anatomical study of the constant skin paddle perforator locations. J Plast Reconstr Aesthet Surg 63: 2123–2127, 2010
- 遠位に作成した広背筋皮弁の血流を安定させるために肋間動脈からの穿通枝を移植先の肋間動静脈で supercharge した報告。
  Okazaki M, Miyamoto S: Low skin paddle pedicled latissimus dorsi flap with vascular supercharging: Possibility of complete survival of larger and/or more distal flap. Plast Reconstr Surg 128: 568e–569e, 2011

3. 腹直筋皮弁

矢野健二・冨田興一

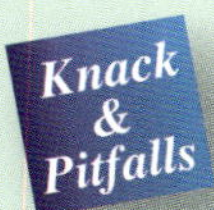

◎上方茎の有茎腹直筋皮弁は上腹壁動静脈を茎として乳房再建や胸壁再建に用いる
◎下方茎の有茎腹直筋皮弁は下腹壁動静脈を茎として会陰部や骨盤腔の再建に用いる
◎下方茎の遊離腹直筋皮弁は頭頸部再建などさまざまな部位の再建に用いる
◎横軸型有茎腹直筋皮弁は Zone Ⅳの血流は通常悪い
◎腹直筋を犠牲にするため，下腹部の膨隆やヘルニアを来たすことがある

腹直筋皮弁は片側の腹直筋を血流の担体として腹部の皮膚皮下脂肪組織を移植する再建方法である。上方茎の有茎腹直筋皮弁は，腹直筋の停止部であり栄養血管が入り込む季肋部が振り子の支点となるため乳房再建や縦隔炎などの胸壁再建に最適である。腹部の皮島の採取法は，再建部位の形態に応じて自由にデザイン可能である。しかし，皮弁の血行は必ずしも全体が良好ではなく，皮弁の部位によって部分壊死を生じることがあるので注意が必要である。

一方，下方茎の有茎腹直筋皮弁は，下腹壁動静脈を血管柄として筋皮弁を移動することができるため会陰部や骨盤腔の再建に用いられる。また，下腹壁動静脈を血管柄とする遊離腹直筋皮弁は，頭頸部再建など各種各部位の再建に利用することが可能である。

血行形態

腹直筋は左右一対の太い筋体を有する筋肉で腱性に恥骨結合と恥骨結節との間から起こり，第5～7肋軟骨および剣状突起前面に停止する。筋肉は3～4個の腱画で仕切られている。栄養血管は内胸動脈の末梢枝である上腹壁動脈と外腸骨動脈から分枝する下腹壁動脈であり，両者から派生する血管が臍周囲でネットワークを形成している（図1）。そして，臍周囲で太い穿通枝が筋鞘を貫いて立ち上がり，下腹部の皮膚皮下組織を栄養している。腹直筋は筋鞘で覆われており，前面はすべて前鞘で覆われているが，後面は弓状線以下で後鞘が欠損しているため術後の腹壁の脆弱化に注意が必要である。腹直筋の運動神経と腹壁の知覚を司る神経は T6～T12 の肋間神経である。

横軸型腹直筋皮弁の皮弁部分はその血行の特異性から Zone 分類がなされている（図2）。この血行形態を考慮したうえで皮島をデザインすることが肝要である。Zone Ⅰ～Ⅳまですべての皮弁を安全に使用するためには腹直筋採取側と反対側の血行も皮弁に追加する必要がある（図2）。

適応

上方茎の有茎腹直筋皮弁は季肋部を中心として組織を回転することができるため，乳癌術後の乳房再建や縦隔炎などの胸壁再建に有用である。この筋皮弁は内胸動静脈から連続する上腹壁動静脈が栄養血管であるので，その開存をカラードップラー血流計や CT アンギオグラフィーで確認しておくことが必要である。特に心臓手術後や縦隔炎後では内胸動静脈が損傷されていることがあるので注意する。

下方茎の有茎腹直筋皮弁は下腹壁動静脈の血管柄を茎として，会陰部癌の再建や骨盤内臓器全摘術後の骨盤腔内死腔充填などに用いられる。下腹壁動静脈が筋体内に入る位置よりも尾側で腹直筋を切離すると皮弁の自由度が増す。また，下腹壁動静脈を栄養血管とする遊離腹直筋皮弁として挙上し，頭頸部再建などさまざまな再建に用いることができる。ただ移植組織量，特に厚みが大きいため舌全摘術や上顎洞癌の再建などには有効であるが，薄い組織で十分な再建部位には用いにくい。

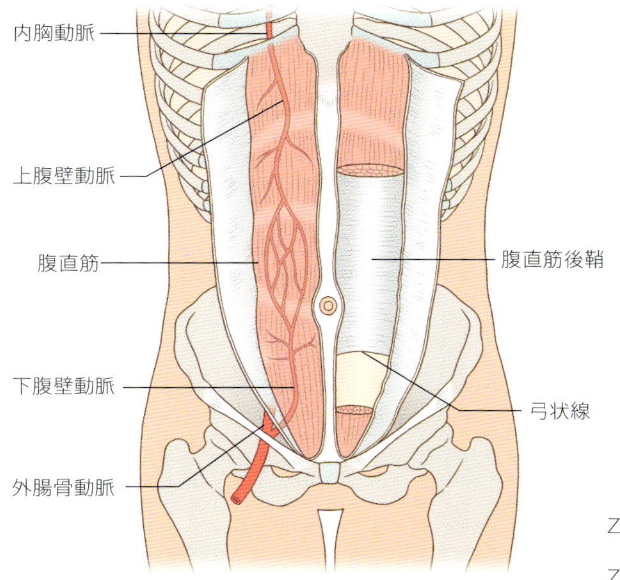

図 1　腹直筋皮弁の解剖学的所見

腹直筋の栄養血管は上腹壁動脈と下腹壁動脈であり，臍周囲でネットワークを形成している。腹直筋の前面はすべて前鞘で覆われているが，後面は弓状線以下で後鞘が欠損している。

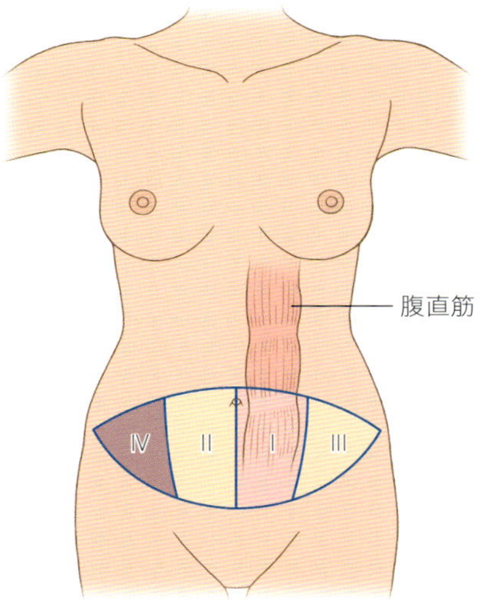

Zone Ⅰ：採取する腹直筋直上の部位であり，最も血流がよい
Zone Ⅱ：採取する腹直筋と反対側の腹直筋直上の部位であり，通常血流は問題ない
Zone Ⅲ：採取する腹直筋と同側の最外側の部位であり，この部位の血流も通常問題ない
Zone Ⅳ：採取する腹直筋と反対側最外側の部位であり，通常うっ血を呈しており血流は悪い

図 2　腹直筋皮弁の Zone 分類

Ⅰ 手技：上方茎とする場合

- 臍周囲の太い穿通枝を皮弁に含めるようにデザインする
- 弓状線より尾側の前鞘はできるだけ残す
- 後鞘欠損部は尾側の残存腹直筋で閉鎖する
- Zone Ⅳは通常血流が悪いため使用しない。Zone ⅡやⅢは血流を確認して使用する

❶ デザイン

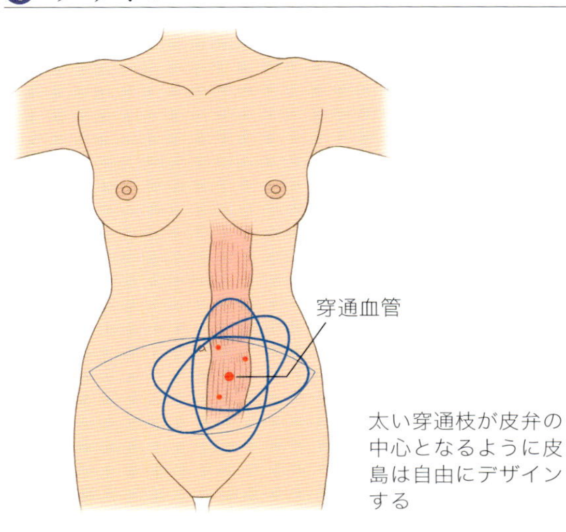

術前にカラーレーザードップラー装置を用いて下腹部，特に臍周囲の穿通血管を検索する。なるべく多くの太い穿通血管を含めるように皮島をデザインする。皮島は再建部位に応じて大きさや向きを自由にデザインすることが可能である。

Advice

- 太い穿通枝が皮島の中心になるようにデザインすると血行がよい。
- 横軸型腹直筋皮弁はその血行の特異性から Zone 分類がなされている。血流は，Zone Ⅰ，Ⅲ，Ⅱ，Ⅳの順に良い。

❷ 皮弁の挙上（採取）

1. 皮膚切開

最初に臍周囲を切開し，筋膜上まで剥離して臍を遊離した後，皮弁周囲の皮膚切開を加える。脂肪組織までほぼ垂直に筋膜まで切開する。

2. 皮弁挙上

皮弁の筋体採取側外側から筋膜上で剥離挙上する。腹直筋前鞘外側縁に到達した後，術前にマーキングした穿通枝の位置を参考にしながらさらに数 cm 内側に向かって剥離し，穿通枝が確認できたら剥離を中止する。次に，反対側の皮弁を筋膜上で剥離する。こちらは正中の白線まで完全に剥離し，白線を越えて前鞘を約 1cm さらに剥離する。筋体上の皮弁の尾側は臍下 5〜6cm の弓状線より下の部位を剥離する。

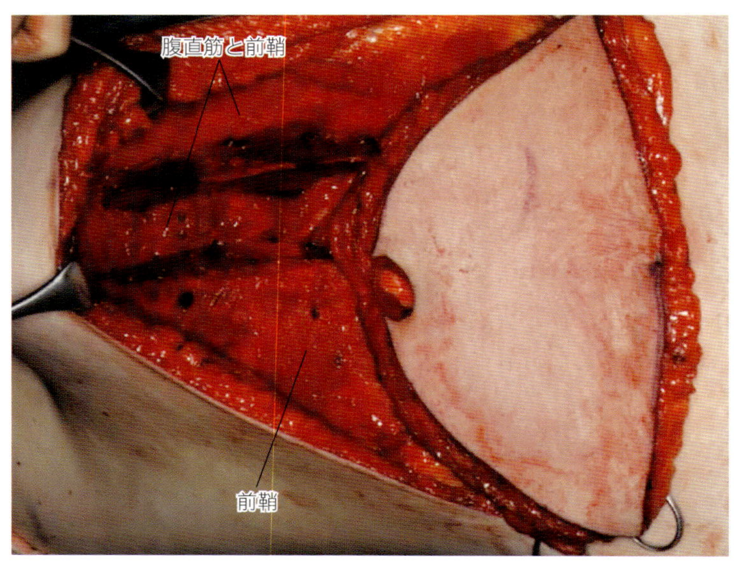

腹直筋の筋体幅の約 2/3 を筋鞘と筋体ともに切開する。
腹直筋の尾側端は弓状線部である

3. 筋膜切開

腹直筋前鞘の白線から約 1cm 外側，腹直筋前鞘外側縁から約 2cm 内側を筋鞘切開線とする。皮弁が付着している尾側端から上方に向かって肋軟骨付着部までまっすぐに切開する。前鞘の切開線の尾側端は弓状線のレベルとする。

4. 筋体の剥離挙上

腹直筋は内側部をすべて含め，外側部は外側から約 2cm 残して筋体に切開を加える。腹直筋裏面の下腹壁動静脈を確認して結紮切離し，下腹壁動静脈より尾側の筋体を切離する。

尾側から筋皮弁を挙上し，筋体の裏面を鈍的に剥離する。剥離中，後鞘から立ち上がる穿通枝血管や外側から肋間神経とともに入る血管を凝固切離する。筋体の上縁まで剥離すると筋体の内側 1/3 の肋軟骨下から筋体に入り込む上腹壁動静脈が確認できる。

Advice

・皮膚切開は，斜め外側に行うと縫合創が筋膜と癒着し癒着性の陥凹瘢痕を生じることがあるため垂直に行う方がよい。
・弓状線より尾側の前鞘を残しておくと腹壁の膨隆やヘルニアの予防となる。
・筋体の尾側端を切離した後，前鞘と筋体を吸収糸にて縫合固定し，筋体の剥離作業中に前鞘と筋体が剥がれて穿通枝を損傷しないように予防する。

❸ 皮弁の移動

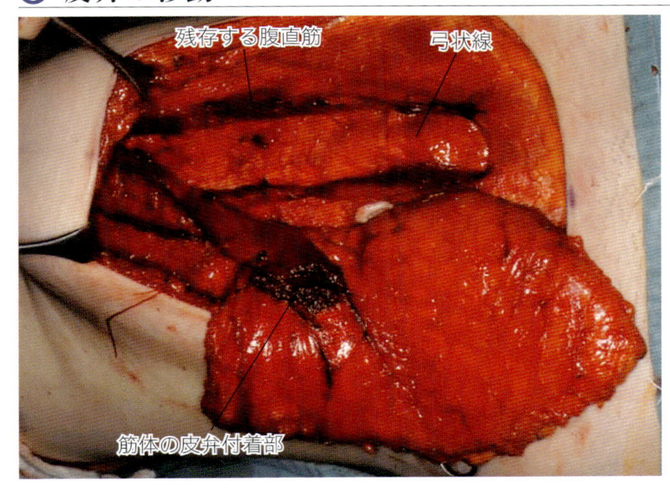

皮弁の裏面。筋体の尾側 6〜7cm の部分が皮弁と結合している

筋皮弁は通常，皮下トンネルを通して目的とする再建部位に移動する。皮弁移動後に腹直筋のねじれや緊張の有無を確認し，緊張がある場合は頭側の前鞘の切開を追加する。

〈筋皮弁の量の決定〉

筋皮弁は再建部位に応じて大きさを決めるが，最初は大きめに挙上する。再建部位への移動後に皮弁辺縁からの血流を確認しながら適宜不要な部分を切除して使用量を決定する。

❹ 採取部の処置

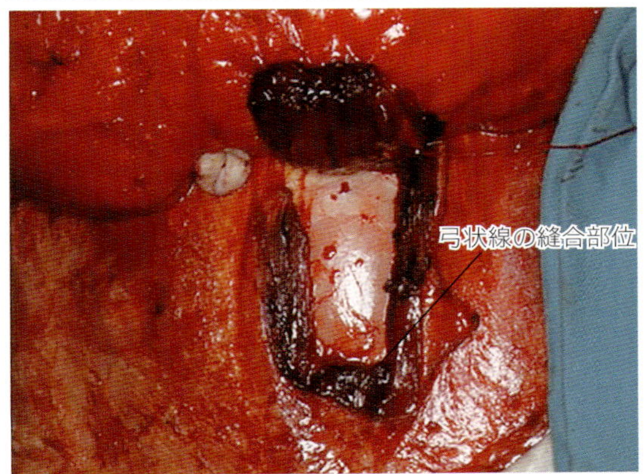

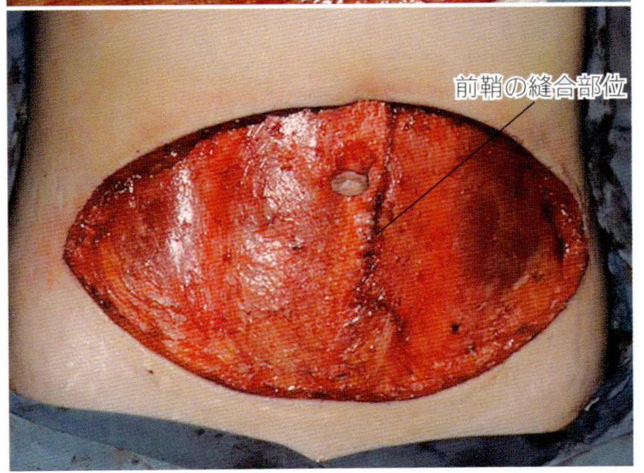

1. 腹壁の閉鎖

腹壁の閉鎖で最も重要な点は，弓状線より下の部位の閉鎖である。弓状線の後鞘尾側端と切離した腹直筋の頭側端を吸収糸で縫合固定する。切開された前鞘を尾側端から腹直筋の停止部尾側 5〜6cm まで強固に縫合固定する。

2. 臍形成

臍に絹糸をかけて糸を長く残しておく。皮弁採取創を仮縫合し，臍を出す位置を決定して腹部皮膚にマーキングする。臍の予定位置に縦型に紡錘形皮膚切除を行う。その小孔から臍にかけた絹糸を出して縫合固定する。

3. 術後の注意点

腹壁を支持する腹直筋を切除することにより，腹圧を抗する機能は減弱する。そこで術後の腹圧上昇により，縫合した筋体や前鞘が裂けて下腹部の膨隆を来たすことも皆無ではない。予防策として術後 6 カ月くらいは下腹部を補正下着でしっかり締めて，縫合部位に腹圧がかからないように注意する必要がある。下腹部の膨隆を来たした場合，軽度の場合は補正下着による圧迫のみでよいが，重度の場合は手術的に腹壁修正術が必要となる。筋膜による補修かマーレックスメッシュのような人工物による補強が必要となる。

Advice

- 4〜5cm 幅の前鞘欠損であればメッシュ材を使わなくても直接縫合が十分可能である。
- 臍を出す位置は，臍にあまり緊張がかからない程度に頭側寄りの方が整容的に良好である。

II 手技：下方茎とする場合

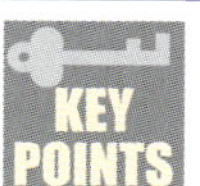

- 臍周囲の太い穿通枝をなるべく含めるようにデザインする
- 有茎の場合は腹直筋を切離し島状筋皮弁として用いると自由度が増す
- 遊離皮弁は皮島を自由にデザインすることができる

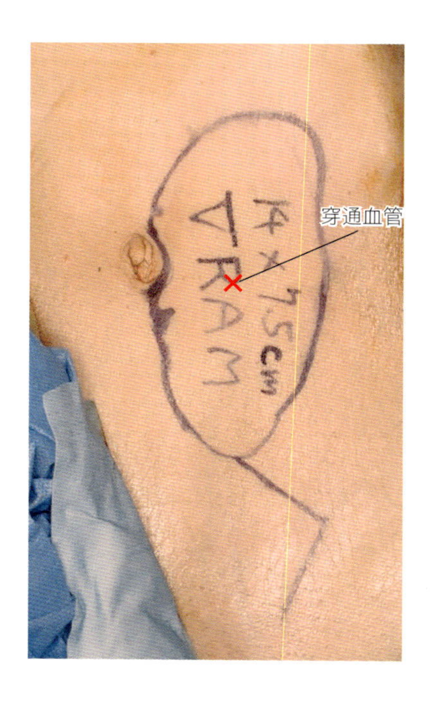

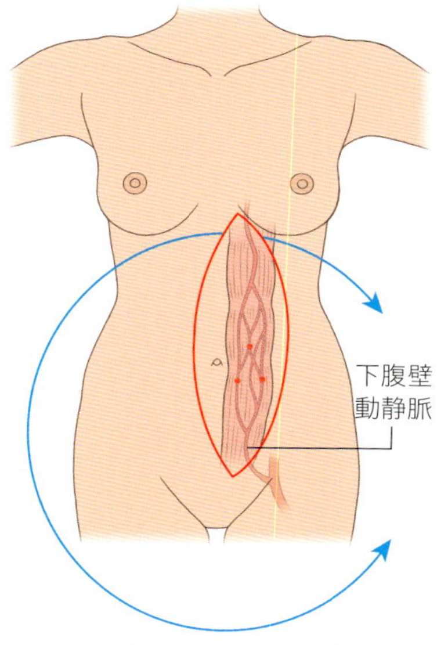

下方茎の腹直筋皮弁は下腹壁動静脈を支点として筋皮弁を移動し，会陰部から殿部，仙骨部までをカバーすることができる。

❶ デザイン

術前に下腹部，特に臍周囲の穿通血管を検索する。最も太い穿通枝（×）が皮島の中央に位置するように皮弁をデザインする。再建部位の組織必要量によって皮弁のデザインは考慮する必要がある。

❷ 皮弁の挙上（採取）

・有茎の場合

1. 皮島の切開・剥離

皮弁周囲の皮膚切開を加える。切開は脂肪組織を少し外側斜め方向に筋膜まで行う。筋体採取側の皮弁を外側から筋膜上で剥離挙上する。腹直筋前鞘外側縁に達した後，術前にマーキングした穿通枝の位置を参考にしながらさらに数 cm 内側に向かって剥離し，穿通枝が確認できたら剥離を中止する。次に，筋体採取側と反対側の皮弁を筋膜上で剥離する。正中の白線まで完全に剥離し，白線を越えて前鞘を約 1cm さらに剥離する。

2. 筋膜切開

腹直筋前鞘の白線から約 1cm 外側，腹直筋前鞘外側縁から約 2cm 内側を筋鞘切開線とする。皮弁が付着している頭側端から尾側に向かってまっすぐに切開を行う。前鞘の切開線の頭側端は皮島上縁のレベルとする。

3. 筋体の剥離挙上

皮島頭側端の腹直筋を切離し，腹直筋は内側部をすべて含め，外側部は外側から約 2cm 残して筋体に切開を加える。頭側から皮弁とともに腹直筋を尾側に向かって剥離挙上する。上腹壁動静脈を最初に結紮切離した後，後鞘から立ち上がる穿通枝血管や肋間神経とともに筋鞘外側縁から侵入してくる血管を凝固切離する。臍から尾側に 4～5cm の位置で筋体内に入る下腹壁動静脈が確認できる。必要なら下腹壁動静脈が筋体に入る尾側で筋体を切離して島状筋皮弁とする。

Advice

- 島状筋皮弁にすると，可動域が広がる。
- 島状筋皮弁とした場合は，血管柄に緊張をかけないように注意する。

・遊離の場合

皮弁周囲に皮膚切開を加え，筋膜に到達する。術前にマーキングした穿通枝を皮弁内に十分含めた頭側端で前鞘と腹直筋を切離する。

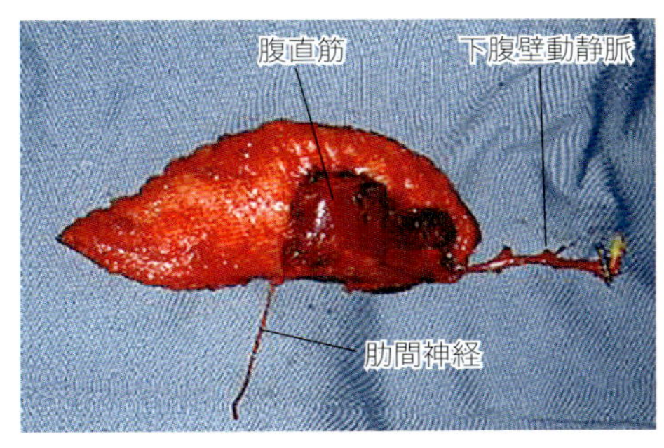

遊離腹直筋皮弁。肋間神経も含めて挙上した

腹直筋は内側部をすべて含め，外側部は外側から約2cm残して筋体に切開を加え，頭側から皮弁とともに腹直筋を尾側に向かって剥離挙上する。臍から尾側に4〜5cmの位置で筋体内に入る下腹壁動静脈が確認できる。下腹壁動静脈が筋体に入る尾側で筋体を切離する。下腹壁動静脈を尾側に向かって剥離し，外腸骨動静脈分岐部で血管柄を結紮切離して筋皮弁を挙上する。

Advice ・肋間神経を含めると知覚皮弁としても利用できる。

❸ 皮弁の移動，採取部の処置

基本的には上方茎の場合と同様である。

有茎腹直筋皮弁は下腹壁動静脈を支点として再建部位に移動するが，島状筋皮弁とするか否かはその時点で決定する。遊離腹直筋皮弁は再建部位に移動し，下腹壁動静脈を移植床血管と顕微鏡下に吻合する。その後，皮弁を組織欠損部に充填し，組織欠損に合わせて皮弁の大きさや厚さを調整する。

〈採取部の処置〉

切開された前鞘を頭側端からできるだけ尾側まで強固に縫合固定する。筋皮弁を腹腔内を通して会陰部に移動させる場合や遊離皮弁の場合は，前鞘はすべて縫合閉鎖可能である。

症例 1 血管吻合付加・上方茎有茎腹直筋皮弁移植術を用いた乳房再建

術前

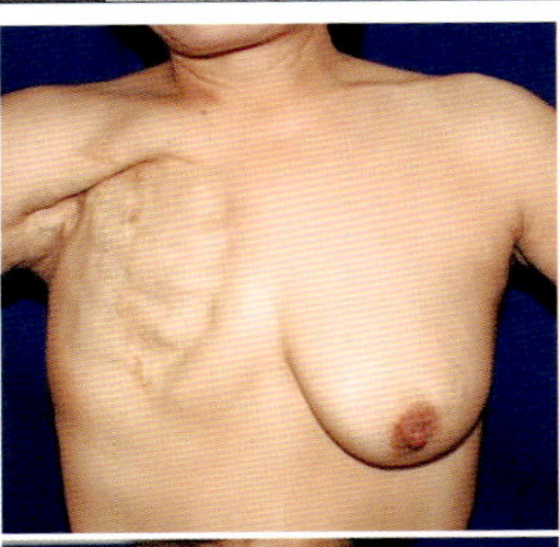

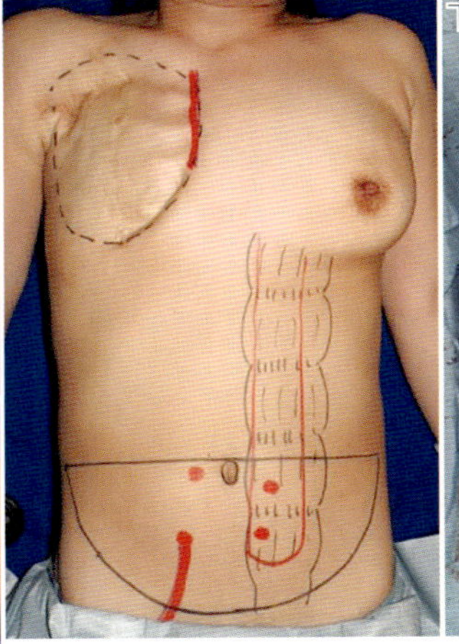

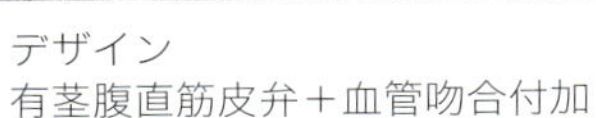

デザイン
有茎腹直筋皮弁＋血管吻合付加

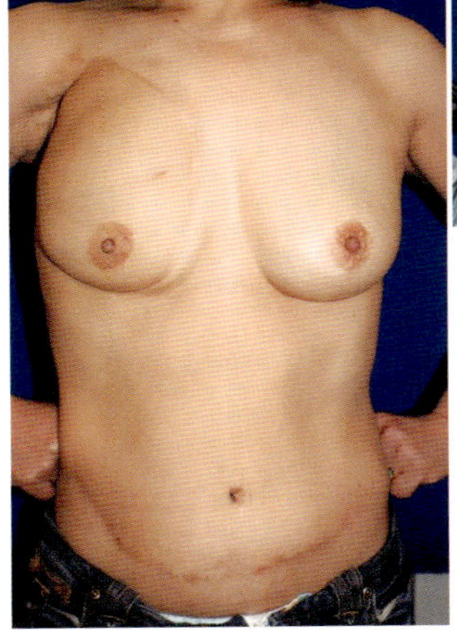

術後 4 年

48 歳，女性，右乳癌

他院で右乳癌に対して定型的乳房切除術が施行され，乳房再建希望にて来院した。上方茎有茎腹直筋皮弁と血管吻合付加による乳房再建術を予定した。上方茎有茎腹直筋皮弁は腹直筋の約2/3の幅を使用し，尾側端は弓状線までとし，腹直筋の切離断端を弓状線の筋鞘に縫合した。また同時に右下腹壁動静脈を皮弁に含めて挙上した。横軸型有茎腹直筋皮弁のZone Ⅰ，Ⅲは乳房尾側の膨らみ形成に使用し，Zone Ⅱ，Ⅳは鎖骨下部の陥凹修正とともに上胸部の充填に使用した。術後8カ月に健側の乳頭半切移植と大腿内側基部からの全層植皮術による乳頭乳輪再建術を施行した。術後4年の状態は乳房表面に腹部皮膚が露出してパッチワーク様の外観を呈しているが，乳房の大きさ・形ともほぼ対称的である。

症例 2 直腸癌に対する下方有茎腹直筋皮弁移植術を用いた会陰部・殿部再建

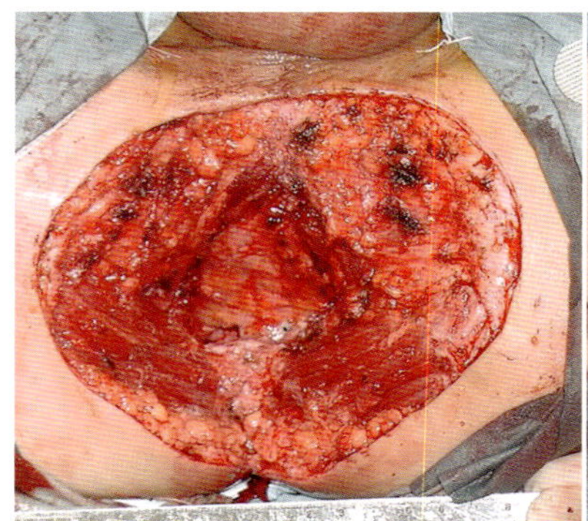

術前

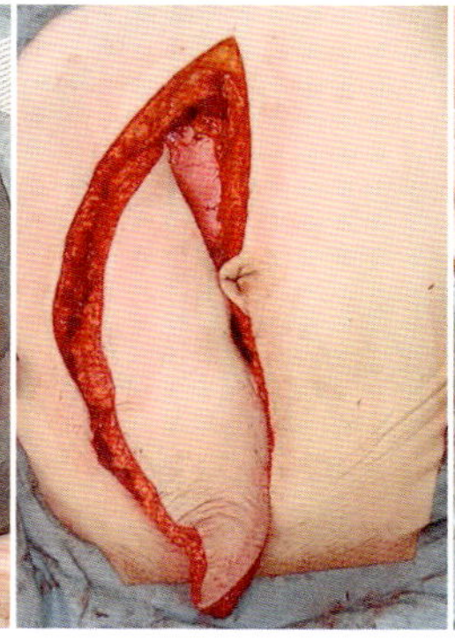

下方茎有茎腹直筋皮弁

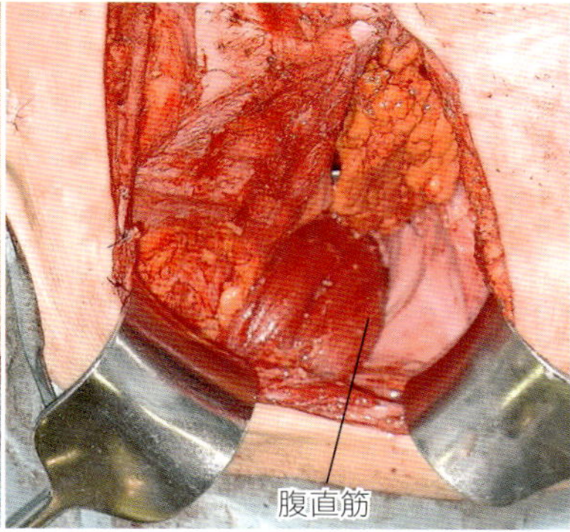

腹腔内を通して筋皮弁を会陰部へ移動

術後 4 カ月

61 歳，男性，直腸癌

進行直腸癌に対して会陰殿部皮膚軟部組織合併切除を伴う腹会陰式直腸切断術が行われた。会陰殿部の皮膚欠損と死腔充填を目的として，24 × 7cm 大の下方茎有茎腹直筋皮弁による再建を計画した。皮弁挙上後，腹腔内を通して筋皮弁を会陰部へ移動し，皮弁は 2 つ折りにして皮膚欠損再建を行い，筋体を中心に骨盤内死腔充填を行った。腹直筋起始部は切断せずに会陰部への移動が可能であった。

術後 4 カ月の時点では良好な創閉鎖が得られた。皮弁採取部は特に問題を認めなかった。

History & Review

●筋肉の血管解剖に基づいて血行形態を 5 型に分類した。
Mathes SJ, Nahai F: Classification of the vascular anatomy of muscles: experimental and clinical correlation. Plast Reconstr Surg 67: 177–187, 1981

●皮弁の血行を解明した。
Boyd JB, Taylor GI, Corlett R: The vascular territories of the superior epigastric and the deep inferior epigastric systems. Plast Reconstr Surg 73: 1–16, 1984

●初めて横軸型腹直筋皮弁を乳房再建に応用した報告。
Hartrampf CR, Scheflan M, Black PW: Breast reconstruction with a transverse abdominal island flap. Plast Reconstr Surg 69: 216–225, 1982

●マイクロサージャリーを併用する血行の増強法を初めて報告した。
Harashina T, Sone K, Inoue T, et al: Augmentation of circulation of pedicled transverse rectus abdominis musculocutaneous flaps by microvascular surgery. Br J Plast Surg 40: 367–370, 1987

●遊離腹直筋皮弁による乳房再建を初めて報告した。
Arnez ZM, Smith RW, Eder E, et al: Breast reconstruction by the free lower transverse rectus abdominis musculocutaneous flap. Br J Plast Surg 41: 500–505, 1988

4. 大腿筋膜張筋皮弁

大西　清・荻野晶弘

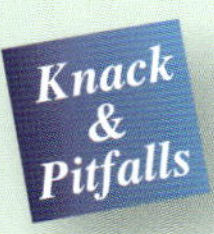

◎安定した血行をもつ大きな皮弁（幅 10～12cm，長さ 30cm 程度）を，安全かつ容易に挙上することができる
◎栄養血管となる外側大腿回旋動脈上行枝に破格が少なく，太い血管径（2～3mm）を有するが，遊離皮弁とした場合，血管柄が 4cm 前後と短い
◎強靭な筋膜組織を有するため，腱・靭帯再建や胸壁・腹壁再建に有用である

大腿筋膜張筋を利用した再建手術は，1924 年 Mackenzie が腹壁ヘルニアに有茎筋弁として使用したのが最初の報告とされている。その後 1934 年，1946 年に Wangensteen により同様の症例に応用した詳細な報告がなされたが，それ以降はあまり普及しなかった。1978 年 Nahai らにより tensor fascia lata flap（TFL flap）として報告され，その有用性が再評価され形成外科領域に広く普及した。そして，有茎皮弁として大転子部，坐骨結節部の褥瘡や，下腹部や鼠径部，会陰部などの欠損の再建に応用されている。また遊離皮弁としては，頭頸部，腹壁，四肢などさまざまな遠隔部欠損の再建に使用されてきた。現在では前外側大腿皮弁の普及により遊離皮弁としての適応は少なくなっているが，前外側大腿皮弁の栄養血管（外側大腿回旋動脈下行枝の穿通枝）が見つからなかった場合の代用皮弁としても利用されている。

大腿筋膜張筋は上殿神経の支配を受け，腸脛靭帯を緊張させることにより膝関節伸展位保持の機能を担う。大腿筋膜張筋採取に伴う機能障害として，軽度の膝関節伸展力の低下を生じ，坐位からの立ち上がり動作や階段昇降などに疼痛や困難を訴える場合がある。通常，術後数カ月で自然軽快するが，日常生活レベルでは問題なくとも，スポーツなどに際しては疼痛や筋力低下などの問題を生じる可能性がある。そのため，若年者への適応には慎重を期すべきである。

血行形態

大腿筋膜張筋は，上前腸骨棘と腸骨稜外側縁から起始し，腸脛靭帯内に移行して脛骨外顆に停止する。大腿筋膜張筋の栄養血管は，深大腿動脈から分岐した外側大腿回旋動脈の上行枝である（図）。外側大腿回旋動脈は，大腿直筋と外側広筋の間を外側に向かって走行し，下行枝を大腿末梢側へ分岐したあとに終末枝である上行枝となり，大腿筋膜張筋のほぼ中央部で筋体内側下面から筋体内に入る。この解剖学的位置関係の変異は比較的少ないとされ，筋体への流入部は上前腸骨棘の 6～10cm 尾側に位置する。上行枝は大腿筋膜張筋に入る前に上・中・下枝の 3 本の比較的太い枝に分かれたのち，上枝は筋肉の頭側 1/3 を栄養し，筋体内を貫通し腸骨稜に及ぶ。中枝は筋肉の中 1/3 を栄養する。下枝は筋肉の尾側 1/3 を栄養し，その後，大腿筋膜上を末梢方向に走行する。これら各分枝から筋体を貫通する皮膚穿通枝が分岐しており，大腿外側皮膚を栄養している。一方，静脈は外側大腿回旋動脈に伴走する 2 本の外側大腿回旋静脈により還流される。

適応

大腿筋膜張筋皮弁は，その構成成分により①筋弁や筋・筋膜弁，②筋皮弁，③筋膜皮弁，④腸骨付き筋皮弁などとして利用され，移行形態により①有茎皮弁，②遊離皮弁に分けることができる。

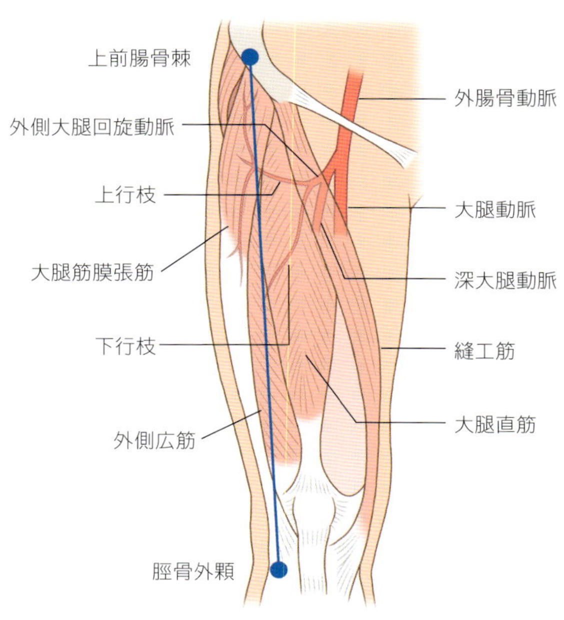

図　大腿筋膜張筋周辺の筋肉・血管解剖

大腿筋膜張筋皮弁の栄養血管は外側大腿回旋動脈上行枝である。上前腸骨棘と脛骨外顆を結んだ線が大腿筋膜張筋の前縁となる。

そして，筋肉・筋膜を主体とした支持組織の再建や，皮膚および皮下組織からなる軟部組織の再建などさまざまな欠損に応用することができる。

有茎での移行では，上前腸骨棘の尾側6～10cm付近をpivot pointとして鼠径部，会陰部，仙骨部，大転子部，坐骨結節部，下腹部，腰部など極めて広い範囲を被覆することが可能である。そのため適応疾患としては，泌尿器科・婦人科領域の癌切除後の再建，仙骨・大転子・坐骨結節部褥瘡の再建，消化器癌などの腹壁転移切除後の再建などが挙げられる。これらの領域では大腿薄筋皮弁や殿溝皮弁などとともに利用価値の高い皮弁である。

遊離での移行では，頭頸部領域や胸壁，腹壁，四肢などの再建に広く適応される。特に強靭な腸脛靭帯を利用した胸壁や腹壁の再建，アキレス腱の再建などには有用な移植材料となる。腹壁の再建では，運動神経である上殿神経の枝を含めて挙上し肋間神経と縫合することで，筋体の萎縮を予防し，腹筋再建がある程度可能となる。また上殿神経の枝を移植床の運動神経と縫合することで，肩関節や肘関節，膝関節の動的再建に応用した報告や，上顎再建に腸骨付き筋皮弁として挙上し，硬性支持と軟部組織の充填に使用した報告もみられる。近年，前外側大腿皮弁の普及により遊離皮弁としての適応は以前より少なくなってきたが，前外側大腿皮弁採取時に，栄養血管となる穿通枝が見つからなかった場合に同じ切開から挙上でき，代用皮弁としての有用性は高い。

手技

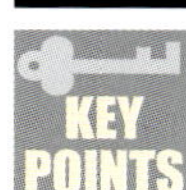

- 上前腸骨棘と脛骨外顆を結んだ線が大腿筋膜張筋の前縁となる
- 上前腸骨棘の6～10cm尾側の部位が血管茎の位置となる
- 外側大腿皮神経を損傷しないように注意する

❶ デザイン

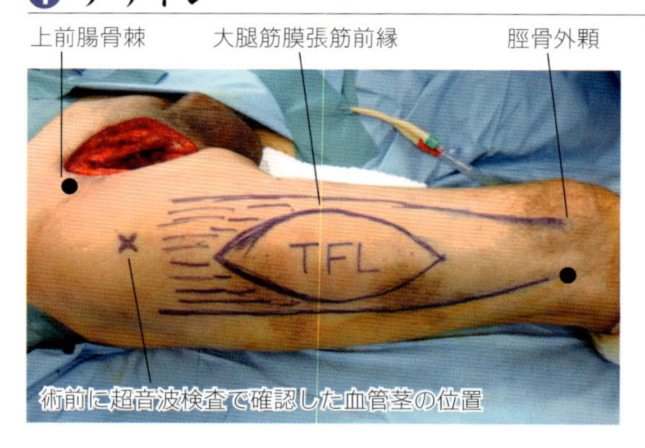

上前腸骨棘から脛骨外顆にかけて線を引く。これが大腿筋膜張筋の前縁（内側縁）となる。

上前腸骨棘の6～10cm尾側部分をマーキングする。この部位が栄養血管（外側大腿回旋動脈上行枝）が筋体に流入する位置となる。この位置は術前に超音波検査などで確認しておくとよい。

筋体前縁と血管茎の位置に合わせて必要な皮弁をデザインする。

Advice

- 皮弁採取部の一次縫縮可能な幅は8cm前後である。それ以上の皮弁を採取した場合には採取部の閉鎖に植皮術を要する。最大で12×30cm前後の大きな皮弁が採取可能である。

❷ 皮弁の挙上

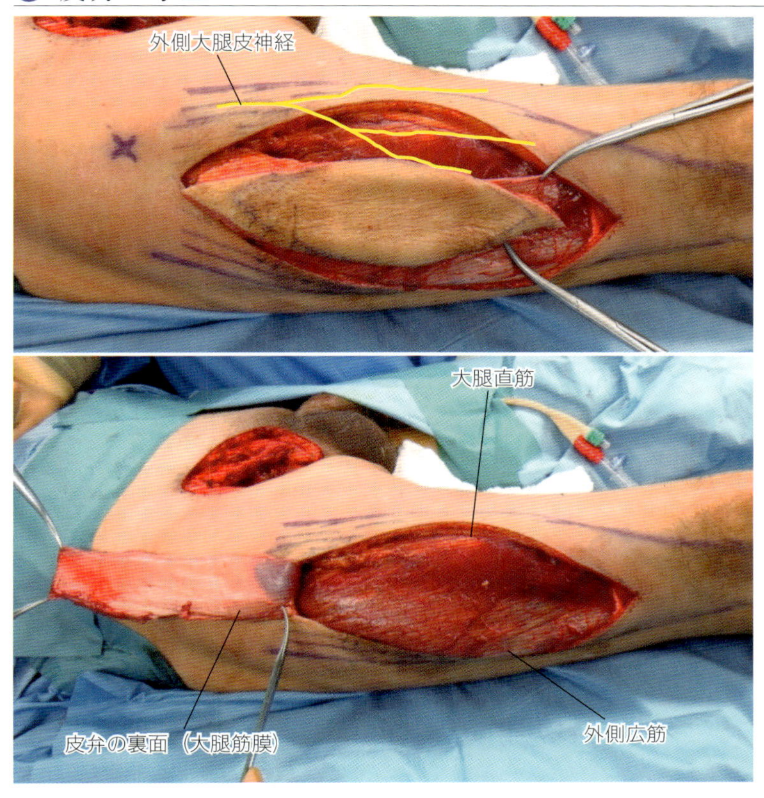

皮膚切開を皮島全周に加える。大腿筋膜の前縁・後縁を確認し，末梢側の大腿筋膜を切開して，大腿筋膜下を中枢側に向かって剥離を進める。大腿筋膜の下は外側広筋から用手的に容易に剥離できる。この際，筋膜と皮膚・皮下組織が剥がれやすいので，数カ所に仮固定の縫合を行いながら挙上を進める。

途中，皮弁の前縁で外側大腿皮神経を確認できる。知覚皮弁とする場合は神経とともに中枢側に剥離する。知覚皮弁としない場合には神経は可能なかぎり温存する。

大腿直筋を内側に牽引すると，大腿直筋と外側広筋の間を走行し，内側方向から筋体裏面に入る栄養血管束を確認することができる。遊離皮弁とする場合には，血管束を愛護的に剥離するが，有茎皮弁の場合には，皮弁の移行に緊張がなければ必ずしも血管束を確認する必要はない。

❸ 皮弁の移動

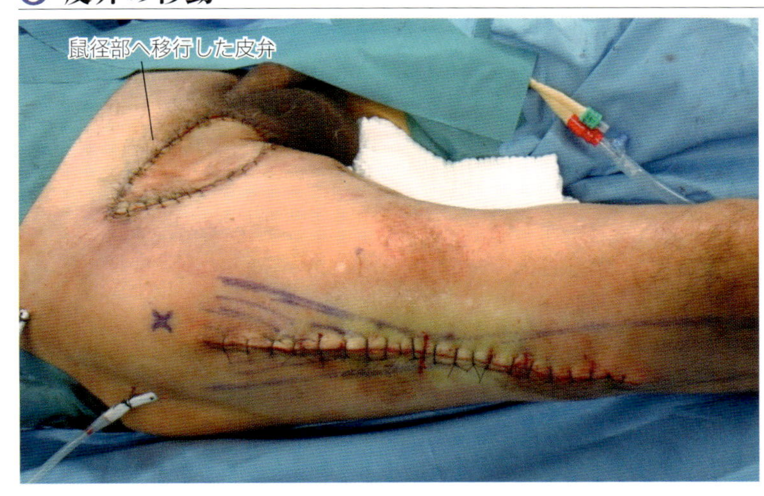

挙上した皮弁を組織欠損部に移行する。皮下ポケットを通して移行する場合には，特に栄養血管流入部を中心とした皮弁茎部に，緊張やねじれが加わらないように注意する。皮弁の移行に緊張が強い場合には，筋体の腸骨稜起始部を一部切離する。

❹ 皮弁採取部の処置

皮弁採取部は幅 8cm 前後までは縫縮が可能である。吸引ドレーンを留置して縫合閉鎖する。それ以上の幅では植皮術を併用する。無理な縫縮は下肢の血行障害を来たすこともあり，躊躇せずに植皮術を追加する。

症例 大転子部褥瘡に対する大腿筋膜張筋皮弁移植術

67 歳，男性，左大転子部褥瘡

脳出血後の寝たきり患者で，左大転子部の褥瘡に対して手術を施行した。デブリードマン後の皮膚欠損は 6 × 6cm 大であった。V–Y 大腿筋膜張筋皮弁を用いた再建を予定した。皮弁は末梢側から大腿筋膜下を剥離し，欠損部に無理なく移行できる範囲に留め，血管茎周囲の剥離は行わなかった。皮弁を挙上後，欠損部へ rotation V–Y 前進形態で移行して被覆した。皮弁採取部は V–Y 法に準じ，Z 形成術を併用して一次縫縮した。術後，皮弁先端に一部表層壊死を来たしたが保存的に治癒し，10 カ月を経過して褥瘡の再発は認めない。

Advice

・皮弁血管茎周囲の操作は愛護的に行う。有茎皮弁として挙上する場合，皮弁移行に緊張がなければ無理な剥離操作は不要で，血管束周囲の軟部組織はなるべく温存する。

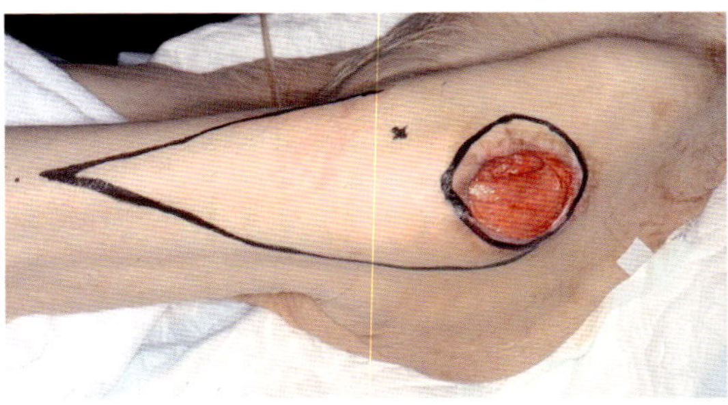

左大転子部褥瘡と皮弁のデザイン

皮弁採取部は V–Y 法に準じ，Z 形成術を併用して一次縫縮した

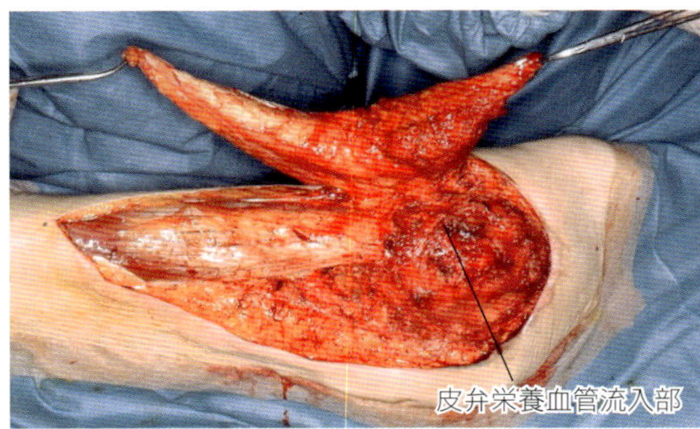

皮弁を挙上し，欠損部へ rotation V–Y 前進形態で移行した

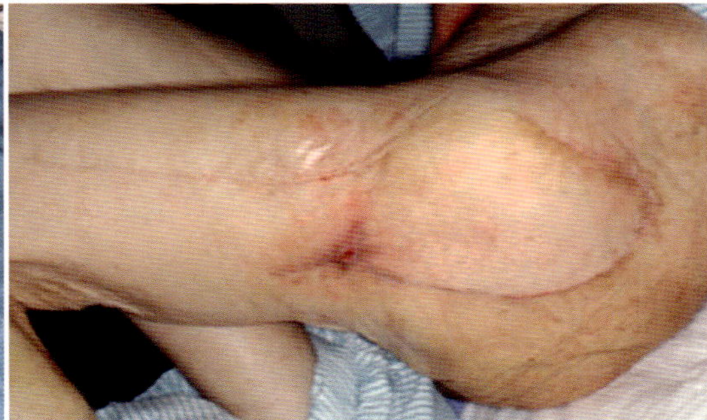

術後 10 カ月

History & Review

●大腿筋膜張筋を腹壁ヘルニアに有茎筋弁として使用した最初の報告。

Mackenzie K: The repair of large abdominal hernia by muscle transplantation. Br J Surg 12: 28–30, 1924

●腹壁ヘルニアに対する有茎筋弁移行の詳細な報告。

Wangensteen OH: Repair of recurrent and difficult hernias and other large defects of the abdominal wall employing the iliotibial tract of fascia lata as a pedicled flap. Surg Gynec Obst 59: 766–780, 1934

●筋皮弁の概念に基づき tensor fascia lata flap として初めて報告した論文。

Nahai F, Silverton JS, Hill HL, et al: The tensor fascia lata musculocutaneous flap. Ann Plast Surg 1: 372–379, 1978

●肩関節の動的再建に用いた報告。

Ihara K, Doi K, Shigetomi M, et al: Tensor fascia latae flap: alternative donor as a functioning muscle transplantation. Plast Reconstr Surg 100: 1812–1816, 1997

●上顎再建に腸骨付き大腿筋膜張筋皮弁として用いた報告。

Iyer S, Chatni S, Kuriakose MA: Free tensor fascia lata-iliac crest osteomusculocutaneous flap for reconstruction of combined maxillectomy and orbital floor defect. Ann Plast Surg 68: 52–57, 2012

5. 薄筋皮弁

宮本慎平

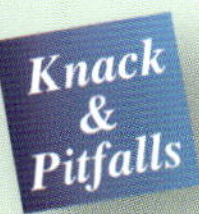

◎血管解剖の変異が少なく，挙上が容易である
◎薄筋は代表的な expendable muscle（代償可能な筋肉）で，筋肉採取後の機能障害もない。採取部の瘢痕も目立ちにくい
◎有茎筋弁・筋皮弁として陰部・肛門周囲の再建が良い適応となる
◎運動神経である閉鎖神経前枝を付けて神経血管柄付き遊離移植し，顔面や四肢の機能的（動的）再建を行うことができる
◎薄筋内を貫通する穿通枝は少なく，筋皮弁として用いる際には，皮島の血流がやや不安定である

薄筋皮弁は Orticochea（1972）により初めて報告された皮弁で，筋皮弁としては初期に報告された皮弁の1つである。その後，McCraw ら（1976）により外陰部再建への利用が報告され，有茎筋弁・筋皮弁として現在でも外陰・骨盤部などの再建に利用価値が高い皮弁である。遊離筋皮弁としての利用は，Harii ら（1976）により初めて報告された。薄筋は平行筋で収縮力も大きいため，神経血管柄付き遊離筋肉移植の採取筋として最適であり，陳旧性顔面神経麻痺や腕神経叢麻痺の再建に頻用されている。一方，単なる軟部組織被覆を目的とする遊離皮弁としては，他に有用な皮弁が確立されたため，現在では用いられる頻度が少なくなっている。

血行形態

薄筋は，大腿内転筋群の中で最も浅層・内側（背側）に位置する筋肉で，恥骨に起始をもち，縫工筋や半腱様筋と鵞足を構成し脛骨内側面に停止する。外側（腹側）には長内転筋，深層には大内転筋が存在する（図1）。薄く平坦な筋肉で横幅は 4～5cm 程度と広くはないが，長さは筋体部分だけで 25～30cm あり，腱様部まで採取すればかなり長い筋肉を採取できる。採取に伴う機能的後遺症はない。

薄筋の血行形態は Mathes & Nahai 分類のⅡ型であり，大腿深動脈系からの主栄養血管茎とそれ

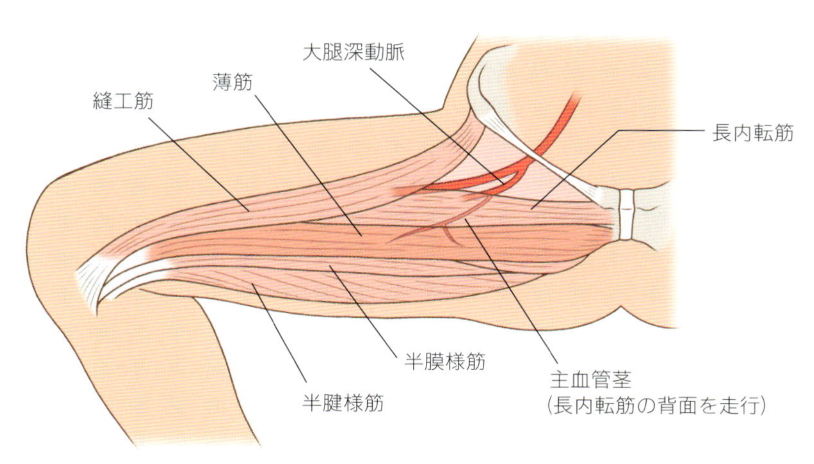

図1　薄筋と周囲筋肉・血管の解剖

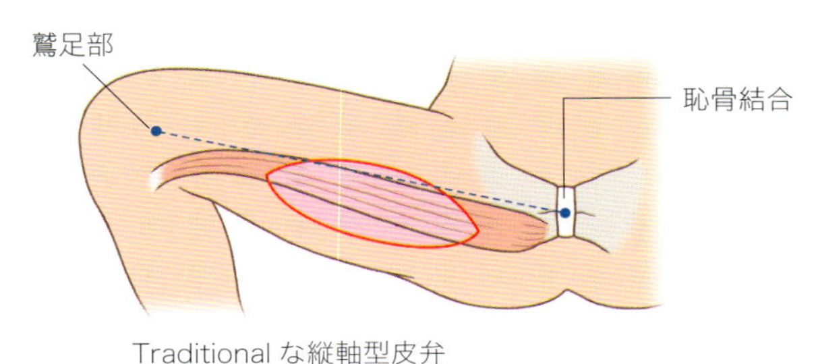

Traditional な縦軸型皮弁

乳房再建に用いる際の横軸型皮弁（TUG flap）

図 2　薄筋皮弁のデザイン

以外（大腿動脈，閉鎖動脈など）からの副血管茎により支配されている。主栄養動脈（と静脈）のみで筋体全域が栄養されるため，皮弁として用いる場合はもっぱら主血管柄を利用する。主栄養血管は大腿深動脈もしくはその枝である内側大腿回旋動脈から派生し，長内転筋と大内転筋の筋間を通過して，恥骨から約 8～10cm 尾側の位置で薄筋内へ流入する。伴行静脈は通常 2 本存在する。皮島への血行は薄筋を貫く筋肉皮膚穿通枝によるが，太い穿通枝は存在しないことが多い。皮島の血行は大腿近位 2/3 が良好とされ，遠位 1/3 は薄筋筋体上に縫工筋が重なっており血行が不良である。

運動神経は閉鎖神経の前枝であり，栄養血管の約 2cm 頭側で薄筋に入る。

適応

有茎薄筋皮弁は主栄養血管柄で島状皮弁にすると広い到達範囲が得られ，前方では鼠径部，外陰部，下腹部の一部まで，後方では大腿後面，会陰部，肛門，坐骨部，殿部の一部まで被覆が可能である。なかでも，広範囲な外陰部切除後の再建に頻用される。膣・陰茎の再建に用いられることも多い。また，筋弁としては，直腸膣瘻・直腸尿道瘻などの難治性瘻孔の閉鎖や骨盤底の死腔充填などにも用いられる。

遊離皮弁としては，神経血管柄付き遊離筋肉移植として陳旧性顔面神経麻痺の再建や Volkmann 拘縮，腕神経叢麻痺後の四肢再建に用いられることが多い。ただ，単なる遊離皮弁として用いるには，血管柄が短い，皮島の血行が不安定であるなどの欠点があり，前外側大腿皮弁や広背筋皮弁など他の有用な皮弁が確立された現在では，軟部組織被覆の目的で本皮弁が用いられる機会は減少している。

一方，近年では，採取部が目立ちにくく，比較的厚みのある皮弁が採取できる点に着目し，大腿近位から横方向に皮島を採取する transverse upper gracilis（TUG）flap による乳房再建が報告され，遊離皮弁としても再び脚光を浴びている（図 2）。

手技

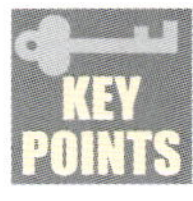

- 薄筋と長内転筋を混同しないようにする
- 皮島を確実に薄筋上に作成する。特に，大腿遠位 1/3 で薄筋が縫工筋下に入った部位の血行は安定しない
- 他の筋肉と同様に，有茎あるいは（神経）血管柄付き遊離移植が可能である

❶ デザイン

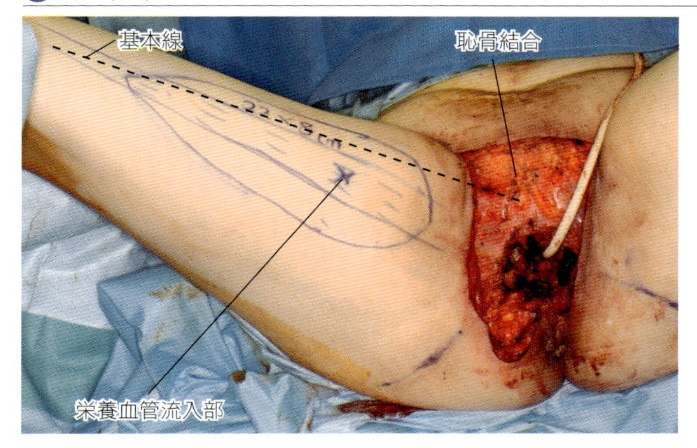

体位は砕石位，もしくはfrog-leg位（両側の股関節外転，膝屈曲位で両足底が向かいあった体位）とする。恥骨結合と鵞足部を結ぶ線を基本線とし，この部で長内転筋の後縁を触知する。

薄筋はその背側（後方）にあるので，皮島は基本線よりも後方寄りにデザインされることになる。栄養血管が薄筋に流入する恥骨結合から8〜10cmの部を含むようにデザインする。

Advice

・大腿遠位1/3の皮島血行は不良であるため，皮島は大腿近位2/3におさまるようにする。

❷ 皮弁の挙上

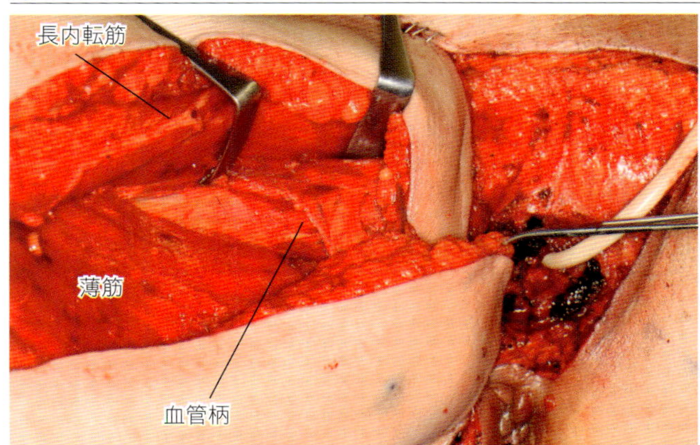

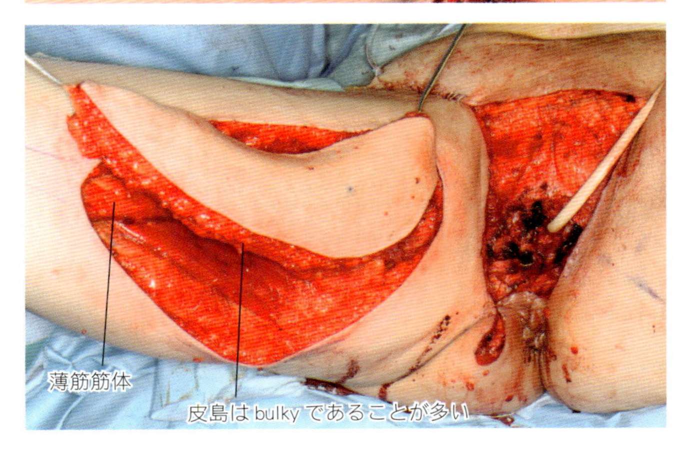

皮島前縁（腹側縁）より切開し，薄筋を確認する。通常，皮切直下に現れる長内転筋を薄筋と混同しやすいので注意する。薄筋を確認したら，長内転筋の裏面で大内転筋上を走行し薄筋に至る主栄養血管柄が容易に確認できる。血管柄を内側大腿回旋動静脈や大腿深動静脈などよりの分枝根部まで処理すれば，長さ5〜6cm程度の血管柄を得ることができる。

栄養血管柄の剥離が終わったら，皮島の後縁（背側縁）を切開し，薄筋の周囲を用手的に剥離する。大腿遠位で大腿動静脈からの分枝を認めることがあるが，これらは結紮・処理する。皮島と筋体の間の穿通枝は少なく，かつ皮膚と筋肉の結合が弱いので，ずれて筋肉皮膚穿通枝を損傷しないように仮縫合固定しておく。

Advice

・薄筋からの優位な皮膚穿通枝を認めないことが多いので，長内転筋との間の疎性結合織をなるべく皮弁側に含めて皮島血流を安定させる。

③ 有茎皮弁の移植

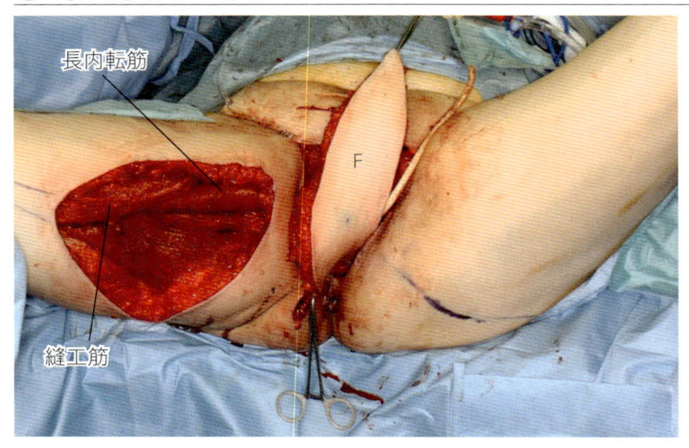

余裕をもって筋皮弁（F）を欠損部へ移行させる

薄筋の遠位端を切離し薄筋皮弁を島状に挙上する。皮下トンネルを作成し，筋皮弁を欠損部に移行する。この時，移行に不自由でなければ，筋体近位側は切離しないでよい。また，筋肉の収縮で機能回復を図る場合は運動神経（閉鎖神経前枝）を温存するが，そうでない場合，不随意的な筋収縮により皮弁がけん引されるのを予防するためこれを切断する。

術中は開脚している状態であるため，血管柄に緊張がかかることがあるが，術後，閉脚させた状態でどの程度の緊張がかかるかを考慮しつつ，皮弁の配置を行う。

③ 神経血管柄付き遊離筋肉移植

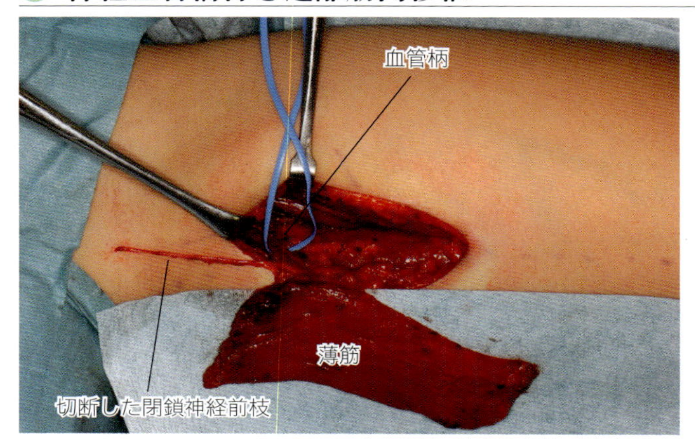

遊離筋肉移植を行う場合には，血管柄と閉鎖神経前枝を起始部まで剥離・切断して採取する。神経は閉鎖神経からの分岐部まで追うことで6～8cmの長さを確保することが可能である。

この栄養血管と運動神経を移植床の血管・神経に縫合すれば，遊離移植で顔面や四肢の機能再建が可能である。

④ 皮弁採取部の処置

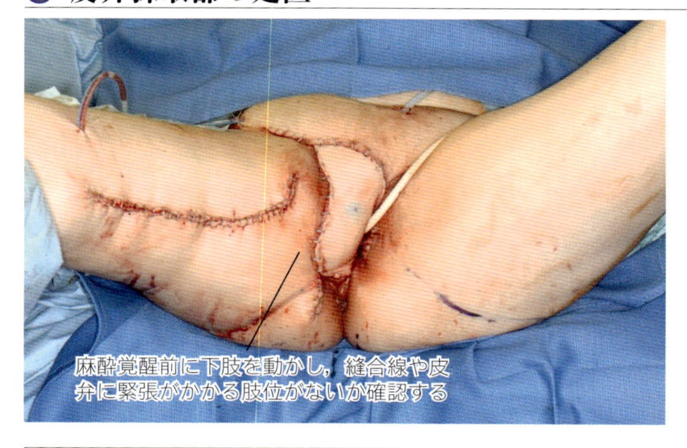

採取部は陰圧ドレーンを挿入し縫縮する。幅8cm程度までであれば一期縫縮が可能である。

著者からのひとこと

薄筋皮弁に対する術前超音波検査は一般的ではないが，慣れていないと薄筋の同定に手間取るため，術前に手術時と同一の体位で超音波検査を行い，薄筋や皮膚穿通枝の位置をマーキングしておくとよい。

症例　直腸癌術後に再発した会陰部腫瘍に対する有茎薄筋皮弁移植術

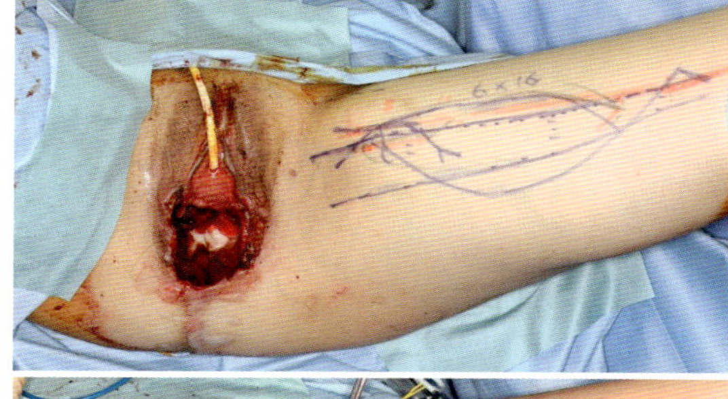
欠損とデザイン

島状皮弁として移植

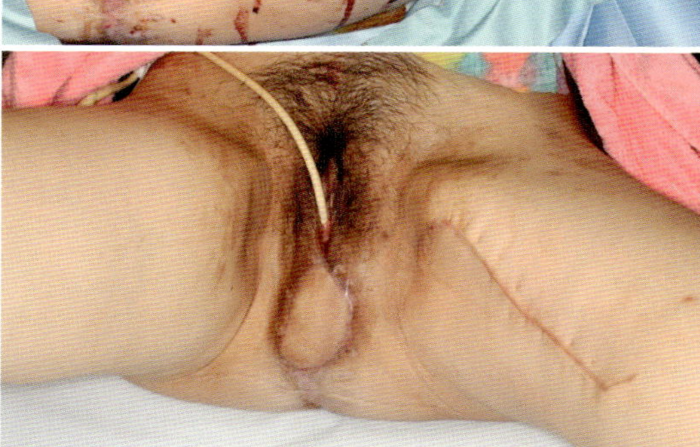
術後３カ月

37歳，女性，直腸癌後方骨盤内臓全摘術後，会陰部に腫瘍が再発した

膣後方に骨盤底に通じる皮膚欠損があり，左有茎薄筋皮弁で再建した。16 × 6cmの皮弁を挙上し，皮下トンネルを通し島状皮弁として欠損部へ移植した。薄筋先端部を骨盤底へ充填し，皮下トンネルの部分は皮島を脱上皮して埋入した。

術後3カ月の時点で，良好な創治癒が得られた。

History & Review

- 初めて薄筋皮弁を用いた報告。
  Orticochea M: The musculo-cutaneous flap method: An immediate and heroic substitute for the method of delay. Br J Plast Surg 25: 106–110, 1972
- 外陰再建に薄筋皮弁を用いた報告。
  McCraw JB, Massey FM, Shanklin KD, et al: Vaginal reconstruction with gracilis myocutaneous flaps. Plast Reconstr Surg 58: 176–183, 1976
- 初めて遊離薄筋皮弁を用いた報告。
  Harii K, Ohmori K, Sekiguchi J: The free musculocutaneous flap. Plast Reconstr Surg 57: 294–303, 1976
- 初めて神経血管柄付き遊離筋肉移植を行った報告。
  Harii K, Ohmori K, Torii S: Free gracilis muscle transplantation with microneurovascular anastomoses for the treatment of facial paralysis: A preliminary report. Plast Reconstr Surg 57: 133–143, 1976
- 遊離薄筋移植で四肢の動的再建を行った報告。
  Manktelow RT, McKee NH: Functioning free muscle transplantation. J Hand Surg Am 9A: 32–39, 1984
- TUG flapで乳房再建を行った報告。
  Arnez ZM, Pogorelec D, Planinsek F, et al: Breast reconstruction by the free transverse gracilis（TUG）flap. Br J Plast Surg 57: 20–26, 2004

6. 下腿に作成される筋弁・筋皮弁

前川二郎・鍵本慎太郎

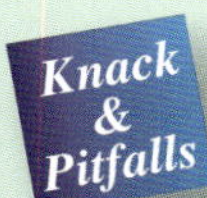

◎外傷や悪性腫瘍などで下腿の血行障害が危惧される場合は術前に血行評価が必要である
◎筋弁の長さ，pivot point の位置を術前に想定し，手術シミュレーションをしておく
◎ヒラメ筋弁では筋の剥離が煩雑であるので，視野を確保できる体位や切開を心がける
◎アプローチの際に小伏在静脈や腓腹神経を温存する
◎筋弁上に植皮を行う場合は，dressing により筋弁の血流を妨げないようにする
◎術後創部の安静が必要であるので，DVT 対策，安静解除後の歩行訓練が必要である

下腿再建の材料としては，筋弁や筋皮弁，遊離筋（皮）弁，筋膜皮弁，穿通枝皮弁などが報告されている。これらの再建方法の中でも筋弁，筋皮弁は比較的欠損範囲が限局し，かつ下腿の血行が良好な症例が適応となる。下腿の有茎筋弁の報告は，1966 年に Ger らによりヒラメ筋弁，腓腹筋内側頭を下腿潰瘍に対し用いて初めて報告されている。筋弁採取に伴う筋力低下など，術後の機能障害が危惧されることからやや利用が躊躇されがちであるが，実際は術後の機能障害の報告は少ない。適切に利用すれば現在でも有用な再建材料であるヒラメ筋弁と腓腹筋弁について述べる。

血行形態

ヒラメ筋は脛骨，腓骨それぞれ近位 1/3 に起始し，アキレス腱によって踵骨へと停止する筋肉であり，足関節の底屈を担う。腓腹筋とともに下腿屈側のコンパートメントを形成し，また腓腹筋の深層に存在する。血行は膝下，後脛骨，腓骨動脈からの複数本の筋枝で栄養されるが，特に内側では後脛骨動脈の分枝（major pedicle），外側では腓骨動脈からの分枝（minor pedicle）が縦走する。これらの分枝は逆行性にも還流するため，逆行性の筋弁を挙上することも可能である（図 1）。皮膚への穿通枝はヒラメ筋の筋体から筋膜上に位置し，遠位は内外果まで栄養する。

腓腹筋は大腿骨内外側上顆，後方の膝関節包に起始し，アキレス腱によって踵骨へと停止する筋肉であり，足関節の底屈を担う。ヒラメ筋とともに下腿屈側のコンパートメントを形成し，最も体表側に位置する。血行は膝関節の高さで膝窩動脈より内外の腓腹動脈が分岐し，それぞれ内外の腓腹筋を独立して栄養する（図 2）。内側腓腹筋皮弁の皮膚栄養範囲は脛骨内側から下腿屈側正中までの幅で，末梢は内果から 5～10cm 程度近位までである。外側腓腹筋皮弁の皮膚栄養範囲は内側腓腹筋皮弁よりも小さく，下腿屈側正中から外側腓腹筋の外側縁までの幅で，末梢は外果より 10～15cm 程度近位までである。

適応

下腿の再建材料は筋弁・筋皮弁の他に筋膜皮弁や遊離皮弁などがあり，それぞれ適応が限られる。筋弁・筋皮弁は筋膜皮弁と比較し自由度が低く，皮弁採取部の犠牲が大きいが人工関節などの人工物や露出した骨の被覆により適している。また遊離皮弁と比較し，被覆範囲は劣るが，手術時間の短縮化や吻合血管の懸念がない点で勝る。一般に下腿遠位の欠損には筋膜皮弁が，広範囲の欠損には遊離皮弁が用いられる。以下ヒラメ筋，腓腹筋筋弁，筋皮弁の適応につき述べる。

ヒラメ筋は前述の通りの血行動態，解剖学的特徴から，①順行性の血行を利用したヒラメ筋弁，②順行性の major/minor pedicle を利用した半ヒラメ筋弁，③逆行性の major/minor pedicle を利用した逆行性半ヒラメ筋弁など種々形態の筋弁が利用でき，それぞれ筋皮弁にすることも可能である。また，④ヒラメ筋の起始，停止を温存したま

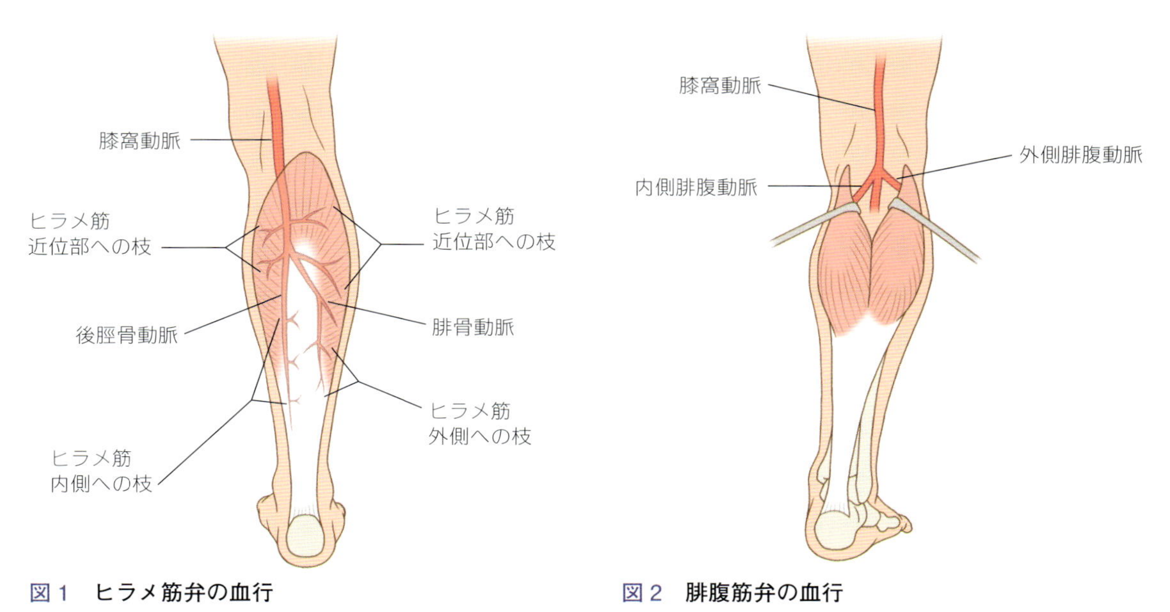

図1　ヒラメ筋弁の血行

図2　腓腹筋弁の血行

（図1，2はGrabb's Encyclopedia of Flaps,（3rd ed）より引用一部改変）

ま筋体を側方移動することもできる。①②の順行性の場合，pivot pointは下腿中1/3の中枢あたりのヒラメ筋へ栄養血管が入る部分であり，筋体の末梢は踵骨から約6cmまで存在する。そのため①②はおおむね，筋弁なら下腿中1/3の再建に，筋皮弁では下腿遠位2/3の再建にも利用可能である。また③の逆行性の場合，pivot pointは内果から7cmほど中枢に存在し，末梢側からヒラメ筋を栄養する数本の血管束となるが，筋体の末梢はヒラメ筋の起始までは届かず，筋体の1/2程度である。そのため③は下腿遠位2/3の再建に利用可能であるが，McGeeらはこの筋弁の壊死が21％以上に生じたと報告しており，major pedicleである内側の逆行性半ヒラメ筋弁を用いるなどの工夫が必要であると考える。④のヒラメ筋の側方移動法は移動量を稼ぐために，内側の欠損では後脛骨動脈の筋枝を，外側の欠損では腓骨動脈の筋枝をそれぞれ結紮するが，他の複数の筋枝が残るため血流が担保される。下腿中1/3の脛骨，腓骨の被覆に有用な方法である。

腓腹筋弁は前述の通りの血行動態，解剖学的特徴からにより，①内側腓腹筋弁，②外側腓腹筋弁がそれぞれ挙上可能である。①②ともにpivot pointは膝関節レベルの内外腓腹動脈分岐部で，筋体の末梢はアキレス腱との腱移行部であるが，①の方が②よりも筋体が大きいためやや移動距離も長い。また筋体の起始を外すことでより移動距離を延長することも可能である。それぞれ筋皮弁とすることでより広範囲の欠損を被覆できるが，おおむね下腿近位1/3，膝関節部，大腿近位で10cm以下の欠損に対して適応となる。また近年では，③逆行性内側腓腹筋弁として挙上することで下腿中1/3の欠損に対しても利用が可能と報告もある。

合併症

ヒラメ筋弁，腓腹筋弁手術の合併症として筋弁の壊死，足関節底屈力低下，下肢安静による深部静脈血栓症（deep vein thrombosis：DVT）や廃用性筋力低下などがある。筋弁の壊死を避けるために，前述のような血行動態に留意した筋弁デザインを行うこと，術中の臨床所見やインドシアニングリーンによる血流評価を行うことが有用である。足関節底屈力低下についても，温存された腓腹筋やヒラメ筋が運動を補填するためおおむね問題がなく，つま先立ちが可能で自立歩行の障害はないと言われている。しかし筋体を一部犠牲にするため，適応には慎重であるべきという報告もある。DVT予防には患者の血栓形成リスクに応じて適切な抗凝固薬の使用を考慮し，安静解除後は関節可動域訓練や歩行訓練などのリハビリテーションを行う。

I ヒラメ筋弁

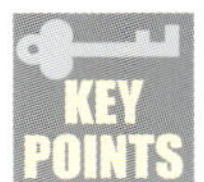

- 外傷や悪性腫瘍などで下腿の血行障害が危惧される場合は術前に血行評価が必要である
- 筋弁の長さ，pivot pointの位置を術前に想定し，手術シミュレーションをしておく
- 筋の剥離が煩雑であるので，視野を確保できる体位や切開を心がける

❶ デザイン

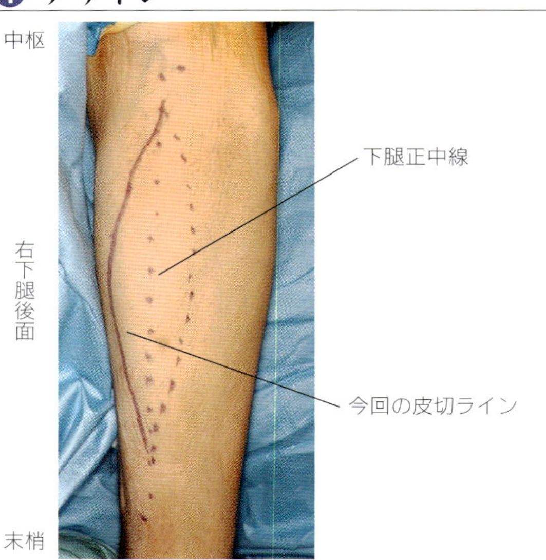

腹臥位もしくは側臥位をとる。

腓腹筋の内側頭と外側頭の筋間に小伏在静脈や腓腹神経が走行するので，体表からおおよその位置をマーキングしておく。また逆行性のpedicleを利用する場合はpivot pointが内果から約7cm程度であるので目安をつけておく。切開線は下腿側面縦切開，下腿背側縦切開などいずれの方法でもアプローチ可能である。ただし，ヒラメ筋弁では筋の剥離が煩雑であるので，切開を頭尾側方向に広げ十分に視野を確保する。

(本症例では筋体切除により皮膚の緊張が低下するため同部位より採皮し植皮に利用した)

❷ 筋弁の挙上

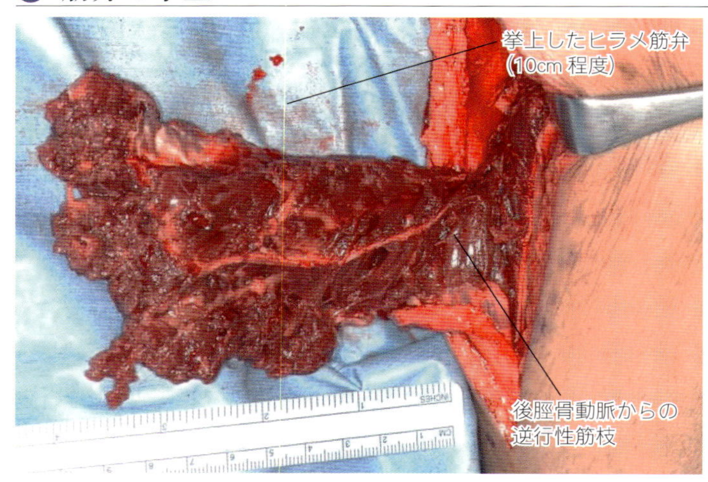

内外側腓腹筋を正中で分けるとヒラメ筋が同定できる。

本症例ではヒラメ筋を筋体中央で分け，内側半分の筋体を筋体1/2程度で切離した末梢に向け血流と移動距離を見ながら挙上する。少なくとも数本の筋枝を温存する。

❸ 筋弁の移動

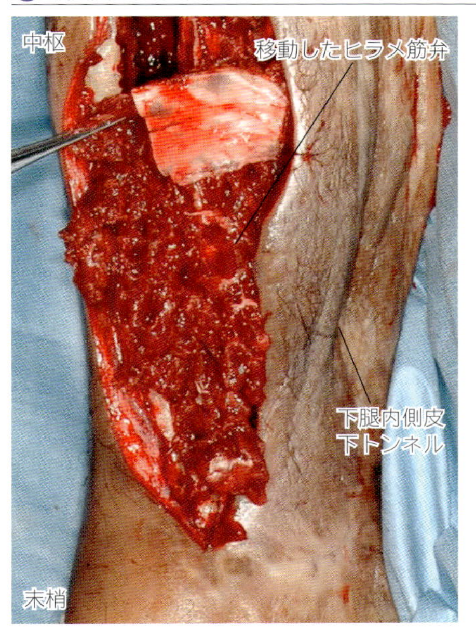

右下腿前面

下腿内側皮下トンネルを作成し，目的とする部位まで移動する。術後腫脹により筋弁の血流が悪化しないよう，十分な大きさの皮下トンネルを作成する。

❹ 筋弁採取部の処置

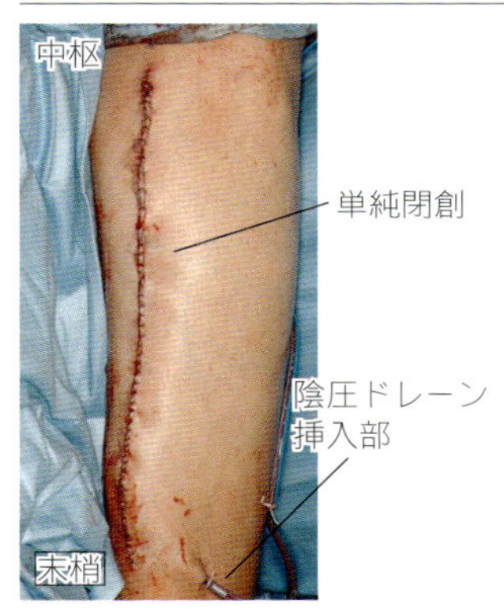

右下腿後面

筋体の緊張がとれ，皮膚は単純閉創が可能である。筋弁採取部や，筋弁の移動による死腔ができないように陰圧ドレーンを入れておく。術後は創部安静目的に適度の圧迫とシーネによる関節固定を行い，患肢挙上で管理する。

適応が限られる筋弁である。術前に血流評価を十分行い，手術シミュレーションしておく。

II 腓腹筋弁・筋皮弁

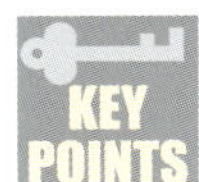

- 筋弁の長さ，pivot point の位置を術前に想定し，手術シミュレーションをしておく
- アプローチの際に小伏在静脈や腓腹神経を温存する
- 筋弁上に植皮を行う場合は，dressing により筋弁の血流を妨げないようにする

❶ デザイン

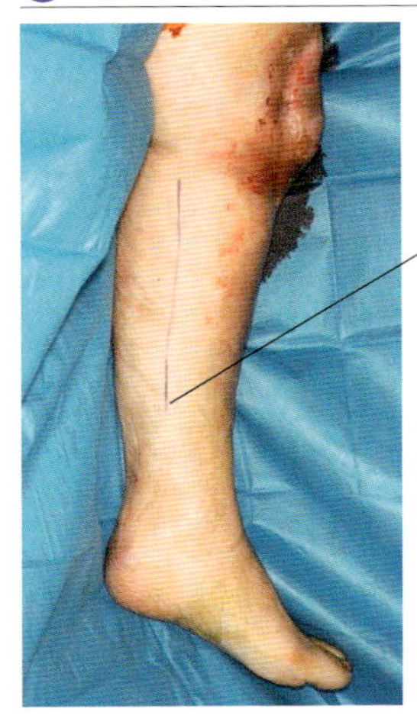

左下腿内側面

腓腹筋の内側頭と外側頭の筋間に小伏在静脈と腓腹神経が走行するので，体表からおおよその位置をマーキングしておく。また pivot point となる腓腹動脈が膝関節レベルにあり目安をつけておく。切開線は下腿側面縦切開，下腿背側縦切開などいずれの方法でもアプローチ可能である。

② 筋弁の挙上

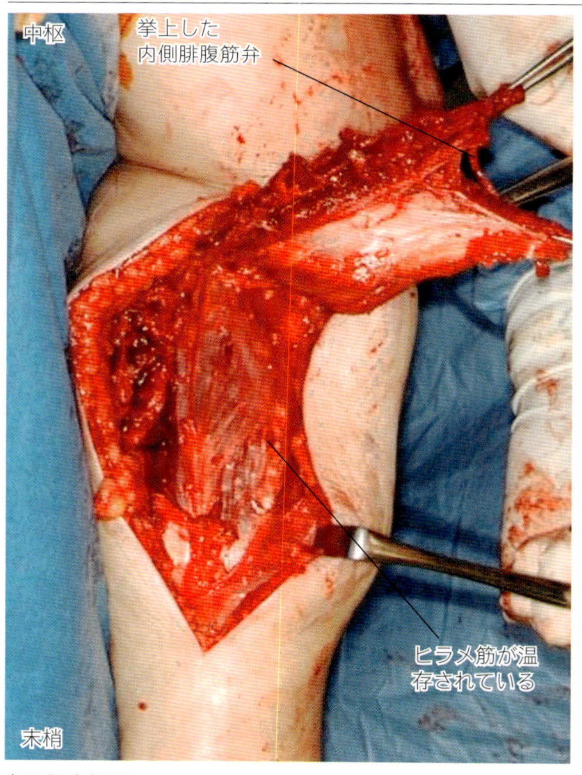

左下腿内側面

筋膜下に筋体を同定し剥離する。小伏在静脈と腓腹神経を温存し，内外側腓腹筋を正中で分ける。中枢から末梢へと剥離しアキレス腱との筋腱移行部の腱側で切離する。筋弁の移動量が足りない場合は筋体起始部を外すと島状皮弁となり有利である。

Advice

・筋体末梢ではアキレス腱との筋腱移行部の腱側で切離した方が出血も少なく容易である。

③ 筋弁の移動

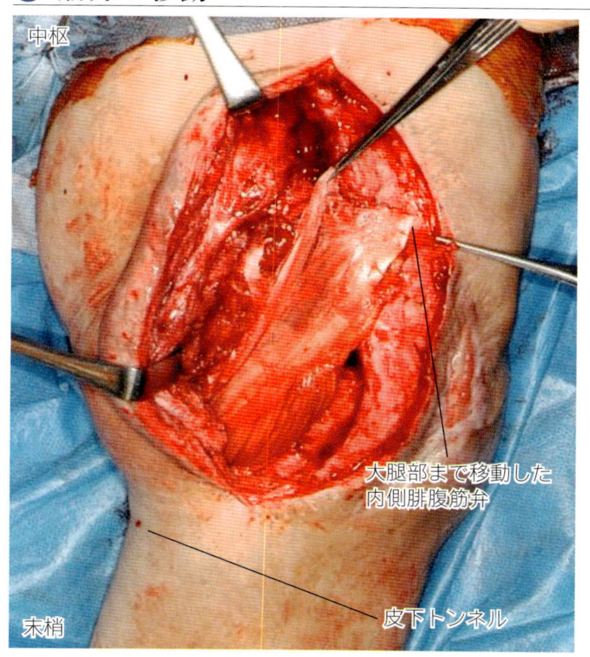

左大腿前面

皮下トンネルを作成し，目的とする部位まで移動する。術後の腫脹により筋弁の血流が悪化しないよう，十分な大きさの皮下トンネルを作成する。

❹ 筋弁採取部の処置

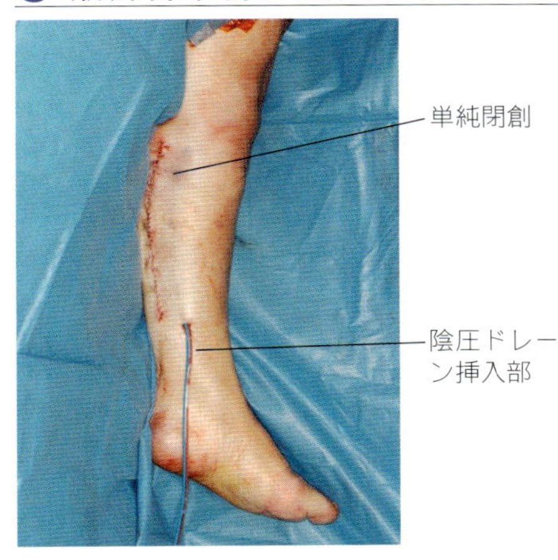

左下腿内側面

採取部の切開した皮膚は単純閉創が可能である。筋弁採取部や，筋弁の移動により死腔ができないように陰圧ドレーンを入れておく。術後は創部の安静目的に適度の圧迫とシーネによる関節固定を行い，患肢挙上で管理する。

Advice

・腓腹筋弁は筋腹で厚く筋腱移行部では薄いため，下腿伸側には届きにくい。適応やデザインに注意が必要である。

著者からのひとこと

ヒラメ筋弁に比較すると，視野もよく短時間で挙上が可能であり，利用価値が高い筋弁である。

症例 1 下腿骨髄炎に対するヒラメ筋弁移植術

60 歳，男性，右下腿骨髄炎

15 年前に交通外傷による右脛骨骨折に対し観血的整復固定術が行われた。4 年前より潰瘍形成したため抜釘を行った。2 年前より再度潰瘍形成し，骨髄炎と診断した。デブリードマンと筋弁による再建となった。

術前にエコーで後脛骨動脈が損傷していないことを確認した。術中のデブリードマンにて骨髄露出範囲が大きくなり，逆行性 major pedicle を利用した半ヒラメ筋弁と内側腓腹筋弁を併用した。筋弁上には一期的に植皮を行い，創を閉鎖した。術後，創閉鎖が得られた。

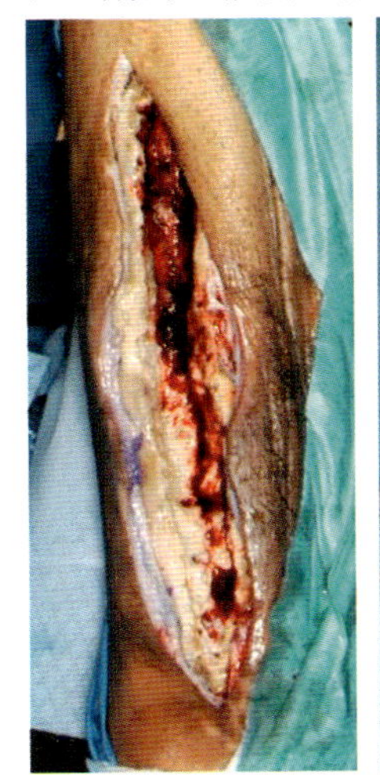

デブリードマン後

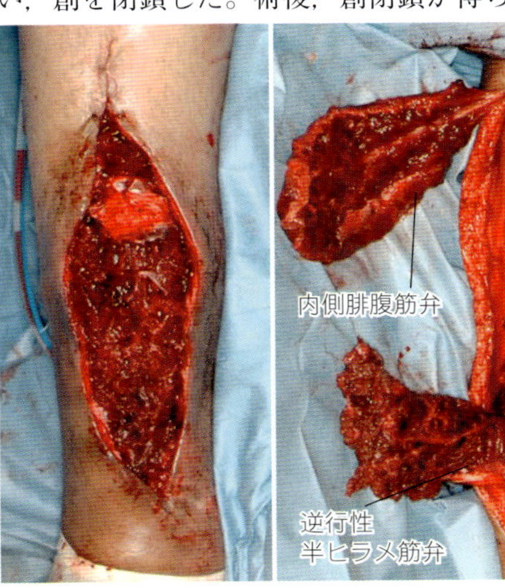

下腿前面（筋弁移動後）　後面

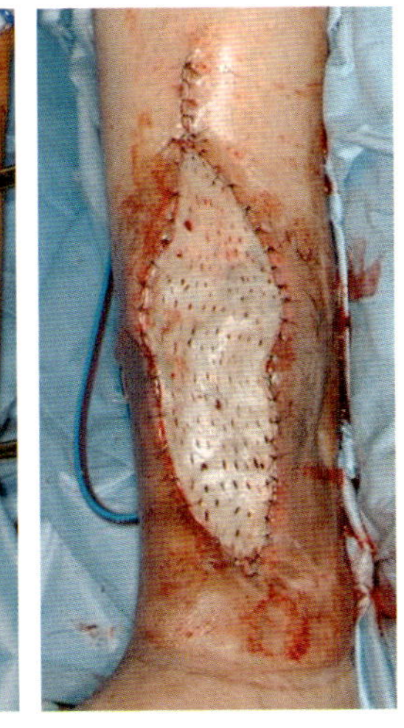

筋弁上植皮後

症例2 下腿悪性繊維性組織球腫に対する腓腹筋弁移植術

79歳，男性，右下腿悪性軟部腫瘍に対する拡大切除後

生検では悪性線維性組織球腫（MFH）の診断で拡大切除の方針となった。骨露出が予想されたため腓腹筋弁による再建の方針とした。

術前に下肢造影CTを行い，明らかな血管の閉塞や変位がないことを確認した。腫瘍切除後11×12cm程度の皮膚欠損と，頭側1/4程度の脛骨が露出した。下腿内側面に縦切開をおき，内側腓腹筋弁を挙上した。末梢は筋腱移行部まで剥離し切離した。骨露出部を十分に被覆できたため起始部の切離は回避した。筋体上には左大腿から分層採皮を行い，網状植皮を行った。術後1年の経過で腫瘍再発や筋力低下は認めない。

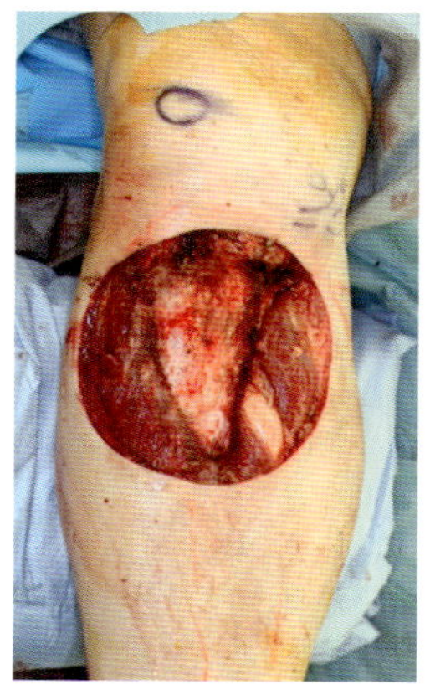
腫瘍切除後

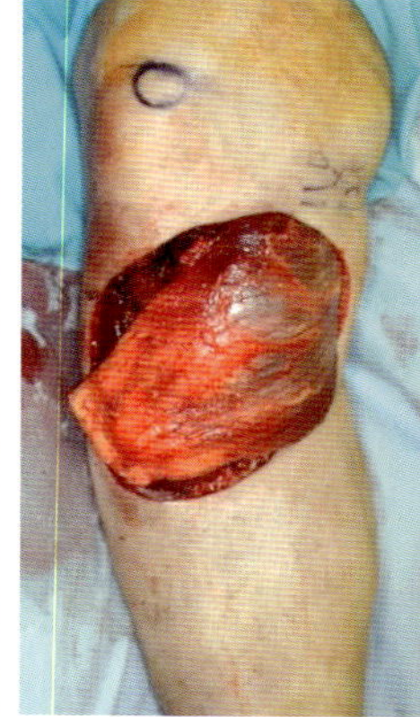
下腿前面（筋弁移動後）

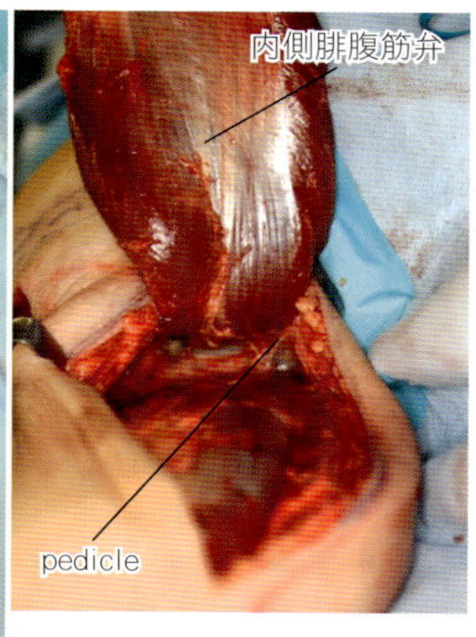

下腿内側面

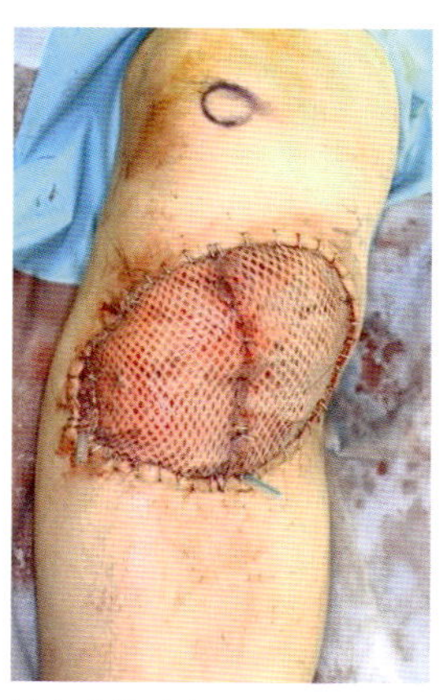
筋弁上植皮後

History & Review

- 初めて下腿有茎筋弁を用いた論文。
  Ger R: The operative treatment of the advanced stasis ulcer: A preliminary communication. Am J Surg 111: 659-663, 1966
- 筋弁と筋皮弁のテキスト。
  Mathes SJ, Nahai F: Clinical Atlas of Muscle and Musculocutaneous Flaps. Mosby, 1979
- ヒラメ筋弁の側方移行の報告。
  前田拓摩，澤泉雅之ら：ヒラメ筋弁側方移行を用いた高齢者下腿軟部悪性腫瘍の再建．形成外科 53，1129-1134，2010
- 遠位茎の内側腓腹筋弁について有用性を報告している。
  戎谷昭吾：下腿皮膚欠損創に対しヒラメ筋弁・内側腓腹筋弁・遠位茎の内側腓腹筋弁を用いて再建を行った3例．創傷 6，47-53，2015
- ヒラメ筋，腓腹筋を用いて再建後の下肢筋力の評価を行い，足関節底屈運動に関してはおおむね問題がないことを述べている。
  児島忠雄：筋肉弁を応用した下腿軟部組織欠損の修復．形成外科 25：112-120，1982

第7章 穿通枝皮弁・中隔皮弁

p.223

1. 前腕皮弁

櫻井裕之・竹内正樹

Knack & Pitfalls

◎血管径が太く，茎も長く，血行が安定している菲薄な皮弁として用途は広い
◎皮弁挙上に際しては固有筋膜上で剥離していくが，橈骨神経浅枝を温存し，パラテノンを温存して確実なドナー部の創閉鎖を行う
◎上肢の主要血管を犠牲にすること，皮弁採取後露出部に瘢痕を残すことから小児や若い女性には適応しにくい
◎有茎皮弁で用いる場合は手指再建が多い

前腕皮弁は中国において1970年代に開発されたいわゆるChinese flapであり，1981年Yangらにより最初に報告された。前腕を走行する2本の主要血管である橈骨動脈，尺骨動脈いずれも栄養血管として挙上することができるが，橈骨動静脈を血管茎とする橈側前腕皮弁（radial forearm flap）が一般的である。皮弁開発当初，手指末梢への血流確保の面で尺骨動脈の方が橈骨動脈より重要であると考えられていたことが，橈側前腕皮弁が発展した大きな理由である。近年の研究では，切離に伴う手指血流への影響はむしろ橈骨動脈の方が大きいとする報告もあり，また瘢痕が目立ちにくい，発毛が少ないなどの利点から尺側前腕皮弁（ulnar forearm flap）の有用性を唱える報告も散見されるが，本項においては，皮弁挙上が容易であり，一般形成外科医が経験する機会が圧倒的に多い，橈側前腕皮弁に関して詳述する。

前腕皮弁の最大の特長は，その薄さと皮弁挙上の容易さにあり，今や遊離皮弁の代表格の1つである。一方で，皮弁採取部における犠牲が本皮弁の大きな欠点であり，挙上の際は皮弁採取部の犠牲軽減に最大限の配慮が必要である。具体的には，橈骨神経浅枝を温存することや，植皮術による皮弁採取部の創閉鎖を安定化させるため，皮弁挙上時にパラテノンなどの腱周囲組織をできるだけ温存することなどが留意点である。手関節周囲は日常生活において露出する機会が多いため，皮弁採取部の醜状変形は避けなければならない。

血行形態

橈骨動脈は前腕屈側の比較的浅い皮下層を走行して，橈側手根屈筋と腕橈骨筋の間に介在する筋間中隔内に多くの穿通枝を分枝する。橈骨動脈上にデザインされた前腕皮弁は，橈側手根屈筋や腕橈骨筋の筋膜とともに筋膜皮弁として挙上することが多いが，中隔穿通枝が皮弁に含まれていれば，筋膜自体は必ずしも必要ではない。血行形態上は穿通枝・中隔皮弁に分類される（図）。

また橈骨動脈は，その走行過程で隣接する筋肉に多くの栄養枝を分枝するとともに，橈骨への栄養枝も分枝する。したがって筋肉，腱，骨などを伴う複合組織弁として挙上することも可能である。さらに外側前腕皮神経とともに挙上することで知覚皮弁にすることも容易である。

橈骨動脈およびそれから分枝する穿通枝は常に伴走静脈を伴っており，上記解剖を理解すれば，前腕における橈骨動脈走行上の任意の部位で皮弁採取が可能である。通常遊離皮弁として挙上する場合，長い血管茎を得るために前腕遠位での皮弁挙上が一般的である。この場合の静脈還流経路として，浅層の皮静脈と深層の橈骨動脈伴走静脈とどちらが優位かに関しては議論のあるところであるが，一般的にどちらの静脈系でも十分還流経路として利用できる。また，両静脈系間には肘窩付近で大きな交通枝が介在する。

有茎前腕皮弁も橈骨動脈上に皮弁をデザインし血管茎のみの島状皮弁として挙上することで，移

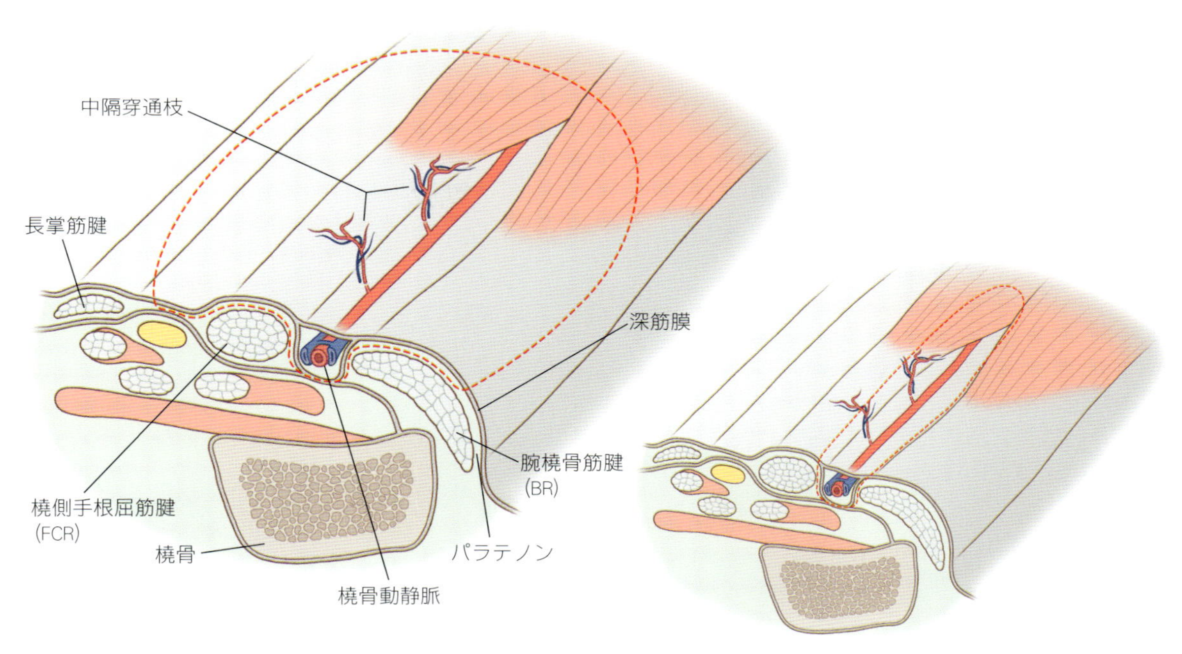

(a) 深筋膜とともに挙上する方法
中隔穿通枝を確実に含ませることができるが，皮弁採取部閉鎖の際に植皮術のための移植床を確保する目的で，パラテノンを温存するように留意する。

(b) 純粋な中隔皮弁として挙上する方法
筋膜自体は皮弁の血行にあまり関与しないため，FCR-BR 筋（腱）間中隔のみを含ませ挙上することもできる。

図　前腕皮弁の挙上法

動に自由度が高まる。有茎前腕皮弁は順行性と逆行性の皮弁挙上法があるが，逆行性の利用が多い。橈骨動静脈から分枝する中隔穿通枝を利用するため，皮弁の挙上法にあたっては遊離皮弁とまったく同じで腕橈骨筋と橈側手指屈筋の筋間膜を損傷しないよう留意する。一方，逆行性前腕皮弁は，皮弁近位にて橈骨動静脈を切離し遠位に皮弁を移動するものである。橈骨動脈と尺骨動脈は浅・深掌動脈弓を形成するため，皮弁近位の橈骨動脈切離においても動脈血流入は確保される。一方，伴走静脈には弁が存在するため，逆行性前腕皮弁の場合静脈還流不全が 1 つの懸念材料である。しかし，橈骨動脈には通常 2 本以上の静脈が伴走しており，伴走静脈間に交通枝が多数存在するため，血管茎のみの島状皮弁としても安定した生着を得られる。逆行性皮弁としては PIP 関節まで被覆できる。

適応

前腕皮弁は薄く柔軟性に富む皮弁である。その血管茎は，解剖学的に変異が少なく，長く十分な口径を有する。皮弁の薄さと伸展性は，三次元的に複雑な形態再現に適しており，遊離皮弁として用いる場合，鼻腔・口腔・咽頭の粘膜再建，特に舌半側以下の切除例には最適といえる。下咽頭・食道の再建，また複合組織移植にして陰茎再建にも用いられている。また，橈骨動静脈は長く採取でき，かつ末梢断端においても十分な口径を有しているため，複雑な頭頸部再建において bridging flap（橈骨動静脈の末梢側断端を，別の遊離組織弁の移植床血管として利用する）が必要な場合や，四肢の再建などにおいて flow-through type の動脈吻合を行うことで，皮膚再建と末梢への血行再建を同時に行う際にも有用である。

開発当初は大きな皮膚欠損に対しても前腕皮弁を適応していたが，近年はより犠牲の少ない皮弁が多数開発されたため，大きな前腕皮弁を単純な被覆を目的に利用する機会は減少した。

有茎皮弁としての適応は上肢の皮膚再建に限定されるが，順行性皮弁としては主に肘関節周囲の皮膚再建に，また逆行性皮弁としては，主に手背皮膚再建，母指再建に適応される。

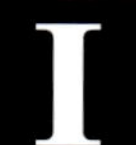

I 遊離前腕皮弁

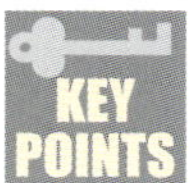

- Allenテストで末梢への血流が温存できることを確認した後に皮弁を挙上する
- 皮弁採取部閉鎖時の植皮に有利な移植床を残すため，橈側手根屈筋腱，長掌筋腱，腕橈骨筋腱のパラテノンを温存する
- 橈骨神経浅枝と上記腱周囲組織を温存することで，皮弁採取部の犠牲を最小限に止めることに留意する

❶ デザイン

皮弁採取は，利き手の対側から行うのが原則である。Allenテストで橈骨動脈を切離しても手指末梢への血流が確保されることを確認する。

橈骨動脈走行部位と透見される橈側皮静脈の走行もマーキングし，これらを含めて必要な大きさの皮弁を前腕屈側遠位にデザインする。

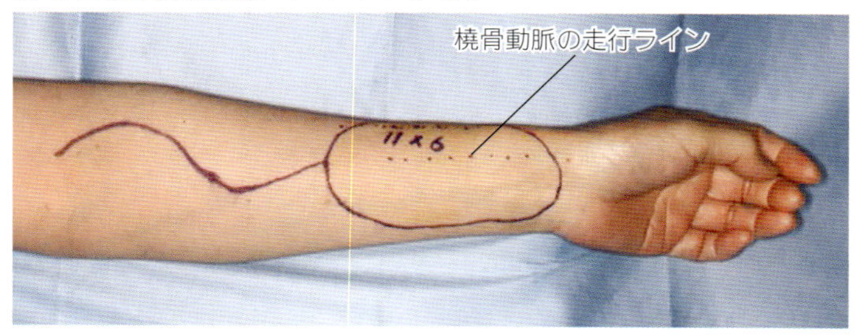

Advice

・デザインにはなるべく橈側皮静脈を含める。

❷ 皮弁の挙上

ターニケット駆血下に皮島全周性に切開を加えた後，皮弁遠位断端にて，深筋膜下に橈骨動静脈を確保し結紮・切離する。皮弁剥離は，深筋膜下で行うことで確実に中隔穿通枝を温存することができる。その場合，皮弁採取部への植皮の生着を確実にするために，深筋膜下にある長掌筋腱，橈側手根屈筋腱，腕橈骨筋腱などのパラテノンを温存することが重要である。また，橈骨動静脈直上から離れた部位では，必ずしも深筋膜自体を付着させる必要はない。また，手背橈側の知覚障害を回避するため橈骨神経浅枝は確実に温存する。

結紮処理した末梢側橈骨動静脈を把持しながら，橈側手根屈筋と腕橈骨筋間の中隔組織とともに橈骨動静脈を中枢側に剥離する。橈側皮静脈は周辺皮下組織を少し付けるようにして皮弁内に含めるとよい。長い血管柄を必要とする場合には，橈骨動静脈を肘窩付近まで剥離する。ここに至ると橈側皮静脈と伴走するので2系統の静脈還流を1本の静脈で得ることができる。必要な長さの血管柄の剥離を終えてからターニケットを開放し，皮弁および手指の血行を確認する。

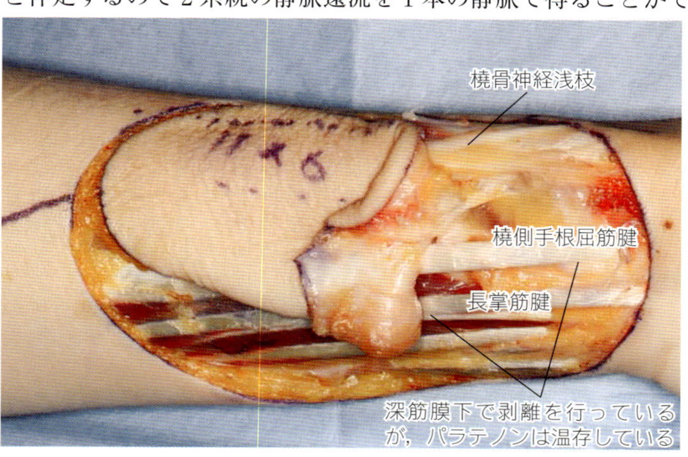

Advice

・駆血下であっても筋枝などは丁寧に結紮処理していくと，駆血解除後の出血コントロールが容易である。

❸ 皮弁の移動

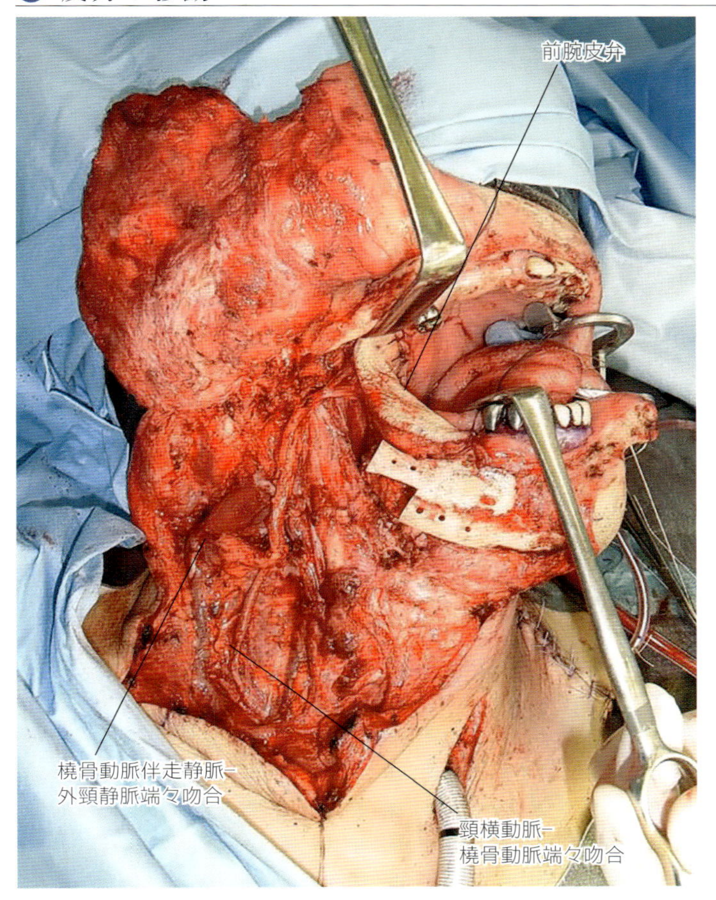

移植床の準備を確認した後で皮弁の栄養血管を切断し移植部位に移動する。通常，移植床に皮弁を仮固定してただちに血管の吻合を行うが，頭頸部再建などでは，まず深部の皮弁縫着を済ませてから血管吻合を行う方が，確実な粘膜縫合をしやすい。

長い血管茎を有する前腕皮弁は，移植床血管が組織欠損部近傍になくても対応できる利便性がある。この症例の場合，橈骨動脈を頸横動脈に，橈骨動脈伴走静脈を外頸静脈の断端に血管吻合し移植を行った。

Advice

・長い血管茎はねじれや屈曲の原因にもなりやすいので，余剰な血管は切除するか，移植床の閉創を想定したうえで血管茎の随所にアンカー糸をかけて半固定しておく。

❹ 採取部位の処置

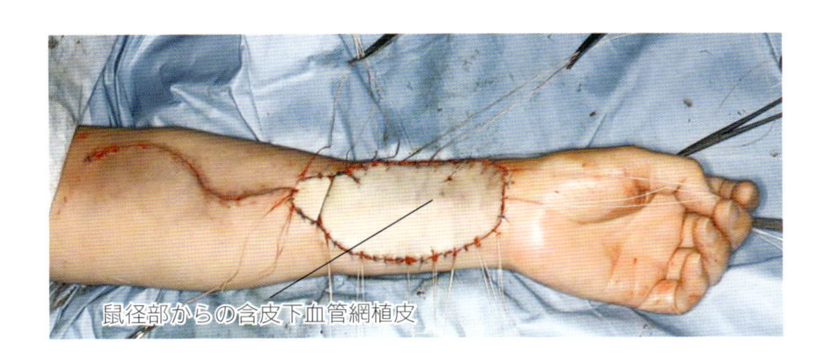

皮弁採取にあたって温存した橈骨神経浅枝は，知覚障害を回避するため周辺の皮膚で被覆する。皮弁採取後の創面はやや開大しているので，デザインした皮弁の大きさの欠損創に戻し，それに合わせて鼠径部などから採皮して全層ないし分層植皮を行う。タイオーバー固定，シーネ固定，患肢挙上と通常の植皮術後の管理を行い，1週間後に生着を確認する。

II 有茎（逆行性）前腕皮弁

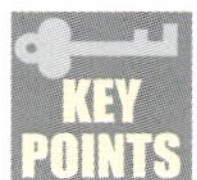

- Allen テスト陰性を確認する
- 手指再建において有用である
- 動静脈は血管束として挙上することが重要である

❶ デザイン

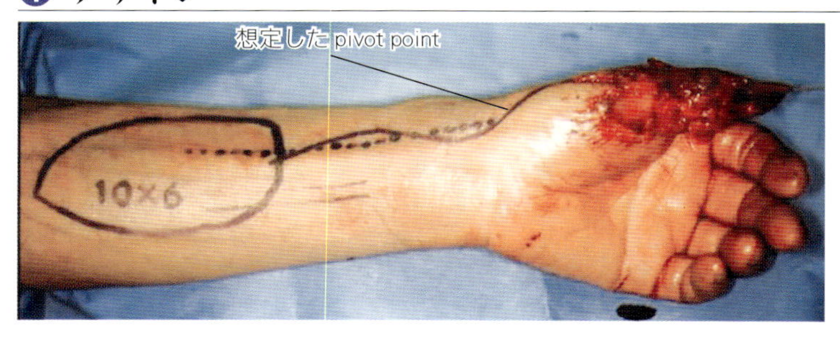

欠損部に準じた必要量の大きさの皮弁を，橈骨動脈の走行を軸にして前腕近位にデザインする。同部位での橈骨動脈は腕橈骨筋が覆うので直接拍動は触れないが，ほぼ屈側正中を肘関節に向かって走行している。

Advice

・Pivot point は手関節部に想定し皮弁のデザインが可能である。

❷ 皮弁の挙上

遊離皮弁と同様ターニケットの装着が必要である。前腕近位で前腕皮弁を尺側から筋膜下で挙上する方が安全で容易に皮膚穿通枝を確認できる。橈側からの挙上は腕橈骨筋体が橈側手根屈筋にオーバーラップする形になっており，筋間中隔のみを剥離するのが困難だからである。

皮弁を筋膜下で剥離していき，腕橈骨筋を側方に牽引し，橈骨動静脈を確保した後，血管茎を皮弁近位端で結紮・切離する。ついで，血管茎を皮弁移動に必要な長さだけ穿通枝に損傷を与えないよう愛護的に末梢側へ向かって剥離していく。

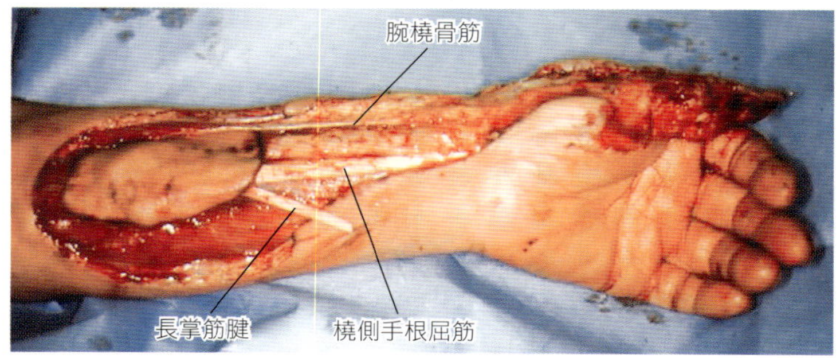

Advice

・橈骨動脈からの筋枝は多数あるが，有茎皮弁の場合でもこまめの結紮処理を進める。

❸ 皮弁の移動

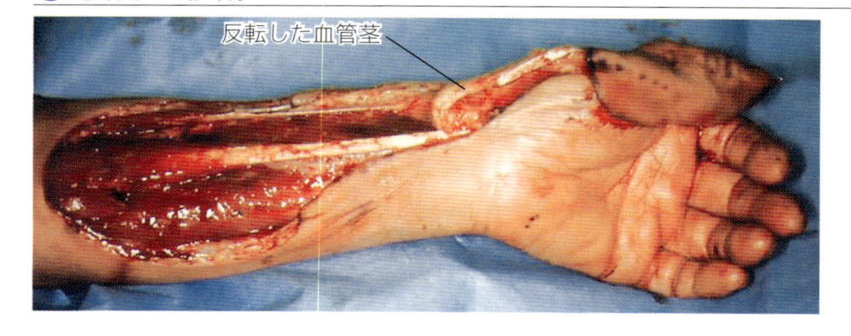

駆血解除後，血管茎付近の止血は伴走静脈を損傷しないように留意する。挙上皮弁を手部に移動する。

Advice

・反転した血管茎部分の創閉鎖により皮弁への血流不全が生じる場合は，無理に縫合することなく植皮を行って血管茎への圧迫を回避する。

❹ 採取部位の処置

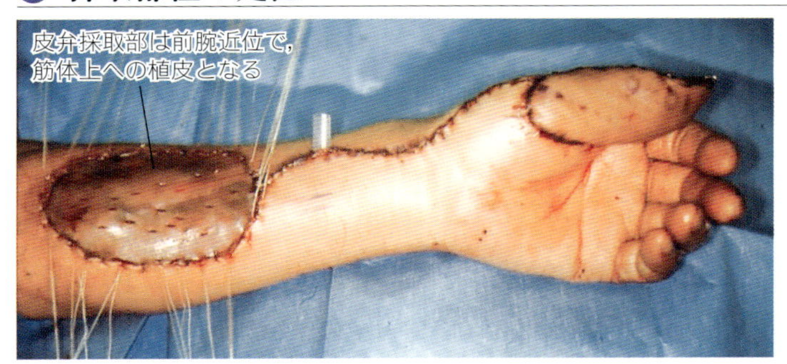
皮弁採取部は前腕近位で，
筋体上への植皮となる

遊離皮弁同様，植皮術により皮弁採取部を閉鎖する。採取皮弁が比較的小さい場合には一次閉鎖を行う。逆行性皮弁では術直後縫着した皮弁がややうっ血気味の色調を呈するが，早期に改善していく。皮弁自体への静脈還流不全回避の配慮から，術後7〜10日間患肢挙上を行う。

症例 1 頬粘膜癌に対する遊離前腕皮弁移植術

67歳，女性，左頬粘膜癌

左頬粘膜癌に対して，臼後部から頬粘膜および下顎骨辺縁切除が行われた。これに対して，7 × 5cmの橈側前腕皮弁を挙上し，橈骨動脈を上甲状腺動脈に，橈骨動脈伴走静脈を総顔面静脈に吻合し皮弁を移植した。皮弁採取部は鼠径部からの含皮下血管網植皮を行い生着は良好である。術後6カ月で，左手指に機能障害はなく，咀嚼・嚥下・構音機能も障害を認めない。

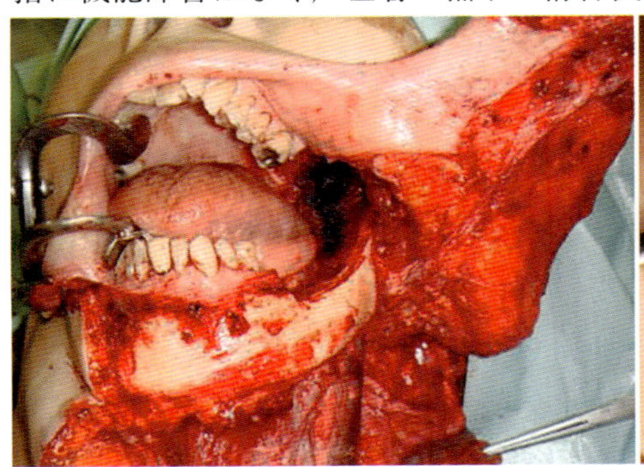

欠損部位

遊離前腕皮弁による粘膜再建

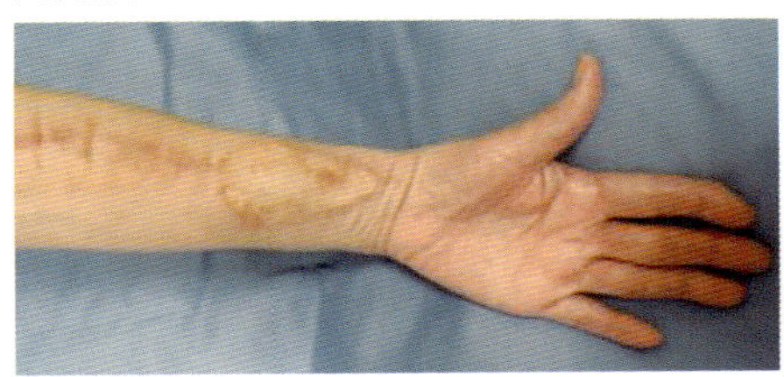

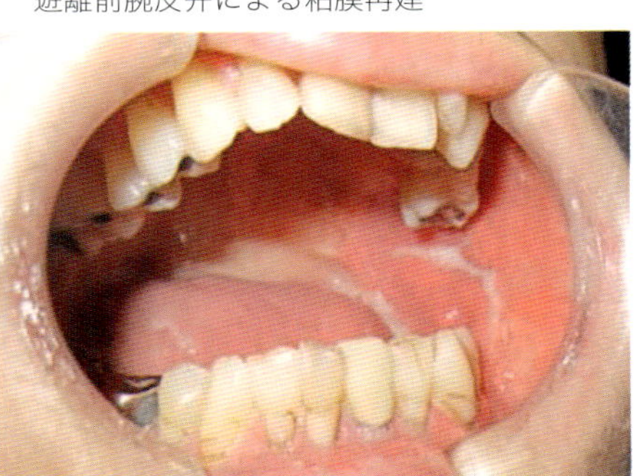

術後6カ月の皮弁採取部と口腔内所見

症例2 外傷性手背皮膚欠損に対する有茎（逆行性）前腕皮弁移植術

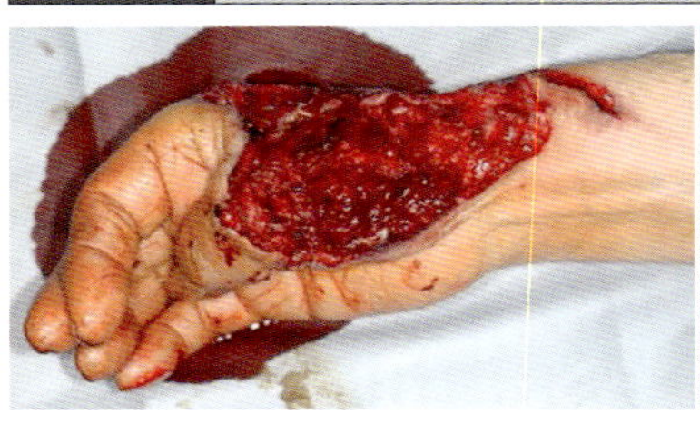
右母指中手骨・皮膚欠損

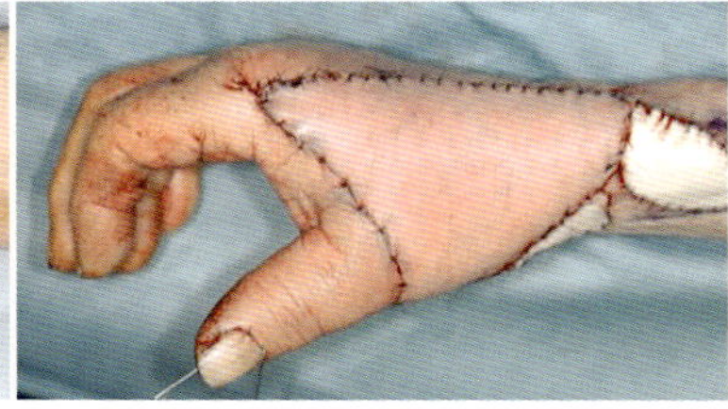
術直後

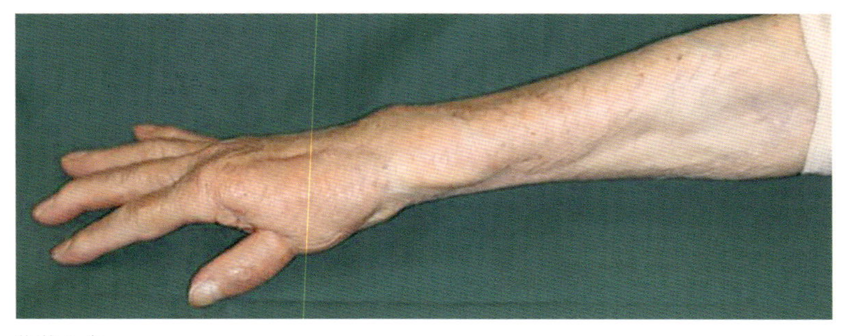
術後1年

84歳，男性，

右母指中手骨・皮膚欠損

薪を割る機械に指を巻き込まれ受傷した。母指中手骨がほぼ全欠損し，母指球筋，伸筋腱も欠損していた。

キルシュナー鋼線で中手骨欠損の状態で固定し，前腕に11×8cmの逆行性前腕皮弁をデザインしこれを挙上した。手関節部をpivot pointとして皮弁を先の組織欠損部に充填した。皮弁採取部は右鼠径部からの全層植皮術を行った。

皮弁生着後，中手骨欠損部に腸骨移植を行った1年後の状態である。

History & Review

● 初めて前腕皮弁を用いた報告。

Yang GF, Chen PJ, Gao YZ, et al: Forearm free skin flap transplantation: A report of 56 cases. Br J Plast Surg 50: 162–165, 1981

● 皮弁採取部の犠牲軽減を目的に，中隔穿通枝のみを皮弁に含ませることを提唱した最初の論文。

Chang SC, Miller G, Halbert CF, et al: Limiting donor site morbidity by suprafascial dissection of the radial forearm flap. Microsurgery 17: 136–140, 1996

● 前腕皮弁を頸部の熱傷後瘢痕拘縮に対する大きな皮膚再建術式として用いた。知覚皮弁としての報告。

Muhlbauer W, Herndl E, Stock W: The forearm flap. Plast Reconstr Surg 70: 336–344, 1982

● 逆行性皮弁による手指再建の初期の報告。

Biemer E, Stock W: Total thumb reconstruction: A one-stage reconstruction using an osteo-cutaneous forearm flap. Br J Plast Surg 36: 52–55, 1983

2. 前外側大腿皮弁

青　雅一

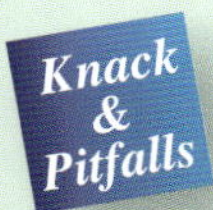

◎栄養血管である外側大腿回旋動脈系には解剖学的変異が極めて多彩である
◎下行枝の欠損が約10%に見られ，この場合発達した外側広筋筋枝が下行枝を代行している
◎外側大腿回旋動脈から派生する分枝や下行枝末梢を利用して各種応用が可能である
◎薄くしなやかな皮膚と長い血管柄を有し，皮弁採取部の犠牲は最小限である
◎顔面には color match，texture match ともに不良である
◎有茎皮弁として臍上部まで，逆行性皮弁として膝関節下部まで到達可能である

前外側大腿皮弁は1984年Songらにより，筋間中隔穿通枝で栄養される皮弁として報告された。血管柄の多彩な解剖学的変異のため，その後の追試は散見されるに過ぎなかった。

1993年Koshimaらのキメラ型合併移植による頭頸部再建を皮切りに，わが国，続いて台湾において多用されるようになり，今や世界中で使用されるようになった。特にわが国では再建材料の選択肢の1つとして定着し，各種再建に用いられている。

本皮弁は薄くしなやかな皮膚と長い血管柄を有する皮弁で，皮弁採取部の犠牲が少なく，派生する分枝を利用したさまざまな応用が可能であり，解剖学的変異という欠点を補って余りある有用な皮弁である。また，頭頸部外科チームあるいは外傷チームと同時進行で皮弁採取が可能である。

血行形態

前外側大腿皮弁の栄養血管は，外側大腿回旋動脈（lateral circumflex femoral artery，以下LCFA）系の分枝から分かれる皮膚穿通枝である。LCFAは大腿深動脈から分岐し，大きく上行枝と下行枝に分かれ，さらに横行枝・筋枝が分岐する（図1）。下行枝の欠損が約10%に見られ，この場合発達した外側広筋筋枝が下行枝を代行している（図2）。穿通枝はすべての主要分枝から分岐し得るが，LCFA下行枝から穿通枝が分岐するという教科書的な血行形態を呈するものは全体の約2/3である。大腿前外側部の穿通枝の約90%は筋肉内穿通枝であり，多くは外側広筋の前縁を貫通する。穿通枝が横行枝から分岐する場合，筋体内を末梢へ向かって走行し皮膚へ達す（図3）。LCFA系の主要分枝からの皮膚への穿通枝は外側にも内側にも存在し，内側の穿通枝を茎とする皮弁が前内側大腿皮弁である。

主要分枝の伴走静脈は通常2本あるが，下行枝の伴走静脈が1本しかないことがまれにある。下行枝の伴走静脈は，大腿直筋筋枝の分岐部より中枢側では1本になる。複数の主要分枝が同時に中枢寄りでLCFAから分岐する時，伴走静脈が動脈とは別の血管に流入することがあるので注意を要する。

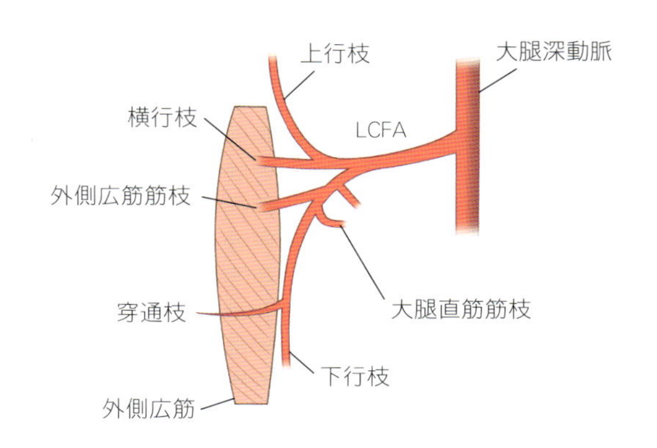

図1　最も一般的なLCFA分枝および穿通枝の分岐パターン

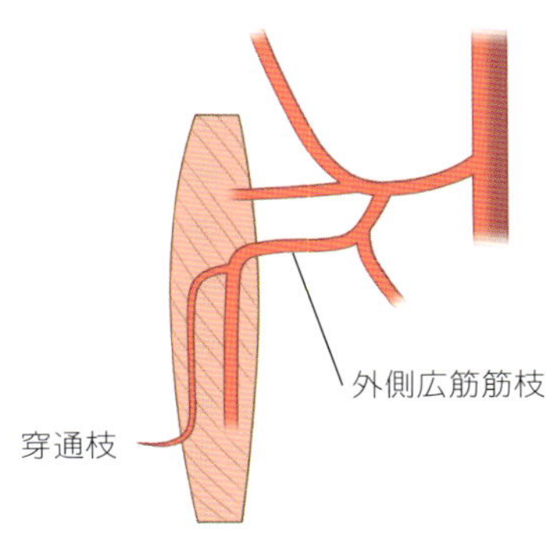

図2 下行枝が欠損する場合

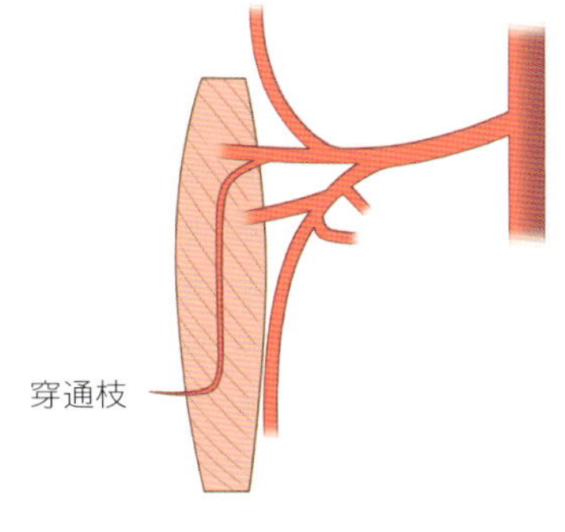

図3 穿通枝が横行枝から分岐する場合

適応

血管柄が長く，薄くしなやかな皮弁が得られるので，頭頸部再建，四肢再建に広く適応されている。欠損部の被覆，腱の gliding surface あるいは腹壁再建に対する筋膜皮弁の移植，筋膜脂肪弁による augmentation など，さまざまな用途にも用いられる。

本皮弁は知覚付き皮弁，薄層皮弁とすることができるだけでなく，派生する分枝を利用した合併移植，スーパーチャージ皮弁，ターボチャージ皮弁が可能である。また，flow-through 型吻合により，長い下行枝を利用した血行再建が可能である。有茎では臍上部まで，逆行性皮弁では膝窩部まで到達する。顔面に移植した場合には color match，texture match ともに不良である。外側大腿皮神経を採取あるいは損傷すると支配領域に麻痺を生ずるが，時間経過とともにその範囲は縮小し，膝上外側に手掌大の麻痺を残す。

手技

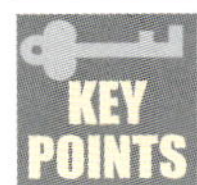

- まず穿通枝の筋膜刺入部から穿通枝に沿って逆行性に剥離し，主要分枝までの走行経路を確認する
- 採取できる血管柄の長さを確認してから皮弁のデザインを行う
- 大腿直筋への筋枝は温存する。切断する場合は，筋体周囲の疎な結合織は極力温存する

❶ デザイン

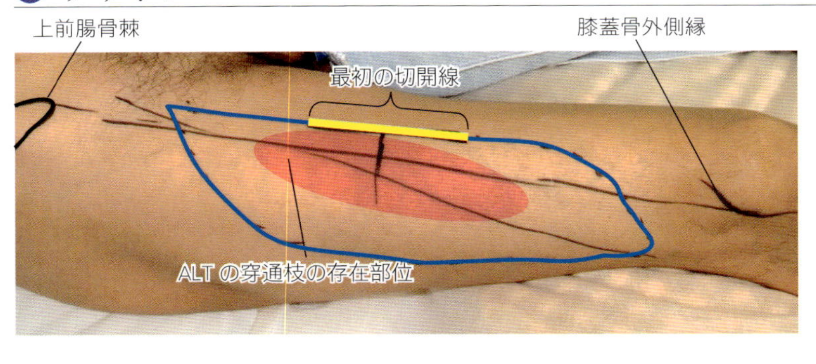

上前腸骨棘と膝蓋骨の外側縁を結ぶ線の中点を中心に，ドップラー血流計で穿通枝の位置を確認しておく。使用する穿通枝が決定するまでは，暫定的なデザインとしておく。

最初の切開線は，大腿を3等分した中1/3の正中で大腿直筋上におく。皮弁の中央に穿通枝を含めるように，最初の切開線を含めて外側にデザインする。35cm を超える皮弁も可能であるが，通常，大腿の長軸に沿って 25 × 10cm までの皮弁であれば血行は安定している。欠損部から離れた部位で吻合を行いたい場合，皮弁の中枢側に穿通枝を含めるようにデザインするが，安全に移植できる皮弁サイズは少し小さくなる。

❷ 皮弁の挙上

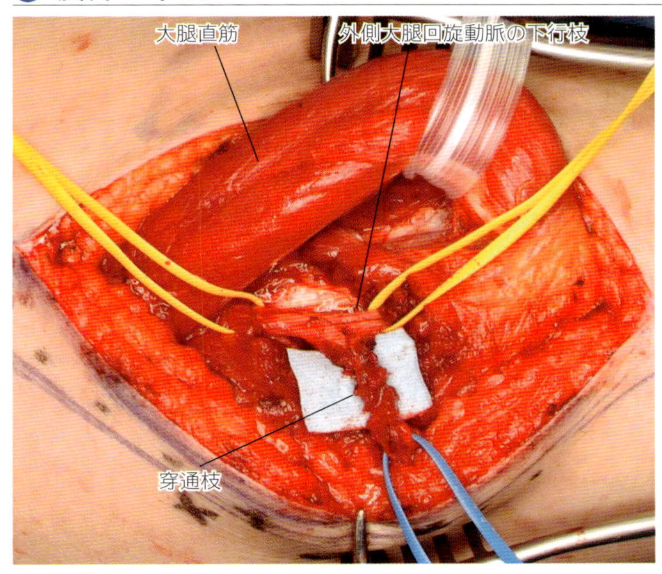

まず，大腿正中の最初の切開線（これを皮弁の１辺とする）を約 10cm 切開する。筋膜上を外側へ少し剥離し外側大腿皮神経を確認する。そのやや外側で筋膜を切開し，筋膜下から穿通枝を探す。筋膜下から探す方が容易である。

優位の穿通枝を確認した後に穿通枝に沿って剥離して，主要分枝までの走行を明らかにする。穿通枝の下に２本の血管テープを通し，穿通枝を牽引しながら剥離して分離する。下行枝などの主要分枝も同様に行う。

使用する穿通枝が決定したら，最初の切開を延長し，主要分枝（この症例では下行枝）を中枢側へ剥離し，十分な長さの血管茎を得る。この時点では全周を切開せず，デザイン変更の余地を残しておく。

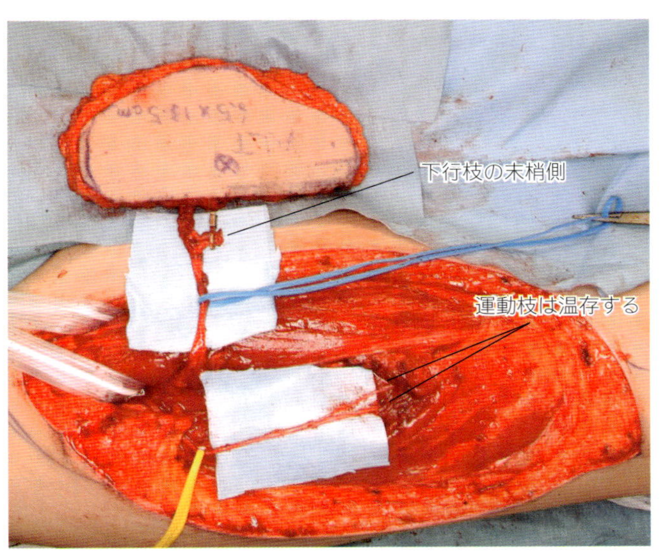

血管柄の剥離が終了したら，移植床血管と余裕をもって吻合できるように血管柄の切離位置を決定し，改めて皮弁の正確なマーキングを行い，皮弁全周を切開し挙上する。穿通枝の分岐位置により得られる血管柄の長さが異なるが，大腿直筋の筋枝分岐部の末梢側で下行枝を切離すれば，12cm 程度の血管柄が得られる。

下行枝と伴走する神経は温存する。通常，大腿直筋への筋枝の分岐部よりも末梢側で血管柄を切離し，筋枝は温存する。

筋膜は必要に応じて付着させるが，穿通枝周囲の筋膜上にある疎な結合織を皮弁に含めた方が血行は安定する。

優位の穿通枝がなく細い穿通枝が数本存在する場合，3 × 6cm 程度の外側広筋と周囲の疎な結合織を含めて皮弁の挙上を行う。

皮弁の thinning は，剪刀で行う。穿通枝の太さにより筋膜刺入後の筋膜上での拡がりが異なるので，肉眼で行う場合は，穿通枝を中心とした 2.5cm 程度の筒状の筋膜と脂肪織を付着させたほうが安全である。皮下脂肪がわずかに付着する程度（厚さ 3～4mm）まで薄層化しても，長さ 15cm 程度の皮弁は生着する。Microdissection を行えば血行はさらに安定化する。

Advice

・皮弁全周を切離して血管柄を切り離す際に，皮弁が術野からずり落ちると，血管柄の下に皮弁がぶら下がって穿通枝を強く牽引する。これは攣縮や断裂の原因となり得るので，フックモスキート鉗子で創縁に固定しておくとよい。

❸ 皮弁の移植

四肢の再建においては常に flow-through 型吻合を念頭におく。死腔充填が必要な場合は，皮弁の一部を deepithelialize して充填する。この時，大きく針をかけたり密に縫合すると末梢部分が血行不良となるので加減が必要である。

❹ 採取部の処置

皮弁採取部の欠損は，通常 8cm までは縫縮可能である。それ以上では，無理せず縫縮できるところまでで止めておき，残りは植皮で閉鎖する。筋膜は縫縮しない。

複数の穿通枝がある場合，使用しなかった穿通枝を茎として有茎の第 2 ALT を挙上できれば，植皮が不要のこともある。

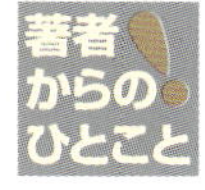

穿通枝内に血栓を生じると血栓除去は不可能である。複数の穿通枝が使用可能な場合には 2 本の穿通枝を皮弁に含めると，安全に移植できるだけでなく，血管柄のねじれにも気づきやすい。

症例 1　肛門の熱傷後瘢痕拘縮に対する有茎前外側大腿皮弁移植術

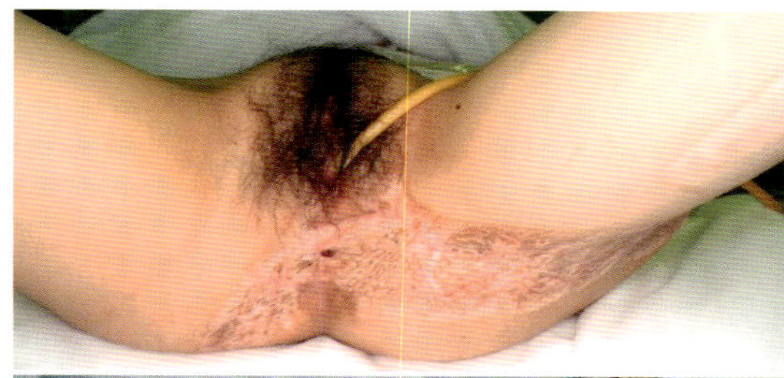

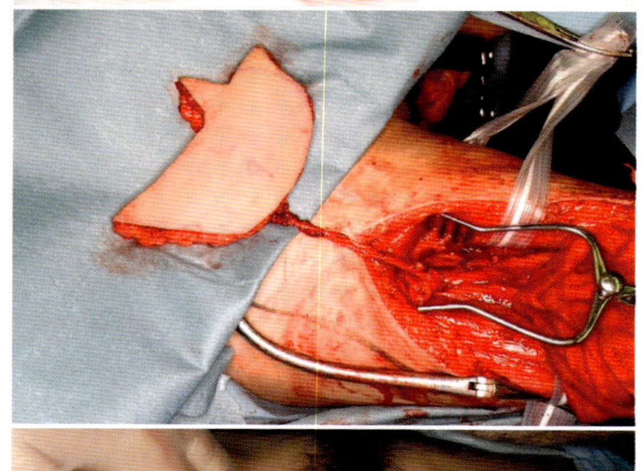

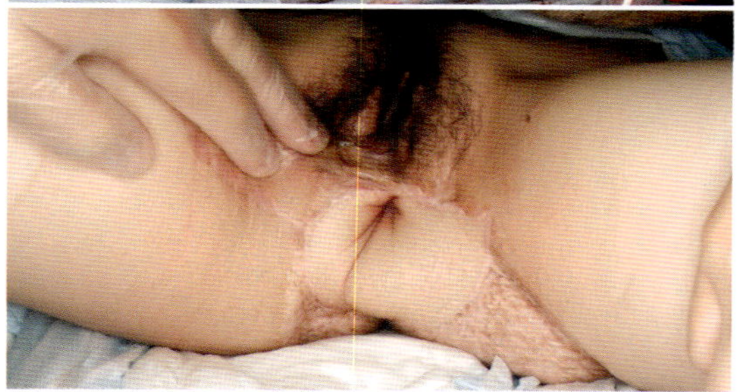

術後 7 カ月

17 歳，女性，熱傷後瘢痕拘縮による肛門狭窄

バイクの事故で車の下に入り込み，左大腿～殿部がマフラーに接触した。前医皮膚科で網状植皮が施行された。CPA 後の低酸素脳症のため施設に入所し，大量の下剤で排便管理されていた。

一次的に人工肛門を造設し，肛門括約筋を温存し，拘縮を解除した。9 × 15cm の有茎前外側大腿皮弁を筋間～大腿骨上の最短距離を通して移植した。

術後も母指が容易に挿入できた。括約筋の収縮も見られ，下剤は不要となった。

Advice

- 到達距離を伸ばすために，軟部組織間を最短距離で通過させる。この時，硬い筋膜や大腿骨による血管柄の折れ曲がりや圧迫を避ける。

症例 2 下腿の Gastilo Ⅲ C 開放骨折に対する flow-through 型遊離前外側大腿皮弁移植術

40 歳，男性，左下腿開放骨折＋挫滅創

フォークリフトを運転中に横転し，左下腿が下敷きになった。他院で開放骨折の整復を行ったが血管閉塞が疑われ，翌日転院した。閉塞していた前脛骨動脈へ大伏在静脈の bypass graft を行った。3 日後に創外固定を髄内釘に変更し，11 × 17cm の flow-through 型 ALT で後脛骨動脈の血行再建と骨折線上の皮膚欠損部の被覆を同時に行った。

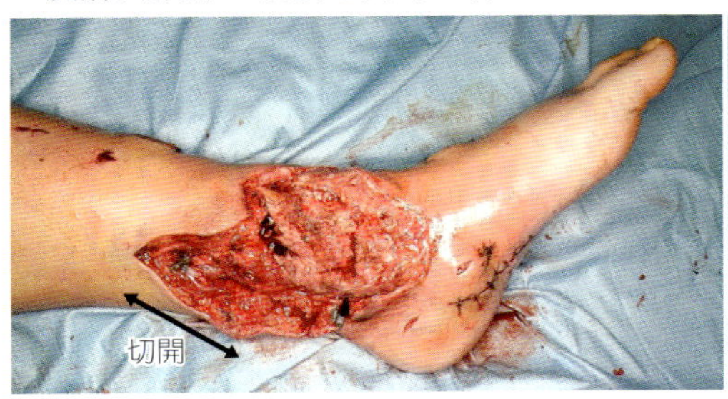

術前。挫滅・閉塞した後脛骨動静脈を切除

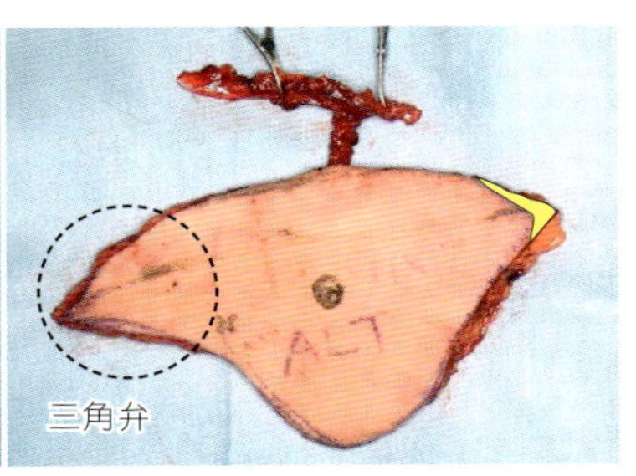

LCFA 下行枝から穿通枝が分かれる T-portion を採取

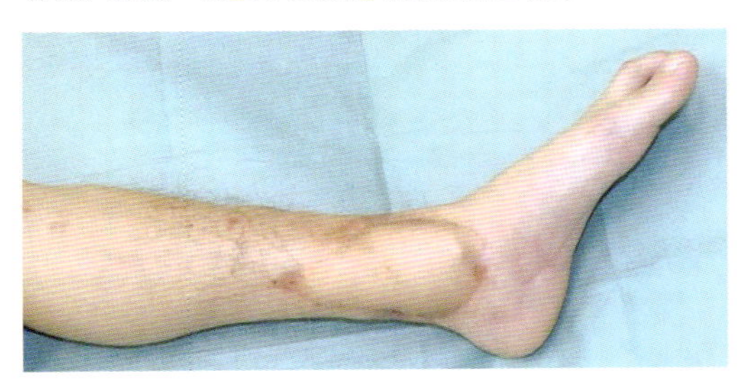

術後 1 年 2 カ月
良好な骨癒合が得られた

Advice

・受傷部位での血管吻合を避けるため，血管柄を長く採取し，三角弁を追加したデザインにすると吻合部の圧迫を避けることができる。

History & Review

●前外側大腿皮弁の最初の報告。
Song YG, Chen GZ, Song YL: The free thigh flap: A new free flap concept based on the septocutaneous artery. Br J Plast Surg 37: 149–159, 1984

●外側大腿回旋動脈系を用いたキメラ型合併移植の最初の論文。
Koshima I, Yamamoto H, Hosoda M, et al: Free combined flaps using the lateral circumflex femoral system for repair of massive defects of the head and neck regions: An introduction to the chimeric flap principle. Plast Reconstr Surg 92: 411–420, 1993

●Flow-through 型前外側大腿皮弁で下腿の皮膚軟部再建と血行再建を同時に行った最初の報告。
Koshihma I, Kawada S, Etoh H, et al: Flow-through anterior thigh flaps for one-stage reconstruction of soft-tissue defects and revascularization of ischemic extremities. Plast Reconstr Surg 95: 252–260, 1995

●Microdissection による超薄皮弁の最初の報告。
Kimura N, Satoh K: consideration of a thin flap as an entity and clinical application of the thin anterolateral thigh flap. Plast Reconstr Surg 97: 985–992, 1996

●逆行性前外側大腿皮弁の最初の報告であり，実験的裏付けを与えた論文。
Pan SC, Yu JC, Shieh SJ, et al: Distally based anterolateral thigh flap: An anatomic and clinical study. Plast Reconstr Surg 114: 1768–1775, 1993

●前外側大腿皮弁・前内側大腿皮弁の挙上法をわかりやすく解説した review。
青雅一，渡部聡子，松本洋ほか：前外側または前内側大腿皮弁の簡単で安全な採取法．日本マイクロ会誌 26：49–54, 2013

3. 広背筋穿通枝皮弁・胸背動脈穿通枝皮弁

岡崎 睦

Knack & Pitfalls

◎１本の穿通枝のみで皮弁を安全に挙上できる太い穿通枝が存在することは多くない。ある場合は，胸背動脈が広背筋に入る門（hilus）付近に存在する
◎横行枝から出る穿通枝は，筋肉内での剥離が容易ではなく，側臥位での手術が必要なため，通常は胸背動脈本幹～下行枝から出る穿通枝を用いて皮弁を挙上する
◎太い穿通枝がない場合は，複数の穿通枝に少量の筋肉を付けて挙上する

広背筋穿通枝皮弁と胸背動脈穿通枝皮弁という2つの名前があるが，現在では胸背動脈穿通枝皮弁（thoracodorsal artery perforator flap）という名前が用いられるのが一般的である。広背筋穿通枝皮弁は，1995年，Angrigianiらにより初めて報告されたとされるが，胸背動静脈からの穿通枝（皮枝）で栄養される皮弁の総称として“胸背動脈穿通枝皮弁”を用いるとすれば，すでに1976年にBaudetらによりtwo free axillary flaps based on the thoracodorsal vesselsとして報告されている。広背筋を穿通して皮膚を栄養する広背筋穿通枝皮弁に関しては，1995年以降，追試と解剖学的研究がなされたが，他の穿通枝皮弁とは異なり，1本の太い穿通枝を栄養血管として皮弁を安全に挙上できる割合は必ずしも多くはないことや，筋肉内での穿通枝の剥離が容易ではないことが明らかになってきた。さらに，横行枝から出る穿通枝を栄養血管として皮弁を作成する場合は，側臥位で手術をしなければならないことも含めて，この皮弁が一般的にならない理由であると考えられる。また，胸背動脈本幹や下行枝から派生する太い穿通枝は，胸背動静脈が広背筋に入る門（hilus）付近にあることが多く，広背筋内を走行しないか，走行していてもごく一部である場合が多いことから，“胸背動脈穿通枝皮弁”という用語が定着している可能性がある。太い穿通枝が存在しない例では，細い穿通枝2～3本を少量の筋肉内に含んで“準穿通枝皮弁”として挙上するのが一般的である。以降は，広背筋穿通枝皮弁と胸背動脈穿通枝皮弁の2つの概念の総称として胸背動脈穿通枝皮弁という用語を用いて述べる。

血行形態

肩甲下動静脈系の血管解剖については広背筋皮弁の項を参照されたい。胸背動脈は，広背筋に入って1～2cmのところで下行枝と横行枝に分岐するが，hilusから両枝の近位部付近で，1～2本程度の太い穿通枝が派生しているとされている。しかし，横行枝から出る穿通枝を栄養血管として皮弁を挙上する場合，前述したような欠点があるため，実際の臨床の場では，仰臥位で手術を行い，hilus付近で出る穿通枝を栄養血管として皮弁を挙上することがほとんどであることから，以下，hilus～下行枝付近の血行形態を詳記する。

仰臥位での視野で，hilus付近の代表的胸背動静脈系の拡大写真を示す（図1）。胸背動脈本幹や下行枝は，前尾側方向に多くの穿通枝を出しているが，遠位になるほど穿通枝は細くなり数も少なくなる。Aの穿通枝は胸背動脈本幹から出て広背筋内を通過せず皮弁を栄養しているが，1本の穿通枝を茎として皮弁を挙上するには細い。Bも胸背動脈本幹から出ているが，広背筋内をわずかに通過してから皮膚を栄養している。動脈と伴走する静脈の3本の血管がはっきり確認され，穿通枝皮弁として挙上可能である（図2-a）。Cのように下行枝からは多くの細い穿通枝が出て筋肉内を走行したのち皮膚を栄養しているが，これらのうちの1本を用いて穿通枝皮弁として挙上するには細すぎて危険性が高い。太い穿通枝がない場

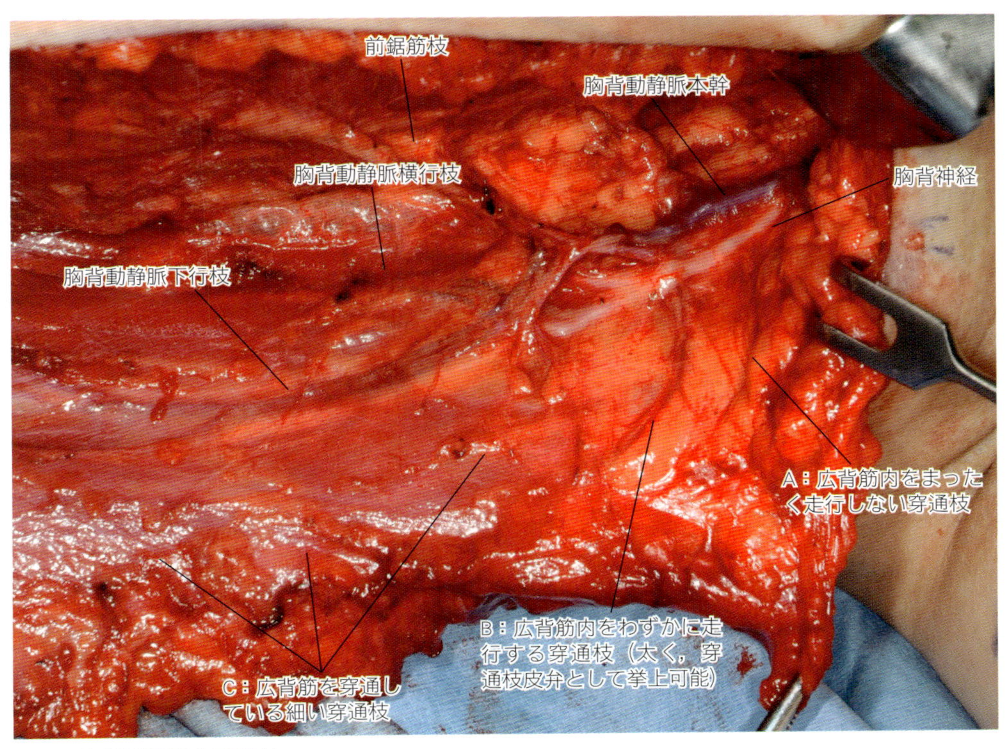

図 1　胸背動静脈と穿通枝

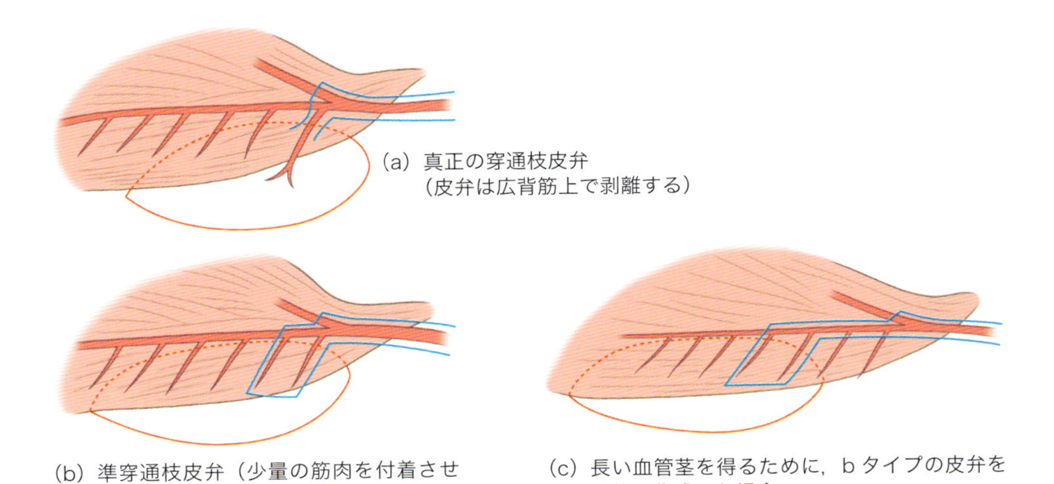

図 2　胸背動脈穿通枝皮弁の種類

合は，これらの細い穿通枝を 2～3 本をまとめて少量の筋肉を付けた“準穿通枝皮弁”として挙上するのが安全である（図 2-b）。さらに遠位にある穿通枝を少量の筋肉を付着させて挙上すれば，長い血管茎をもった皮弁が意図的に挙上できる（図 2-c）。皮弁内でも穿通枝は前尾側に走行するため，穿通枝が皮弁の中央ではなく，やや近位側より皮弁に入るようにデザインする方が，血流は良い。

適応

適応は広背筋皮弁に準ずる。広背筋皮弁ではなく胸背動脈穿通枝皮弁として用いる利点は，筋肉を付けていない分，薄い皮弁が移植できることである。広背筋皮弁として移植しても，胸背神経を切離すれば，脱神経により広背筋は脂肪変性して筋肉自体のボリュームはほとんど消失してしまうため最終結果に大差ないとすると，移植時に筋肉のボリュームが邪魔になる状況が，この皮弁の良い適応である。つまり，筋体で死腔を埋める必要がなく，皮弁が厚いと移植部の閉創が難しくなる凸面に移植する例（下腿・足部や前腕など）や，皮弁を移植するのに十分なスペースがなく，術後もボリュームが萎縮してほしくない例（顔面皮下に埋め込んでボリューム増大を図る手術など）が良い適応であると考えられる。なお，わざわざ剥離の労力を払ってまで，有茎で胸背動脈穿通枝皮弁を移植したり，側臥位にして横行枝由来の穿通枝を栄養血管として穿通枝皮弁を挙上する適応は，ほとんどない。

手技

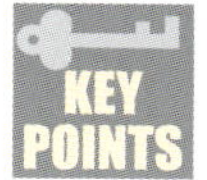

- 皮膚切開はまず，hilus のやや腋窩寄りで広背筋前縁よりさらに 2〜3cm 前寄りに入れ，胸背動脈と穿通枝を確認してから，採取すべき皮弁の位置を決める
- 太い穿通枝がない場合は，2〜3 本の細い穿通枝を少量の筋肉の中に含めた“準穿通枝皮弁（筋肉温存型広背筋皮弁）”として挙上する

❶ デザイン

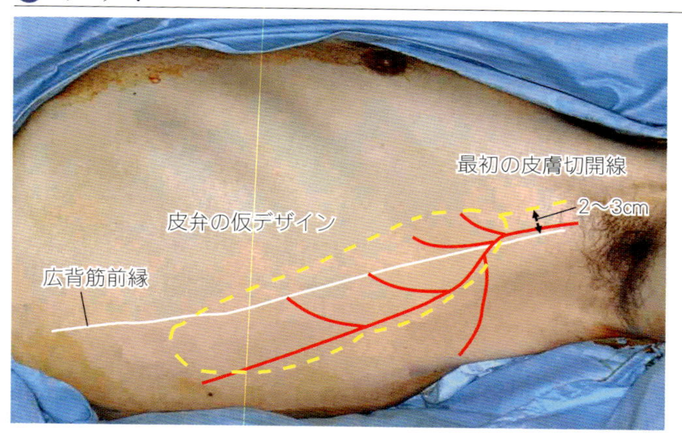

前述したように，胸背動脈横行枝から派生する穿通枝を栄養血管として皮弁を挙上するのは一般的ではないので，胸背動脈本幹や下行枝から派生する穿通枝を栄養血管として，仰臥位で挙上する手技を述べる。

他の多くの穿通枝皮弁の挙上法とは異なり，本皮弁では，栄養血管（胸背動静脈）の本幹をまず同定し，挙上に用いる穿通枝を決定してから皮弁を挙上していくので，皮弁の最初のデザインは仮のものとなる。

ドップラーなどで術前に穿通枝の有無や位置を同定しておくのは困難であるため，皮弁挙上前には最初の皮膚切開線と皮弁の仮デザインを描いておくに留める。

後腋窩ひだから腸骨稜の上縁を結ぶ線を広背筋前縁と考え，近位では広背筋前縁を皮弁デザインの長軸とし，遠位では徐々に皮弁の長軸を後方に移動させて皮弁の仮デザインを描く。

最初の皮膚切開の位置は，広背筋皮弁の時よりさらに前側で，広背筋前縁より 2〜3cm ほど前側に 5cm ほどの長さでデザインする。

❷ 皮弁の挙上

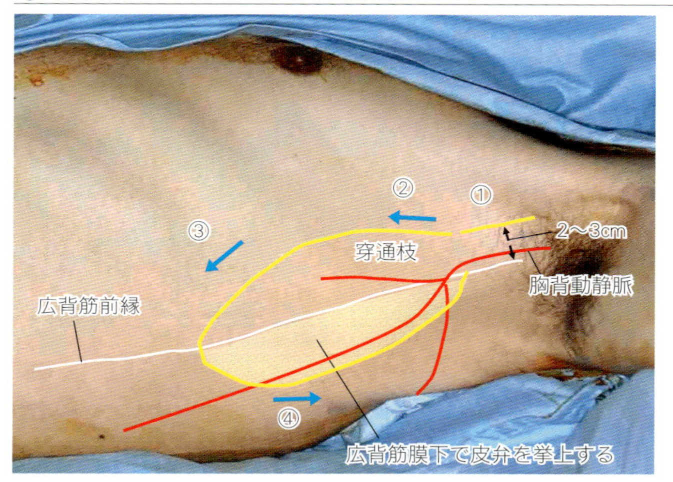

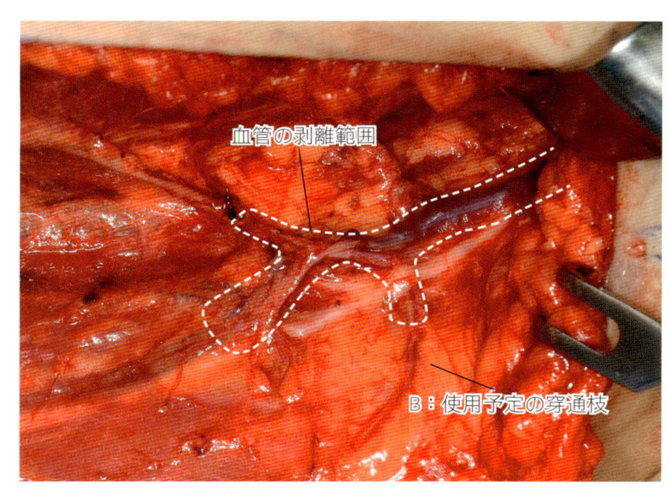

Hilus 付近に太い穿通枝が見つかった場合は，穿通枝は筋肉内に透けて見えているため，その剥離はさほど難しくはない。

1. デザインに沿って5cmほどの切開を入れる（①）。最初の皮膚切開が広背筋前縁ではないのは，胸背動脈の本幹から太い穿通枝（皮枝）が出ている場合は前方尾側に向かって伸びているので，広背筋前縁を切開すると，穿通枝や穿通枝が栄養する領域を損傷することになるからである。

   皮膚切開から深部に向かって垂直に脂肪層を切開し，深部で後方に回り込みながら広背筋の前縁と胸背動脈の本幹を同定した後，hilus 付近で適当な穿通枝を探す。

2. 太くて適当な穿通枝が見つかった場合は，その穿通枝を含みながら，皮弁の長軸をおよそ広背筋の前縁に設定して尾側に切開を進める（②）。
3. このデザインに沿って尾側へ5〜10cmほど切開を加えて術野を展開してから，胸背動静脈を中枢側に剥離して，移植に必要な血管茎を確保する。それと同時に，穿通枝と胸背動静脈（下行枝）から分岐する場所周辺の枝を剥離し，穿通枝皮弁として挙上可能な状態にしておく。

   Advice

   ・この時点で，胸背動脈下行枝は結紮しない。穿通枝の剥離時に，これを傷つけてしまった場合は，下行枝の遠位部から出る細い穿通枝を付けて皮弁を挙上することができるからである。

4. 皮弁前縁側の皮膚切開を延長して必要な大きさの皮弁を確保したら（③），皮弁の後縁側の皮膚を切開し（④），皮弁の遠位から近位に向かって広背筋膜下で皮弁を挙上する。最後に穿通枝が立ち上がる付近の皮膚・脂肪組織と血管を切離すれば，穿通枝皮弁として遊離される。

   Advice

   ・広背筋の前縁付近は筋体が薄いので，皮弁を広背筋筋膜下で挙上する手技は，いったん広背筋を付けて挙上してから筋体を“削ぎ落とす”方が簡単な場合もある。

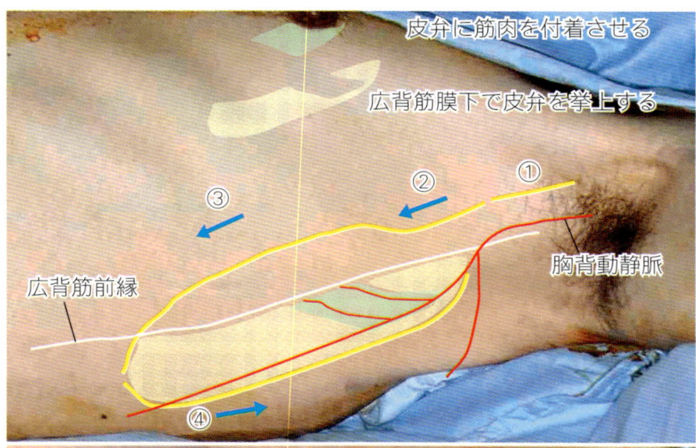

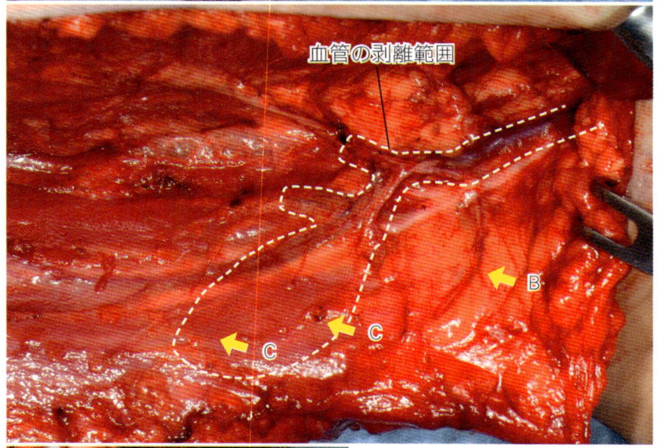

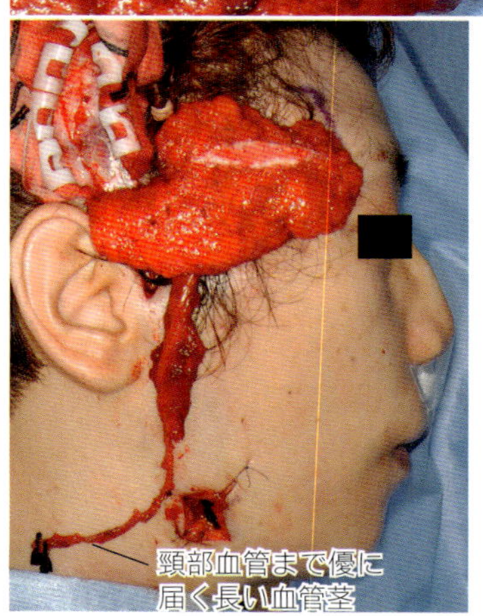

5. 太い穿通枝が存在しない場合は，hilus 付近にある複数の細い穿通枝を少量の筋体を付着させて栄養血管として皮弁を挙上する（総論図 2-b）。また，近位から出る太い穿通枝を傷つけてしまった場合や，より長い血管茎が必要な場合は，より遠位にある細い穿通枝 2〜3 本を栄養血管茎として挙上する（総論図 2-c）。その場合は，①の切開線をそのまま遠位に延長して術野を展開しながら（②），B より末梢にある細い穿通枝を 2〜3 本同定し（C：⇨），その穿通枝に少量の筋肉を付けて栄養血管とする。

点線は剥離範囲であり，皮弁挙上の手順は太い穿通枝があった場合と同様で，③，④のように進めていく。

遠位では，皮弁の長軸を後ろよりに移動させていくことがポイントである。このようにして遠位に皮弁を作成すると，左図のように 15cm 以上の血管茎をもった準穿通枝皮弁を挙上することが可能となる（提示症例の皮弁と比較されたい）。

Advice

・少量の筋肉を穿通枝に付けた準穿通枝皮弁で挙上したとしても，手術や手術結果に影響を与えない。無理に穿通枝皮弁にすることは，時間と労力の無駄であるばかりでなく，移植時の危険を増すことにもなる。

❸ 皮弁の移植

広背筋皮弁ではなく，あえて穿通枝皮弁で挙上する必要のある症例のほとんどは，遊離皮弁としての移植となる。穿通枝がねじれたり過度の牽引がかかったりしないように注意するのは他の穿通枝皮弁と同様で，それ以外は広背筋皮弁と同様である。

❹ 採取部の処置

広背筋皮弁と共通である。

症例　側頭部陥凹変形に対する遊離胸背動脈穿通枝皮弁移植術

20歳代，男性，外傷性頭蓋骨骨折・脳挫傷術後の左側頭部陥凹

受傷2年後に，左側頭部陥凹に対する整容的再建を希望して受診した。左側胸部からの胸背動脈穿通枝皮弁による側頭部増大術を予定した。Hilus付近で太い穿通枝が確認された。この穿通枝は少しだけ筋肉内を走行していたので，これを剥離して皮弁を挙上した。血管茎は6cmほどと短くなったが，浅側頭動静脈の状態が不良であったため，顔面動静脈と血管吻合して側頭部に移植した。術後，耳前部の脂肪弁がやや膨らんでいるが，ほぼ良好な結果が得られた。

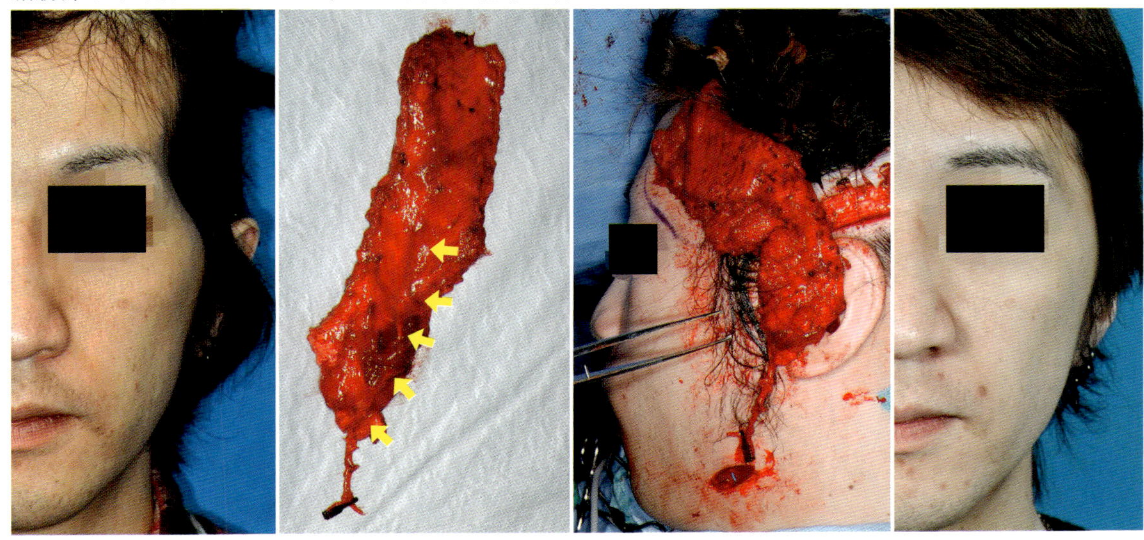

術前　　6×20cm大の皮弁　⇨は穿通枝の走行　　血管茎は短い　　術後2カ月

History & Review

●広背筋穿通枝皮弁の最初の報告。
Angrigiani C, Grilli D, Siebert J: Latissimus dorsi musculocutaneous flap without muscle. Plast Reconstr Surg 96: 1608–1614, 1995

●広義の胸背動脈穿通枝皮弁の最初の報告。
Baudet J, Guimberteau JC, Nascimento E: Successful clinical transfer of two free thoraco-dorsal axillary flaps. Plast Reconstr Surg 58: 680–688, 1976

●広背筋穿通枝の筋肉内剥離が困難な症例があることを報告した論文。
Schwabegger AH, Bodner G, Minkovic M, et al: Thoracodorsal artery perforator (TAP) flap: Report on our experience and review of the literature. Br J Plast Surg 55: 390–395, 2002

●胸背動脈穿通枝の所在部位や口径について報告した論文。
Heitmann C, Guerra A, Metzinger SW, et al: The thoracodorsal artery perforator flap: Anatomic basis and clinical application. Ann Plast Surg 51: 23–29, 2003

●適当な穿通枝がない場合，少量の筋肉を付けた細い複数の穿通枝を茎として皮弁挙上する概念を述べた報告。
Koshima I, Narushima M, Mihara M, et al: New thoracodorsal artery perforator (TAPcp) flap with capillary perforators for reconstruction of upper limb. J Plast Reconstr Aesthet Surg 63: 140–145, 2010

4. 深下腹壁動脈穿通枝皮弁（DIEP flap）

矢野健二・冨田興一

Knack & Pitfalls

◎術前にカラードップラー血流計で下腹部に太い穿通枝があるか否かを確認する
◎ CT アンギオグラフィーで深下腹壁動静脈の筋肉内の走行を確認し，穿通枝の位置も再確認する
◎ CT アンギオグラフィーは手術中の穿通枝剥離のシミュレーションに役立つ
◎下腹部に欠損組織に相当する皮下脂肪が存在することを確認する
◎穿通枝が立ち上がる血管が内側列か外側列かを確認し，それによって皮弁のデザインを考慮する

深下腹壁動脈穿通枝皮弁（deep inferior epigastric perforator flap：DIEP flap）は腹直筋を犠牲にせず，臍周囲の太い穿通枝とそれに連続する深下腹壁動静脈のみを茎とする皮弁であり，腹直筋皮弁に比べると機能的な損失がほとんどない。1989年に Koshima らにより報告された。欧米で乳房再建への応用が報告され世界的に普及するようになった。ただ，本皮弁は腹直筋内の運動神経を温存しながら細い血管を丁寧に剥離しなければならず，わが国ではその手技の煩雑さや不確実性を併せもつことにより，いまだ一般的な再建手技となっていないのが現状である。最近では皮弁の血行を増加させる目的で，両側の血管柄を採取し，皮弁内血管吻合を行う手術も開発された。この手技により下腹部全体の組織を安全に移植することが可能となった。

血行形態

臍より尾側の下腹部脂肪組織を移植材料として用い，栄養血管は下腹壁動静脈である。下腹壁動静脈は外腸骨動静脈から分岐した後，筋体の外側から臍方向に向かって走行し，弓状線の尾側 3～5cm の部位で筋体内に入る。その後，多くの血管は内側枝と外側枝に分岐し，筋枝を多数周囲に出しながら筋肉内を上行する（図 1）。そして，臍周囲で内側枝・外側枝から数本の太い穿通枝が分岐し，前鞘を貫いて細い枝を出しながら放射状に下腹部の脂肪および皮膚を栄養する。筋肉内の血管走行には変異が多くあり，術前に CT アンギオグラフィーで血管走行を確認しておくことが重要であり，手術時間の短縮にも繋がる（図 2）。皮弁挙上に使用する穿通血管は最も太い血管を使用するが，一般に径 1mm 以上の穿通血管は臍周

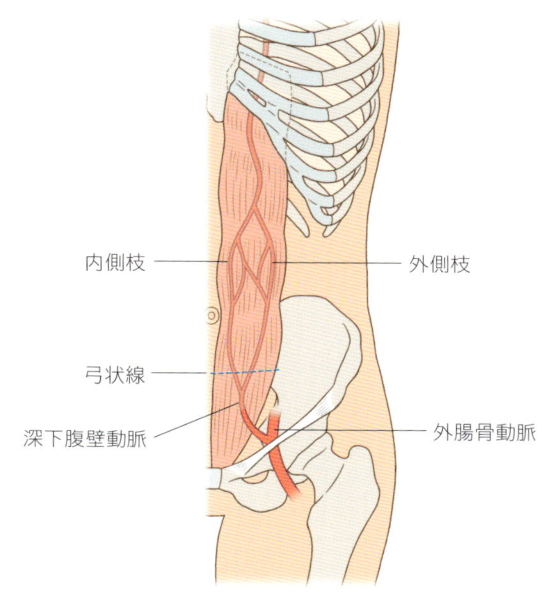

図 1　下腹壁動脈の解剖学的所見

下腹壁動静脈は外腸骨動静脈から分枝した後，筋体の外側から臍方向に向かって走行し，弓状線の尾側 3～5cm の部位で筋体内に入る。その後，多くの血管は内側枝と外側枝に分岐し，筋枝を周囲に出しながら筋肉内を上行する。

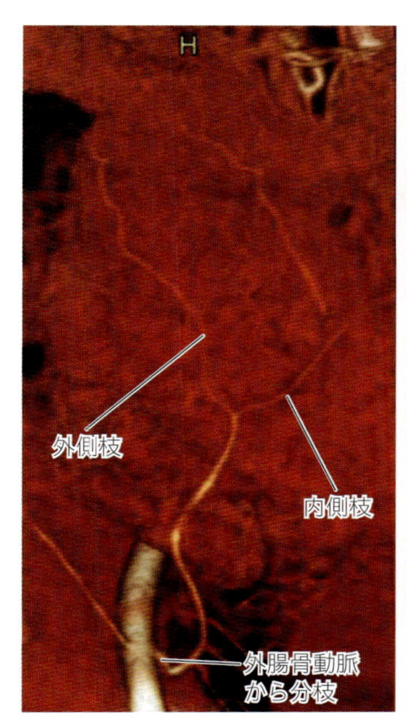

外腸骨動脈から分枝したのち，内側枝と外側枝に分岐して上行する

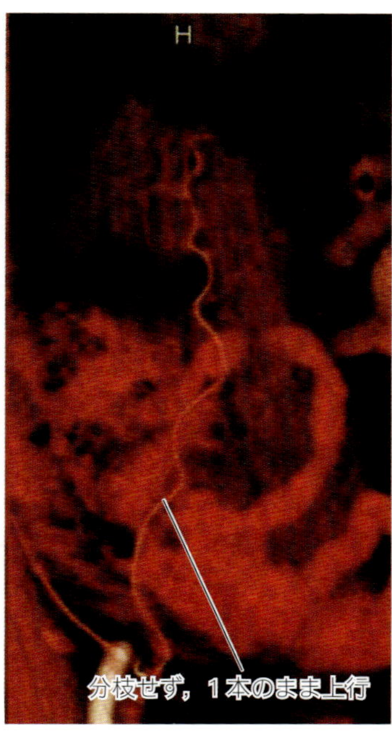

外腸骨動脈から分枝したのち，分岐せず，１本で外側列を上行する

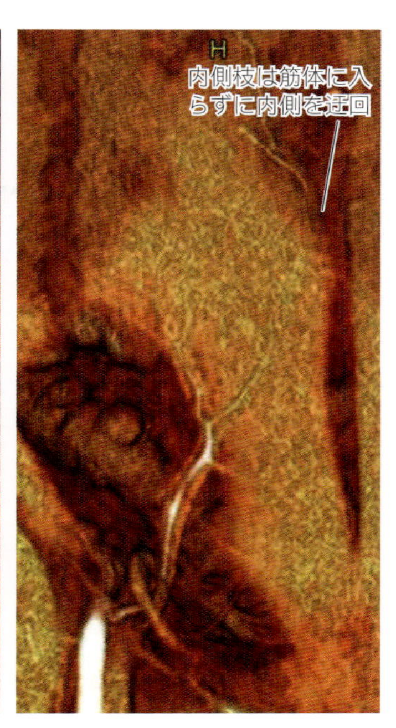

外腸骨動脈から分枝したのち，内側枝は筋体に入らずに内側を回って筋鞘を貫通する

図２　下腹壁動脈の変位（CT アンギオグラフィー）

囲に多く分布しており，密なネットワークを形成し下腹部片側の皮膚脂肪組織ほぼ全域を栄養している。一方，下腹部の皮膚脂肪組織は浅下腹壁動脈（SIEA）によっても栄養されている。SIEA flap を皮弁として挙上することも可能であるが，通常血管柄が短く口径が小さいために単独での皮弁としては使用しづらい。ただ，SIEA と太い DIEP はネットワークを形成しているため，術前 CT で確認しておくと有用である。

適応

DIEP flap は臍周囲の穿通枝を栄養血管として挙上するので，有茎皮弁として用いる場合は，上腹部から側腹部および会陰部の組織欠損の修復に対して使用可能である。ただ，下腹部の脂肪は厚いため，それを考慮して再建を計画しなければならず，必要に応じて皮弁の thinning を考慮する。

遊離皮弁として DIEP flap を用いる最も良い適応は，乳癌術後の乳房再建である。比較的乳房が大きく乳癌術式が乳房切除術，skin-sparing mastectomy，nipple-sparing mastectomy などの場合が良い適応である。患者の下腹部に十分な脂肪組織および太い穿通枝を有することが前提となる。その他の再建でも，比較的大きな組織欠損で柔らかい組織のみの充填が必要な場合に有用である。

1. Single pedicle DIEP flap

基本的には左右いずれかの最も太い穿通枝１本を含む皮弁である。メインの血管があまり太くなく同側列に穿通血管が認められる場合は，同側列の穿通枝を２本以上含めて挙上する。内側列と外側列の両側を使用する場合はその間の筋体を切離する必要があり，適応を考慮する必要がある。下腹部片側の容量で十分な症例に使用する。

2. Double pedicle DIEP flap

DIEP flap は腹直筋皮弁と比べると血流量が少なく生着範囲に限界があることが欠点の１つである。したがって，下腹部全体の組織移植が必要な症例には皮弁内血管吻合を考慮する必要がある。

手技

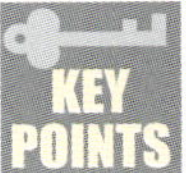

- 術前に臍周囲の穿通血管を十分検索する
- 最も太い穿通枝を含めるようにする
- 大きな皮弁が必要な場合には皮弁内血管吻合を考慮する
- 腹直筋の運動神経である肋間神経を損傷しないようにする

❶ デザイン

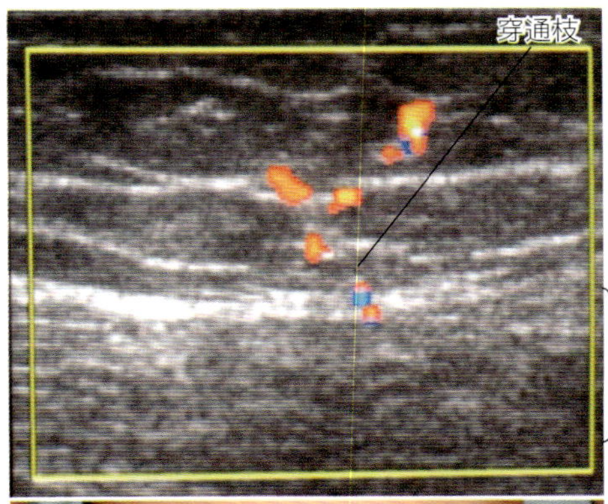

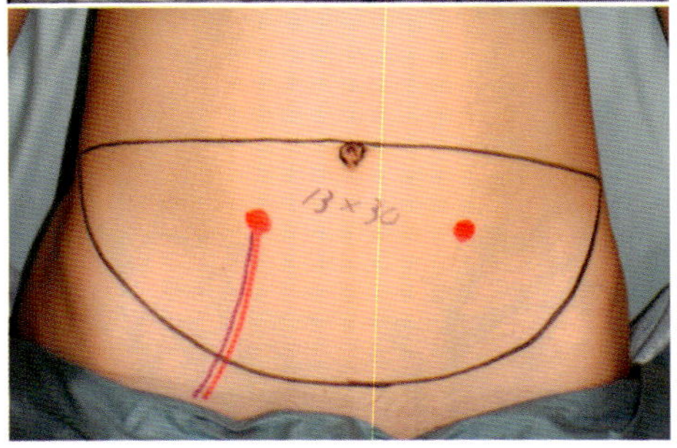

術前にカラーレーザードップラー血流計を用いて下腹部，特に臍周囲の穿通血管を検索する。穿通枝が筋鞘を貫いて立ち上がる位置および筋肉内の血管走行を確認する。最も太い穿通枝についてドップラー血流計で動脈音を聴取して，その位置をマーキングする。

再建部位の皮膚や組織欠損量により皮弁のデザインは異なるが，片側のみ採取すると縫合後に腹部の変形を残すので，通常は左右対称形に皮弁を採取する。臍の上端を皮弁の上縁とし，下に凸の舟形の皮弁をデザインする。通常，皮弁の大きさは13×30cmである。

Advice

- CTアンギオグラフィーを撮影し穿通血管の筋肉内走行を検索しておくと，手術における血管剥離操作のシミュレーションとなるため有用である。
- 皮弁は紡錘形のデザインでは創縫縮時に両端のdog earが目立つが，舟形のデザインではdog earを軽減することができる。
- 太い穿通枝が臍の高さより頭側にある場合は，皮弁の上縁を臍より頭側にデザインして穿通枝を皮弁にしっかり含める。

❷ 皮弁の挙上（採取）

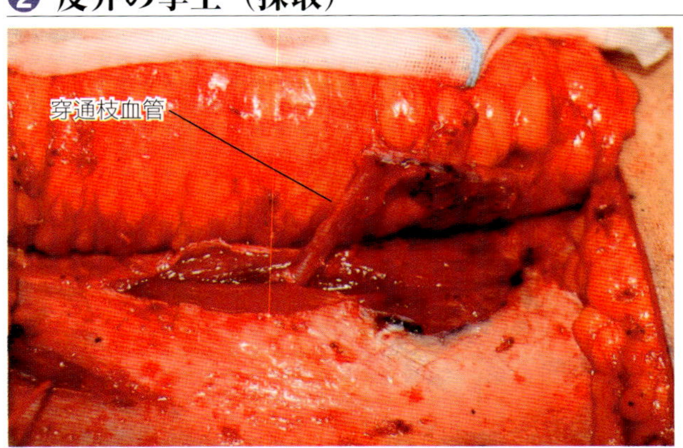

最初に臍周囲を切開し，筋膜上まで剥離して臍を遊離した後，皮弁周囲の皮膚切開を行う。穿通枝側の皮弁の外側から外腹斜筋膜上で剥離挙上する。腹直筋前鞘外側縁に到達した後，穿通枝を損傷しないように丁寧に剥離して数本の穿通枝を同定する。

Advice

- 皮切前のボスミン注射は皮下の浅い層に打つ。深い層に打つと穿通枝を直接傷つけたり，穿通枝が収縮して見つけにくくなるため避ける。
- 筋膜を穿通する部位の穿通枝動脈が1mm以上の径を有するようであれば1本の穿通枝で皮弁を挙上し，1mm以下の径であれば2〜3本の穿通枝を含めて挙上する。

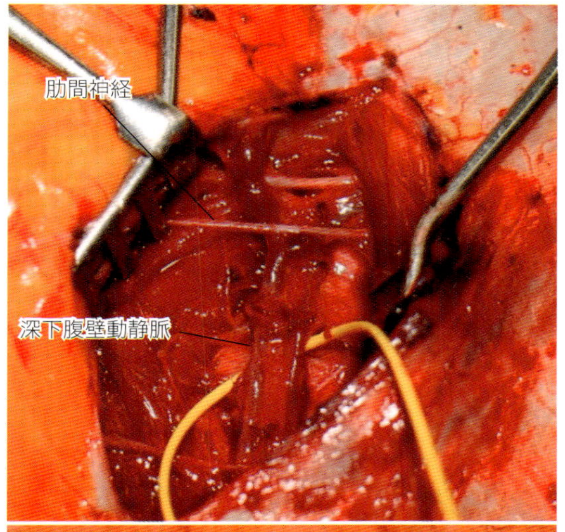

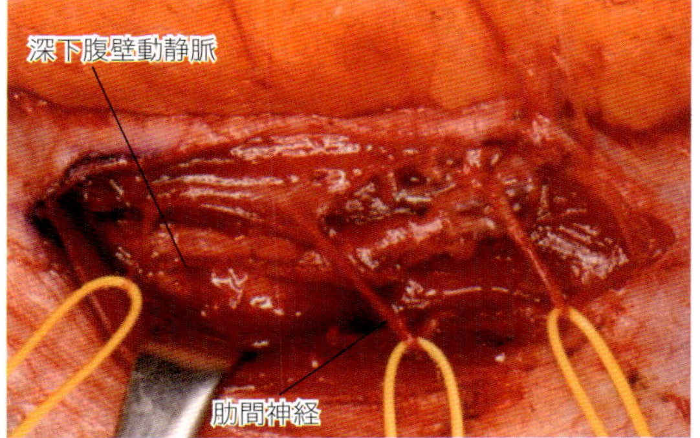

1. 穿通枝の剥離（前鞘から筋体裏面まで）

目的とする穿通枝の周囲全周を筋膜上で剥離し，穿通枝の外側5mmで筋鞘に切開を加え，そこから尾側に向かい筋鞘を縦に切開する。穿通枝が筋肉から立ち上がっているのを筋鞘の裏面から確認する。穿通枝が走行する筋肉内を逆行性に筋線維に沿って縦に開き，穿通枝を露出する。

穿通枝血管から分枝する筋枝を丁寧に細いナイロン糸またはリガクリップを用いて結紮切離するが，細い筋枝はバイポーラにより凝固切離してもよい。

Advice

・血管剥離をする際にどうしても神経を切らなければ皮弁挙上できないこともあるが，その時には神経をいったん切離し，神経両断端に目印を付けておいて皮弁採取後に再吻合する。

血管を筋体裏面の後鞘に到達するまで剥離し，筋体から遊離するのを確認する。

Advice

・ある程度剥離して筋体に開創器を装着すれば1人でも剥離しやすい。
・血管と交差する運動神経を傷つけないように注意しながら中枢側に剥離する。

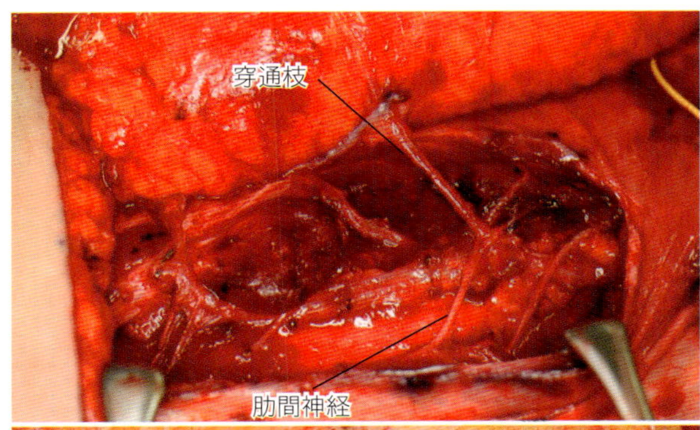

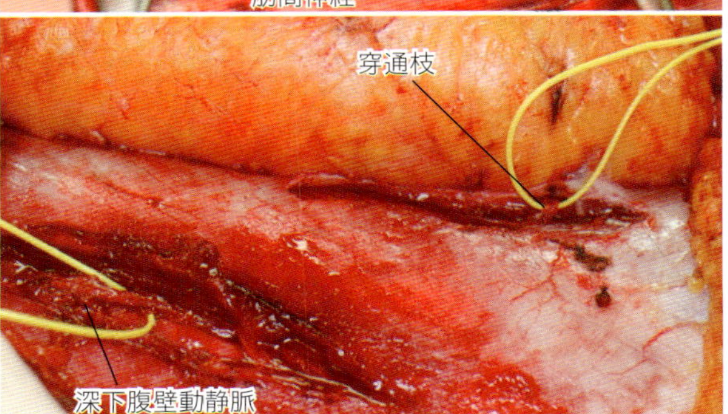

2. 穿通枝の剥離
（筋体裏面から深下腹壁動静脈基部まで）

腹直筋外側縁で弓状線レベルの筋鞘から尾側へ向かって新たな切開を入れ，筋体の外側縁で筋肉下の脂肪織内を走行する深下腹壁動静脈を確認する。深下腹壁動静脈を頭側にたどり，先ほど剥離した血管と連続させる。

深下腹壁動静脈本幹を尾側にたどり，外腸骨動静脈の分枝部まで剥離する。分岐部近くには多くの分枝があるので，リガクリップを用いて丁寧に結紮切離する。最後に，筋鞘穿通部位で穿通枝周囲に筋鞘を約5mm付着して筋鞘を切離し，血管の剥離を終了する。

Advice

・血管剥離の際に外側縁から筋鞘を貫いて横走する肋間神経を損傷しないように十分注意する。
・穿通枝周囲の筋鞘（fascia cuff）は穿通枝の狭窄や攣縮予防に重要であるため，必ず付けるようにする。

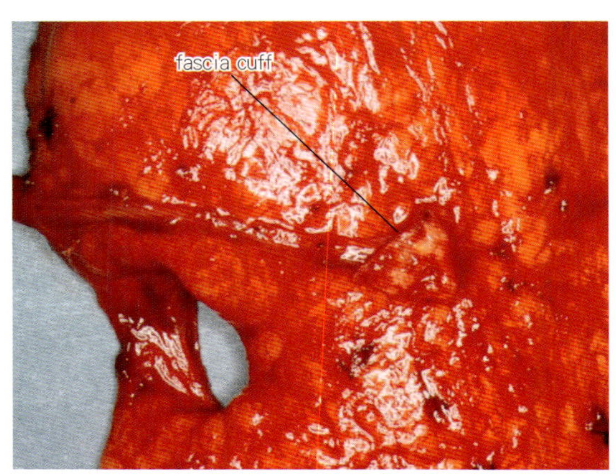

3. 皮弁の挙上

血管剥離終了後，血管柄と反対側の皮弁を筋膜上で剥離する。皮弁の血管剥離終了後，皮弁は1～数本の穿通枝のみで栄養されている状態となるので，その時点で皮弁の血流を確認する。

片側下腹部の組織量で再建する組織が賄える場合は，Zone Ⅳ全体とZone Ⅱの約半分はこの時点で切除する。再建において皮弁の皮膚がまったく不要であればこの時点で皮弁全体を脱上皮する。再建に下腹部組織の60～70%以上が必要な場合は，両側の深下腹壁動静脈を血管柄として挙上する。

Advice ・挙上した皮弁は通常，Zone Ⅳはうっ血している（Zone Ⅱも少しうっ血していることが多い）。

4. 血管切離

皮弁の血管柄を外腸骨動静脈の分枝部で深下腹壁動静脈別々に結紮切離して，皮弁側の血管にはマイクロクリップを架けて皮弁を採取する。

Advice ・深下腹壁動静脈の結紮は創の深部であるためサージクリップを用いると簡便である。

❸ 皮弁の移動（移植）

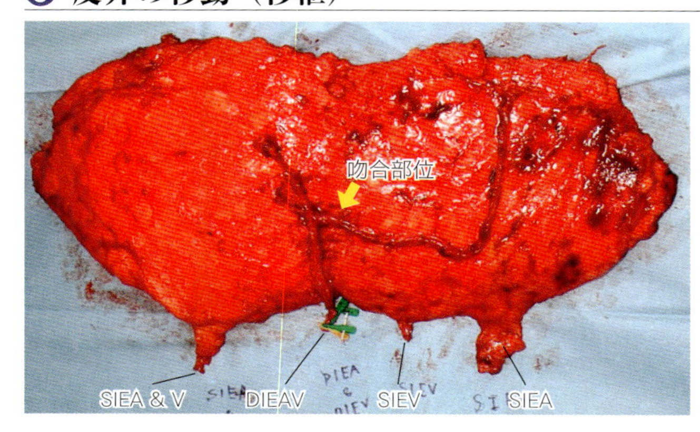

両側穿通枝皮弁内吻合

皮弁の血管柄を切離し皮弁挙上した後，皮弁内血管吻合が必要な場合には先に行う。通常，一方の血管柄を他方の血管柄の中枢端もしくは内外側列血管分岐部の切離した血管と端々吻合する。

その後，皮弁を再建部に移し血管吻合部位に緊張がかからないように皮弁を仮止めした後，顕微鏡下に動静脈の血管吻合を施行する。

❹ 採取部の処置

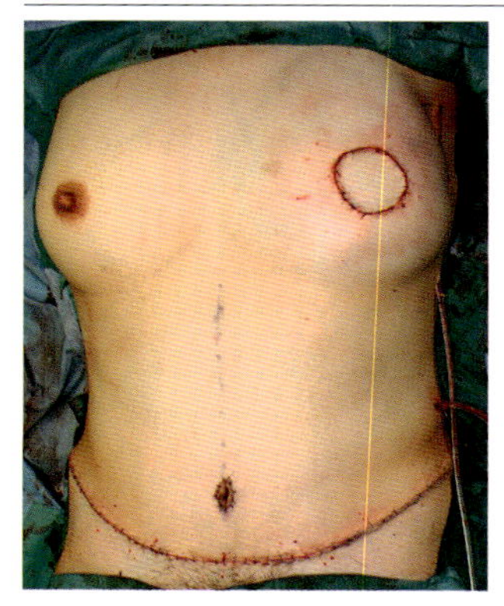

皮弁採取部の縫合直後

腹部の創を縫合閉鎖する前に切離された運動神経があればそれを再吻合する。剥離した筋体の縫合は特に必要ないが，筋鞘はしっかり縫合固定する。筋鞘は切除されていないため縫合固定は容易である。その後，生食で創面を洗浄し，臍に3-0絹糸をかけて糸を長く残しておく。臍を出す位置を決定し，腹部皮膚にマーキングする。臍の作成予定位置に縦型に紡錘形皮膚切除を行う。その小孔から臍にかけた絹糸を出して縫合固定する。その後，dog earを生じないように外側から創の縫合閉鎖を行う。

血管吻合部位の創閉鎖の前に吻合血管のねじれや折れ曲がりの有無を再度確認する。ドレーンの先端が吻合血管に接触しないように陰圧吸引ドレーンを留置し，創を縫合閉鎖する。

Advice

・臍を出す位置は，臍にあまり緊張がかからない程度に頭側寄りの方が整容的に良好である。

❺ 術後管理

微小血管吻合後は術後の血流チェックが重要となる。血流不全の可能性が最も高いのは術後48時間であり，その間は4時間ごとの血流チェックを行う。皮弁が埋入されている場合でも穿通枝の音がドップラー血流計で聞こえる場合はドップラー血流計によるチェックを行うが，聴取されない場合にはカラーレーザードップラーで血流を直接観察するのが有効である。カラーレーザードップラーは皮弁内の血管の状態を明瞭に描出し，穿通枝の吻合状態も確認することができる。

症例 1 乳房温存手術＋放射線療法施行後変形に対する遊離 DIEP 皮弁移植術

61歳，女性，右乳癌

右乳癌に対して乳房温存手術と放射線治療が施行されており，乳房尾側を中心とする強い陥凹変形を認めた。多くの組織を補充する必要があり，DIEP flap による再建を計画した。乳房尾側の拘縮を来たした皮膚を切除し，頭側に皮下剥離を行ってスペースを確保した。左内側列の穿通枝を含めた左下腹部の Zone Ⅰ，Ⅲの DIEP flap を挙上して皮弁を組織欠損部に移動した。患者を半坐位にして乳房下溝線を決定し，皮弁下縁を縫合固定した。Zone Ⅲの脂肪組織は必要量のみを頭側の皮下ポケットに挿入した。下腹壁動静脈は右内胸動静脈と吻合した。術後3年，乳房の大きさ・形ともほぼ対称的である。

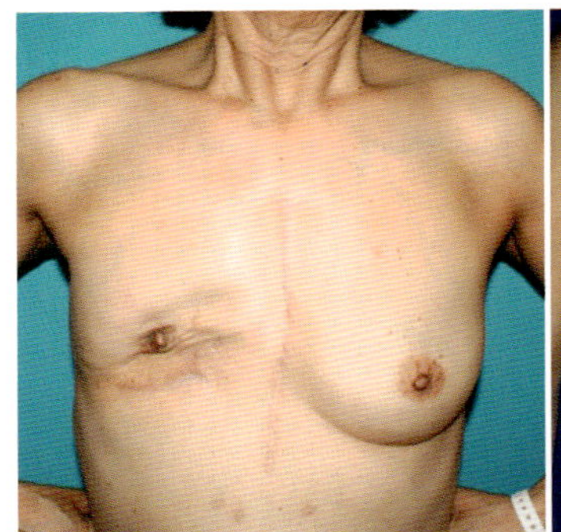

術前の強い陥凹

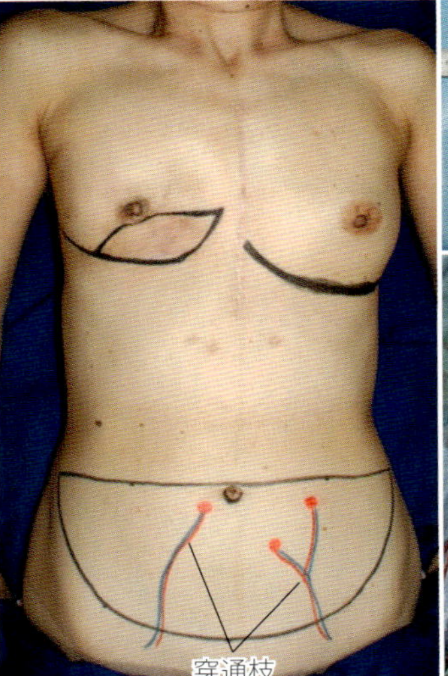

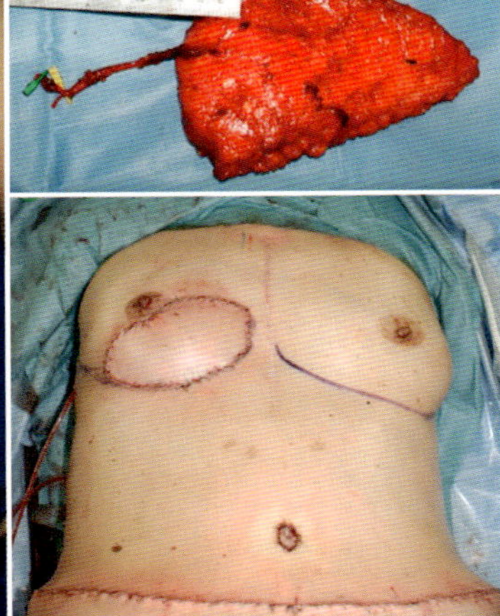

皮弁採取部の縫合直後

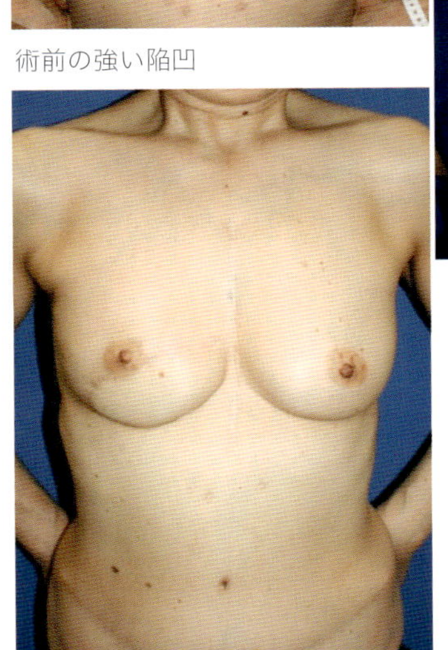

術後3年
若干の乳輪乳頭の位置異常を認める

症例 2 乳癌（胸筋温存乳房切除に対する遊離 DIEP 皮弁移植術を用いた一次二期乳房再建

46歳，女性，左乳癌

左乳癌に対して胸筋温存乳房切除術を施行され，同時にエキスパンダーを大胸筋下に挿入した。切除乳腺重量は490gであった。エキスパンダー内に生食を注入しほぼ対称的な大きさとなった。下腹部に32 × 12cm の皮膚切開を行い，左側内側列穿通枝1本と右側内側列穿通枝1本を含め両側 pedicle で皮弁挙上した。全皮弁重量650gのうち538.2g（約83%）を使用した。右側外側枝と左深下腹壁動静脈本幹を皮弁内吻合した（動脈1本：9-0ナイロン，静脈1本：1.5mm自動吻合器）。エキスパンダー抜去後，大胸筋上を剥離して，大胸筋を胸壁側に固定した。3Dプリンターを用いて作成した乳房鋳型を使用し乳房マウンド形成した。その後，皮下に皮弁を挿入し，内胸動静脈と吻合した。乳頭は健側乳頭半切移植により再建し，乳輪は内側大腿基部からの植皮により再建した。術後2年，乳房の大きさ・形ともほぼ対称的である。

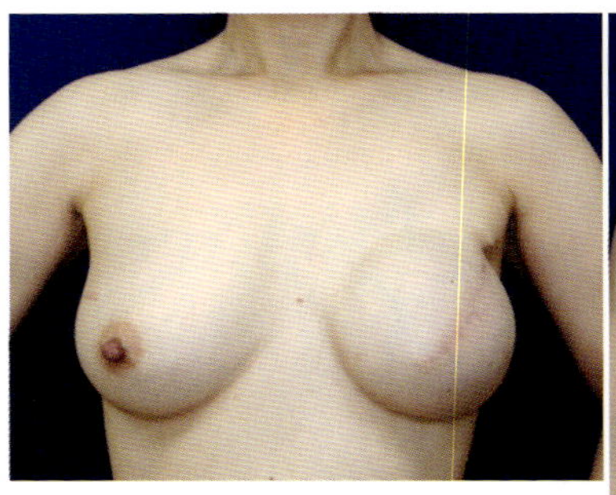

ナトレル133エキスパンダーMV-13を大胸筋下に挿入した

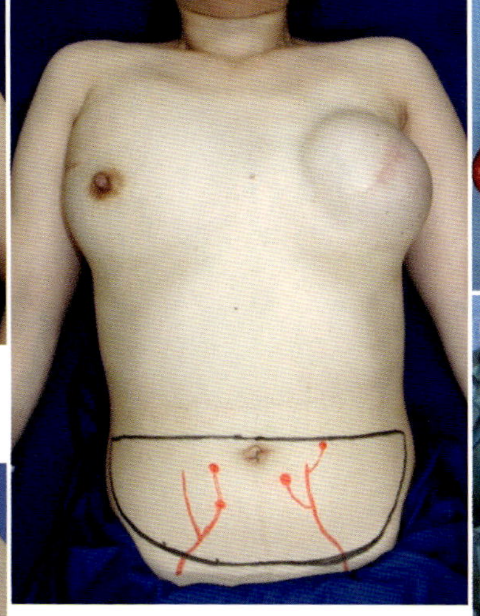

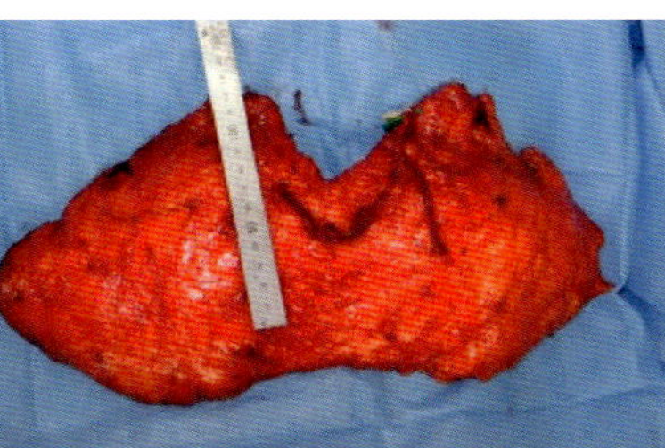

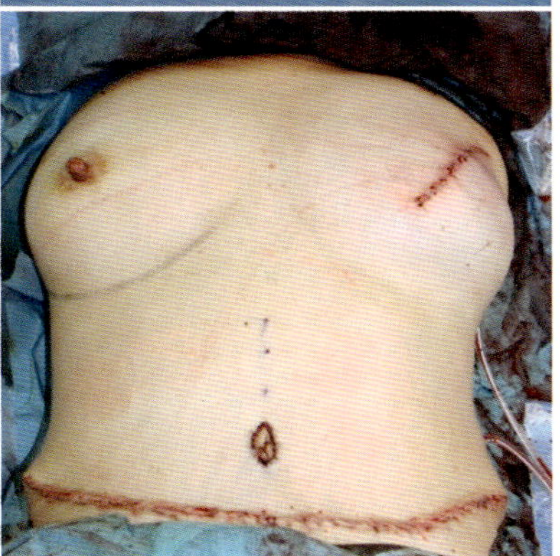

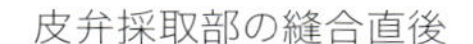

皮弁採取部の縫合直後

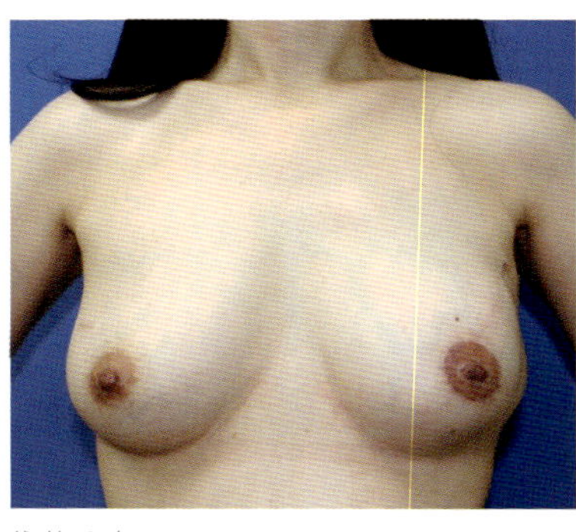

術後2年

History & Review

●DIEP flapを開発し初めて報告した。
Koshima I , Soeda S: Inferior epigastric artery skin flaps without rectus abdominis muscle. Br J Plast Surg 42: 645–502, 1989

●DIEP flapを用いた乳房再建を報告した。
Allen RJ, Treece P: Deep inferior epigastric perforator flap for breast reconstruction. Ann Plast Surg 32: 32–38, 1994

●DIEP flapを用いた乳房再建を報告した。
Blondeel PN, Boeckx WD: Refinements in free flap breast reconstruction: The free bilateral deep inferior epigastric perforator flap anastomosed to the internal mammary artery. Br J Plast Surg 47: 495–501, 1994

●free DIEP flapとfree TRAM flapのドナーの術後機能を評価検討した。
Blondeel PN, Vanderstraeten GG, Monstrey SJ, et al: The donor site morbidity of free DIEP flaps and free TRAM flaps for breast reconstruction. Br J Plast Surg 50: 322–330, 1997

●深下腹壁動静脈と穿通枝の血管解剖学的検討を報告した。
El-Mrakby HH, Milner RH: The vascular anatomy of the lower anterior abdominal wall: A microdissection study on the deep inferior epigastric vessels and the perforator branches. Plast Reconstr Surg 109: 539–543, 2002

●皮下に埋入したDIEP flapのドップラー血流計によるモニタリングを報告した。
Yano K, Hosokawa K, Nakai K, et al: Monitoring by means of color Doppler sonography after buried free DIEP flap transfer. Plast Reconstr Surg 112: 1177, 2003

●3D撮影データと腹部脂肪厚から必要組織体積と採取可能皮弁体積を予測した。
Tomita K, Yano K, Hata Y, et al: DIEP flap breast reconstruction using 3-dimensional surface imaging and a printed mold. Plast Reconstr Surg Glob Open 3: e316, 2015

5. 殿部の穿通枝皮弁

前川二郎・鍵本慎太郎

Knack & Pitfalls

- ◎殿部にはいくつかの穿通枝が存在するが，術前にMDCTやドップラーエコーなどで評価しておく
- ◎術前の穿通枝の評価は術中と同体位で行うことが望ましい
- ◎筋間の穿通枝を剥離することで自由度の高い穿通枝皮弁が挙上できる
- ◎褥瘡の治療では，術後の再発を考慮した手術計画をたてることが必要である
- ◎遊離皮弁として乳房再建に用いる場合，術中の体位変換，剥離の煩雑さ，血管柄の長さなどに留意して手術を計画する

穿通枝皮弁は「筋膜または筋を含めず皮膚と脂肪から構成され，1または数本の穿通枝によって栄養される皮弁」と定義されており，仙骨部褥瘡に対して，1993年Koshimaらは初めて報告している。

穿通枝皮弁は，筋膜皮弁や筋皮弁と比較し採取部の犠牲が少なく，また有茎皮弁と比較してもデザインの自由度が高く移動距離も大きい。利点の多い皮弁で非常に有用であるが，血管茎の剥離操作が煩雑であること，穿通枝の解剖学的変異が多く存在することから，難易度が高い手法であるともいえる。

殿部皮膚には後述するように種々の血管から多数の穿通枝が分布している。再発しやすい褥瘡の特性もあいまって，採取部の犠牲が少ない穿通枝皮弁は褥瘡に対する最適な再建材料といえる。また上殿動脈，下殿動脈の穿通枝は比較的長く血管茎を確保できるので，褥瘡以外に乳癌術後の遊離皮弁による乳房再建にも用いられる。汎用性のある有用な皮弁の1つである。

血行形態

腰殿部皮膚には，上殿動脈，下殿動脈，外側仙骨動脈，内陰部動脈，大腿深動脈の第1穿通枝，外側大腿回旋動脈上行枝，腰動脈より穿通枝が現れる（図1，2）。上殿動脈は後上腸骨棘と大転子を結ぶ線の後上腸骨棘から1/3のところに位置し，これを中心に数本の穿通枝が現れる。上殿動脈まで剥離を進めると東洋人では6～7cmの血管柄が得られる。また下殿動脈は上殿動脈の約5cm下方で梨状筋の下縁より出て，大殿筋下を下方に向かって後上腸骨棘と坐骨結節を結ぶ線に沿って走行し穿通枝を出す。下殿動脈まで剥離すれば10cm前後の血管柄が得られる。下殿動脈の方が上殿動脈よりも走行が長く，穿通枝も多い。Koshimaらは死体解剖により大殿筋を貫く穿通枝は20～25本であったと報告しており，殿部には非常に多くの穿通枝が存在する。

適応

穿通枝は術前にMDCTや超音波ドップラーで評価するのが好ましいが，多くの穿通枝があるためおおむね問題なくいずれかの穿通枝を皮弁内に含めることが可能である。仙骨部や坐骨部，大転子部の褥瘡に対して穿通枝皮弁は前述の通り良い適応である。穿通枝を筋体内まで剥離することで自由度の高い皮弁となるが，穿通枝を筋体内まで剥離せずともある程度の皮弁移動距離が得られる。欠損部と皮弁の位置から，皮弁の移動距離をみて血管茎の剥離範囲を判断する必要がある。

また殿部の穿通枝皮弁は遊離皮弁として乳房再建に用いることも可能である。上殿動脈穿通枝を用いる場合はS-GAP（superior gluteal artery perforator）flap，下殿動脈穿通枝を用いる場合はI-GAP（inferior gluteal artery perforator）flapと呼ばれる。ただしDIEP flapと比較し，術中2回の体位変換が必要，血管柄が短い，剥離が難しい，採取部位の左右差が生じる，生毛やスト

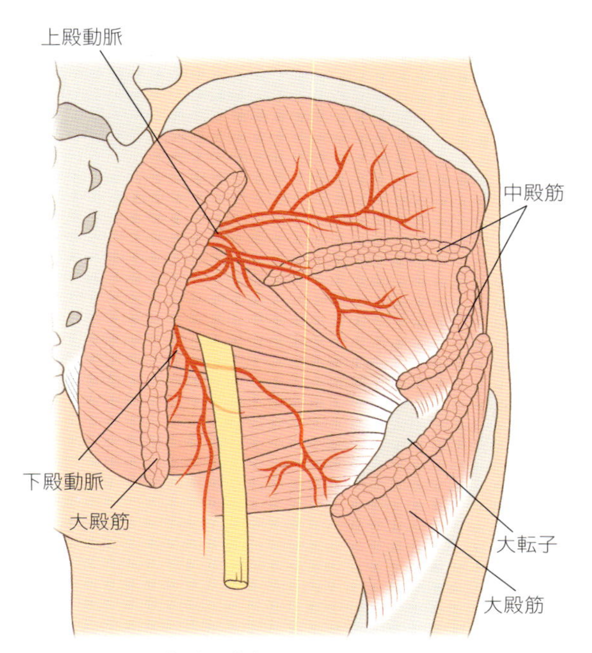

図1 上下殿動脈の走行のシェーマ

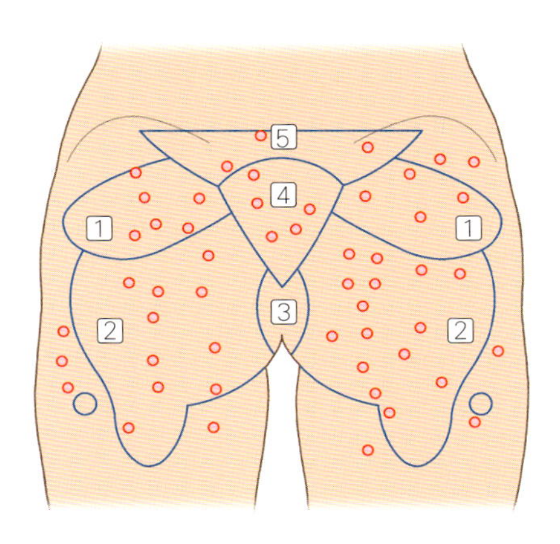

1 上殿動脈 2 下殿動脈 3 内陰部動脈
4 外側仙骨動脈 5 腰動脈

図2 大殿筋を貫く穿通枝

1〜5 の各領域に多数の穿通枝が現れる。

レッチマークがあり皮弁皮島が利用できないなど，適応が限られる。しかし殿部の皮下脂肪には線維性結合織が多く含まれ，厚く硬いため，突出した胸の形を形成しやすい。そのため出産希望のある若年者（DIEP flap が利用できない）の場合や，痩せ体型で健側乳房の突出が明瞭で，かつ厚みを有する場合に適応になる。

また遊離皮弁として用いる場合は採取部位の整容性に留意する必要がある。片側の S-GAP flap あるいは I-GAP flap を用いる場合，皮弁を大きくとればとるほど，術後の採取部位の左右差が目立つ。このような左右差を考慮して両側を用いる場合もある。

合併症

穿通枝皮弁の採取に伴う合併症には感染，瘻孔形成，漿液腫，採取部位の変形がある。褥瘡に用いる場合は組織採取部が創部と連結するので，よく洗浄，止血を行い，陰圧ドレーンを入れ死腔を生じさせないようにする。また乳房再建などに用いる際は皮弁採取部の整容性も問われるので，皮弁採取による皮弁採取部の変形が目立たないような配慮が必要である。

有茎大殿筋穿通枝皮弁

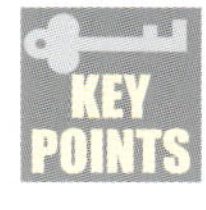

- 筋間の穿通枝を剥離することで自由度の高い穿通枝皮弁が挙上できる
- 褥瘡の治療では，術後の再発を考慮した手術計画をたてることが必要である

❶ デザイン

穿通枝を術前にドップラー，MDCT などで確認しておく。術中はドップラーを用いて穿通枝を再度確認し，欠損範囲を十分被覆できる皮島，移動距離が得られるように考慮して皮弁をデザインする。

本症例（仙骨部褥瘡）では穿通枝（⇨）を３本確認し，bilobed flap をデザインした（赤線）。

Advice

・複雑な形の皮弁を用いると再発時に近隣の皮弁を挙上する妨げになるので，なるべくシンプルなデザインを考慮する。

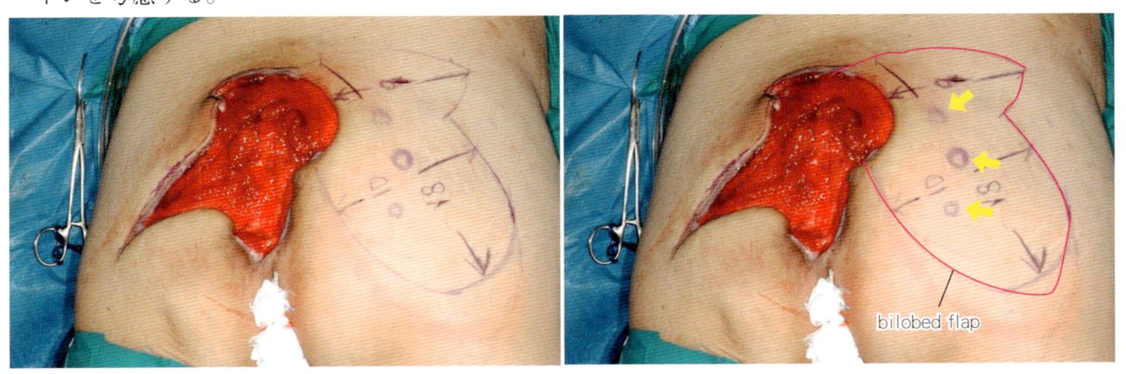

術直前　　皮弁デザイン（シェーマ）

❷ 皮弁の挙上

皮弁挙上前に創部をデブリードマンしておき，適宜皮弁デザインを修正する。

皮弁の挙上はまず皮膚から筋膜下に入り，筋膜直下を剥離する。途中，穿通枝が立ち上がるので，ベッセルテープをかけて確保しておく。

皮弁が目的の位置に十分に移動できるよう，妨げになる軟部組織を鈍的に剥離する。また移動の妨げになる穿通枝は処理する。穿通枝を結合組織や筋肉から剥離することで皮弁の移動量が増加するが，かえって血管の捻れや攣縮を来たすこともある。創縁からの出血を確認しながら，穿通枝の処理や剥離範囲を判断する。

Advice

・穿通枝血管を完全に周囲結合組織から剥離する必要は必ずしもない。皮弁血流を確認しながら，穿通枝の処理や剥離範囲を判断する。

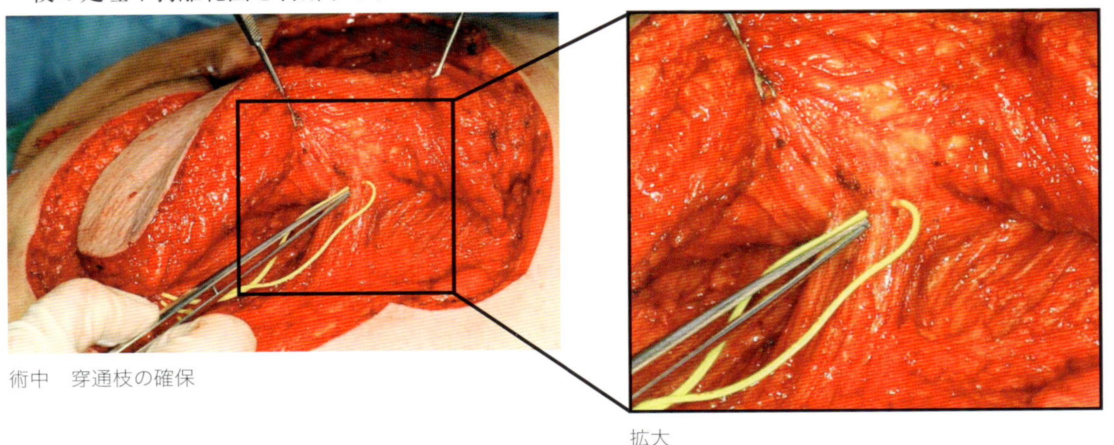

術中　穿通枝の確保

拡大

❸ 皮弁の移動

穿通枝のねじれや緊張に留意する。本症例では皮弁を 100° ほど回転し移動させている。穿通枝３本のうち１本は移動量が制限されるため切離した。

❹ 皮弁採取部の処置

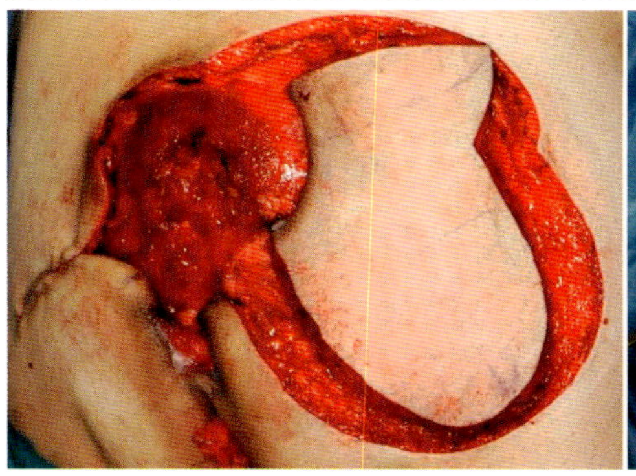
皮弁移動前

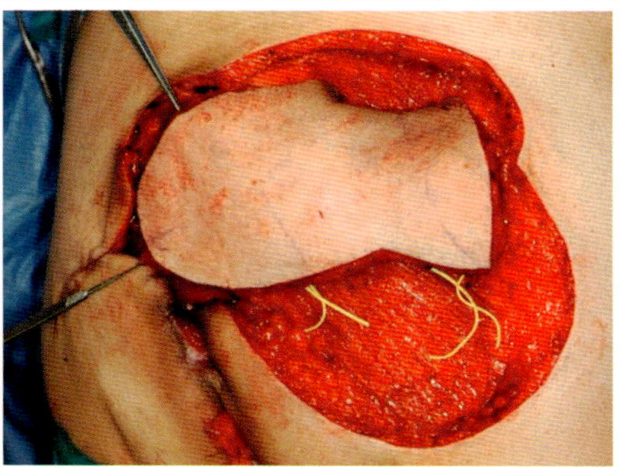
皮弁移動後

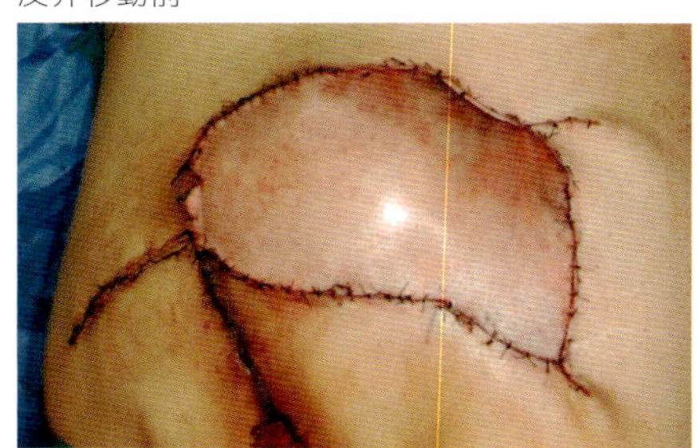
術直後

皮弁採取部には陰圧ドレーンを入れ，死腔の形成を予防する。本症例では左右殿部皮下に2本の陰圧ドレーンを挿入している。

Advice

・死腔の十分な充填，皮弁血流の確保，術後うっ血予防がいずれも重要である。

症例 1 仙骨部褥瘡に対する有茎大殿筋穿通枝皮弁移植術

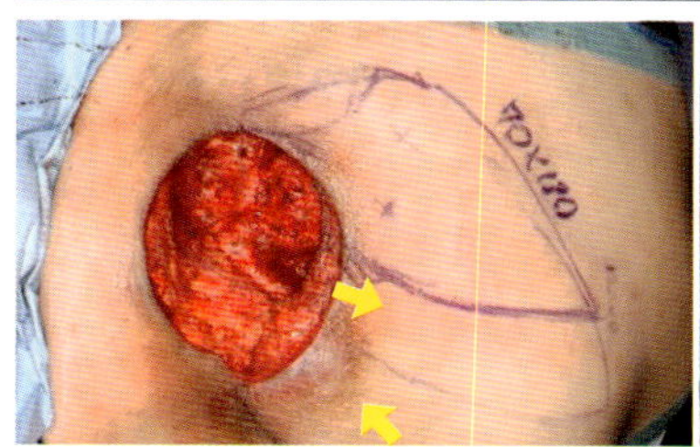
有茎大殿筋穿通枝皮弁
術前デザイン（創デブリ後）

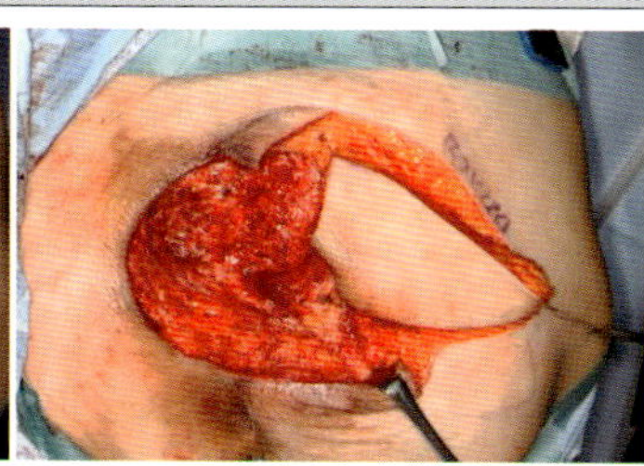
皮弁挙上後

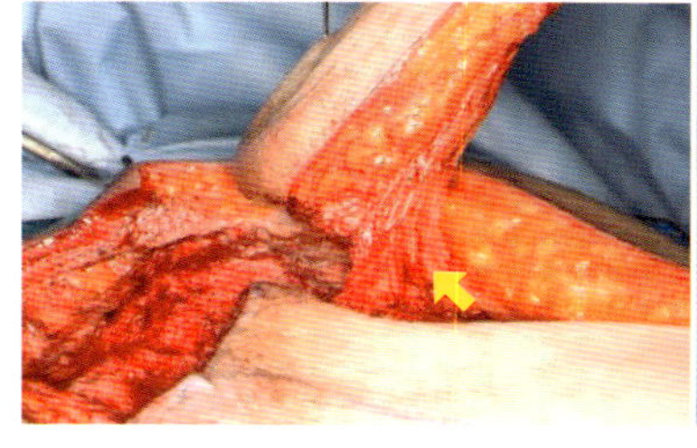
大殿筋穿通枝

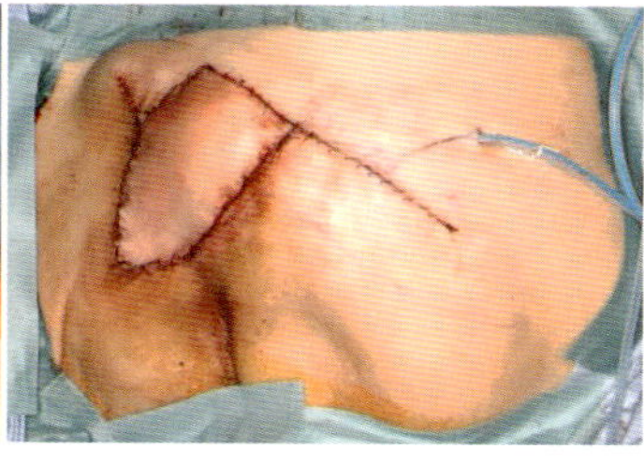
術直後
十分な移動距離が得られ緊張なく創閉鎖できている。皮弁の血流も良好でありうっ血もない

86歳，女性，仙骨部褥瘡

自宅で形成した仙骨部褥瘡に対し，有茎大殿筋穿通枝皮弁による創閉鎖を行った。

創部をポケットを含めて十分被覆できるように，大殿筋穿通枝（⇨）を入れた皮弁をデザインした。筋膜下で遠位より皮弁を挙上し，穿通枝を温存した。十分な移動距離が得られたため，筋肉内の穿通枝の剥離はせず，閉創した。術後，皮弁は全生着した。

Advice

・大殿筋の筋肉内穿通枝を剥離する場合は，開窓器などで術野を十分に確保し，穿通枝を損傷しないように留意する。

症例 2 遊離大殿筋穿通枝皮弁移植術を用いた乳房再建

40歳，女性，右乳癌に対する skin-sparing mastectomy 後，右 S-GAP flap による二次二期乳房再建術

エキスパンダーによる胸部皮膚拡張後，二期的に乳房再建術を行った。再建術前に超音波ドップラーで右殿部の大殿筋穿通枝を確認した（⇨）。再建手術はまず仰臥位で行い，エキスパンダーを抜去し，移植床血管を確保後，腹臥位で皮弁を挙上した。皮弁採取部を単純閉創後，仰臥位で血管吻合を行い，乳房マウントを作成した。S-GAP 再建術後約2年で乳輪乳頭形成を行い，良好な乳房形態が得られている。

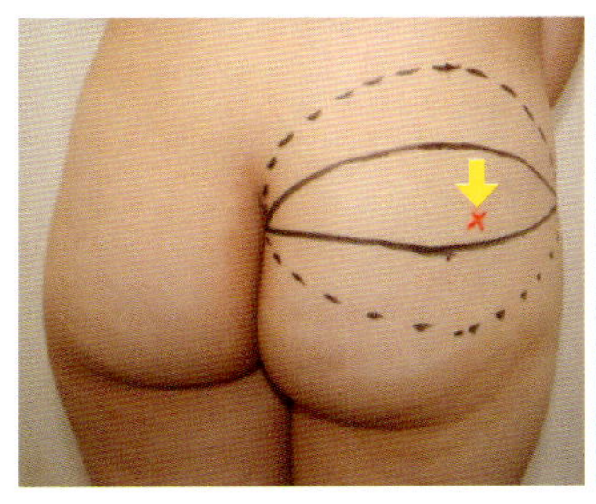

S-GAP flap　術前デザイン

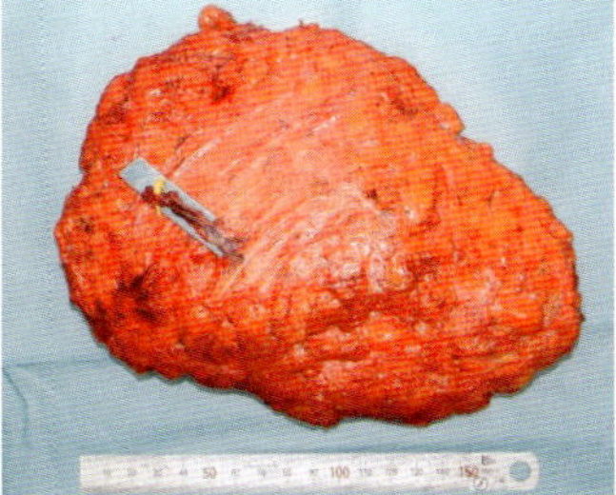

採取した皮弁

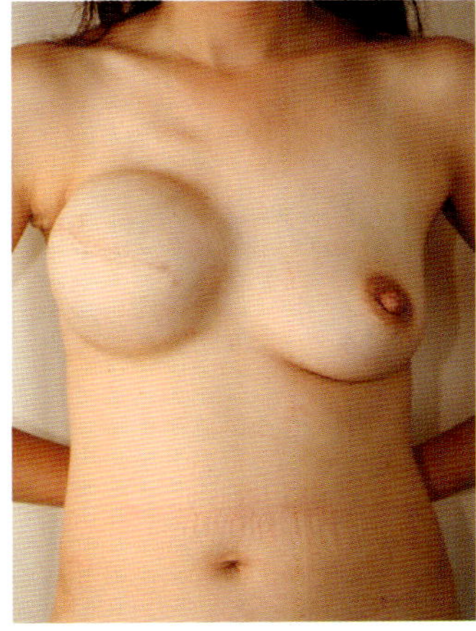

S-GAP 再建　直前

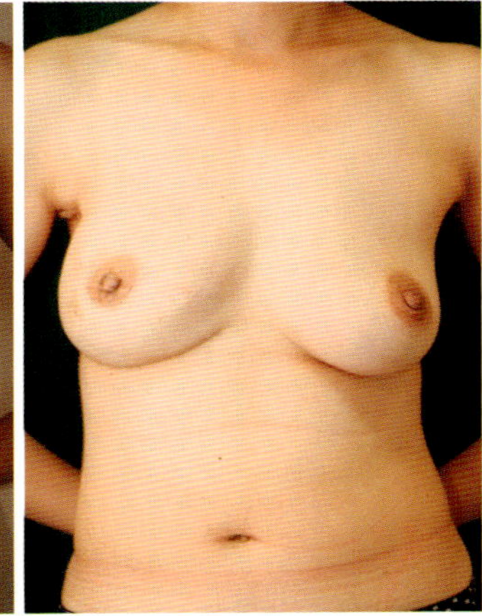

S-GAP 再建　術後2年6カ月

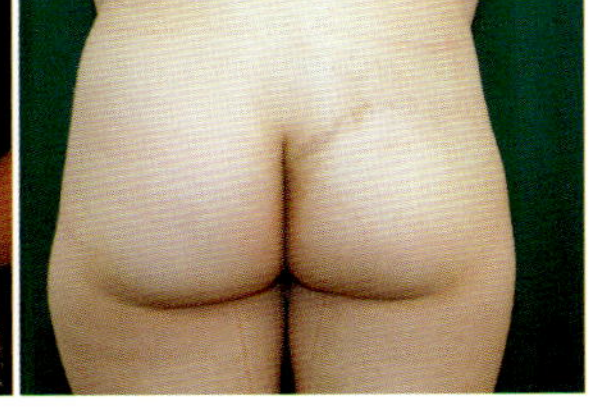

（横浜市立大学附属市民総合医療センター　佐武利彦先生提供）

History & Review

- 初めて有茎大殿筋穿通枝皮弁を用いた報告。
  Koshima I, Moriguchi T, Soeda S, et al: The gluteal perforator-based flap for repair of sacral pressure sores. Plast Reconstr Surg 91: 678–683, 1993
- 初めて遊離大殿筋穿通枝皮弁を用いた報告。
  Allen RJ, Tucker C Jr.: Superior gluteal artery perforator free flap for breast reconstruction. Plast Reconstr Surg 95: 1207–1212, 1995
- 殿部穿通枝皮弁の局所血管解剖，皮弁挙上方法，デザインにつき報告されている。
  青雅一：殿部穿通枝皮弁の挙上と応用．PEPARS 37：60–67，2010
- 遊離大殿筋穿通枝皮弁による乳房再建について詳しく述べられている。
  佐武利彦：穿通枝皮弁をうまく使うには；上下殿動脈穿通枝皮弁．形成外科 58：649–659，2015

第8章 骨弁および骨付き皮弁

p.255

1. 肩甲骨弁・肩甲骨皮弁

関堂　充

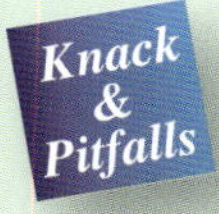

◎骨は角枝と肩甲回旋動脈の２つの血管茎で別々に栄養され得る。両血管は肩甲下動脈から分岐している
◎角枝と肩甲回旋動脈の双茎としても骨を採取可能である
◎肩甲下動脈を基部とすると，傍肩甲皮弁・肩甲皮弁のほか，広背筋皮弁を同一血管茎にて採取可能である
◎角枝を用いると血管茎を長く取ることが可能である
◎採取部は背部であり，毛の少ない比較的薄い皮弁とともに採取可能で目立ちにくい

肩甲骨弁は1981年にTeotらが肩甲回旋動脈の枝が肩甲骨外側縁を栄養していることを報告したことにより始まる。当初は皮枝を用いた肩甲皮弁，傍肩甲皮弁として報告されたが，1986年にSwartzらが骨付き肩甲皮弁による上下顎の再建を報告した。1991年にはColemanらが胸背動脈または前鋸筋枝より角枝（angular branch）が分枝し，肩甲骨角部を栄養することを示し，肩甲回旋動脈とのbipedicle osteocutaneous scapula flapとして報告した。一般的には肩甲皮弁・傍肩甲皮弁など骨付き皮弁として使用される。肩甲回旋動静脈の中枢である肩甲下動静脈を茎とすると，胸背動静脈と連続させ広背筋皮弁や前鋸筋皮弁などとの連合皮弁として挙上可能なため，軟部組織欠損と合わせた再建にも有用である。側臥位の方が採取は容易であるが，背部正中に枕を入れると仰臥位で採取も可能である。しかし，頭頸部再建などでは採取部と術野が近いため皮弁の同時挙上は困難である。骨性再建に使用される腓骨，腸骨に比較すると採取される骨の辺縁は厚いものの中心は薄く，下顎再建などにおけるインプラントの植立には技術を要する。採取部は背部となるため比較的目立ちにくい。

血行形態

肩甲回旋動静脈骨枝または角枝を栄養血管とする。腋窩動脈より分かれた肩甲下動脈は肩甲回旋静脈を最初に分枝し，末梢は胸背動脈となる。肩甲回旋動脈は大円筋，小円筋，上腕三頭筋長頭で形成される内側腋窩隙（medial triangular space）を筋枝を出しつつ通過する（図1）。

その際に深部で骨枝と皮枝に分かれ，骨枝は骨孔より海綿骨内に流入し，肩甲骨外側を栄養する。皮枝は筋膜上を走行し，上行枝，横行枝，傍肩甲枝に分岐する。肩甲骨下角には胸背動脈（58%）または胸背動脈前鉅筋枝（42%）から角枝が分岐する（図2）。

角枝は肩甲骨下角より1～2cm頭側，肩甲骨外側1～2cmの位置で骨裏面より骨に付着した筋肉に入り，骨を栄養する。肩甲回旋動脈より分枝する骨枝と角枝は海綿骨内で連続している。肩甲骨は肩甲回旋動脈または角枝のいずれかまたは両方にて栄養され得る。

適応

肩甲骨単独として採取可能ではあるが，通常は肩甲皮弁や傍肩甲皮弁，広背筋皮弁などとともに採取し，皮膚や組織欠損の修復とともに使用する。傍肩甲皮弁は穿通枝頭側の後腋窩線直上から肩甲骨下角と上後腸骨棘の中点まで，幅7～10cmまで採取可能である。単純縫縮可能な7cmまでとすることが多く，それ以上となると植皮が必要となり，肩関節運動に障害を起こす可能性がある。骨の採取には肩甲回旋動静脈の骨枝，または角枝を使用する。肩甲骨外側を使用する場合には肩甲回旋動脈皮枝を，肩甲骨下角を使用するまたは長い血管茎を必要とする場合には角枝を使用する。骨を長く採取する場合には双方を利用して

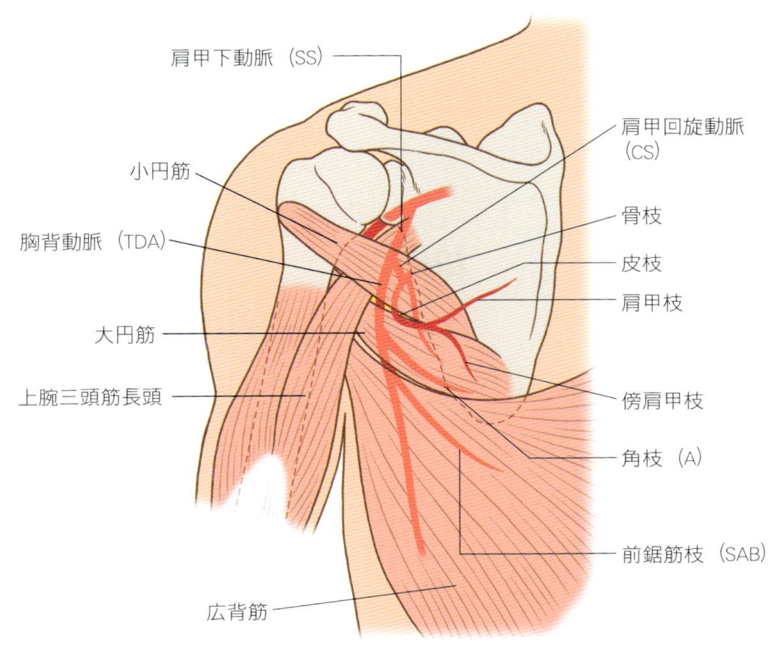

図 1　血管解剖

腋窩動脈
SS
肩甲骨
CS
TDA
A
肩甲骨下角
SAB
広背筋

(a) 前鋸筋枝（SAB）よりの分岐

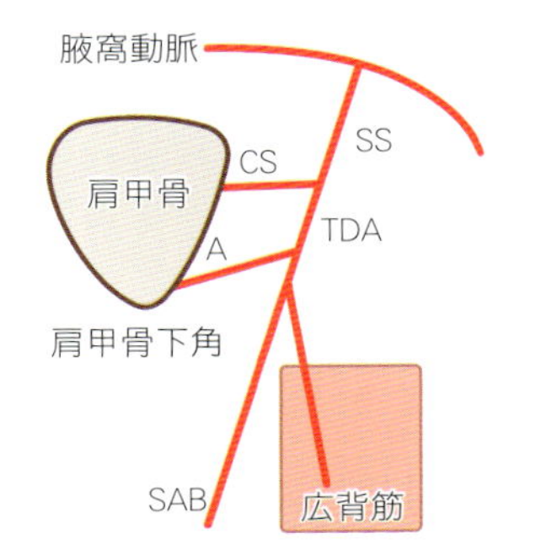

(b) 胸背動脈（TDA）よりの分岐

図 2　角枝の分岐形態

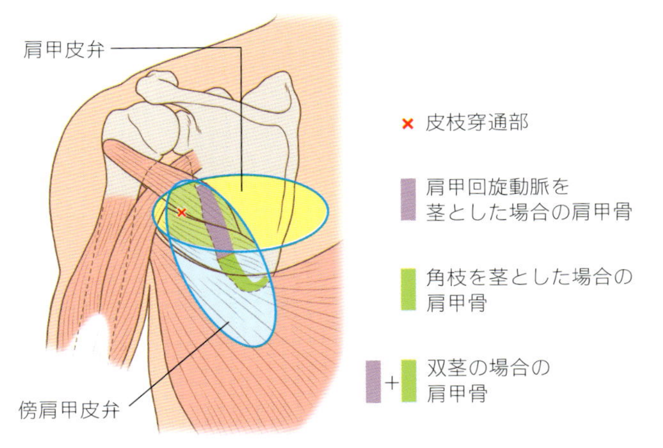

図 3　肩甲皮弁・傍肩甲皮弁と骨採取デザイン

(図 1，3 は，開堂充ほか：肩甲皮弁，肩甲骨弁．形成外科診療プラクティス　皮弁外科・マイクロサージャリーの実際，百束比古編，pp52–55，文光堂，東京，2010 より引用改変)

双茎として採取する（図 3）。

肩甲骨は肩甲回旋動静脈を茎とすると関節包から肩甲下角近くまで約 13cm の骨が栄養可能であり，角枝を茎としても肩甲回旋動脈との骨内交通枝があるため肩甲下角を中心とした約 13cm の長さの肩甲骨が挙上可能である。肩甲下角の屈曲を利用して下顎角部の再建などにも用いられる。長い骨を採取する場合には角枝と肩甲回旋動脈の両方を茎とし双茎として挙上する。

血管茎の長さは肩甲回旋動静脈を茎とした場合，肩甲下動静脈を基部まで剥離して 5～7cm，角枝を茎として肩甲下動静脈基部まで剥離して 13～15cm とされている。

骨性再建に頻用される血管付き腓骨と比較して骨の内側が薄く，血流の関係で多くの骨切りが行いにくい。しかし，広背筋や肩甲皮弁など他の組織を多くつけることができるため，軟組織欠損を含む骨性再建に有用である。

手技

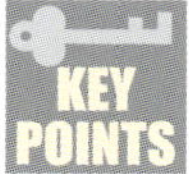

- 長い血管茎を要する場合には角枝を用いる
- 角枝を利用する場合，胸背動脈と前鋸筋枝のどちらから分枝しているか術中に確認する
- 骨切りの場合，表面の骨切り線のみ骨膜剥離し，裏面は温存する
- 骨切りで裏面は若木骨折とし，血流を温存する

❶ デザイン

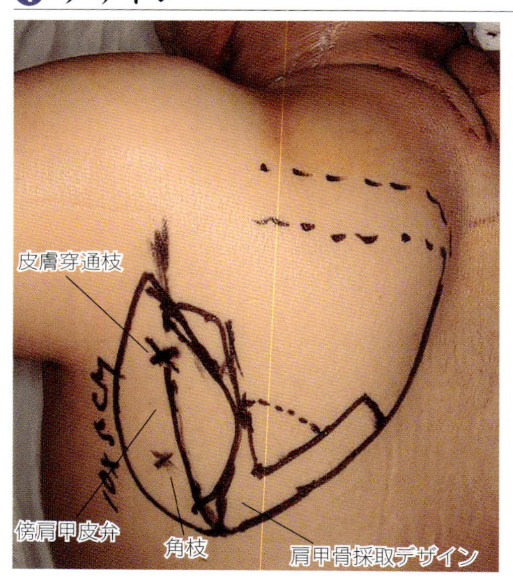

立位で肩関節外転位とし肩甲骨外側縁から肩甲下角をマーキングする。

尾側が大円筋，頭側が小円筋，外側が上腕三頭筋外側頭で作る内側腋窩隙を表面より確認し，肩甲骨外側にて肩甲回旋動静脈皮膚穿通枝を内側腋窩隙表面でドップラーにて確認する。骨枝は皮膚穿通枝を出す前に深部で骨に入るので位置の目安となる。

皮弁を同時に起こす場合は穿通枝を基部として横方向に肩甲皮弁または骨外側に沿って傍肩甲皮弁をデザインする。

角枝を使用する場合には肩甲骨下角を越えて皮弁のデザインを延長すると骨が展開しやすい。

Advice

- 内側腋窩隙の確認は肩甲骨外側で尾側より広背筋上縁（肩甲骨下角を走行することを目安とする），大円筋，小円筋を触知すると確認しやすい。
- 傍肩甲皮弁・広背筋皮弁などと挙上する方が術野が見やすい。

❷ 皮弁の挙上

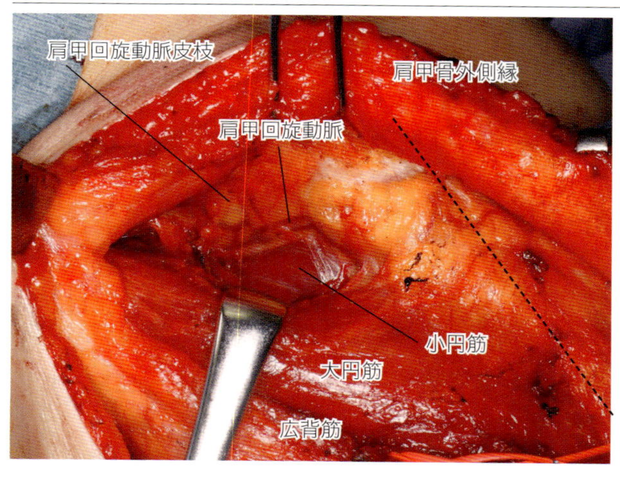

・肩甲回旋動脈を茎とする場合（左肩部）

採取側を上とした側臥位または腹臥位で採取する。枕を背側正中に入れて仰臥位で挙上することも可能である。肩関節は外転位とし，血管茎剥離時上腕が動かせるようにした方が容易である。他の皮弁・広背筋皮弁などと同時挙上する時はまずは皮弁を挙上しておく。皮切は肩甲骨より開始し，外側へ向かって筋肉上を剥離する。

肩甲骨外側縁まで剥離した後，内側腋窩隙に達する。内側腋窩隙で大円筋を尾側に牽引すると，小円筋との間に肩甲回旋動脈が確認できる。筋枝を結紮切離し，肩甲下動脈基部まで剥離する。

Advice

- 内側腋窩隙で大円筋，小円筋を上下に筋鉤で牽引し，肩甲骨外側縁より外側に向かって剥離すると，皮膚穿通枝の確認が容易である。

・角枝を茎とする場合（左肩部）

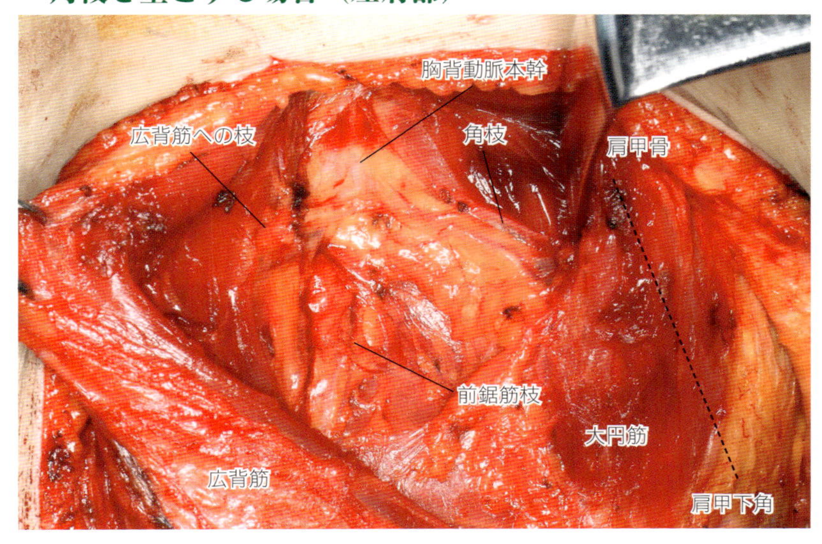

皮弁を先に挙上した後，広背筋を尾側に牽引し，肩甲骨下角の内側に単鋭鉤などをかけて大円筋を頭側に持ち上げ，大円筋裏面の脂肪組織を露出する。角枝は肩甲骨下角の外側1～2cmで骨に入ってくる。

広背筋頭側の前鋸筋上を剥離し角枝，胸背動静脈本幹，広背筋枝などを確認する。大円筋を肩甲骨外側で切離し，角枝を胸背動静脈–肩甲回旋動静脈まで確認，剥離する（本症例は胸背動静脈より分岐している）。

Advice

・肩甲骨下角より内側で単鋭鉤をかけると安全に術野が展開できる。
・角枝が前鋸筋枝か胸背動脈から出ているか早めに確認する。

❸ 骨・皮弁の採取

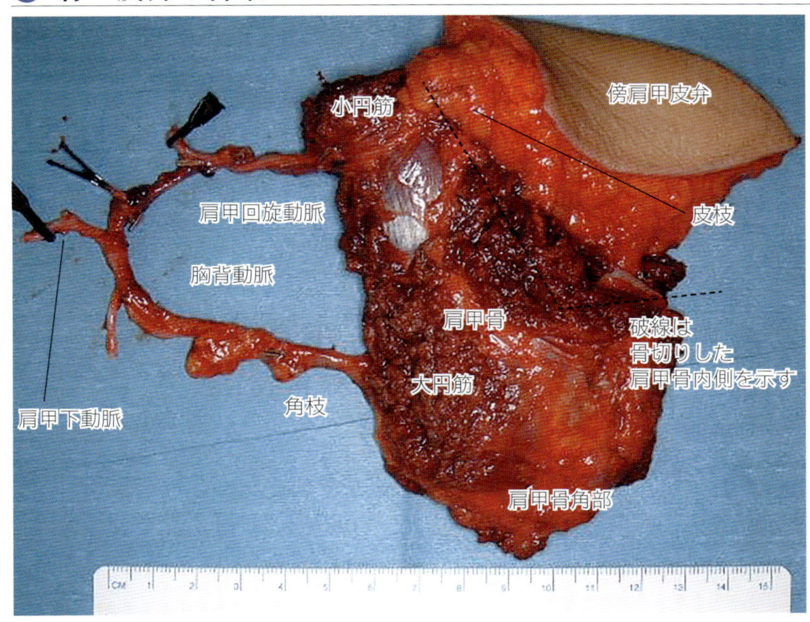

本症例は傍肩甲皮弁とともに双茎による肩甲骨を採取した

肩甲回旋動脈のみを茎とする時は肩甲下動脈との分岐部まで，角枝のみを用いる時は胸背動脈まで剥離する。双茎とする時は肩甲下動脈で連続させる。

血管茎の剥離が終了したら肩甲骨を単鋭鉤などで持ち上げ，必要な幅の内側で骨切りする。骨切り線で骨上で棘下筋を切開し，骨膜を切除ラインのみ剥離する。

大円筋，小円筋は骨外側で切離する。骨を切断したら裏面の肩甲下筋や前鋸筋を電気メスなどで切離する。

Advice

・筋肉の切開は出血するので，頭側で肩甲上動脈，内側で肩甲背動脈を切断，結紮する。
・関節窩にかからないように尾側で骨を切離する。
・内側の骨は薄いので骨のみを平行に切るようにし，深く入らないよう注意する。

❹ 骨の加工

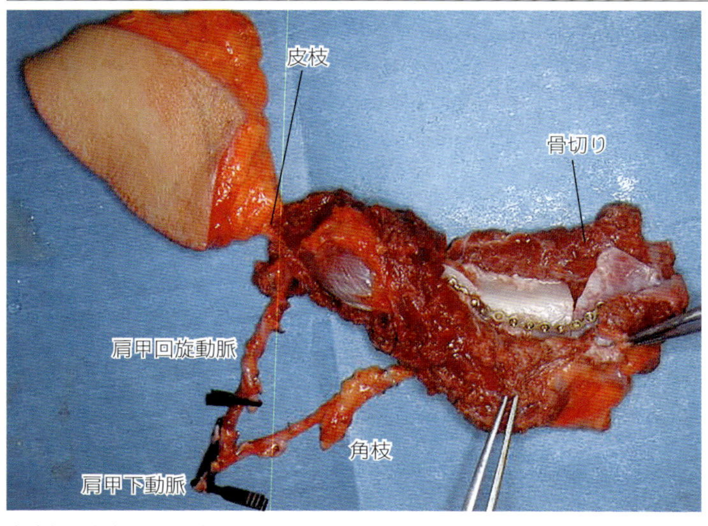

本症例は対側での吻合を行った

骨全周を剥離せずに骨表面切開部の骨膜のみ剥離し，裏面は若木骨折させ骨膜の連続性を保つ。

下角を骨切りし，プレート固定する。

形態を作成してから欠損部に移行する。

Advice

・骨の固定を血管吻合前に完全に行うと血管が固定骨の陰になり，吻合がやりにくい場合がある。

・その場合，骨を仮固定を後，はずしてから血管吻合をした方がやりやすい。

・骨辺縁は厚く，骨内側は薄いので深く切らないように注意する。

❺ 骨・皮弁の固定

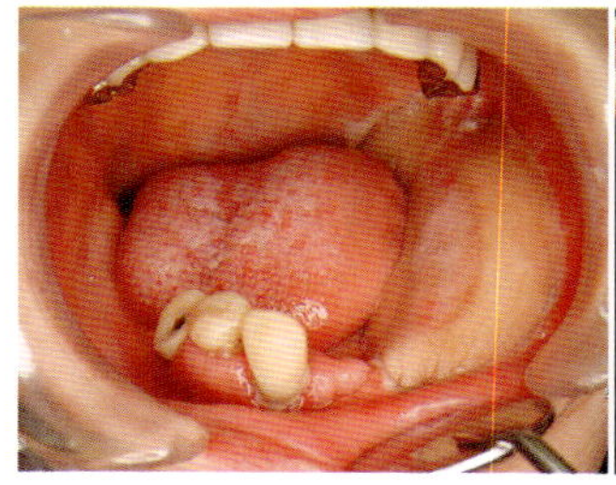

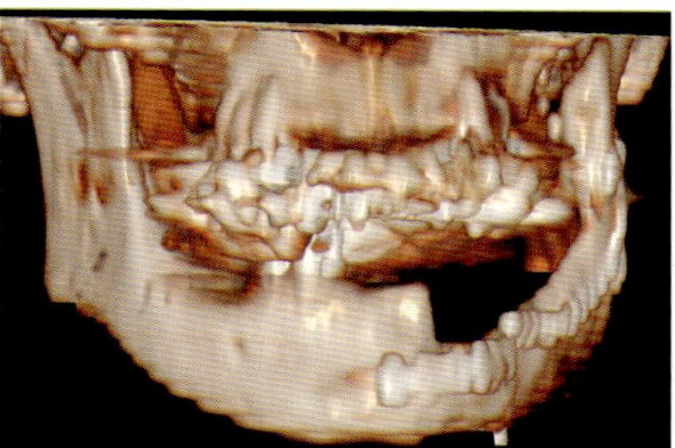

術後 1 年。血管吻合は対側顔面動静脈で行った

口腔内欠損に皮弁を縫合し，骨を欠損にプレート固定する。

❻ 骨・皮弁採取部の処置

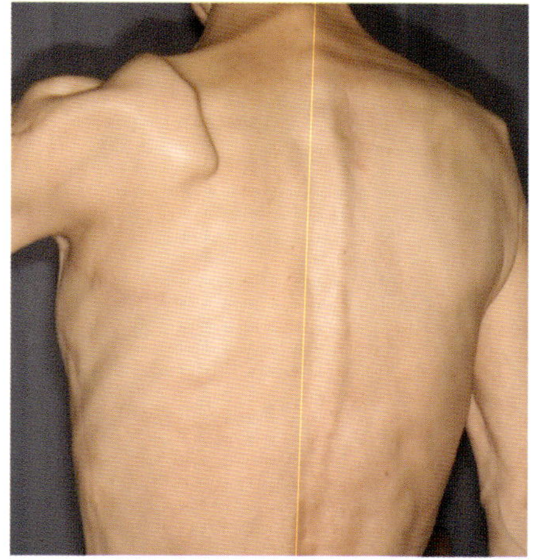

翼状肩甲変形

筋体より出血が多いので丁寧に止血する。切断された大円筋，小円筋は棘下筋，肩甲下筋と強固に縫合する。吸引ドレーンを入れて創を閉鎖する。

肩関節外転は術後 2 週より許可し，拘縮を避けるため積極的に運動させる。リハビリテーションなどが適切に行われないと，前鋸筋萎縮のため翼状肩甲変形を来たす。

Advice

・術後のリハビリテーションは早めに開始する。

著者からのひとこと

肩甲骨は傍肩甲皮弁などと合わせて挙上すると血管茎の展開がしやすい。角枝を用いると血管茎が長く対側との吻合に有用である。

症例 下顎骨肉腫（下顎区域切除）に対する遊離肩甲骨・傍肩甲皮弁・広背筋弁移植術

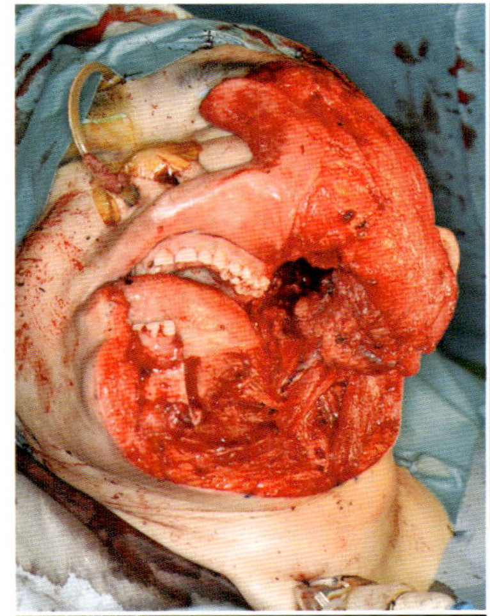
欠損

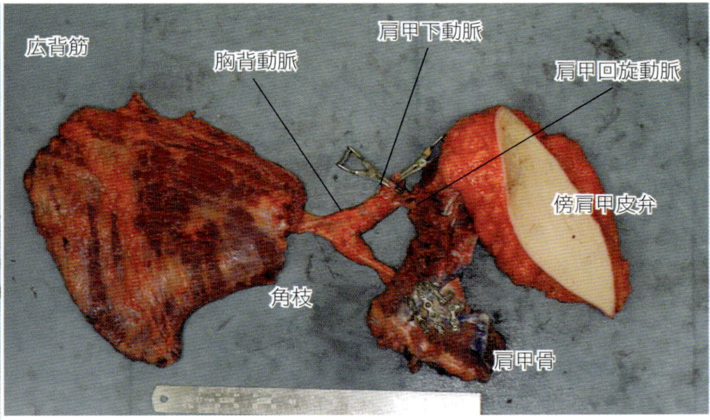

採取肩甲骨

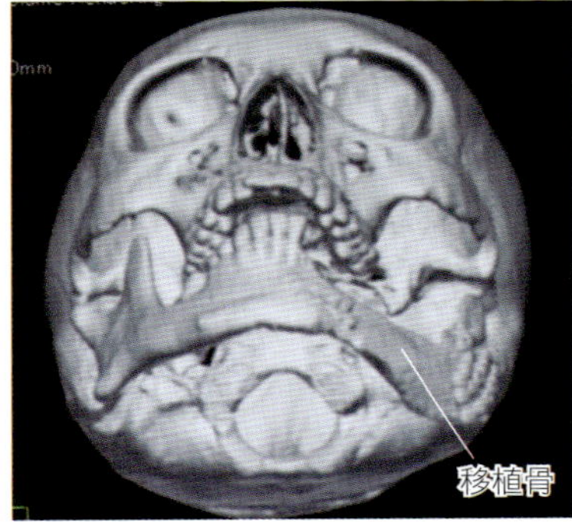

術後 6 カ月 3DCT

46 歳，女性，腫瘍切除後下顎骨・口腔内欠損
左顎関節を含む下顎区域切除，軟部組織切除後の欠損であった。肩甲下動静脈を茎として広背筋，肩甲骨，傍肩甲皮弁を挙上した。骨は角枝，肩甲回旋動脈の双茎で栄養される。1 カ所で肩甲骨下角を骨切りし固定，血管吻合は同側顔面動脈，内頸静脈と行った。広背筋は側頭窩の充填，傍肩甲皮弁は口腔内欠損の被覆に用いた。

History & Review

●肩甲骨上の皮膚が肩甲回旋動静脈により栄養されることを示した論文。
Dos Santos LF: The vascular anatomy and dissection of the free scapular flap. Plast Reconstr Surg 73: 599, 1984
●肩甲回旋動脈の枝が肩甲骨外側縁を栄養し，肩甲骨付皮弁として挙上できることを示した論文。
Teot L, et al: The Scapular crest pedicled bone graft. Int J Microsurg 3: w57, 1981
●骨付肩甲皮弁による上・下顎の再建の報告。
Swartz MW, et al: The osteocutaneous scapular flap for mandibular and maxillary reconstruction. Plast Reconstr Surg 77: 530, 1986
●角枝の存在を示し，肩甲回旋動脈と角枝の一方また両方を茎として肩甲骨が挙上可能なことを示した。
Coleman JJ, et al: The biledicled osteocutaneous scapular flap: A new scapular system free flap. Plast Reconstr Surg 87: 682, 1991

2. 腓骨弁・腓骨皮弁

八木俊路朗

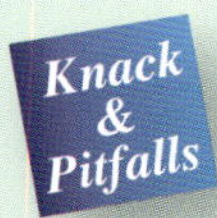

◎遊離皮弁挙上における一般的な手技に加え骨切り操作が必要であるため，比較的難易度の高い皮弁の１つである
◎長い長幹骨を採取できるだけでなく，欠損の形に合わせて骨切りすることができるため，四肢の骨再建のみならず上顎および下顎の再建材料として有用である
◎皮島を付けて採取する場合は，筋間を通る穿通枝（septocutaneous perforator）を含めて挙上する
◎腓骨皮弁採取の際は，腓骨および骨間膜を切離することにより術野が広くなる
◎血管茎からの分枝を丁寧に処理する必要がある
◎採取部は無理に縫縮せず，緊張がある場合は植皮で閉鎖する

腓骨弁の臨床応用は，1975年Taylorにより報告された下腿骨折に対する血管柄付き遊離移植が最初とされる。しかし広く用いられるようになったのは，1989年Hidalgoがこれを皮島付き骨弁（腓骨皮弁）として下顎骨再建に用いて以降のことである。本骨弁には，長く硬い長幹骨を採取できる，欠損の形に合わせて骨切りをすることができる，そして仰臥位で採取できるなどの利点があり，偽関節や骨髄炎の治療，悪性腫瘍切除後再建などに頻用されている。

血行形態

腓骨皮弁の血管茎である腓骨動静脈は膝窩動静脈から分枝する３本の下肢主要血管のうちの１つである（図1）。

通常，膝窩動脈から，まず前脛骨動脈が分枝する。その後，本幹は骨間膜後面を走行し後脛骨動脈と腓骨動脈に分かれる。腓骨動脈は腓骨の中心

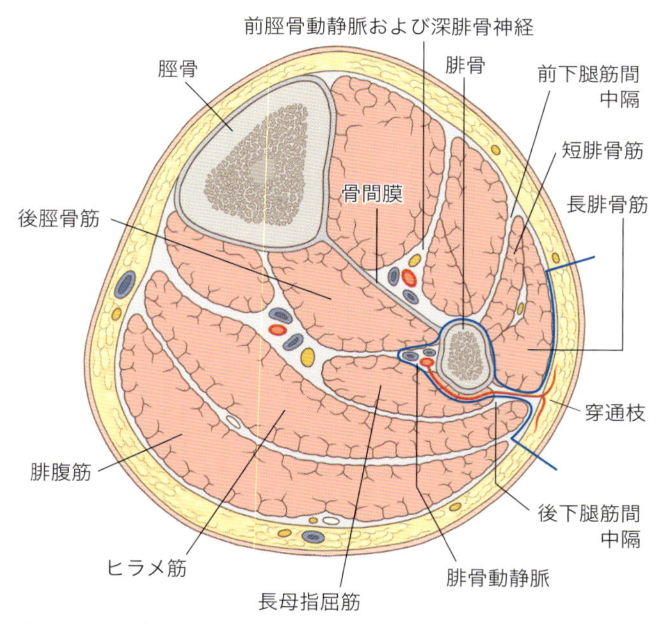

図1　下腿断面図および腓骨皮弁の切除線

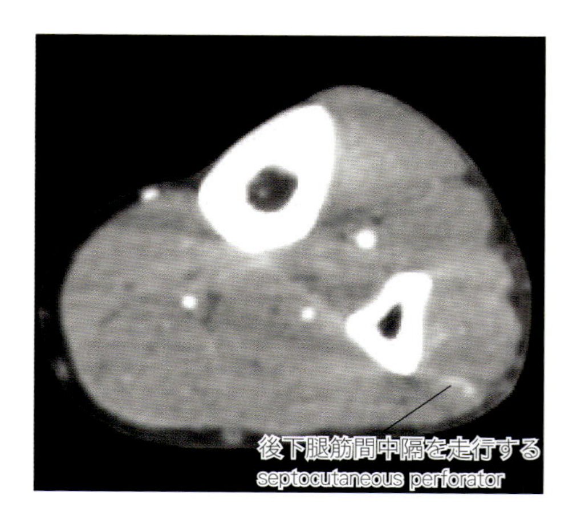

図2　術前造影CT

1/2部分で腓骨に沿うように長母趾屈筋内を走行する。また，腓骨動脈は下腿外側の皮膚に向かって穿通枝を出す。この穿通枝は走行により septocutaneous perforator，musculocutaneus perforator，septomusculocutaneous perforator の3種に分類される。Septocutaneous perforator は下腿後筋間中隔を走行し皮膚を栄養する。Musculocutaneus perforator，septomusculocutaneous perforator は長母趾屈筋やヒラメ筋を貫通した後に皮膚に至る。このため皮島を付けて腓骨皮弁を挙上する際に musculocutaneus perforator または septomusculocutaneous perforator を含めると，筋肉内を走行する穿通枝を剥離しなければならず手技が煩雑になる。また，ヒラメ筋を貫通する穿通枝が純粋に腓骨動脈から分枝するのは40％程度に過ぎないという報告がある（Yajima ら，1994）。このため septocutaneous perforator を含めた方が皮島の血流が安定するのみならず，手技が容易になる。前脛骨動脈から腓骨動脈が分枝する場合や後脛骨動脈の発達が不良であることがあり，septocutaneous perforator の存在を確認する意味でも術前の造影CTは有用である（図2）。

適応

遊離腓骨皮弁は上顎および下顎再建などの頭頸部再建，四肢骨悪性腫瘍切除後の再建，そして四肢の偽関節や骨髄炎の再建に用いるなど，その適応範囲は広い。骨移植を要するほとんどの症例において腓骨皮弁が適応になると考えられる。一方，採取できる軟部組織量は少なく，皮島を付けて用いる場合，腓骨と皮島および血管茎の自由度が小さいといった欠点がある。このため，軟部組織欠損が多い上・下顎骨再建のようなものには向かない。

腓骨皮弁の皮島は薄いため，広範な軟部組織欠損を伴う場合は，本骨皮弁の皮島で充填できないことがある。血管茎である腓骨動静脈の遠位に遊離皮弁を追加移植することが可能であるが，血管茎や皮弁を立体的に良好な位置関係にセッティングする煩雑さを考慮すると，別の移植床血管を用いて他の遊離皮弁を追加移植する方がよいと考える。

他の代表的な骨皮弁として，肩甲骨皮弁や腸骨皮弁が挙げられる。肩甲骨皮弁は採取できる軟部組量が多いが骨が菲薄であり，採取時に側臥位にする必要がある。腸骨皮弁は採取が容易である一方，皮島は薄く，血管茎が短い。これらの特徴を考慮して，用いる骨皮弁を選択する必要がある。

比率としては少ないが，前脛骨動脈や後脛骨動脈の発達が未熟であったり，先天的に欠損している場合があるので，術前に造影CTなどで下腿の血行を確認する必要がある。また，糖尿病，Burger病および末梢動脈疾患（PAD）患者など腓骨動脈の変性が疑われる場合には，肩甲骨皮弁や腸骨皮弁など他の骨皮弁を用いる方が賢明である。

手技

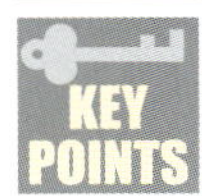

- 皮弁の後縁から切開を加える
- 腓骨の骨切りと骨間膜の切開をすることにより視野が良くなる

❶ デザイン

〈体位〉

消毒は大腿から足まで下肢すべてにわたり行う。体位は仰臥位で，股関節は屈曲やや内旋させ，膝は屈曲位とする。足底には足底板または側臥位固定器などを入れ，体位を安定させる。

〈デザイン〉

解剖学的位置の確認を行う必要があるのは腓骨頭，外果，総腓骨神経，腓骨後縁，および長短腓骨筋とヒラメ筋との境界である。

腓骨の骨切り線の頭側は腓骨頭より5cm以上離し，総腓骨神経を損傷しないようにする。また，尾側は足関節温存のため外果より5cm以上頭側に離すようにする。

皮島の中心線は長短腓骨筋とヒラメ筋との境界上に一致させる。これにより後下腿筋間中隔を通る穿通枝の損傷を防ぐことができる。この線を中心に必要な大きさの皮弁を作図する。

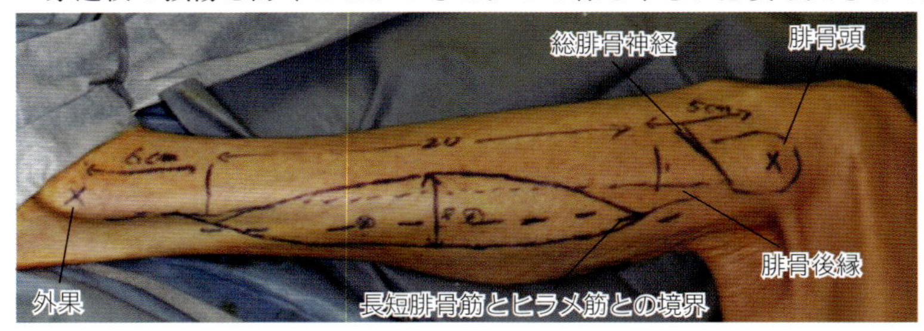

Advice
・穿通枝や腓骨動脈の拍動を確認するためターニケットは用いない方がよい。

❷ 骨弁・骨皮弁の採取

1. 皮膚切開～穿通枝の同定

皮弁の尾側後縁より皮膚切開する。ヒラメ筋を確認し筋膜下まで切開する。切開線が後下腿筋間中隔より前方に越えないように注意する（ヒラメ筋上で切開する）。

その後，メスを用い筋膜下で皮弁の剥離を行う。筋肉を貫通する穿通枝は結紮処理する。後下腿筋間中隔を通る穿通枝を見つけたら，ヒラメ筋筋腹の剥離を行う。穿通枝が長母趾屈筋と腓骨後縁の間から出ているのを確認する。

Advice ・皮弁後縁の切開線付近に腓腹神経が走行しており，これを温存する。

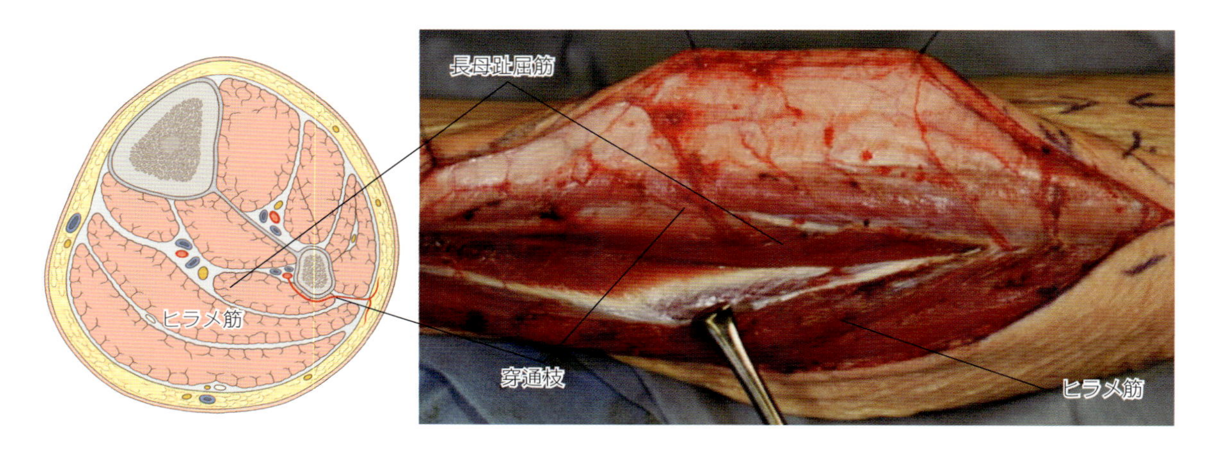

2. 皮弁前方の操作

穿通枝の確認を行った後，皮弁前方の切開を行う。皮弁後方の操作と同様に筋膜下で後下腿筋間中隔まで剥離を行う。剥離を進める途中で穿通枝が後下腿筋間中隔を通して透けて確認できるので，穿通枝周囲は特に丁寧に剥離する。その後，長短腓骨筋と腓骨外側面を前下腿筋間中隔まで電気メスで剥離する。さらに，浅腓骨神経を筋鈎で保護しながら長短腓骨筋を牽引し，腓骨前縁に沿って前下腿筋間中隔を切開する。

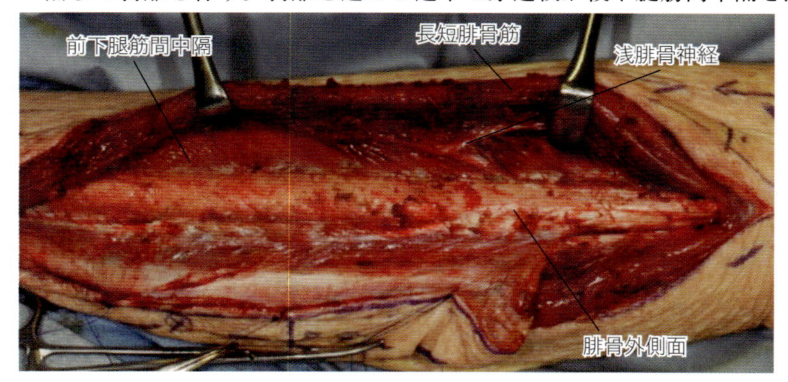

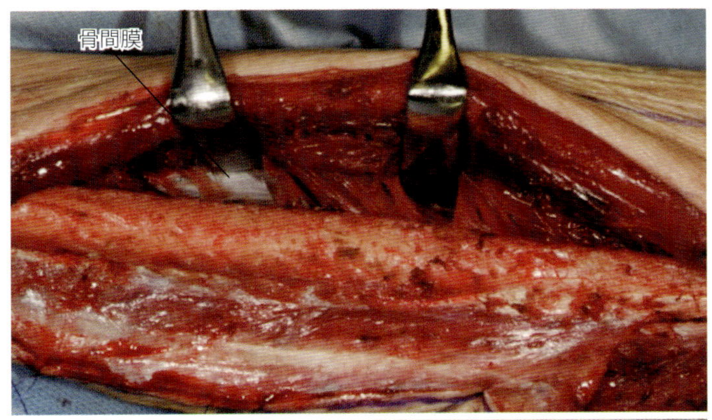

腓骨前縁から腓骨に沿って骨間膜に達するまで筋鉤を2カ所で挿入し，長短腓骨筋，長母趾伸筋および前脛骨筋を牽引する。これにより深腓骨神経と前脛骨動静脈が保護される。

筋鉤間にある筋肉と腓骨との付着を剥離し，この操作を位置をずらし複数回繰り返す。

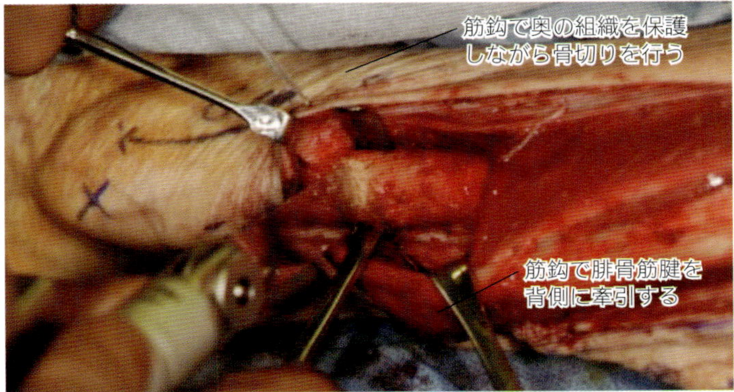

尾側骨切り

3. 腓骨の骨切り

粘膜剥離子で骨切り予定線周囲の組織を腓骨から剥離し，筋鉤を挿入する。周囲の組織を損傷しないよう筋鉤で保護しながら頭側，尾側の2カ所で骨切りを行う。

Advice

・尾側骨切りにおいては，腓骨筋腱前縁に沿って新たに切開を加え，腓骨が見えるまで剥離する（小窓を開ける）。こうすることで，筋鉤で腓骨筋腱を背側に牽引することができ，腹側に牽引するよりも視野がよい。

4. 骨間膜の切開と後脛骨筋の切離

長短腓骨筋，長母趾伸筋および前脛骨筋を牽引して深腓骨神経と前脛骨動静脈を保護しながら骨間膜を電気メスで切開する。骨間膜の切開により腓骨の可動性が増す。ついで，後脛骨筋の筋線維を1層ずつモスキートですくいながら電気メスで切離する。腓骨を少しずつ回転させながら深層を切開していく。

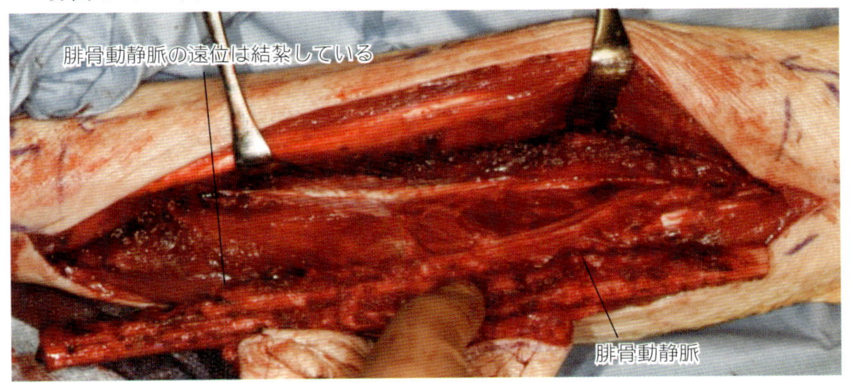

後脛骨筋の切開終了時

Advice

・後脛骨筋と長母趾屈筋との境界に，比較的厚い筋膜がある。この筋膜の裏面に腓骨動静脈が存在するため，この筋膜に達するまでは腓骨動静脈の損傷を気にすることなく後脛骨筋の切離ができる。

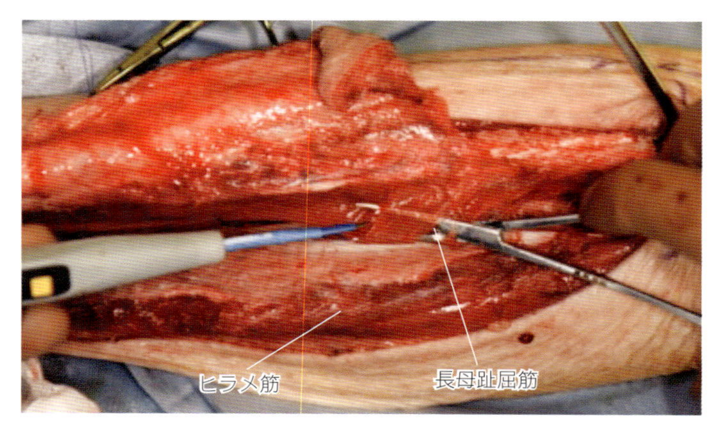

5. 長母趾屈筋の切離

後面からの操作に戻り，長母趾屈筋の切離を行う。モスキートで筋線維を1層ずつすくい，助手に電気メスで切離させる。腓骨皮弁に筋肉ができるだけ付着しないように腓骨動静脈付近を切離する。

Advice

・腓骨動静脈からヒラメ筋への比較的太い分枝が存在する。
・ヒラメ筋を連合皮弁として用いない場合はこの分枝を結紮する。

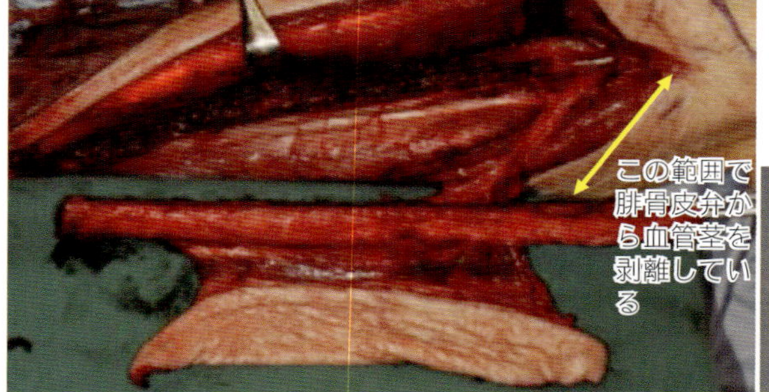

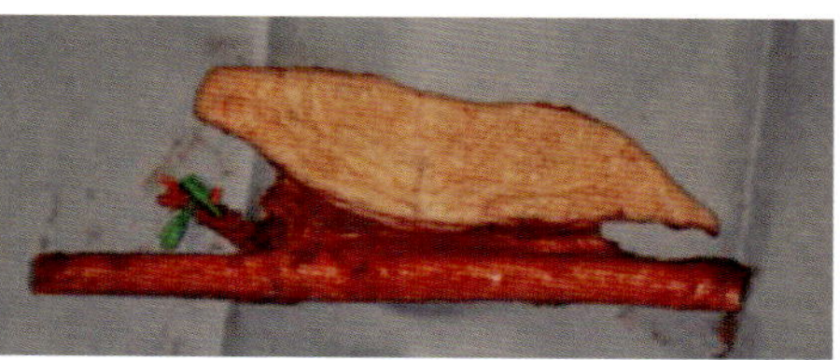

6. 血管茎の処理

周囲の筋肉から腓骨皮弁が完全に切離された後に血管茎の処理を行う。腓骨皮弁に付着している腓骨動静脈を一部エレバラスパで剥離し，必要な血管茎の長さを得る。腓骨動静脈からの分枝は丁寧に結紮していく。

十分な血管茎の長さが得られた後に腓骨動静脈を動脈，静脈の順に結紮し，皮弁の切り離しを行う。

❸ 骨の加工と採取組織の移植・固定

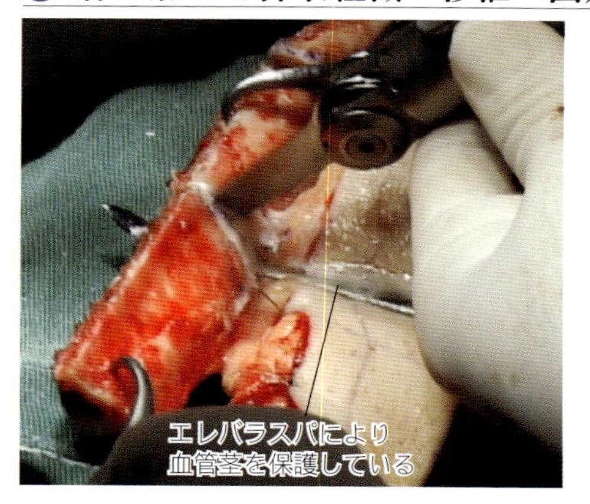

欠損の形状に合わせて腓骨の骨切りを行う。腓骨骨切り線周囲の骨膜を腓骨から丁寧に剥離する。腓骨と骨膜の間にエレバラスパなどを挿入し，血管茎を保護しながら骨切りを行う。

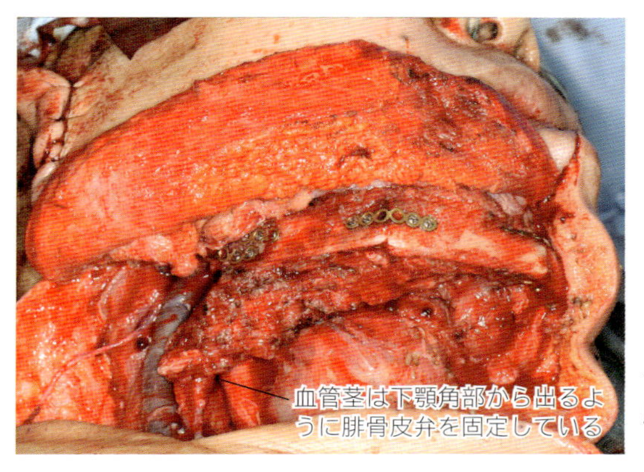

骨の固定は血管茎を損傷しないように腓骨外側面にプレートをあてる。

下顎歯肉癌切除後の再建。
腓骨外側面でプレートを固定している。腓骨は2つ折りとし，皮島は口腔内の再建に用いている

❹ 採取部の閉鎖

止血確認後，創部を生食水で洗浄する。血流の悪いと思われる長母趾屈筋は切除する。腓骨採取部に吸引ドレーンを留置し，長短腓骨筋とヒラメ筋とを吸収糸で縫合する。皮膚に緊張があり一期縫縮が困難である場合は，同側の大腿より網状植皮を行う。植皮部にはタイオーバーをかける。

〈術後の創管理〉

植皮部の安静と尖足予防の目的で，膝関節から足先までシーネで固定する。術後1週間はベッド上安静とし，術後5〜7日に植皮部のタイオーバーをはずす。術後1週から車いす移動を許可する。術後2週からは歩行器での歩行を許可し，その後は徐々に自立歩行を許可する。

Advice ・腓骨皮弁採取後の合併症の1つに槌趾変形がある。予防のため足趾のストレッチをさせる。

症例1 口蓋癌に対する遊離腓骨皮弁移植術

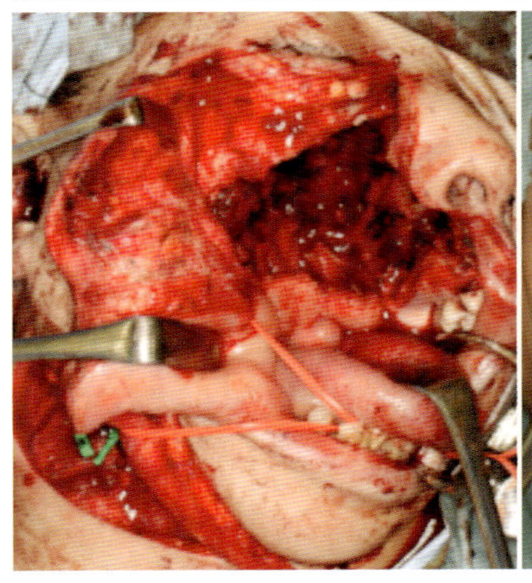

腫瘍切除後　腓骨固定後

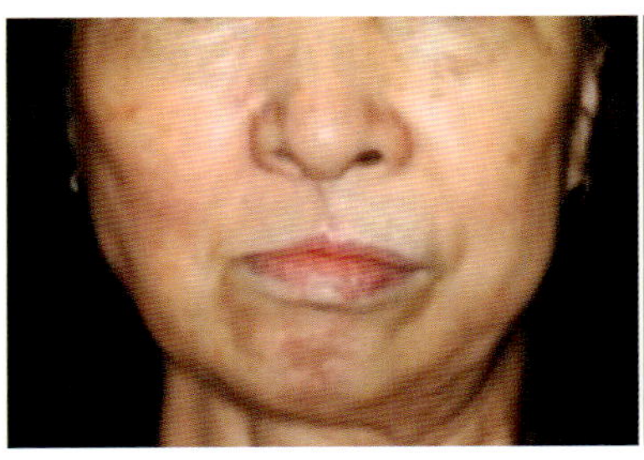

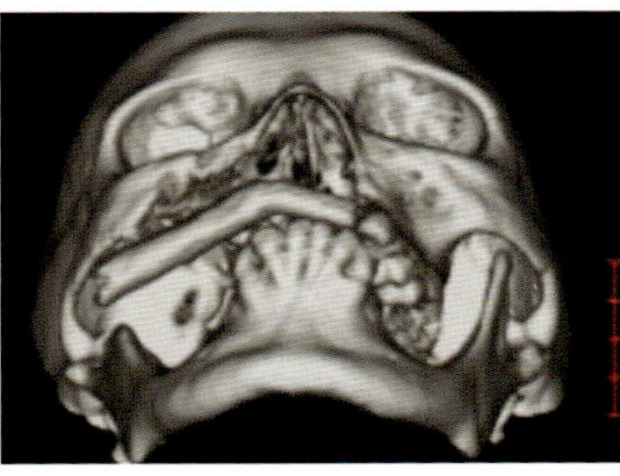

術後1年4カ月

62歳，女性，
口蓋癌（T4aN0M0）

欠損は右上顎から左上顎4番まで，硬口蓋および鼻中隔であった。眼窩底，鼻骨，頬骨の欠損はなかった。

右下腿より腓骨皮弁を採取し，皮島で口蓋を閉鎖した。腓骨を2つ折りにして上顎欠損を再建した。顔面動脈と外頸静脈を移植床血管として用いた。

術後は義歯を装着して生活しており，普通食の摂取が可能である。整容的にも良好な上顎形態が得られている。

症例2 大腿骨骨肉腫に対する加温処理骨と遊離腓骨皮弁移植術を用いた再建

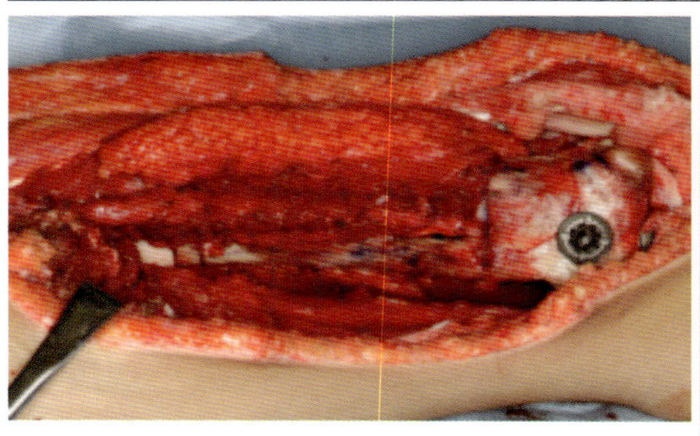
腓骨を固定し血管吻合を行った

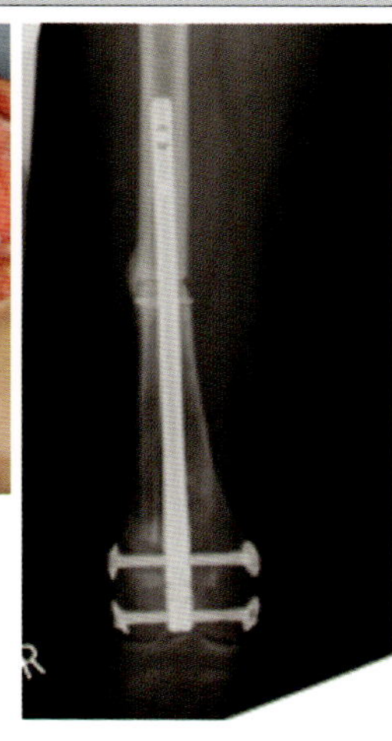

術後10カ月
骨接合は良好である

14歳，女性，
右大腿骨骨肉腫

右大腿骨は腫瘍を含め膝関節面から5cmと16cmの位置で骨切りされ，11cmの骨欠損であった。切除した骨は70℃ 15分で加温処理をした。

右下腿より腓骨皮弁を採取し，加温処理骨を髄内釘で固定後，加温処理骨外側に溝を作成した。腓骨を溝に挿入して固定した。外側大腿回旋動脈下行枝と伴走静脈を移植床血管として用いた。皮島はモニターとして皮膚に縫着した。

術後経過は良好であり，化学療法と並行してリハビリテーションを開始した。術後6カ月から荷重訓練を行った。術後10カ月で全荷重をかけての歩行が可能となった。

History & Review

- 初めて遊離腓骨皮弁を用いた報告。
  Taylor GI, Miller GD, Ham FJ: The free vascularized bone graft: A clinical extension of microvascular techniques. Plast Reconstr Surg 55: 533–544, 1975
- 初めて遊離腓骨皮弁を用いて下顎再建を行った報告。
  Hidalgo DA: Fibula free flap: A new method of mandible reconstruction. Plast Reconstr Surg 84: 71–79, 1989
- 初めて遊離腓骨皮弁を用いて上顎再建を行った報告。
  Nakayama B, Matsuura H, Hasegawa Y, et al: New reconstruction for total maxillaectomy defect with a fibula osteocutaneous free flap. Br J Plast Surg 47: 247–249, 1994
- 腓骨皮弁採取において，術前にseptocutaneous perforatorを確認することの重要性について述べている。
  Fukaya E, Saloner D, Leon P, et al: Magnetic resonance angiography to evaluate septocutaneous perforators in free fibula flap transfer. JPRAS 63: 1099–1104, 2010

3. 腸骨弁・腸骨皮弁

田中克己

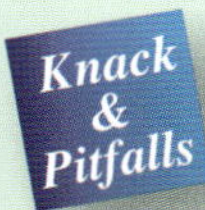

◎十分な骨量を有する骨移植が可能である
◎一般的には深腸骨回旋動静脈を栄養血管とする骨弁または骨付き皮弁として挙上される
◎皮弁への血行は不安定であるため，注意が必要である
◎骨と同時に移植される皮膚・軟部組織が多いため，bulky となりやすい
◎骨が弯曲しているため，下肢における直線状の再建には制限がある
◎骨髄が3方向で露出するため，移植部および採骨部からの出血には十分なドレナージを行う
◎採骨部には筋肉の欠損が生じるため，十分な筋層の縫合により腹壁ヘルニアの予防を行う

腸骨を骨弁・骨皮弁として移植した最初の報告は1978年のTaylorによるものであるが，この時は浅腸骨回旋動脈（superficial circumflex iliac artery：以下，SCIA）を血管柄として利用している。その後，Taylor，Manktelow，Hariiらにより，深腸骨回旋動脈（deep circumflex iliac artery：以下，DCIA）を血管柄とする報告が行われ，より大きな骨弁が安定した血行で移植できるようになった。

腸骨の移植においては，血管茎がやや短いこと，皮膚軟部組織が厚いこと，皮弁の血行がやや不安定であることなどの理由で，現在では腓骨などの他の骨弁・骨皮弁が用いられるようになり，その使用はやや限定されている感がある。しかし，骨量が多いことは下顎再建などでは，整容面に優れ，インプラント義歯の装着にも適しているため，その有用性は高いものと考えられる。

血行形態

血行形態を中心に腸骨移植の解剖学的ポイントを述べる（図1）。

腸骨は骨盤の両側方に位置し，前方では恥骨，後方では仙骨，下方では坐骨と連続している。腸骨の骨移植に使用されるのは腸骨翼部が中心となる。腸骨は，腸骨稜を境に内側と外側に骨皮質である内板と外板があり，内板に沿ってDCIAとその伴走静脈が走行する。一般に腸骨稜は，成人では10数cmあり，2cm程度の厚さがある。

腸骨には複数の筋肉が付着している。腹壁に連続して外腹斜筋，内腹斜筋，腹横筋が腸骨稜を中心に位置しており，骨盤腔側には腸骨筋が内板から腸骨稜にかけて付着する。腸骨稜の外側には大腿筋膜張筋，中殿筋，縫工筋が付着する。また，上前腸骨棘と恥骨結合部間に鼠径靱帯が付着する。

腸骨を栄養する動脈にはDCIA，SCIA，外側大腿回旋動脈，腰動脈，上殿動脈などがあり，いずれの動脈にも伴走静脈が存在する。これまで，さまざまな栄養血管を用いて腸骨を骨弁や骨皮弁として移植した報告があるが，その多くは定型的なものではないため，今回は主要血管であるDCIAとその伴走静脈について述べる。DCIAは外腸骨動脈から鼠径靱帯の頭側で前外側方向に分枝する。鼠径靱帯の約1cm頭側を靱帯に平行に上前腸骨棘に向かって走行し，上前腸骨棘の1～2cm内側から頭側に向けて上行枝を分枝する。上行枝は腹横筋を貫き，主に内腹斜筋を栄養する。一方，DCIA本幹は上前腸骨棘付近から腸骨稜の下方1～2cmの位置で，腸骨筋と腹横筋筋膜の間を腸骨の内側面に沿って後方へ向かう。DCIAは後方に走行する間に腸骨の内板を貫通する骨の栄養枝を数本出す。この枝が直接腸骨の血行に関与することになる。一方，皮膚への穿通枝はDCIA本幹から頭側に向かって腹横筋，内腹斜筋および外腹斜筋を貫き，皮膚を栄養する。皮膚への穿通枝は腸骨稜から内側2～3cmの付近に数本存在することが多いが，個人差があり，また，かなり細いために必ずしも確認は容易ではない。伴走静脈は腸骨付近では，通常2本存在して

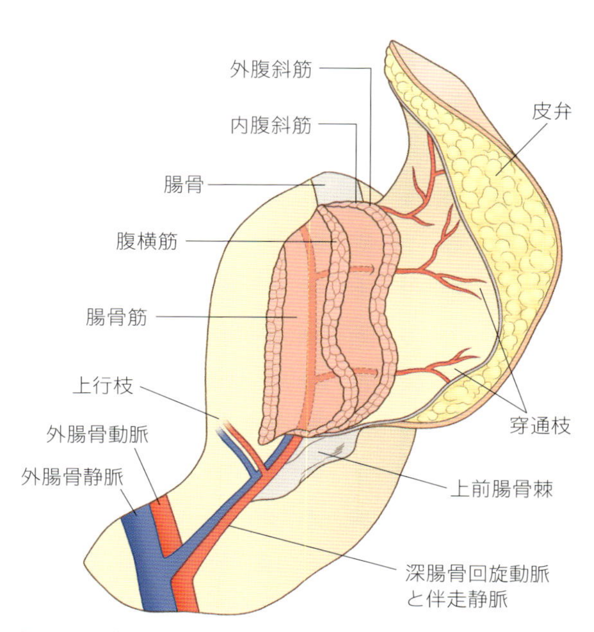

図1 骨弁・骨皮弁の解剖図

おり，近位側では合流しながら外腸骨動脈の下を通り，外腸骨静脈に流入する。DCIAの血管径は外腸骨動脈分岐部で2〜3mm，伴走静脈は外腸骨静脈流入部で2〜4mm程度である。血管柄として使用できる長さは5〜8cm程度となる。このDCIAの解剖学的変異は比較的少ない。超音波ドップラーや造影CTで容易に確認可能である。

外側大腿皮神経は通常，骨盤腔の内側面で腸骨筋上を上前腸骨棘に向かって走行し，その後，鼠径靭帯とDCIAの間を横切るように貫くため，骨切りの際に注意が必要となる。

適応

移植骨の形態から考えると骨の長さで8〜10cm，幅で4〜5cmの欠損に対して用いられる。一般に軽度の弯曲があるため，長さ数cmを超えると症例によっては成形のための骨切りが必要になる。また，DCIAは腸骨の内側を走行するため，症例によっては内板だけの移植も可能となる。このような条件を考えると，下顎骨の区域切除後の再建が最も良い適応となる。そのほかに欠損長が小さいが，骨量を必要とする四肢長管骨における欠損にも利用される。

骨皮弁として使用する場合には，皮膚への穿通枝がはっきりしないことも多く，さらにこの部位の皮下脂肪は一般に厚いため，骨皮弁として移植した場合に皮弁の壊死を生じる可能性も注意しなければならない。

年齢的には，骨盤の発育が途上であるため小児への適応は慎重に考慮することが必要である。

骨弁・骨皮弁としての腸骨移植は解剖学的特徴を生かした有用な骨移植法である。患者の年齢や性別，原疾患，移植部位，欠損の程度や大きさ，周囲の状態などに応じて，他の移植法と比較検討して，その適応を決定する。局所解剖を熟知し，利点と問題点を十分に考慮することで，より安全で容易な挙上を行うことが可能になるものと考えられる。

手技

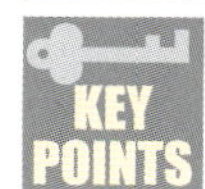

- 深腸骨回旋動脈（DCIA）の血管走行と筋肉・骨の位置関係を熟知する
- 皮弁に入る穿通枝を確認し，温存に努める
- 移植組織量が大きすぎる場合には，軟部組織量の調整を行う

❶ デザイン

腸骨翼の頭側に位置する腰部に枕を入れて，腹壁を水平にすると採骨が容易となる。

恥骨，上前腸骨棘，腸骨稜，鼠径靭帯，大腿動脈をマーキングする。超音波ドップラーを用いてDCIAの走行と皮膚への穿通枝を確認する。

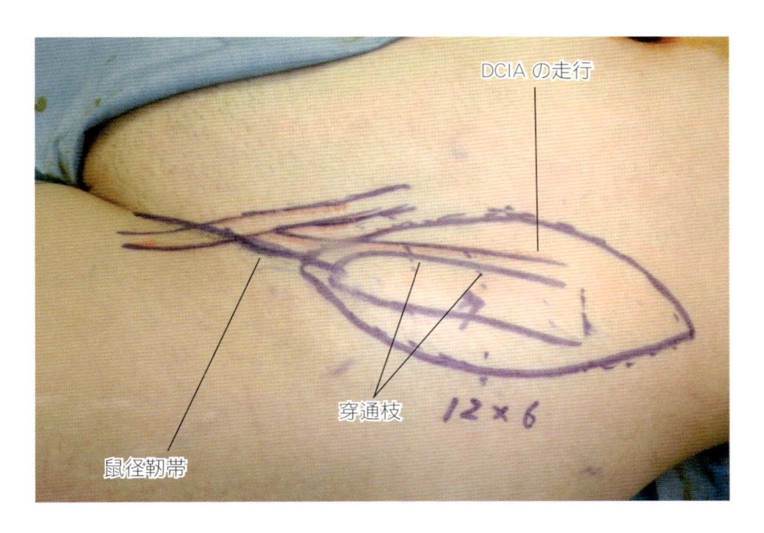

皮膚への穿通枝を中心として，長軸を上前腸骨棘と肩甲骨下端を結ぶ方向に紡錘形に作図する。採取する腸骨は皮弁内にマーキングする。

皮弁の大きさは最大幅で8～10cm，最大長で20cm程度とする。

Advice

・皮膚への穿通枝の位置を考えると，皮弁は上前腸骨棘から肩甲骨下端に向かう方向に作成し，皮弁の中央に穿通枝が位置するようにデザインする。

❷ 骨弁・骨皮弁の採取と骨の加工

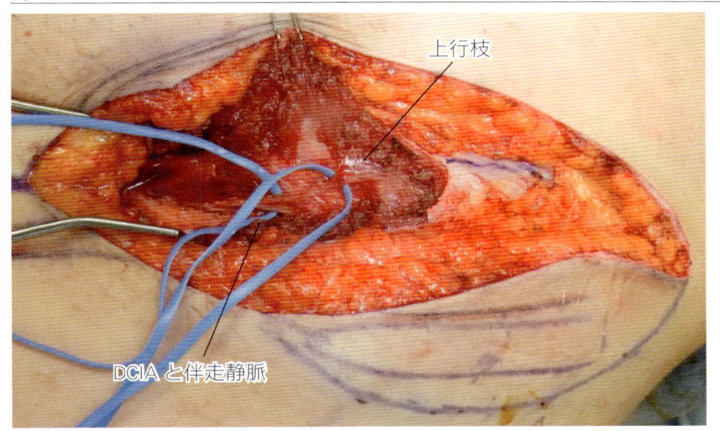

1. DCIA の同定

DCIA の本管をまず確認し，伴走静脈とともに末梢へ剥離，同定する。

鼠径靱帯の約1cm頭側に靱帯と平行な皮膚切開を行い，鼠径靱帯と平行の位置に皮膚切開を加え，外腹斜筋，内腹斜筋および腹横筋を切開する。この層で脂肪組織内にDCIAを確認できる。

DCIAを中枢側に剥離して，外腸骨動脈の分岐部付近まで分離しておく。

Advice

・ここで注意しなければならないのは，伴走静脈が薄く裂けやすいので，できるだけatraumaticな操作を心がけることである。

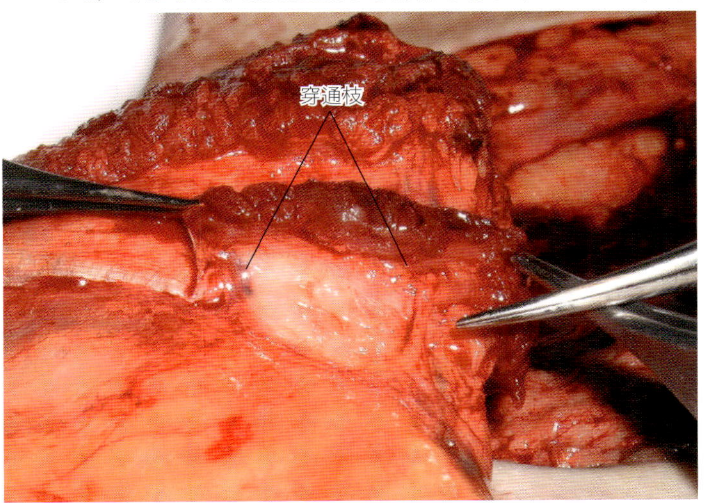

2. 穿通枝の確認と筋層の処理

次に腸骨稜から約3～4cm内側の皮膚を切開し，外腹斜筋を貫く穿通枝を確認し，穿通枝を温存しながら筋層の処理に移る。腹壁の筋肉は外腹斜筋，内腹斜筋および腹横筋の全層を切離する。上前腸骨棘付近でDCIAからの上行枝を確認し，そのまま後方に栄養血管を同定する。後腹膜脂肪層を内側に牽引しながら，血管柄の1～2cm下方で腸骨筋の筋膜および腸骨筋を切離し，腸骨内側面を剥離し，内側の骨切りの準備が終了する。

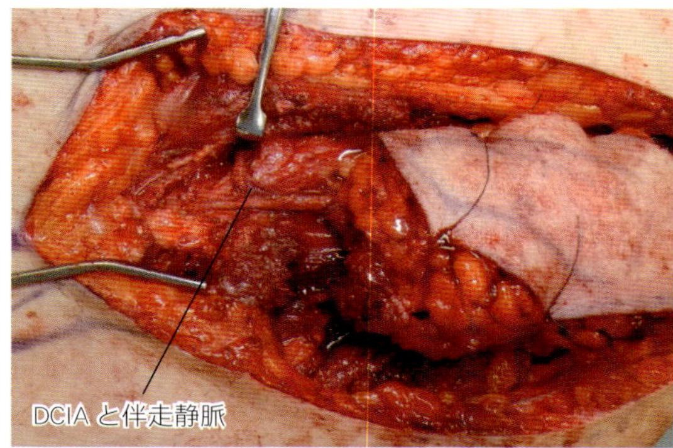

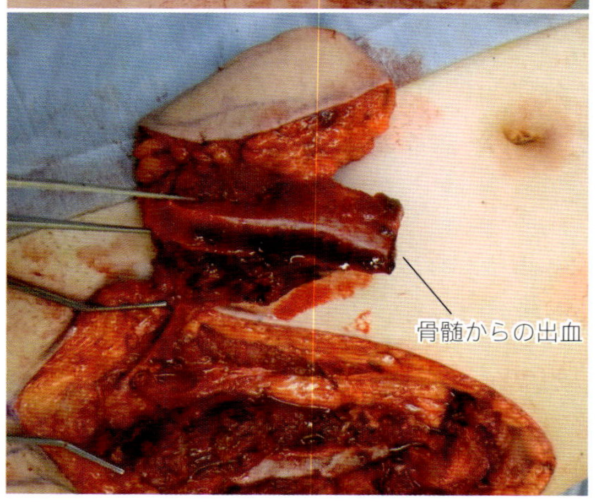

3. 腸骨の骨切りと採取

次に皮弁の外側部を切開し，深部筋膜を切離し，腸骨稜から大腿筋膜張筋および中殿筋を剥離する。これらの筋肉は皮弁への血行に影響がないため腸骨稜の外側縁から骨膜下に剥離を進め，腸骨外板を露出する。

腸骨の骨切りは，栄養血管を保護しながら，ノミまたは bone saw により腸骨稜の下方 2〜3cm の高さで行う。なお，基本的には上前腸骨棘から後方を採取する。

腸骨が完全に切離されたところで，外腸骨動静脈の分岐部で深腸骨回旋動静脈を切離し，外側大腿皮神経を残して，腸骨を採取する。

Advice

・腸骨の分割が必要な場合には，血管柄と反対の外板を骨切りして，内板に向かって折り曲げ，内板は骨膜を連続させた状態にすると使用しやすい。

❸ 採取組織の移植と骨固定

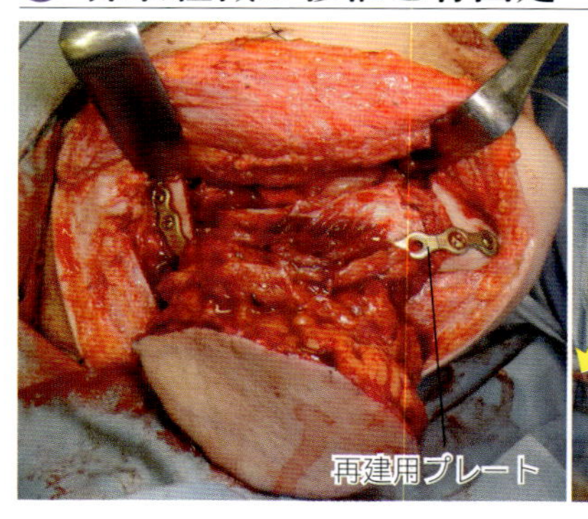

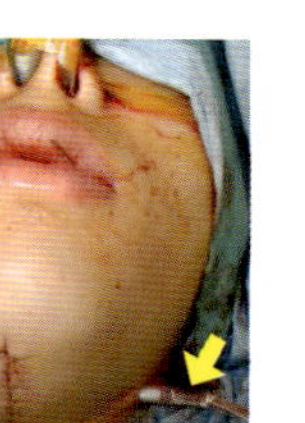

皮弁を皮膚あるいは粘膜の欠損部に縫着するが，実際にはかなり厚くなることが多いので，血管の切離前に穿通枝と反対側の外側部の軟部組織を切除・調整しておく。

腸骨の外側面を再建用プレートあるいはミニ・プレートで固定する。吸引ドレーンを挿入して，閉創する。

Advice

・移植骨の骨切り面は 3 面で骨髄が露出することになり，血管吻合後の出血が予想されるため，吸引ドレーン（⇨）を適切に挿入し，血腫の予防を行う。

❹ 採取部の閉鎖

採取部の閉鎖前に上前腸骨棘が突出していないことを確認する。上前腸骨棘を残した場合には術後，衣服やベルトによる刺激で創や疼痛などの問題を生じることもあるため，一部切除することも検討する。骨髄および切離した筋肉からの出血がないことを確認した後，腹横筋を腸骨筋に強固に固定する。ヘルニア予防にとってこの処置は重要なポイントとなる。その後，内外腹斜筋と大腿筋膜張筋および中殿筋を各層でしっかりと縫合し，腸骨の断端を被覆する。皮下に吸引ドレーンを留置し，皮膚を縫合する。合併症としては，採骨部からの血腫，大腿外側皮神経の損傷があるため，丁寧な処置が必要である。また，後遺症としては，ヘルニア，腹壁弛緩，筋層の切除に伴う歩行障害があるため，筋肉の切除を最小限に留める。

- 腸骨の骨皮弁は皮弁の血行が不安定であるため，骨弁として移植する際にはモニター皮弁として皮島を出すか，上行枝を利用した内腹斜筋弁をモニターとして創外に出すこともある。
- 皮膚欠損が広範囲に及ぶ場合には，骨弁とは別に他の遊離皮弁を適用する方が確実である。

症例 下歯肉癌に対する腸骨皮弁移植術

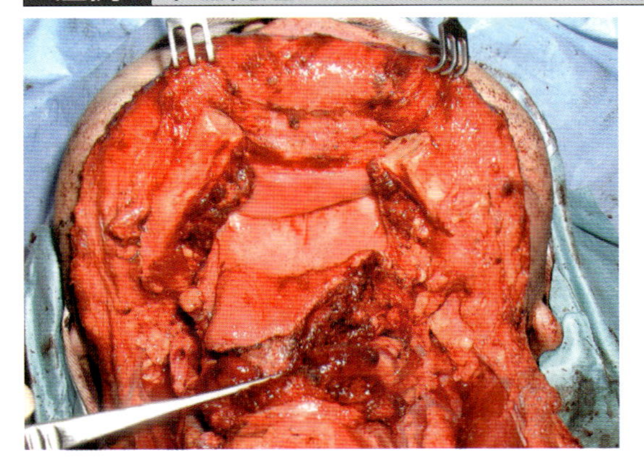

下顎の前方区域と舌・口腔底が欠損

60 歳，男性，下歯肉癌

下顎の区域切除と舌口腔底の一部が切除された。無歯顎のため，将来的にインプラント義歯の装着を目的として，腸骨からの骨皮弁を移植する計画とした。

骨は 6 × 3cm，皮弁は 15 × 6.5cm を深腸骨回旋動静脈を栄養血管として挙上，移植した。血管吻合は舌動脈と総顔面静脈にそれぞれ吻合した。

骨皮弁は完全に生着し，初回術後 2 年で，骨固定用のプレートの抜去と歯槽部の形成術を行い，インプラント義歯を装着した。術後 7 年で移植骨もインプラントも良好である。

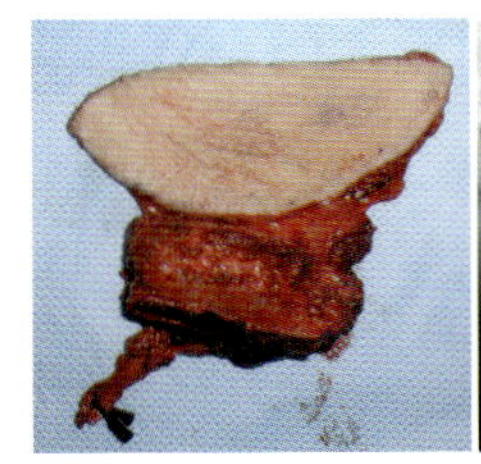

採取した 6×3cm の骨皮弁

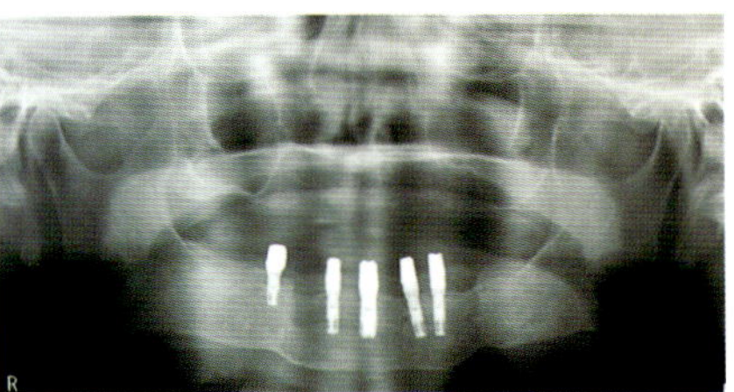

術後 7 年
インプラント義歯を装着

History & Review

- 腸骨を骨弁・骨皮弁として移植した最初の報告である。SCIA を使用している。
  Taylor GI, Watson N: One-stage repair of compound leg defects with free, revasculaized flaps of groin skin and iliac bone. Plast Reconstr Surg 61: 494–506, 1978
- DCIA を使用した骨弁・骨皮弁の解剖学的な検討が行われている。
  Taylor GI, Townsend P, Corlett R: Superiority of the deep circumflex iliac vessels as the supply for groin flaps, experimental work. Plast Reconstr Surg 64: 595–604, 1979
- DCIA による骨弁・骨皮弁の臨床例の報告。
  Taylor GI, Townsend P, Corlett R: Superiority of the deep circumflex iliac vessels as the supply for free groin flaps: Clinical work. Plast Reconstr Surg 64: 745–759, 1979
- 基本的な骨弁・骨皮弁の挙上法を述べている。
  Manktelow RT: Microvascular Reconstruction; Anatomy, Applications, and Surgical Technique. pp68–76, Springer Verlag, 1986
- 基本的な骨弁・骨皮弁の挙上法を述べている。
  Harii K: Free vascularized bone graft and free osteocutaneous flap. Iliac Bone. Microvascular tissue transfer. Fundamental techniques and clinical applications (first edition), pp162–176, Igaku-shoin, Tokyo, 1983

第9章 腹腔内臓器移植

p.275

1. 空腸・回腸

櫻庭 実

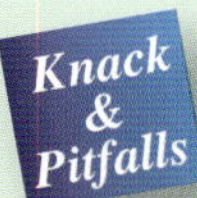

◎腸管は通常の皮弁に比して鑷子などによる挫滅に弱いため，愛護的に取り扱う
◎腸管は通常の皮弁に比して阻血に弱いため，阻血時間が長くならないように注意する
◎空腸動脈は内膜剥離を生じている場合があり血管吻合時には注意を要する
◎空腸静脈には静脈弁が存在しないため，全身麻酔下では酸素分圧の高い静脈血が逆流し，腸管の色調が一見良好に見える場合があるため注意を要する
◎栄養血管の走行には変異が少なく，血管柄を長くとることができる空腸が多用される

遊離空腸の移植はSeidenbergら（1959）がイヌを用いた動物実験に引き続いて63歳の男性に対して施行したのが最初の報告である。この症例は術後5日目に脳血管障害を発症し7日目に死亡したが，解剖の結果移植空腸は生着していたと報告されている。移植空腸を通じて術後に経口摂取を獲得した最初の報告はRobertsら（1961）である。本邦では中山ら（1964）が最初の消化管移植の報告をした。消化管移植では結腸も利用される場合があるが，空腸・回腸は結腸に比して採取が容易であることや，病変が少ないといった利点がある。また皮膚管を用いた再建に比して，瘻孔や吻合部狭窄などの合併症が少ないことがNakatsukaら（1998）により報告されており，非常に有用な組織弁である。

血行形態

空腸・回腸弁は上腸間膜動脈系の血行支配を受ける空腸または回腸の一部と，これに付着する腸間膜，そして腸間膜内の小腸動静脈で構成される組織弁である。その血管解剖は比較的単純であり，通常は組織弁の中に一対の小腸動静脈およびその分枝を含んでいる。小腸動脈の本幹は，下行大動脈から分岐する上腸間膜動脈より分岐し，上腸間膜動脈からは平均で15本程度の小腸動脈が分かれている。これらの小腸動脈は互いに吻合しており，腸間膜内でループ状の血管弓を形成する。さらに血管弓同士も吻合して腸管と平行な辺縁動脈を形成する。空腸・回腸に直接侵入する直血管（vasa recta）はこの辺縁動脈から多数分岐している（図）。

遊離空腸・回腸を採取する場合にはまず頸部の再建に必要な腸管の長さを確認する。次に移植に用いる小腸動脈を決定し，これを中心として一対の小腸動静脈を含めて，必要量より長めに腸管を採取する。小腸動脈の選定にあたっては，無影燈の光源を利用して腸間膜を後方から照らして透過光で血管の走行を確認するとわかりやすい（図）。吻合に適する血管柄としては，多くの場合第2〜4空腸動脈が使用しやすい形態である。一方，末梢の回腸側では小腸動静脈は網目のような構造となり，吻合に適する血管を選定するのがやや難しくなる。また部位によっては動脈が2本並走して

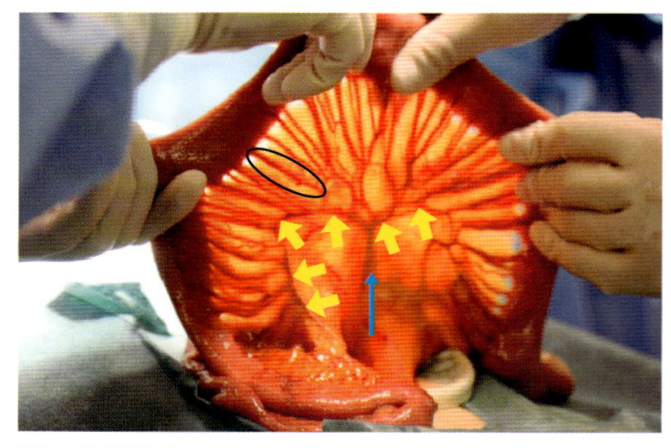

図 辺縁動脈と vasa recta

一対の小腸動静脈（➡）の分枝により形成される辺縁動脈（⇨）。辺縁動脈から分岐する直血管 vasa recta（囲み）が，持ち上げた腸管及び腸間膜の反対側から透過光を当てることで明瞭に確認できる。

いることもあるが，通常どちらか一方を吻合すれば，小腸弁の血流に問題はない。静脈の血行形態としては，通常は小腸動脈に並走する小腸静脈が徐々に合流して，上腸間膜静脈を経て最終的には門脈に流入する。小腸静脈には静脈弁が存在せず，静脈血は末梢側から中枢側に向かってだけでなく，中枢側から末梢の小腸に向かって逆流することも可能である。しかし，辺縁静脈のような口径の小さい静脈のみを，移植床血管と吻合して小腸弁の生着を得るのは難しいと考えられるため，小腸動脈に並走する空腸静脈本幹をドレナージ血管として使用する方が安全である。

適応

遊離空腸は採取の容易さや口径の太い小腸動静脈を血管柄として用いることができることなどから，非常に古くから用いられてきた組織弁の1つである。遊離結腸も用いられることがあるが，結腸にはポリープや憩室などの良性疾患だけでなく，大腸癌，潰瘍性大腸炎やクローン病などの病変を認めることもあり使用頻度は少ない。

空腸・回腸弁の最も良い適応は下咽頭喉頭頸部食道摘出後の下咽頭頸部食道の管状再建，および下咽頭部分切除後の遊離空腸パッチ移植である。咽頭と小腸の粘膜同士を縫合するため良好な吻合が得られやすいこと，腸液の分泌により湿潤環境が保たれること，通常の皮膚弁を用いた下咽頭頸部食道の再建に比して縫合不全や感染といった合併症が少ないことから有用性が高いと考えられている。また口腔中咽頭の欠損に小腸移植を行う場合もあるが，硬い食物の刺激により容易に出血するなどの理由で頻用されてはいない。

注意点としては，管状再建において口側と肛門側を逆向きに移植した場合，強い嚥下障害を生じることが挙げられる。さらに移植の方向が正しい場合でも腸管の蠕動による嚥下障害を生じる場合がある。喉頭温存例では腸液による誤嚥のリスクがあること，そのほか開腹に伴うイレウスのリスクがあることなどが挙げられる。

上腹部の小切開による採取が可能であるため，元来低侵襲な術式であるが，最近ではさらなる低侵襲手術を目指して，外腹斜筋切開による回盲部アプローチによる回腸弁の採取や，腹腔鏡を用いた小腸採取などが行われる場合がある。回盲部アプローチの利点はTreiz靭帯を確認しなくとも小腸の口側・肛門側の判別が容易な点であるが，前述のように血管の走行がやや問題となる。

手技

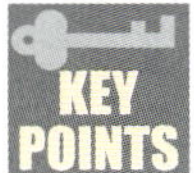

- 腹部外科医に採取を依頼する場合，血管柄の選択と剥離には形成外科医が立ち会う
- 空腸静脈には弁構造がない

❶ デザイン

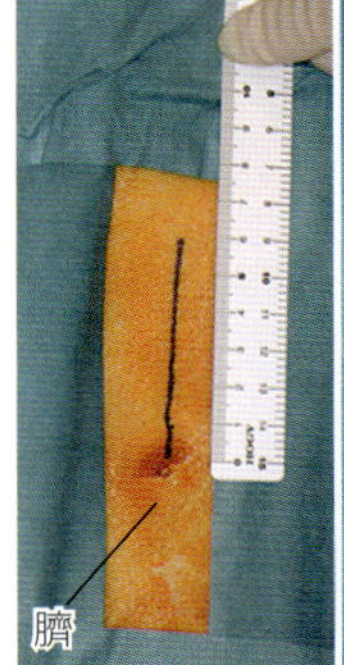

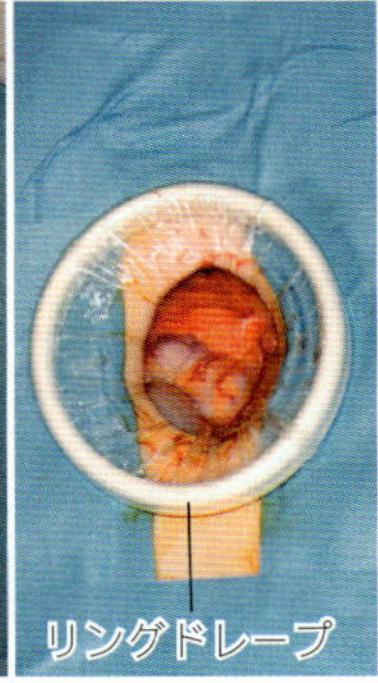

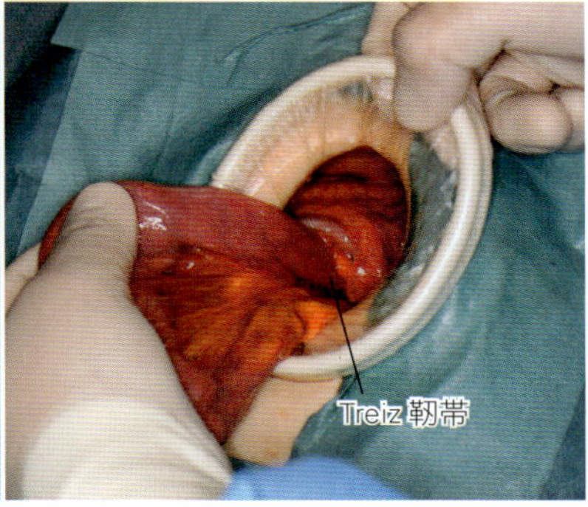

Advice ・小腸を逆向きに移植しないように，頭尾側の向きは必ず確認する。

皮切デザインは臍上部の上腹部正中切開が一般的に用いられる。通常，長さ5cm程度で十分である。

開腹操作は一般外科領域における手術手順と同様である。皮膚・皮下組織および腹膜を切開して腹腔内にアプローチしたら，創縁保護のためにリングドレープを装着する。ついで小腸を引き出して，どちらか一方向に手繰ってゆき，Treiz靭帯を確認する。

❷ 採取

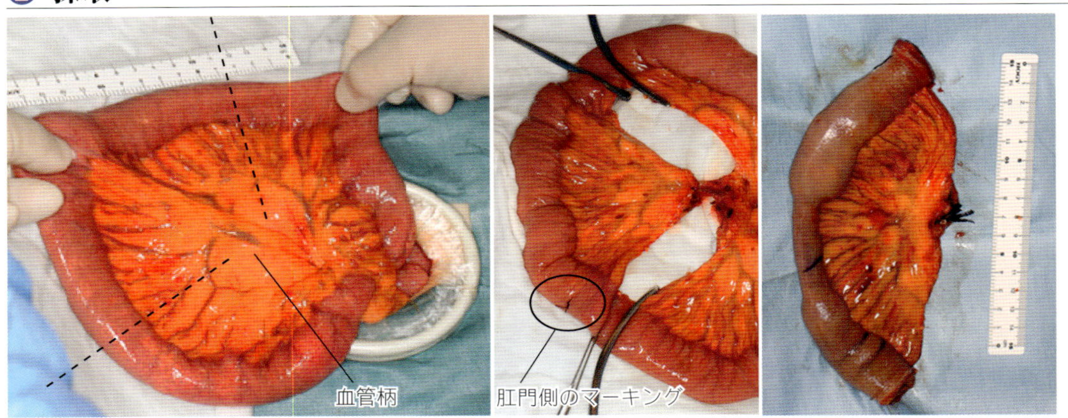

血管柄を中心として頭尾側にそれぞれ 10cm の腸管を採取する。漿膜を扇型に切開し，血管の分枝を横断する部分ではこれを結紮切離する。次に血管柄とする小腸動静脈を丁寧に剥離し，血管クリップがかけられる状態とし腸管を切離する。最後に血管クリップをかけて小腸動静脈を中枢側で結紮し，小腸弁の採取を完了する。

Advice

・血管の処理は必ず動脈–静脈の順に行う。これはうっ血による腸管のダメージを避けるためである。

❸ 採取部組織の移植

採取した小腸を頸部に移動して，移植床血管の位置と，移植に用いる腸管の位置関係を確認してから腸管吻合を行う。口側または肛門側いずれかから腸管吻合を開始し，逆側を吻合する際に余剰の腸管は切除する。血管吻合は空腸の吻合が全て終わってから行っているが，頭側または尾側いずれかを吻合してから血管吻合を行い，最後に他方の空腸断端を吻合してもよい。

Advice

・縫合にあたっては，腸管は皮膚弁に比べて組織が脆弱なので縫合糸を締めすぎないように注意する。
・モニタリング用腸管は，吻合部血栓の早期発見のほかに空腸壊死の早期発見により再手術を行いやすくする目的もあるので，可能な限り作成する。

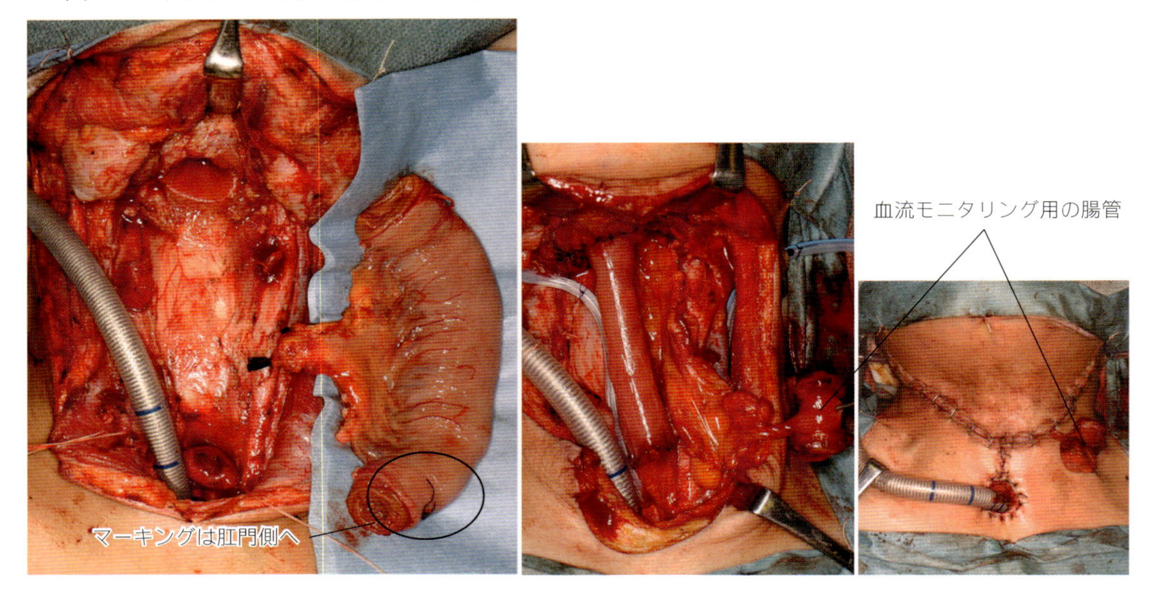

❹ 採取部の処置

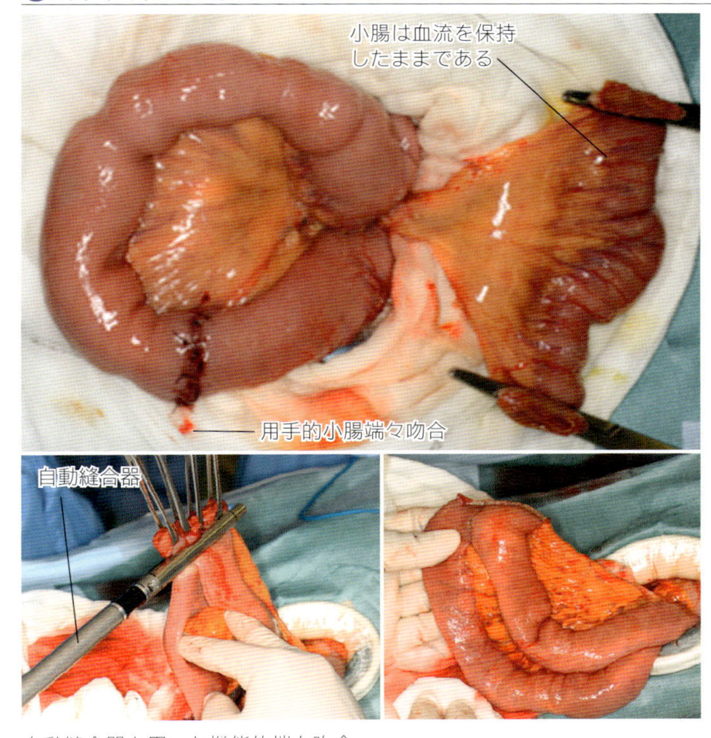

自動縫合器を用いた機能的端々吻合

採取部では小腸–小腸吻合を行う。縫合糸を用いて用手的に端々吻合する場合と，腸管自動縫合器を用いて機能的端々吻合を行う場合がある。

最後に腹腔外に引き出していた腸管を丁寧に腹腔内に還納し，腹膜および皮膚を閉鎖する。通常はドレーンを挿入する必要はない。

Advice

・腸管の嵌頓によるイレウスを防止するため，腸間膜の漿膜同士も縫合しておくとよい。

症例 1　下咽頭癌（下咽頭喉頭頸部食道摘出）に対する遊離空腸移植術

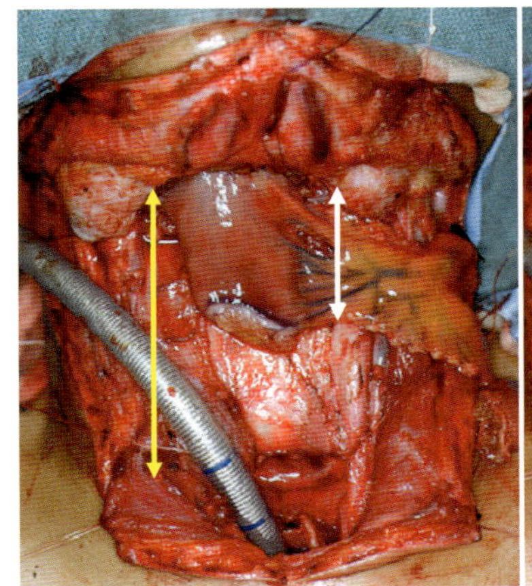

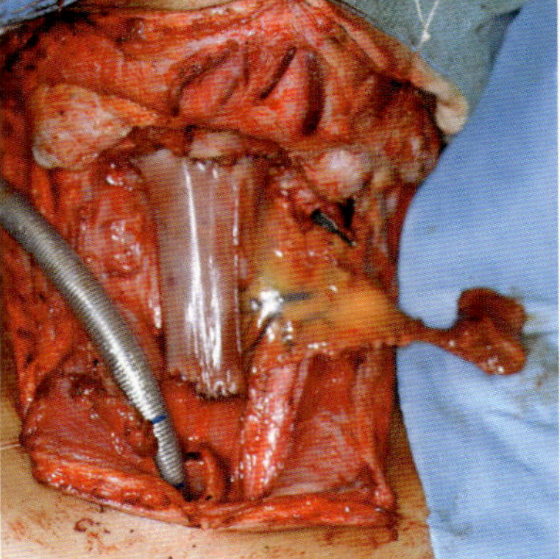

黄色両矢印：欠損の長さ
白両矢印：実際に移植された空腸の長さ

67歳，男性，下咽頭癌T4N2b切除後の再建

下咽頭進行癌に対して喉頭を含めた下咽頭頸部食道切除，甲状腺左葉切除，両頸部郭清が行われた。欠損の長さ8.5cmに対して移植した腸管の長さは約5.0cmであった。

Advice

・頭尾方向にやや緊張をもたせて吻合した方が，術後の嚥下機能が良好である。

症例2 下咽頭癌（下咽頭喉頭部分切除）に対する遊離空腸パッチ移植術

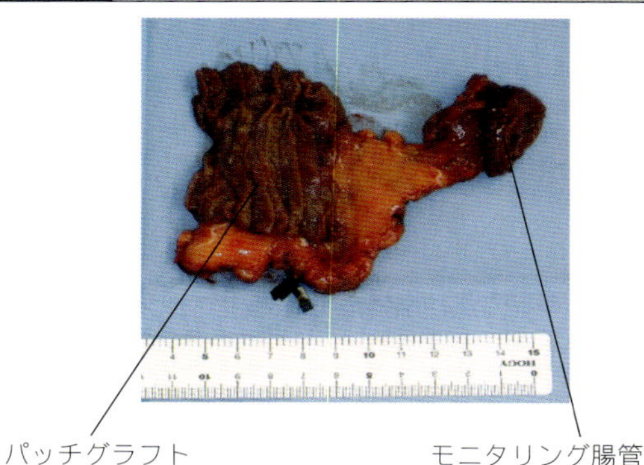

64歳，男性，下咽頭癌 T2N2b 切除後の再建

下咽頭癌に対して下咽頭後壁を中心とした部分切除（喉頭温存），甲状腺左葉切除，右頸部郭清が行われた。

空腸を腸間膜付着部体側で縦切開し，パッチグラフトを作成し移植した。

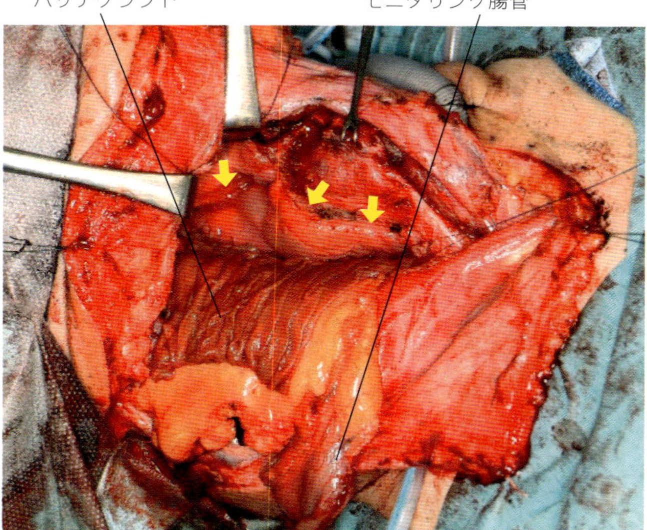

下咽頭後壁正中側の縫合を終えたところ。(⇨) は下咽頭前壁断端

History & Review

●初めて遊離空腸を用いた報告。

Seidenberg B, Rosenak SS, Hurwitt ES, et al: Immediate reconstruction of the cervical esophagus by a revascularized isolated jejunal segment. Ann Surg 149: 162–171, 1959

●遊離空腸を通じて経口摂取が可能となった最初の報告。

Roberts RE, Douglas FM: Replacement of the cervical esophagus and hypopharynx by a revascularized free jejunal autogrft: Report of a case successfully treated. N Engl J Med 196: 342–344, 1961

●本邦で初めて遊離腸管を用いた報告。

Nakayama K, Yamamoto K, Tamiya T, et al: Experience with free autografts of the bowel with a newvenous anastomosis apparatus. Surgery 55: 796–802, 1964

●空腸・回腸の血管解剖について記述した報告。

入谷哲也，鍋谷欣市：食道再建術，手術のための新・局所解剖アトラス，消化器外科 14 巻臨時増刊号：36–41 項，1991，へるす出版，東京

●下咽頭頸部食道の管状再建において，空腸移植と roll 状の皮弁を比較した報告。

Nakatsuka T, Harii K, Asato H, et al: Comparative evaluation in pharyngo-esophageal reconstruction: Radial forearm flap compared with jejuna flap. A 10-year experience. Scand J Plast Reconstr Hand Surg 32: 307–310, 1998

2. 大網

亀井 譲

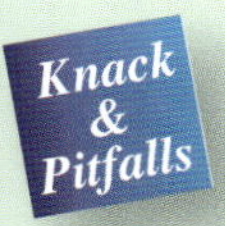

◎長い血管茎を有するため，利用しやすい組織である
◎自由度が高く，複雑な欠損に充填しやすい
◎豊富なリンパ球を含むため，感染創の治療に有用である
◎開腹を要するので，腹部合併症に注意が必要である
◎術前の正確な volume の評価が難しい

大網は，胃の大弯側から結腸間膜とともに横行結腸につながる，血管，リンパ球，脂肪に富むエプロン状の膜である。長い血管茎を有し，可塑性に富むことから，複雑な欠損や感染創に多く用いられる。また，遊離組織移植として，欠損部の近くに適当な移植床血管が存在しない場合，長い血管茎を有するという理由で用いられることも多い。

内視鏡補助下に採取すると有用であるが，いずれにしても開腹操作を必要とするため，腹部合併症に注意が必要であり，開腹の既往がある場合には採取に難渋することがある。また，術前に正確な volume を評価することが難しいことも短所の1つである。

そのほかの合併症としては腹壁ヘルニアなどがあるが，腹直筋皮弁採取と比較すると頻度は少ない。

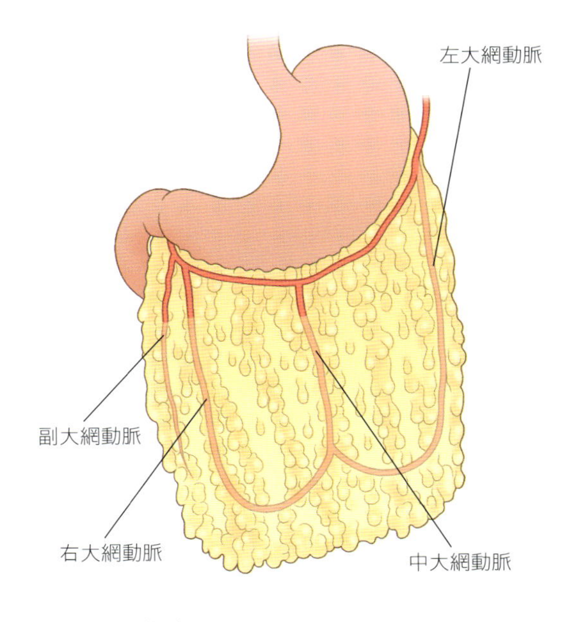

図1 大網の動脈

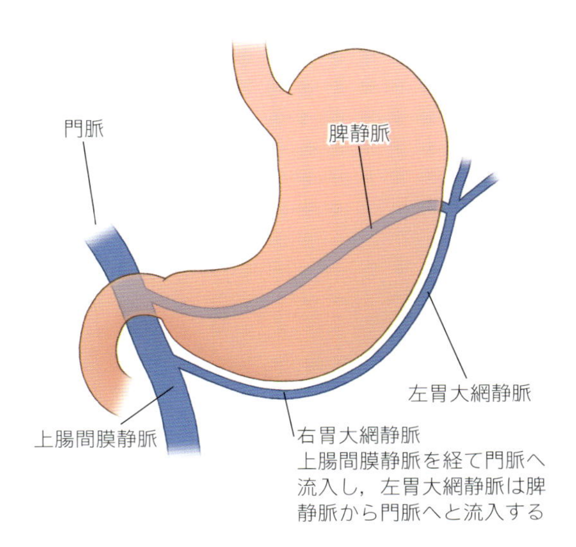

図2 大網の静脈

血行形態

胃十二指腸動脈から分枝する右胃大網動脈と脾動脈から分枝する左胃大網動脈のネットワークにより形成される。右胃大網動脈から副大網動脈，右大網動脈，中大網動脈を分枝し，左胃大網動脈からは，左大網動脈を分枝してそれぞれが末梢の横行結腸付近でアーケードを形成している（図1）。静脈は動脈に伴走するが，右胃大網静脈は上腸間膜静脈を経て門脈へ流入し，左胃大網静脈は脾静脈からやはり門脈に流入する（図2）。体幹や四肢の静脈と異なり静脈弁が存在しないため，遊離移植として用いる場合には，動脈と異なる位置で吻合することも可能である。また，四肢の静脈と異なり，かなり拡張するので太めの移植床静脈を選択することが重要である。左右の胃大網動静脈を茎として挙上することが可能であるが，左胃大網動静脈は左上方で腹腔内の深いところに存在しており，煩雑な操作により脾臓からの出血を起こしやすいため，右胃大網動静脈を血管茎として挙上することが多い。

適応

大網移植は，感染創や欠損部の形態が複雑で，筋弁では死腔が残るような場合の再建に適している。また，放射線潰瘍のように周囲組織の血流に不安がある場合の再建にも有用である。左右および中大網動静脈のアーケードを利用して細工することで，長い血管茎を得ることができる。また，それぞれの大網動静脈を利用して2葉，あるいは3葉に分割して用いることも可能である。胸骨骨髄炎や膿胸，胸部放射線潰瘍などに有茎弁として用いられる。遊離大網移植は，1972年にMcLean，Bunckeらが，また，1973年にはHariiらが報告して以来，血管茎を長く必要とする場合に多く用いられるようになってきた。頸部にしか移植床血管を選択できないような頭部の再建，あるいは外傷後の感染創や，骨髄炎などの再建で，適当な移植床血管が再建部位の近くに存在しないような場合にも良い適応となる。特殊な利用法として，動静脈ともに血管茎の長さが足りない場合の静脈移植の代わりとして用いることも有用である。右胃大網動静脈のみを採取して，生きたグラフトとして用いることができる。

I 有茎大網弁

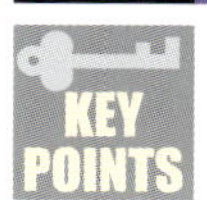

- 血管のネットワークを観察してデザインを行う
- 血管茎に1～2横指余裕をもたせて，腹腔外へ移動させる

❶ デザイン

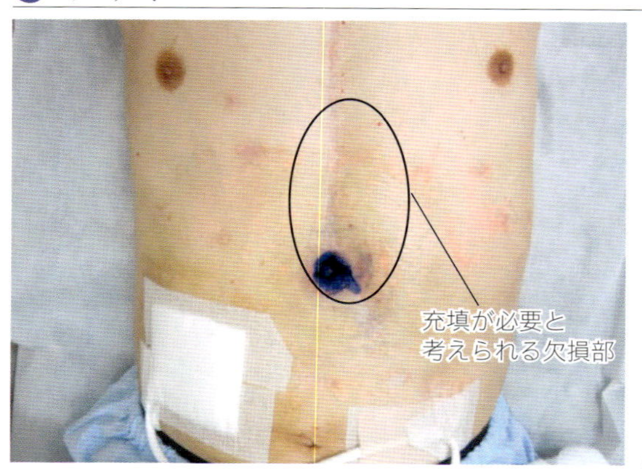

人工心臓の部分感染

充填すべきvolumeと欠損部までの距離を把握したのち，左右大網動脈，中大網動脈を確認して必要な範囲の大網を決定する。内視鏡補助下で採取する場合には，臍部のポートより内視鏡を挿入して，左右腹直筋外側からのポートから鉗子を使って大網を観察し，色素などでマーキングを行う。

Advice

- 術前にvolumeの評価ができないので大網全体を観察することが重要である。

❷ 挙上

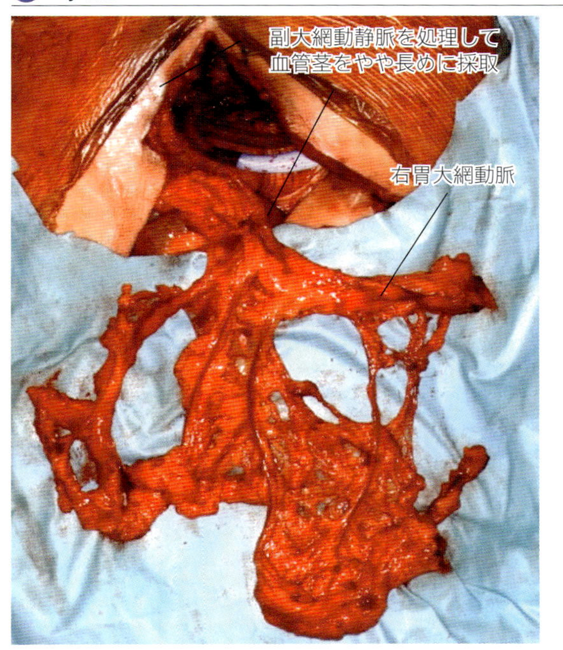
副大網動静脈を処理して
血管茎をやや長めに採取
右胃大網動脈

必要な部分の大網を横行結腸から切離し，必要とする左右の大網動静脈を含めて挙上する。胃大網動静脈の胃壁枝はリガシュアー®やハーモニックスカルペル®を利用すると容易に挙上できる。血管茎を長く必要とする場合には，右大網動静脈を右胃大網動静脈から分枝したところで切離して，右大網動静脈領域の大網を中大網動静脈あるいは左大網動静脈からの血流として挙上する。内視鏡補助下に採取する場合には，臍部の皮膚切開部を延長し，最小開腹術としてマーキングした部分を採取する。

❸ 移動

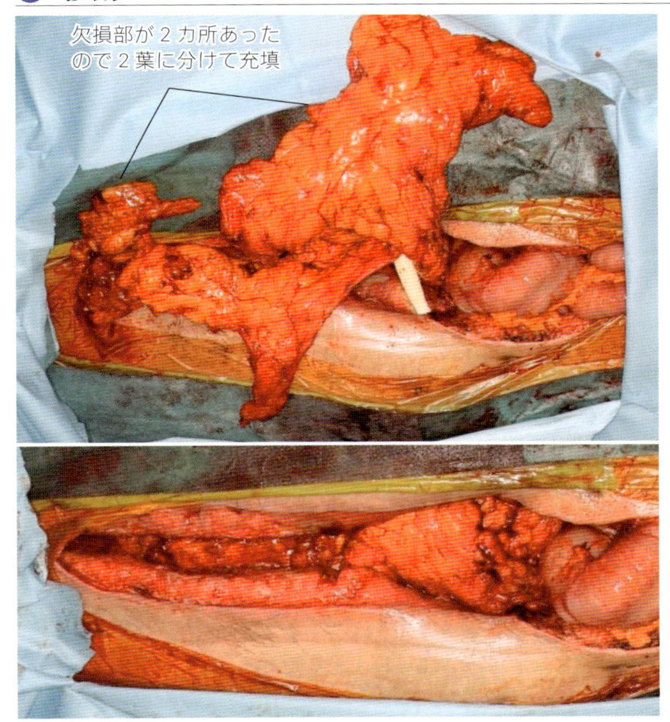
欠損部が２カ所あった
ので２葉に分けて充填

数カ所，大網を固定

血管茎の捻れがないように欠損部に移動するが，腹腔内から腹腔外への移動になるため，腹膜や筋膜の縫合に注意を要する。通常，血管茎に1～2横指余裕をもたせて，腹腔外へ移動させる。通常の皮弁と異なり柔軟性に富んでいるため，移植した部分では，数カ所大網を固定する必要がある。内視鏡補助下に採取する場合には血管茎の処理は直視下に行う。

Advice

・胸部に移動させる場合に，小網腔を通すことで4cmほど延長することが可能である。

❹ 採取部の処置

腸間膜や胃壁などからの出血がないことを確認して，癒着防止のフィルムを入れ，腹膜，筋膜と層々に縫合して創閉鎖を行う。

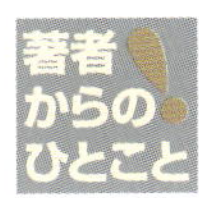
著者
からの
ひとこと

空腸採取と異なり，胃と横行結腸の間の操作なのでイレウスは起こしにくいが，胃の血流不全による胃潰瘍の悪化を経験したので，術後は抗潰瘍薬を投与しておくとよい。

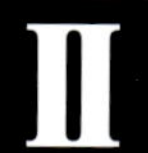

II 遊離大網弁

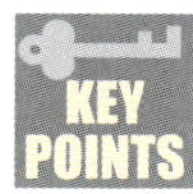

- 吻合予定の右胃大網動静脈の剥離は顕微鏡下に行うとよい
- 移植床の静脈は太めの静脈を選択することが望ましい

● デザイン

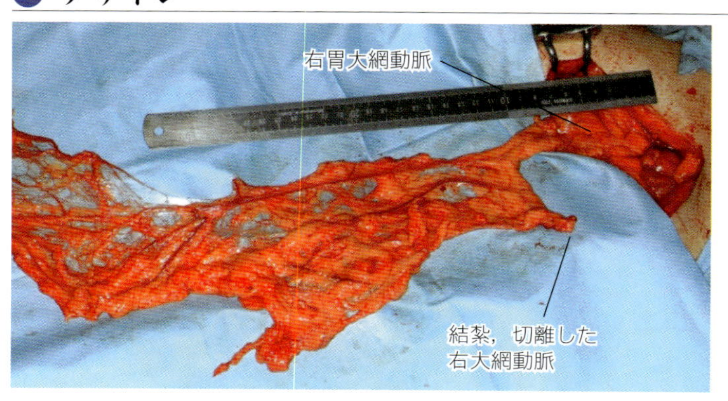

遠位端まで 40cm 以上の長さを採取

右胃大網動静脈を血管茎として挙上するが，中大網動静脈と左大網動静脈のネットワークを利用すれば，20cm 以上の血管茎が得られる。血管茎の太さとしては，動脈が平均 2.8mm，静脈が 3.2mm という報告があり，かなり太く安全な吻合が可能である。採取に関しては有茎弁と同じであるが，移植床血管の太さに合わせて吻合予定の右胃大網動静脈を選択することができる。大網は血管抵抗が少ない組織なので静脈の血流も多く，移植床の静脈は太めの静脈を選択することが望ましい。皮膚成分がないため，必要に応じて植皮が必要となる。

症例 1 人工心臓感染に対する有茎大網弁移植術

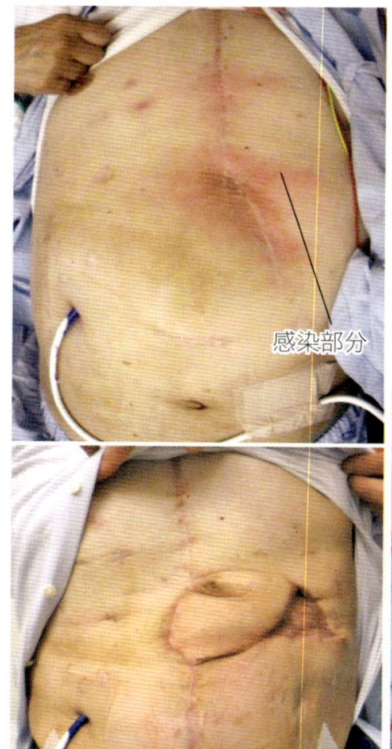

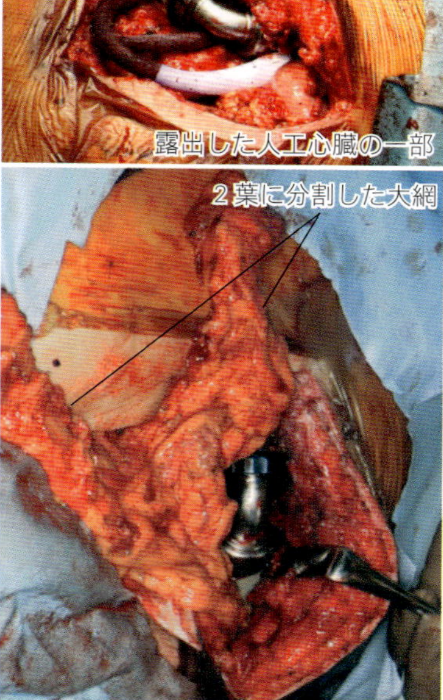

術後 11 カ月

65 歳，男性

心臓移植前の待期期間として人工心臓が留置されたが，術後感染を起こしたため当科に紹介された。

人工心臓の一部が露出しており，有茎大網弁にて，隙間なく充填した。大網上を健常な皮膚で被覆したかったので局所皮弁を挙上して，その採取部に網状植皮を行った。

症例 2 頭蓋骨骨髄炎により生じた骨欠損に対する遊離大網弁移植術

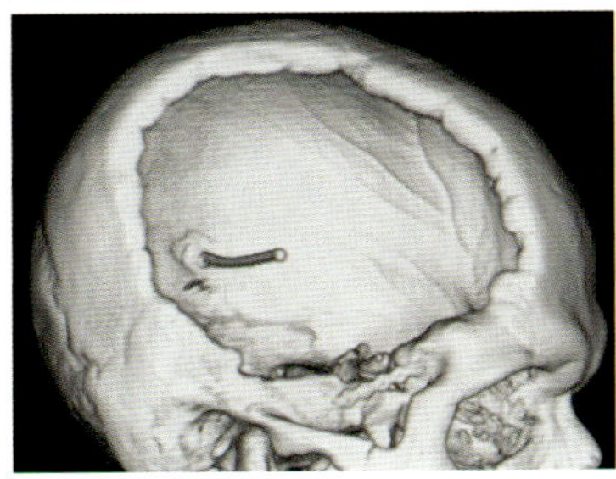

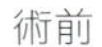

術前

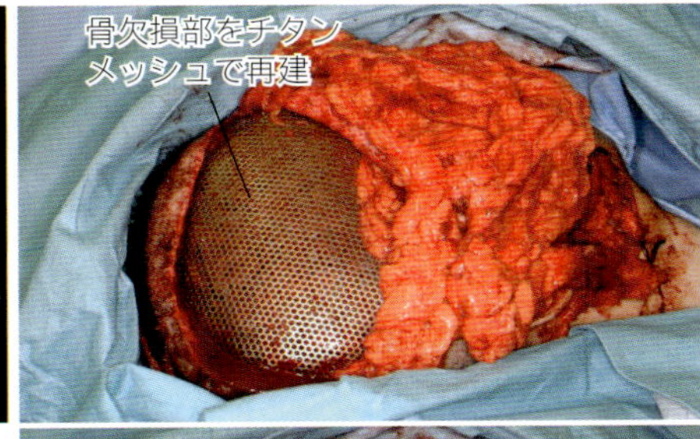

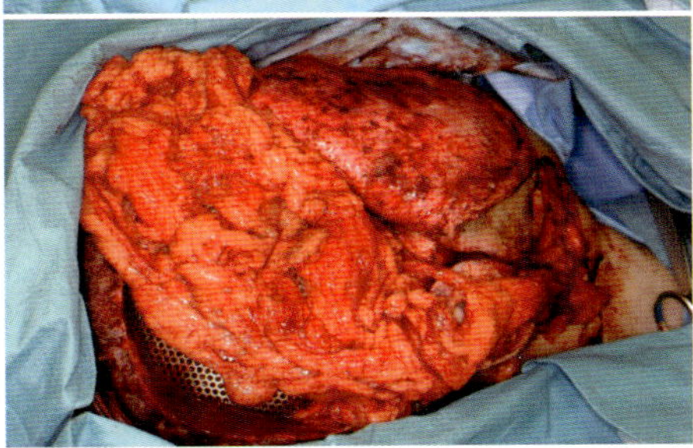

30歳，男性，頭蓋骨骨髄炎による骨欠損

硬膜上に2分割した大網を充填し，その上をチタンメッシュにて硬性再建し，さらにチタンメッシュ上を大網で被覆した。右胃大網動静脈は，顔面動脈と外頸静脈に吻合した。直接皮膚縫合ができなかった部分には網状植皮を行った。

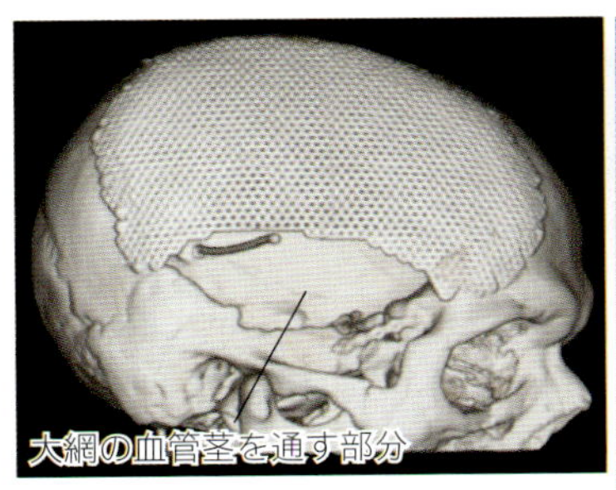

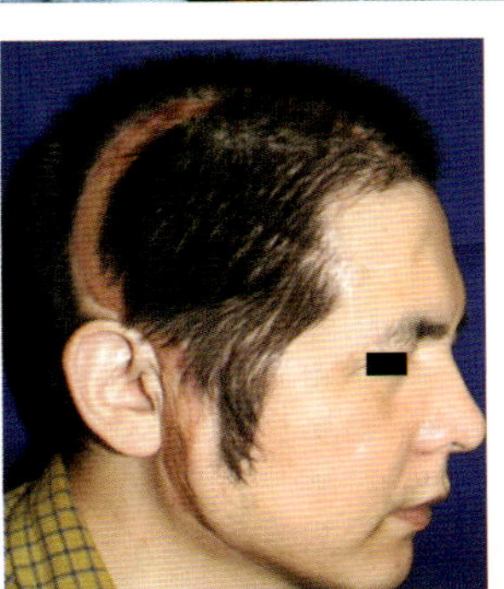

術後 6 カ月

History & Review

- 大網の血管形態について詳細に述べられた報告。
  Alday ES, Goldsmith HG: Surgical technique for omental lengthening based on arterial anatomy. Surg Gynecol Obstet 135: 103–107, 1972
- 初めて大網を遊離組織移植として利用した報告。
  McLean DH, Buncke HJ: Autotransplant of omentum to a large scalp defect with microsurgical revascularization. Plast Reconstr Surg 49: 268–274, 1972
- 胃大網動脈を移植床血管として利用した初めての報告であり，遊離移植としても報告している。
  Harii K, Ohmori S: Use of the gastroepiploic vessels as recipient or donor vessels in the free transfer of composite flaps by microvascular anastomoses. Plast Reconstr Surg 52: 541–548, 1973
- 大網を遊離移植として利用するための解剖が詳細に述べられている。
  Berish S, Han-Liang Y: Greater omentum transfer. Atlas of Microvascular Surgery（2nd ed）, edited by Timothy H, pp543–554, Thieme, New York, 2006
- 内視鏡下に大網を採取した最初の報告。
  Saltz R, Stowers R, Smith M, et al: Laparoscopically harvested omental free flap to cover a soft tissue defect. Ann Surg 217: 542–547, 1993

第10章 Tissue expansion法

p.287

Tissue expansion 法

深水秀一・水上高秀・竹内正樹

Knack & Pitfalls

◎埋入術は比較的容易であるが，あくまでも人工物であるため感染に注意する
◎感染の原因は血腫や TE の露出が多い
◎安全かつ効率の良い皮膚伸展を得るためには TE の大きさと挿入部位（深さ）が非常に重要である
◎伸展された皮膚を移動する際には，皮弁としての血流と整容性を中心とした知識と経験が必要である
◎複数回の手術，頻回の外来通院，TE 埋入中の整容的問題は患者にとって欠点となる

Tissue expansion 法とは

皮下にシリコン製のバッグである tissue expander（以下，TE）を埋入し，一定期間内に生理食塩水を注入して徐々に膨らませることによって正常皮膚を伸展拡張させる方法である。この結果得られた伸展皮膚を利用して，皮膚組織欠損部位を被覆再建する。

皮膚や組織は，徐々に緊張をかけゆっくりと伸展させると，比較的容易にその面積が拡大することは，特殊な民族の習慣のほか，腫瘤の増大や妊娠，肥満など生理的要因からもすでによく知られてきた。形成外科領域で最初にこれに着目し応用したのは 1957 年 Neumann による耳介再建である。しかし，新しい手術方法として発展を遂げたのは，1980 年 Radovan の乳房再建に応用した報告以降である。その後 Austad らは伸展された皮膚の変化を病理組織学的に研究し，表皮細胞は分裂増殖能が亢進しており，それによって面積を増していくことを報告した。これに対して真皮の変化は，水平方向への機械的外力による伸展と真皮の増殖によって菲薄化しながらその面積を増すこととされている。これらの変化とともに真皮の血管は拡張，増殖し，伸展が delay 効果をもたらす。これらの変化は細胞成長因子により細胞レベルで誘発された反応であり，上皮細胞が増殖し，真皮の細胞は細胞外基質を増生させる。

皮膚の生理学的変化に関する基礎研究では，bio-skin tension meter を用いた研究や血流を分析した研究などがある。これらの中から臨床に直結する内容をまとめると，以下のようになる。

(1) 皮膚伸展性は注入直後に低下し，次回注入直前までに回復することを繰り返すが，全経過としては次第に低下していく
(2) 生理食塩水注入後 15 分で平均 32%，1 時間では平均 55%の伸展率の回復が認められる
(3) 皮膚の蒼白化が出現した後もさらに生理食塩水を注入し続けると，TE の内圧が急に高まり注入が困難になる。ここまでが 1 回注入量の上限と考えられる。この時の皮膚伸展率は約 6.3%である

TE の種類と選択

■TE の構造

皮膚を伸展させるシリコン製バッグ（envelope）と生理食塩水を注入するリザバードーム（以下，ドーム）と呼ばれる補助タンク，さらに両者を結合させるチューブと接続金具からなっている。乳房再建に用いられる TE では，ドームがシリコン製バッグ内に装着されておりチューブはない。

■TE の形状

Rectangular 型，round 型，crescent 型（croissant 型），tear drop 型などがある（図 1）。そのほか，乳房再建で用いられる特殊な形態として anatomical 型がある。Rectangular 型を用いた場合，新たに得られる皮膚の面積は 4 つの側面の面積の総和となり，最も皮膚伸展効率がよいとされている。

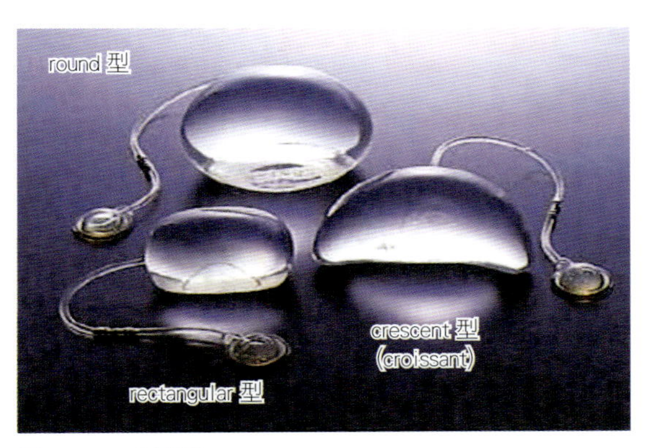

図 1　TE の形状

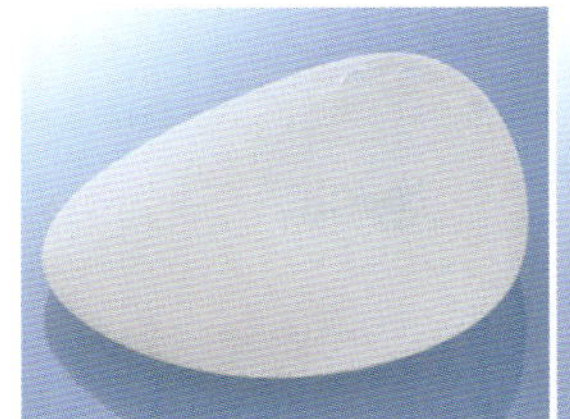

anatomical 型

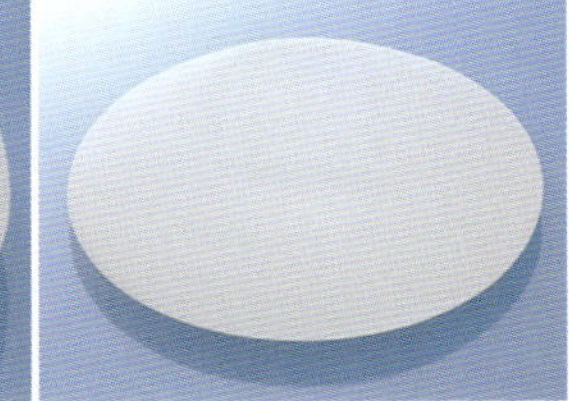

乳房再建用 round 型

図 2　Textured type の TE

■TE の大きさ（容量）

高研社製は 90～1,440cc，PMT 社製は 25～1,000cc がカタログに記載されている。容量を決定する際には TE の幅と高さが最も重要であると言われている。乳房再建では Allergan 社製が最も頻用されているが，別の項で詳しく述べられる。

■TE の選択

伸展させたい部位の形状や方向によって TE の形を選択する。Round 型や crescent 型 TE は頭部の円形欠損や乳房再建で用いられるが，伸展量や伸展された皮膚の形状を単純に見積もりやすいのは rectangular 型である。また，同じ容量で伸展量が計算上最も大きいのも rectangular 型であるため，最もしばしば選択されている。Rectangular 型の場合，それを完全な直方体と考えるならば，その伸展量は理論上その高さの 2 倍となる。しかし，実際には計算の値より大きめを選択することが多く，文献的には 3 倍前後が多く用いられている。頭部や四肢では伸展率が低いため，複数個の TE を必要とすることが多いが，挿入個数を増やせば合併症の発生率が上昇するため，可能な限り少ない個数で伸展させるべきである。

適応

診療報酬点数表には，乳房再建以外の使用目的として，「先天異常，母斑（血管腫を含む），外傷性瘢痕拘縮，術後瘢痕拘縮及び悪性腫瘍切除後の患者に対して一般用の組織拡張器を挿入した場合に算定できる。なお，美容を目的とするものは保険給付外である」と記載されている。

疾患別では，広範囲の母斑や瘢痕，そして乳房再建への適応が最も多い。そのほかに植皮の採皮部作成，皮弁の拡大目的，皮弁採取部の再建，有毛部・粘膜部などの組織欠損などにも用いられる。

部位別に見ると，小耳症のポケット作成，外傷や熱傷後の瘢痕性脱毛，先天性頭皮欠損症，男性型禿頭，頭蓋顎顔面手術後の頭皮欠損など，頭部・顔面で使用頻度が高くなっている。また，体幹や四肢では，単純縫縮できないような広範囲の病変を切除し，遊離植皮や局所皮弁での再建が望ましくない場合が適応となる。

術前評価と手術プランのコツ

Tissue expansion 法を用いるかどうかは病変の大きさ，部位，周囲の皮膚の性状，患者の年齢などを総合的に勘案して決定する。Tissue expansion 法を用いると決定したら，TE の挿入部位，形状，大きさ，個数，皮切の部位と方向，ドームの埋入位置などを決める。不十分な伸展や合併症のため，しばしば計画通りの手術結果とならないことがある。これを避けるため，TE の形状と高さ，挿入部位の解剖学的構造，皮切によって作成できる皮弁の大きさを術前に十分検討することが手術プランのコツである。

合併症

Tissue expansion 法は，すでに標準的術式の 1 つとして広く用いられており，術者が手技に習熟することが合併症の減少につながる。しかし，一定期間皮下に人工物を埋入するため，ひとたび合併症が起これば治療が振り出しに戻るというばかりでなく，術前よりさらに悲惨な結果になり得るということを認識すべきである。そのため，合併症の予防と早期発見，およびその対策は重要な課題である。

■頻度

TEの抜去が必要になり，術前の目的が達成されないような重篤な合併症は大合併症と定義されており，感染，TEの露出・破損，皮膚壊死などがある。一時的または軽微な合併症は小合併症とされ，血腫，皮膚伸展時の疼痛，一過性の知覚鈍麻，術後の瘢痕幅の拡大，頭蓋骨の変化，毛髪密度の低下，dog ear変形などが挙げられている。Huangらは，TEを用いた手術を受けた5,925例のメタアナリシスを行い，17.44%に合併症があったと報告した。このうち最も高頻度の合併症は感染で4.58%であった。

■部位

部位別では，下肢で有意に高い大合併症発生率が報告されている。一方，躯幹部は他の部位に比して有意に低い大合併症発生率を示しているが，躯幹部の皮膚は比較的厚く，皮下脂肪も豊富であるためと考えられる。

■その他

大合併症の発生率に関する限り，TEの型別，原因疾患別および年齢別による有意差は認められていない。

■合併症の対策と予防

●感染

全拡張期間を通じて発生する可能性がある。原因は埋入手術時や生理食塩水注入時の不潔操作や患者の易感染性が考えられるが，血腫や漿液腫，注入された生理食塩水の漏れなども誘因になる。抗生剤の投与などで拡張が継続できる場合は少なく，多くの場合でTEを摘出する必要が生じる。

血腫は埋入手術時の止血操作が不十分であった場合に起こりやすい。感染の併発がなければ凝血塊を除去することによって拡張を継続できる。

●漿液の貯留

TE取り出し時にしばしば認められるが，多量に貯留する場合，感染や炎症の原因となり，TEの露出をまねく。穿刺吸引で漿液を除去することはTEを穿孔する恐れがあるため，埋入手術時に吸引ドレーンの排液量が十分減少してからドレーンを抜去することで予防する。

●TEの露出

頻度の高い合併症である。主な原因としてTE埋入時の縫合創の離開，伸展された皮弁の壊死，TEのしわが皮膚に褥瘡を作ることなどが挙げられる。感染の併発がなければ拡張を継続できる場合が多いが，その際，少しdeflateして再縫合したり，逆に生理食塩水を注入してしわを伸ばしたり，用手的にしわの場所を皮膚の厚い部分に少し移動させるなどの試みをする。また，埋入手術時の皮膚切開はTEの直上に位置しないように計画する。拡張中の皮弁壊死は，瘢痕や放射線照射を受けた皮膚で伸展による緊張が強い場合や外力が過度に加わる場合に起こりやすい。外来受診の際に注意深い観察をすることによって早期発見することができる。

●TEの破損

ドームや接続チューブが移動して，誤ってTEや接続チューブを穿刺する場合に起こりやすい。埋入手術時にドームとシリコン製バッグが近づきすぎないように両者の間に軟部組織を介在させたり，両者の層を変えたりすることで予防する。

I 基本的な手技

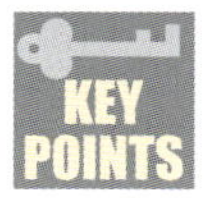

- 1方向の伸展距離は，rectangular型の場合，欠損部の幅の3倍，round型の場合4倍の伸展が得られないと不十分である
- バッグは，一般的には筋膜上を剥離して挿入する。ただし，頭部では帽状腱膜と骨膜の間の疎性結合組織を剥離して挿入する。頸部，顔面で皮下脂肪が少ない場合や筋皮弁や筋膜皮弁を作成する場合も筋肉や筋膜の下床に挿入する

❶ デザイン

一次縫合が困難になると予想される大きめの母斑や瘢痕に対して，病変の大きさ，部位，組織採取部の犠牲，患者の年齢などを総合的に勘案して適応を決める。多くの場合，5歳以上でこの術式が用いられる。

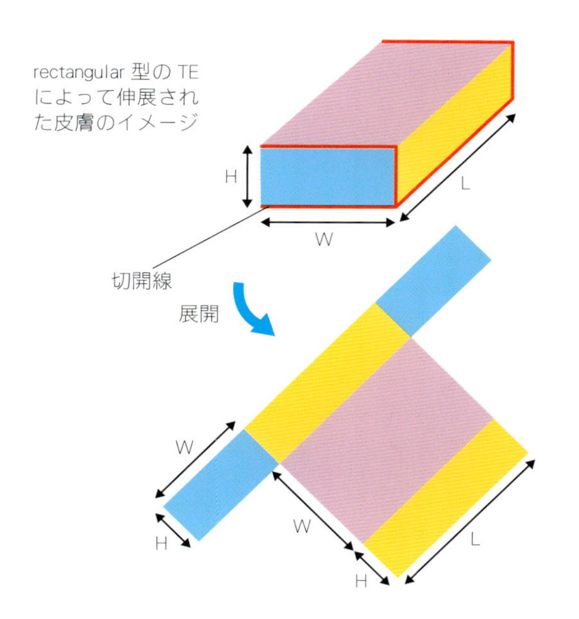

1. 皮膚組織欠損量の算定

Rectangular 型の TE を用いた場合，理論的には TE の側面の面積の総和が伸展される皮膚の面積になるが，実際は年齢，部位，下床の沈み込みの状況，欠損部の性状など多くの条件で伸展面積が左右される。

1 方向の伸展距離は，rectangular 型の場合，欠損部の幅の 3 倍，round 型の場合 4 倍の伸展が得られないと不十分とされている。伸展距離を欠損部の幅の 3 倍とした場合に必要な TE の高さは左図のように計算する。

例えば欠損部の大きさと同じ幅（W）と長さ（L）をもつ TE を用いた場合，伸展距離は 2H + W となる。これが 3W に等しくなるには H = W となる必要がある。すなわち，TE の高さ（H）は TE の幅（W）と同じとなる必要がある。

2. TE の形状とサイズの決定

伸展させたい部位と方向から TE の形状とサイズを決定する。頭部や四肢では TE を挿入できる面積が小さく，伸展率が低いため，TE の高さを重視したり複数個の TE を必要とする場合が多い。頭部の円形欠損や乳房再建では round 型や crescent 型が用いられることがあるが，伸展量や伸展された皮膚の形状を単純に見積もりやすいのは rectangular 型である。

3. TE を挿入する皮膚切開の部位の決定

皮膚切開の方向は，病変の辺縁と平行におく場合と垂直におく場合がある。前者は TE を楽に挿入できるが，創離解の危険性がある。後者では，皮膚の伸展性が乏しい場合，剥離が困難となる。

4. 皮膚切開線

瘢痕を病変とともに切除できること，エステティック・ユニットに一致すること，目立ちにくい長さや部位となること，緊張が少ないこと，被髪頭部では毛流と平行にならないようにすることなどを重視してデザインする。

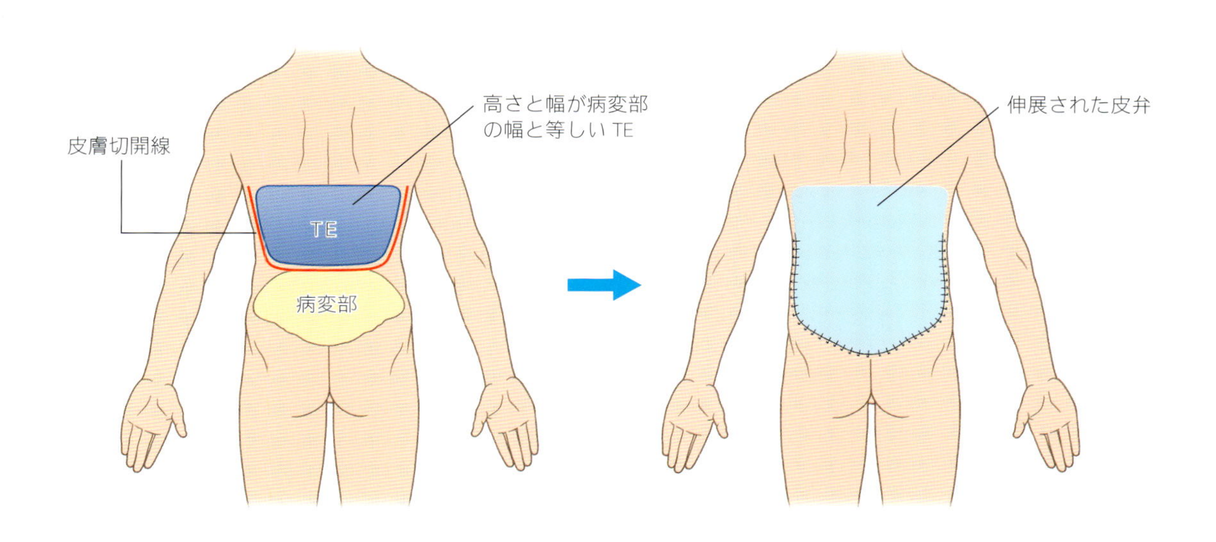

❷ TEの挿入

体幹や四肢では多くの場合，筋膜上を剥離してTEを挿入するが，筋皮弁や筋膜皮弁を作成する場合は血管茎を損傷しないように注意しながらそれぞれの組織の下床に挿入する。頭部では帽状腱膜と骨膜の間の疎性結合組織を剥離して挿入する。剥離範囲は，埋入されるTEの底面積より広めでなければならない。少なくともTEの折れ曲がりが皮膚を内側から圧迫することがないような広さとする。

剥離されたポケット内腔は厳重に止血するべきであるが，点状出血に対してはスプレーモードの電気メスが便利である。またヘッドランプなどで視野を確保することも重要である。閉鎖式陰圧ドレーンは死腔が生じるのを防ぐために必須である。

ドームは，バッグと接しないように層を変えて挿入したり，離れた位置に固定する。また，反転しないように下床が固い部位に置く。バッグの拡張に伴ってチューブが屈曲したり引っぱられたりしないように，長さを調整する。

最後に，緊張が強くない程度に生理食塩水を追加注入して，TEのしわを取るとともに死腔を減らしておく。一般的には，バッグにあらかじめ入っていた空気を除去した後，総容量の20～30%の生理食塩水を入れても閉創できることが多い。

Advice

・必要に応じてチューブと金具を糸で結紮固定する。注入に使用する注射針は23～25G針とし，外回りの看護師から新しく入れてもらった生理食塩水を用いる。また生理食塩水にピオクタニン液などで着色しておくと，TEの破損が疑われる時や後日穿刺した時に正しくドームに針が刺さっているか疑わしい時に確認しやすい。

❸ 生理食塩水の注入

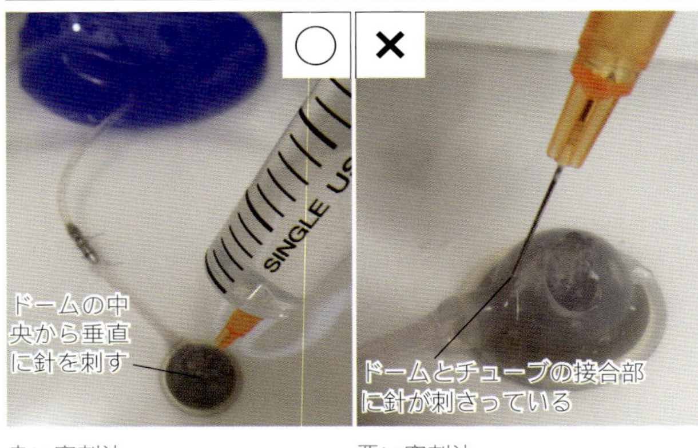

良い穿刺法

悪い穿刺法
あとで液漏れの原因となる

TE埋入術のあと，最初に生理食塩水を注入するのは術後2週間前後が一般的である。23～25Gの注射針を用いてドームの中央から垂直に針を刺す。ドームは底面がステンレス製であるため針が突き抜けることはないが，針の方向が正しくないと外壁のシリコンに刺さったり，チューブを破損させる原因となる。

ピオクタニンの色がついた液が吸引できることを確かめてから生理食塩水を注入していくが，皮膚の緊張，色調（皮膚が白くなる直前が安全），患者の疼痛を参考にして注入量を決定する。1回注入量の目安は，TEの総容量の10%と言われている。

注入間隔は1～2週間に1回で，通常2～5カ月でfull expansionを得る。予定注入量（TEの容量）に達しても，30%の追加注入を限度にTEの安全性は保たれる。

Advice

・左手でTEを触診して皮膚の緊張を確認しながら右手で注入する。可能なら同じ主治医が注入を続けた方がよい。
・幼児など注射器で直接穿刺することが危険な場合は，チューブ付きの翼状針（butterfly needle，トンボ針）を用いる。

❹ TE 抜去と再建

最終注入日から1カ月程度待ってTEの抜去と再建を行った方が，皮膚の伸展は確実で戻りが少ない。最終瘢痕がエステティック・ユニットに一致すること，被髪頭部では毛流と平行にならないようにすること，緊張が少ないことなどを重要視して再建する。基本的には皮膚切開を追加せずに皮弁を前進移動させるが，欠損の形状によっては切開線を工夫しながら回転皮弁や転位皮弁を作成して再建する。

皮弁の移動が不十分な時，バッグ周囲の被膜に切開を加えてさらに伸展させることがある。Dog earは，伸展組織に後戻りが生じるために目立たなくなることが多く，修正は控えめでよい。これらの操作は皮弁の血流を障害することがあるため慎重に行う。

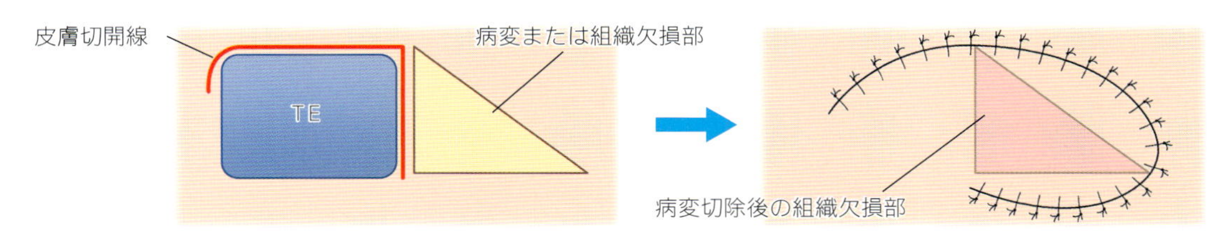

Rectangular 型の TE によって三角形の組織欠損部を再建するイメージ

伸展された皮弁を rotation advancement flap として欠損部に移動したときの縫合線

II 頭部の再建

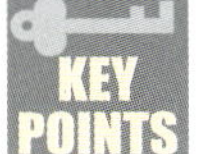

- 頭部では TE を帽状腱膜下に留置する
- ドームは頭頂部，耳前部，前額部など，臥床時に圧が加わらない部位に留置する
- 伸展された皮膚を移動する際には，毛流や頭皮の栄養血管（浅側頭動静脈，後頭動静脈など）を考慮した皮弁を作成する

❶ デザイン

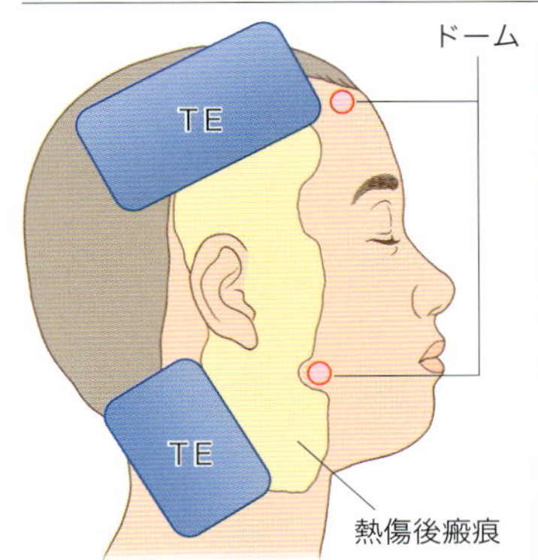

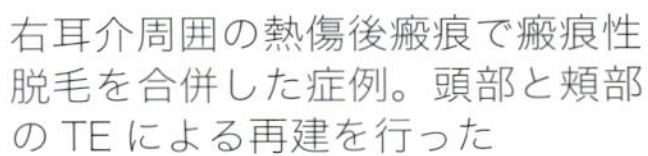

右耳介周囲の熱傷後瘢痕で瘢痕性脱毛を合併した症例。頭部と頬部の TE による再建を行った

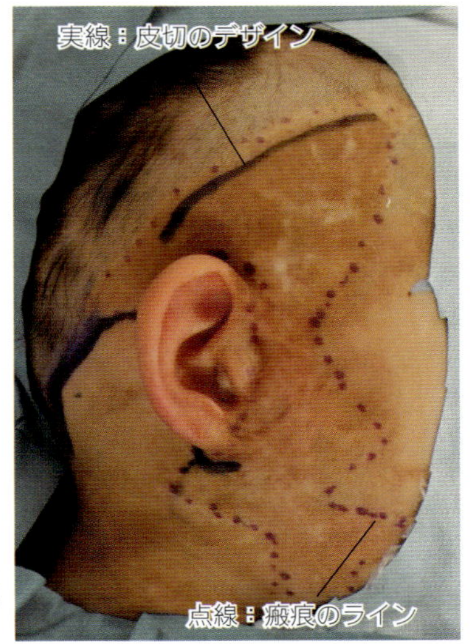

欠損周囲の組織が瘢痕化していないか，TEの底面に支えとなる硬組織があり頭蓋内を圧迫しないか，感染や炎症はないか，毛流は望ましい形になるかどうかなど術前評価が重要である。

拡張効率を得るためにはrectangular型が好まれる。この場合，選択するTEの長軸の長さは頭皮欠損部の長軸より2～4cmほど長く，高さは欠損部の短軸の長さが望ましい。広範囲に及ぶ欠損例では，欠損周囲を取り巻くように可能な限り複数個のTEを挿入する。

ドームは頭頂部や前頭部，前額部など，臥床時に圧がかからない部位に留置する。後頭部など骨が突出している部位は避ける。

Advice

・小児ではTE留置部の頭蓋骨陥凹が著明になり，頭蓋内圧迫の可能性があるため，通常5歳以上の年齢でTEを挿入する。

❷ TEの挿入，拡張

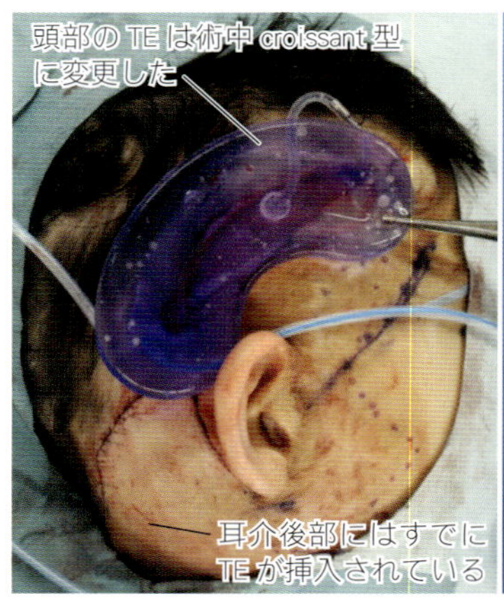

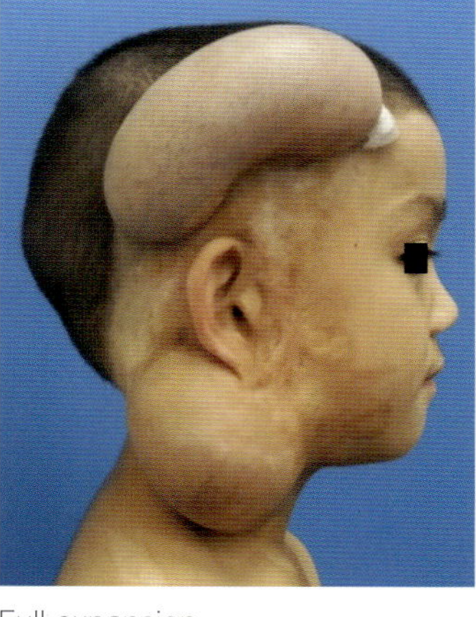

Full expansion

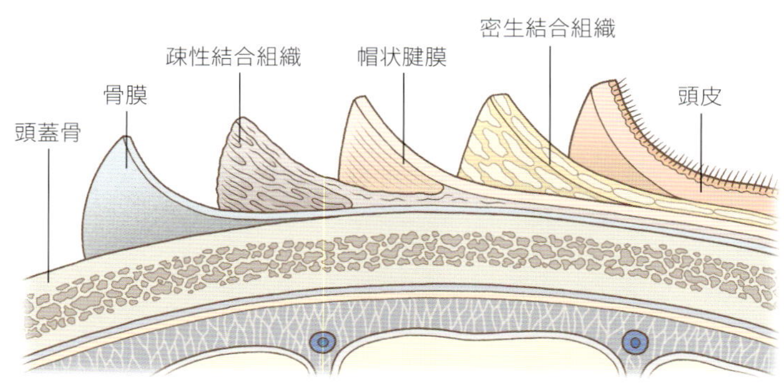

頭皮の解剖

帽状腱膜下（側頭部では浅側頭筋膜下）を剥離し，TEを挿入する。十分拡張させるためにはポケットの剥離が重要であり，索状物などでTEの拡張が妨げられないようにする。

生理食塩水の注入は術後2週頃から開始し，1～2週に1回の注入を行っていく。1回注入量は，TEの総容量の10%程度とする。初期には疼痛が強いため少量とし，拡張していくにつれて1回注入量を増やしていく。

Advice

・頭部でTE挿入時に最も注意することは，剥離範囲と血腫の予防である。剥離は狭すぎると拡張が不十分になるが，広くして血腫を作らないように止血は十分に行う。

❸ 再建

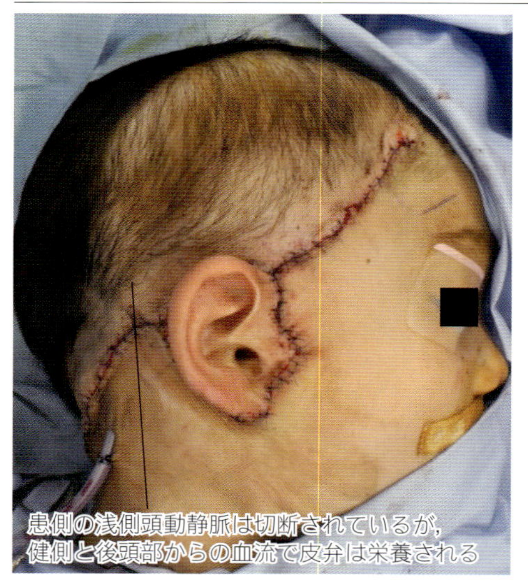

患側の浅側頭動静脈は切断されているが，
健側と後頭部からの血流で皮弁は栄養される

TE挿入時の皮切からアプローチしてTEを抜去する。病変切除はその後の欠損部が十分被覆可能なことを確認しながら行う。

伸展した皮膚は，毛流や頭皮の栄養血管（浅側頭動静脈，後頭動静脈など）の走行を考慮して移動を行う。

皮膚の伸展が十分でなく，移動が制限される場合は，カプセル基部の瘢痕を骨膜上で切開することでポケットを周囲の帽状腱膜下組織と連続させることができる。これによって頭皮の伸びが期待できる。

Advice

・血流を考慮すると前進皮弁が望ましいが，欠損部が広範囲の場合や毛流を考慮する場合には回転皮弁や転位皮弁を用いる。

・頭部にdog earが生じた場合，時間の経過とともに改善してくるため修正は不要である。TE留置部は頭蓋骨が陥凹するが，時間の経過とともに目立たなくなるため，これも特別な対処は不要である。

III 顔面・頸部の再建

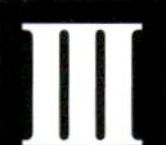
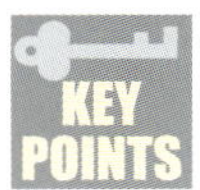

KEY POINTS

- 顔面の再建では，TE を顔面または頸部に留置し，頸部の再建では TE を頸部または胸部に留置して皮弁を作成する
- TE を留置する層は，顔面神経の損傷を避けるため表情筋の上とする場合が多いが，小児のように皮下脂肪が少ない場合，表情筋の下に TE を挿入する
- 拡張された皮膚を移動する際には，エステティック・ユニットを考慮した縫合線となるようにデザインする

❶ デザイン

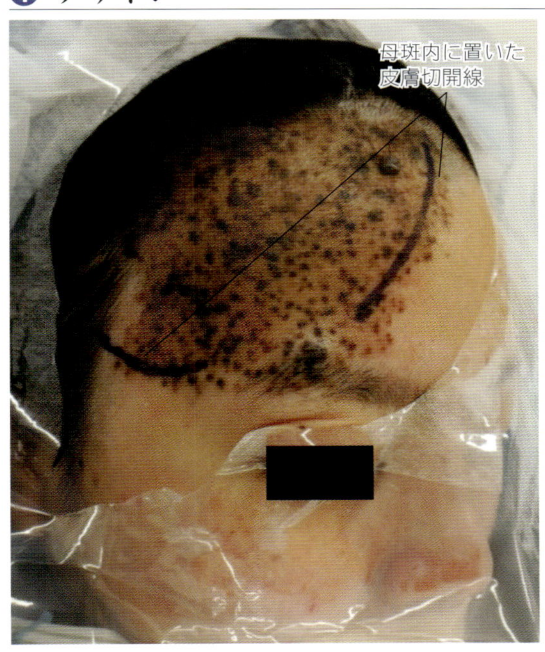

〈前額部の再建〉

健常皮膚を拡張させ前進皮弁や回転皮弁として，病変の切除後再建を行う場合と，鼻部再建に用いる前額正中皮弁の採取部を拡張させる場合がある。

〈頬部の再建〉

前額部の皮膚を伸展および回転させる方法と耳前部から下顎部にかけての皮膚を伸展させる方法がある。

〈頸部の再建〉

鎖骨上部から前胸部にかけての薄い皮膚を伸展させることが多い。

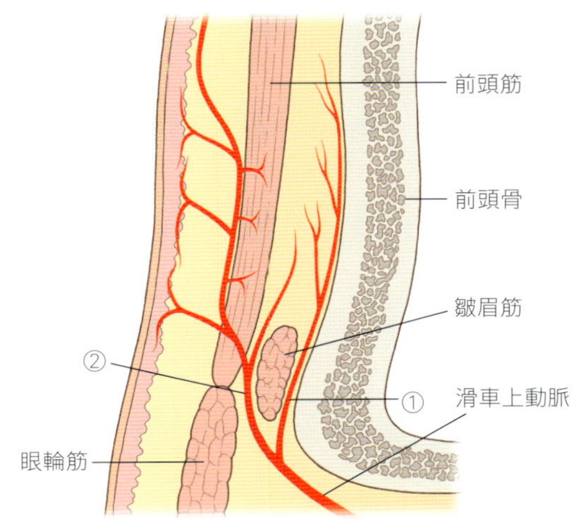

（今西宣晶ほか：局所皮弁の基礎となる顔面の血行．各種局所皮弁による顔面の再建：最近の進歩改訂第 2 版，田原真也編著，p.20，克誠堂出版　東京，2009 より引用改変）

TE 挿入のためのポケットは，通常，前頭筋上に作成するが，前額正中皮弁を作成する場合は前頭筋下に作成する。この場合，血管茎となる滑車上動脈の走行を術前にドップラー聴診器などで確認しておく。すなわち，滑車上動脈の上行枝（左図②）は骨膜枝（左図①）と分かれて，眼窩上縁から 2cm 以内で前頭筋を貫き，前頭筋上を走行する。その後，数 cm で皮下浅層に達するので，再建時に前頭筋と皮膚を剥離する際には血管を傷害しないように注意する。さらに顔面神経側頭枝や三叉神経第 1 枝の走行も熟知しておく必要がある。

❷ TE の挿入，拡張

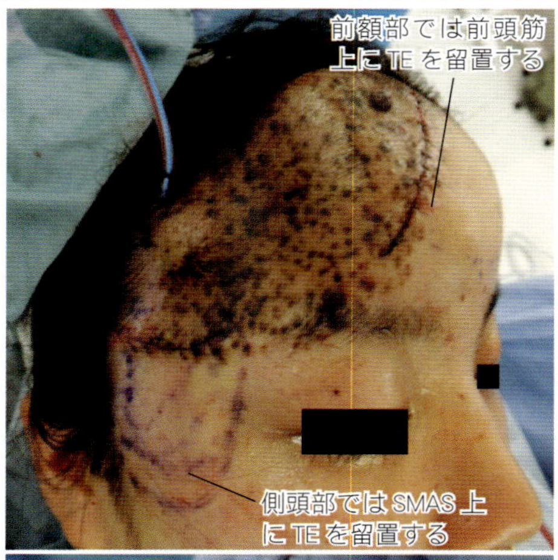

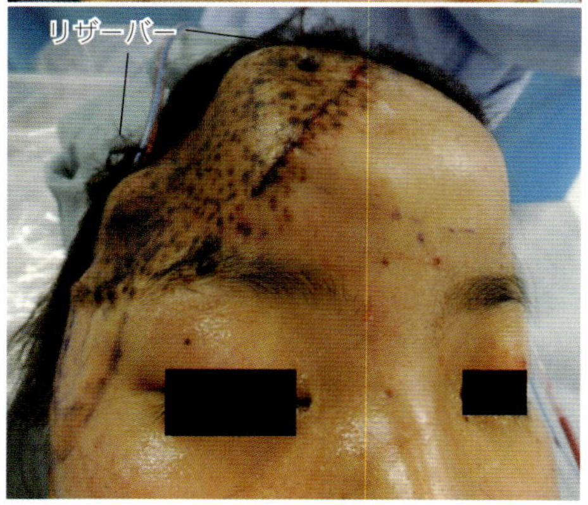

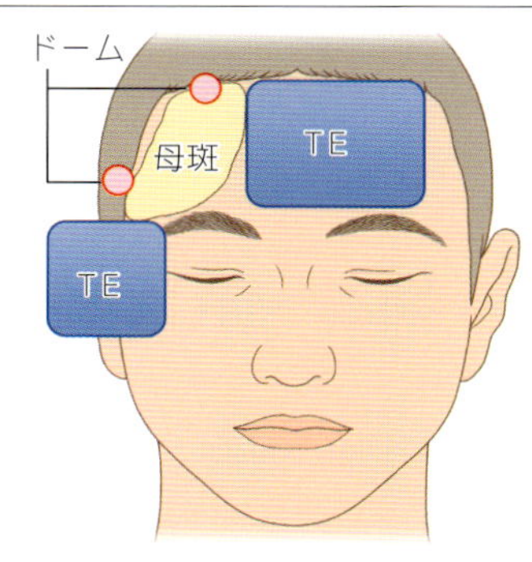

Advice

・前額部の病変を切除して皮弁を移動する際，眼窩上動脈や滑車上動脈を切断せざるを得ないことがある。その場合，浅側頭動脈の前頭枝が皮弁を栄養するので損傷しないようにする。

皮下ポケットは TE の底面より幅 1cm 程度広く剥離する。TE を留置する層は，顔面神経の損傷を避けるため表情筋の上とする場合が多いが，小児のように皮下脂肪が少ない場合，表情筋の下に TE を挿入することがある。特に鎖骨部から頸部へ向けて広頸筋下を剥離する場合は，内側で胸鎖乳突筋筋膜，外側で外頸静脈を広頸筋側に含めてポケットを作成する方が安全とされている。この場合，顔面神経下顎縁枝の損傷に十分注意する。

生理食塩水の注入は術後 2～3 週頃から開始し，1～2 週に 1 回の注入を行っていく。1 回注入量は，TE 総容量の 10% 程度とする。切除する瘢痕に対して大きめのサイズの TE を十分拡張させ，full expansion 後 1 カ月以上の期間をおいてから再建手術を行った方が皮弁の後戻りによる肥厚性瘢痕や血行障害，眼瞼や口唇などの遊離縁の変形を防ぐことができる。

❸ 再建

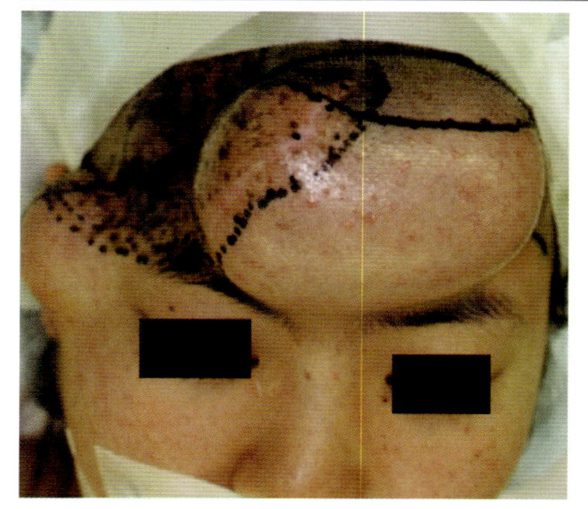

Full expansion

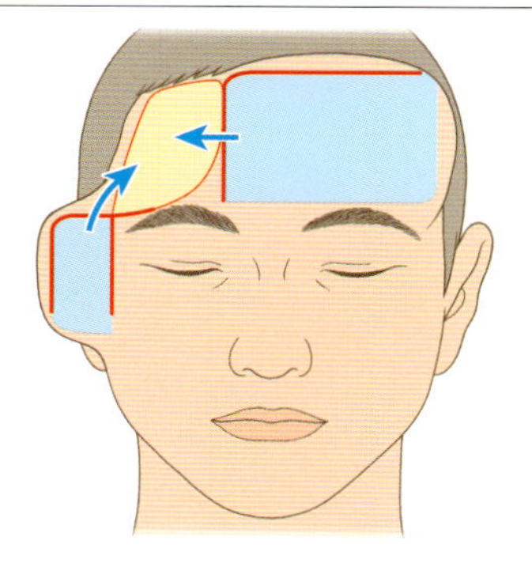

Advice

・頬部や頸部に作成した皮弁では，皮弁の収縮による下眼瞼外反を予防するため，内外眼角部の骨膜や靭帯に皮弁を固定する。

TE 挿入時の皮膚切開線からアプローチして TE を抜去し，前進皮弁や回転皮弁を作成して再建する。顔面や頸部では，皮弁を組み合わせることによって大きな欠損部も被覆できる。特に筋肉や血管の下に TE を挿入した前額皮弁や頸部の皮弁は頬部や鼻部まで被覆でき，その薄さから採型もしやすい。なお，皮弁で十分被覆可能なことを確認してから病変を切除する。

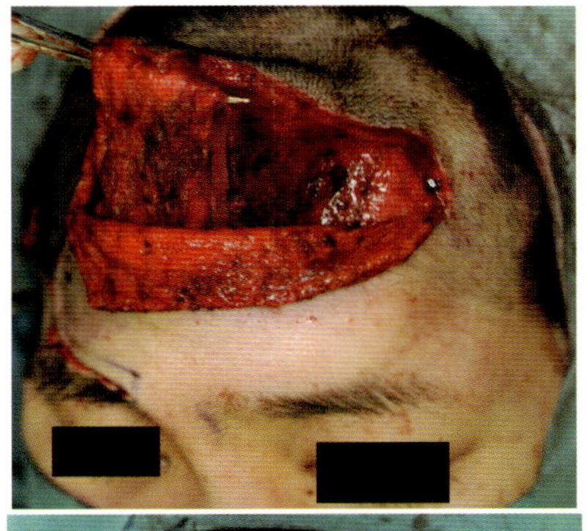

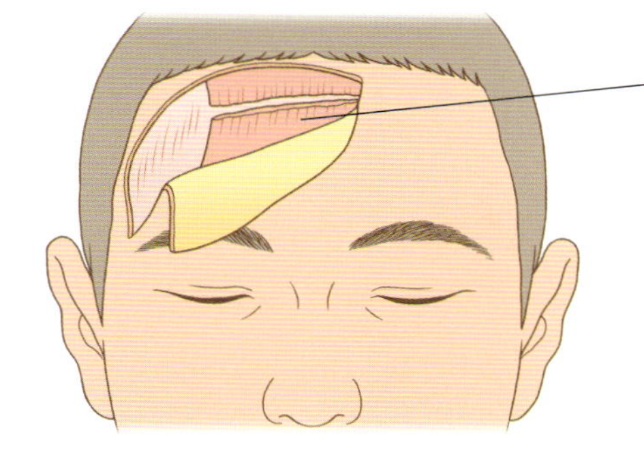

拡張された皮膚と前頭筋を剥離し，前頭筋は tacking したのち皮膚のみ rotation advancement する

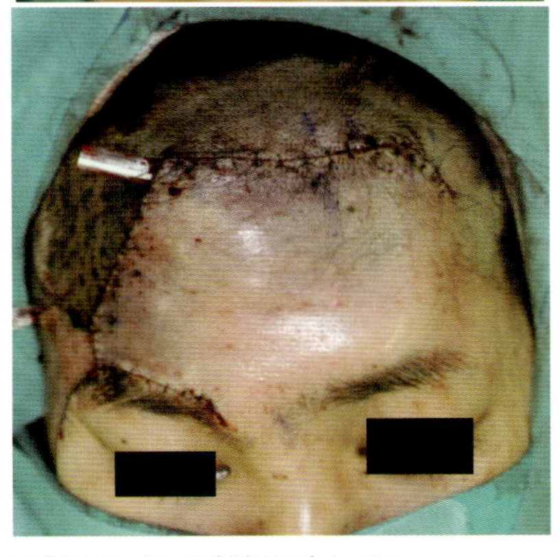

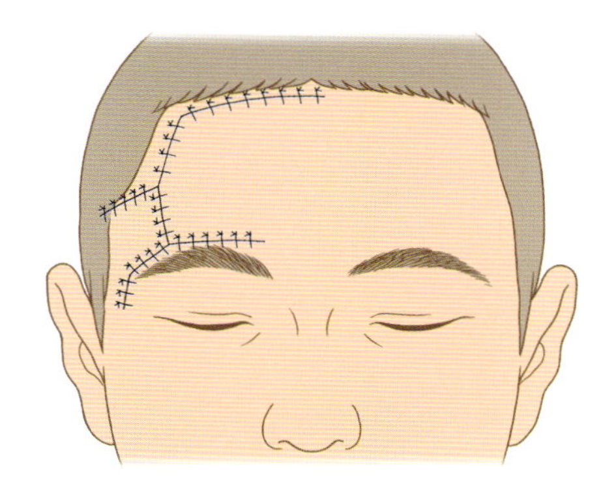

毛髪のラインを健側に合わせる

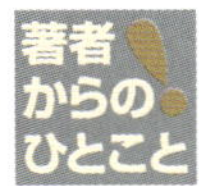

小児など皮膚が薄い場合の前額部の再建において，著者らはしばしば前頭筋下に TE を挿入し，皮弁挙上時は前頭筋を含まない皮弁として移動する方法をとっている。再建の際は，滑車上動静脈，眼窩上動静脈を温存して拡張された皮膚のみを皮弁として移動する。前頭筋は拡張され弛緩しているため，必要に応じて tacking を行う。

IV 四肢・躯幹の再建

竹内正樹

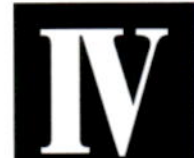

- 躯幹・四肢での皮下ポケット作成における皮下剥離層は，TE の拡張に耐え得る皮膚皮下組織の厚さを保持し筋皮穿通枝を適宜止血しながら，通常，深筋膜上で剥離を行う
- 閉創の際，TE が切開創直下に逸脱してこないように皮下組織と深部組織（筋膜）との縫合を行う

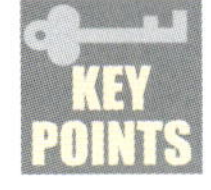

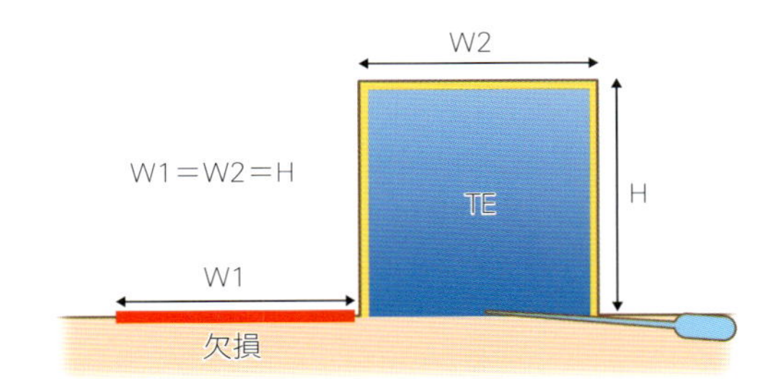

挿入 TE のサイズの目安

病変（欠損）部の幅と同じ幅・高さの rectangular 型 TE を挿入し，病変部の幅の 3 倍の皮膚伸展を目指す。

❶ デザイン

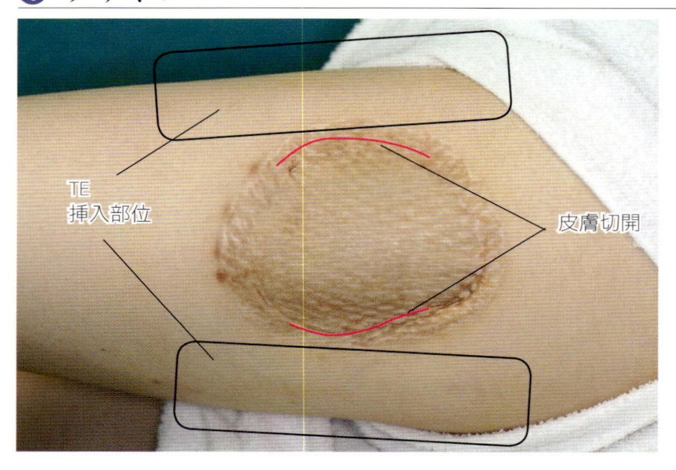

まず，TEのテンプレートを用いて瘢痕や母斑などの病変部の隣接皮膚にTEを挿入する範囲をマーキングしておく。

皮膚切開はできるだけ切除する病変内で行う。しかし，病変部の瘢痕化が強く，剥離によって創縁の血行不良が予想される場合は，病変部辺縁など目立たない正常皮膚の部分よりアプローチする。

❷ TEの挿入

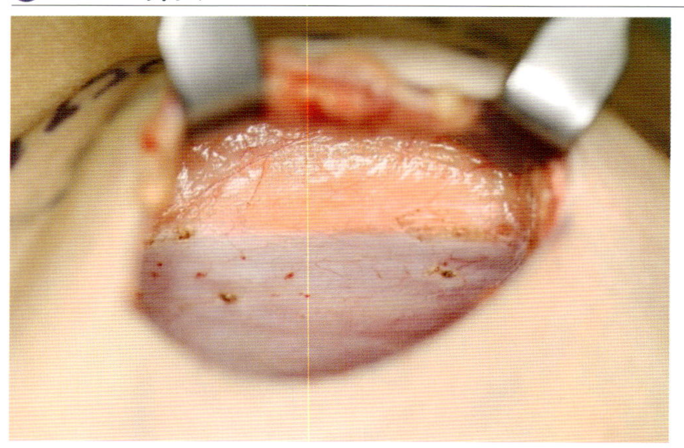

固有筋膜上を剥離する

1. 皮下ポケット作成

   デザインした切開ラインに沿って20万倍希釈アドレナリン液を皮下注し，メスによる皮膚切開後，まず創縁を牽引しながら皮下組織内で剥離層を確認する。四肢では，筋皮穿通枝を適宜凝固止血しながら固有筋膜上を鈍的に剥離する。挿入するTEの底面よりひと回り広い範囲まで剥離を行う。

   Advice

   ・この際，TEの大きさを型取ったプラスチックシートをあらかじめ滅菌しておくと便利である。シートを皮下ポケットに挿入しながら，それが折れ曲がりなく収まる剥離範囲を確認する。

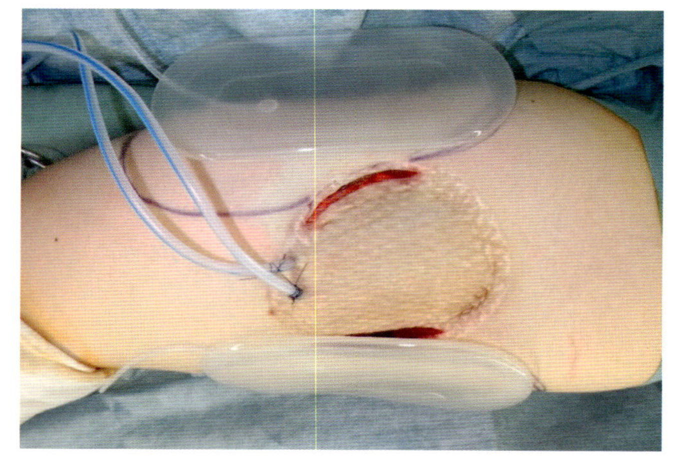

2. ドーム留置部位の設定

   生理食塩水注入用のドームを留置する皮下ポケットを，圧迫を受けにくい位置に設定する。ドームを留置するポケットについては，術後容易に触知できるように皮下浅層に作成する。

3. TEの挿入

   予定範囲の皮下ポケット作成が完了した時点で，止血の確認と創洗浄を行い，主に病変部皮膚より持続吸引ドレーンを挿入する。

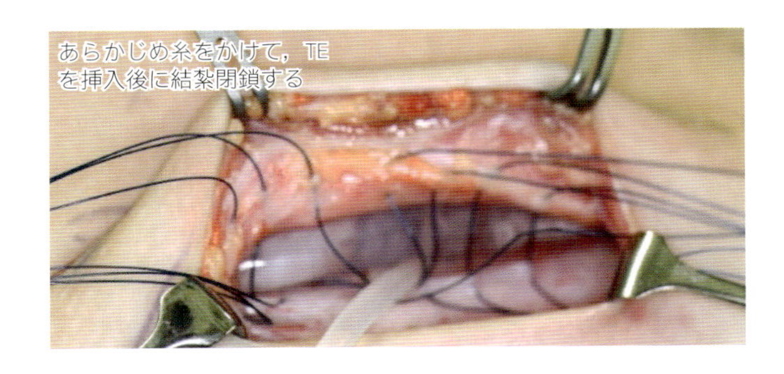

TE 本体を皮膚切開部からポケット内に挿入し，用手的に広げる。さらにドームを挿入後，皮下ポケット内で TE 本体が十分に広がっているか，ドレーンがチューブと交差していないかなどを確認し，閉創する。

Advice

・術後に生じるチューブの屈曲やねじれを予防するために，金属コネクター部分で下床筋膜に糸で固定する。

4. 閉創

閉創は 3 層に行う。第 1 層目は，TE が切開創直下に逸脱してこないように皮下組織と深部組織（筋膜）との縫合を行う。手術終了前にドームの穿刺を行って，生理食塩水の注入，吸引がスムーズに行えることを確認しておく。

Advice

・この深部縫合については，われわれは TE 挿入前にあらかじめ糸をかけてモスキートペアンで把持しておき，TE 本体を挿入してから結紮閉鎖を行っている。この方法により，閉創時に縫合針で TE 本体を傷つけることを回避できる。その後，真皮皮下縫合，皮膚縫合を行う。

❸ TE の拡張

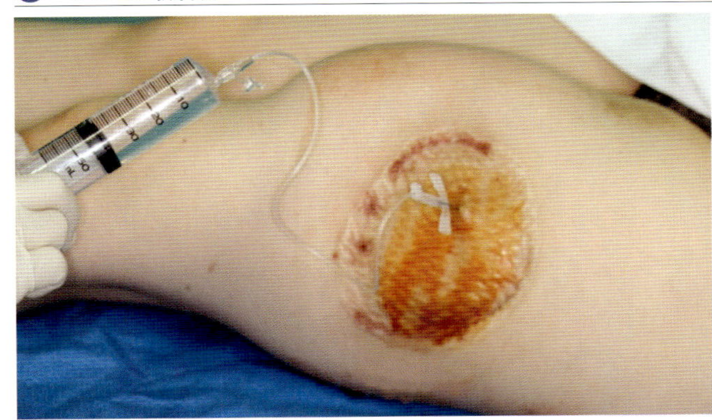

リザバードームは，23G より細い針で穿刺する

創閉鎖の段階で，ドームからの TE 容量の 10～40%にあたる生理食塩水を注入しておく。これは，術後血腫形成の防止に役立つ。

術後は，5～7 日目頃より生理食塩水注入を開始する。1 回の注入量は，TE 容量の 10～20%を目安とするが，皮膚の色調変化および緊張や疼痛の有無により適宜調整する。

伸展皮膚の再収縮，いわゆる“後戻り”を予防するため，拡張期間は 2～4 カ月間（乳房再建の場合には約 6 カ月間）とし，予定量注入（多くの場合 full expansion）後，少なくとも 3～4 週間の待機期間をおくようにする。

❹ 再建

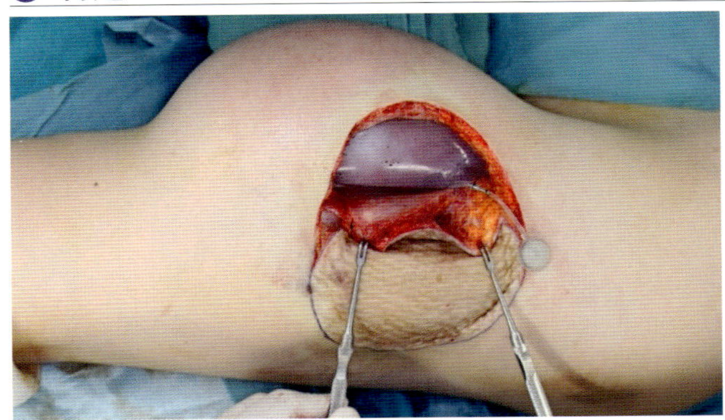

TE 抜去

予定量の注入完了後，再び外科的操作で TE を抜去し，病変部を切除後，伸展皮膚を皮弁として再建に用いる。

TE によって形成された被膜は，創縁にとって有益であるため，無理に除去する必要はない。皮弁の伸展性を増すため，必要に応じて被膜に切開を加えたり，肥厚部分を切除する程度とする。

伸展皮膚の欠損部への移動は，一般的には前進させて行うが，適宜補助切開を加えて，回転皮弁や横転皮弁とする場合もある。

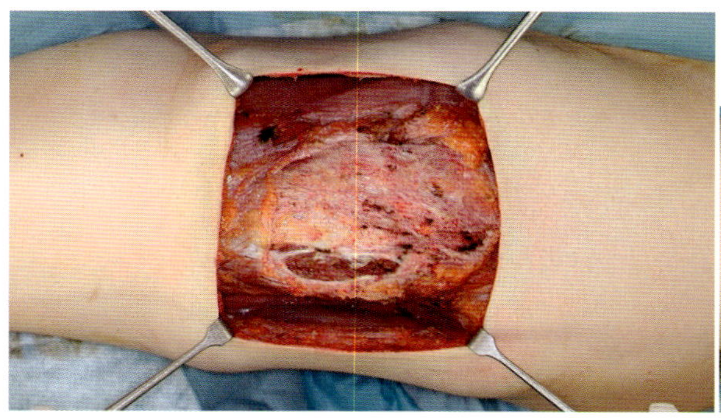

病変部切除後，被膜切開と皮下剥離を行う

移動後，十分に止血を行い，ドレーンを留置して皮膚縫合を行う。

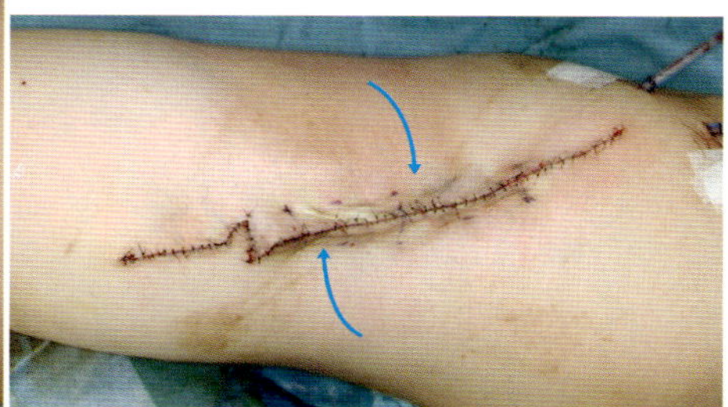

症例 1 頭部瘢痕に対する再建

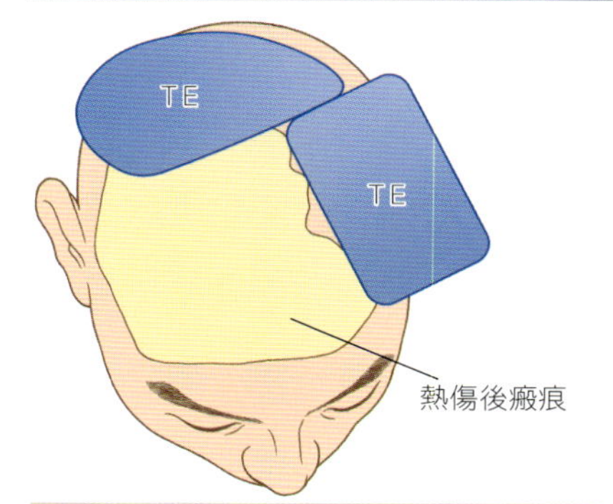

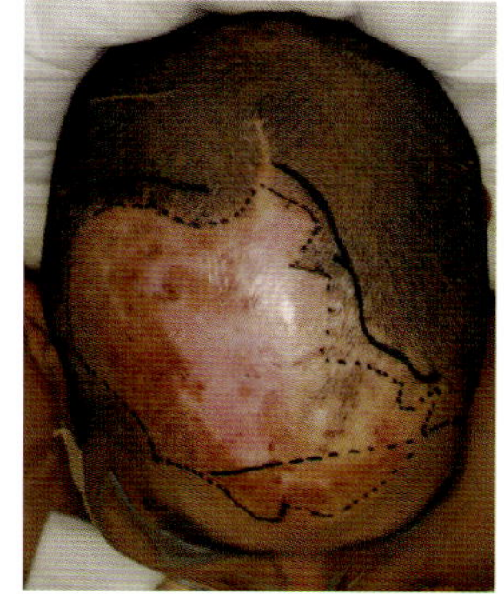

64 歳，男性，
熱傷後の瘢痕性脱毛

生後 6 カ月時に囲炉裏に落ちて頭部に熱傷を負った。遊離植皮術を受けて創は上皮化したが，広範囲の脱毛を呈した。これまで数回の植毛術を受けてきたが，異物肉芽腫や潰瘍を生じたためカツラに変更している。

初回手術で右に 400cc の crescent 型，左に 610cc の rectangular 型の TE を 挿入した。

6 カ月後 full expansion の後，瘢痕を切除し，生え際までを前進皮弁と回転皮弁を組み合わせて再建して有毛部皮膚で被覆できた。前額部にかかる瘢痕は，患者の希望により伸びた毛髪で隠すことにした。

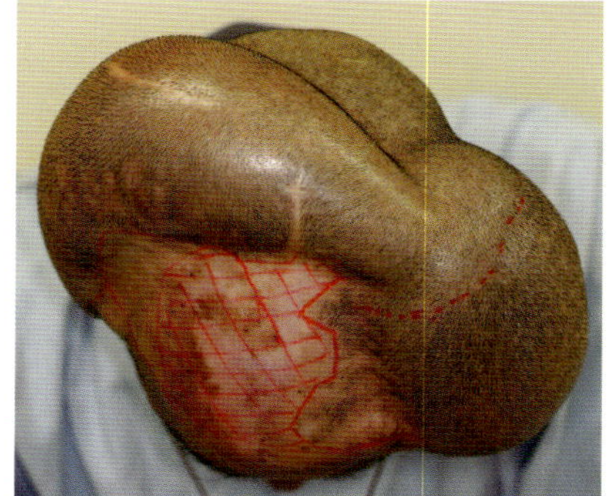

挿入 6 カ月後 full expansion

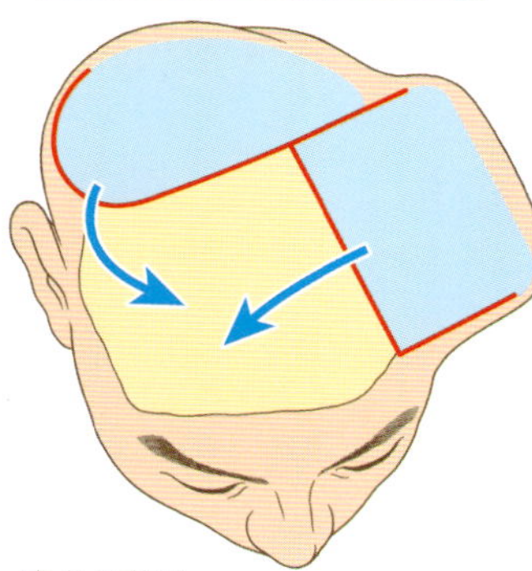

皮弁の移動

Advice

・生え際の再建は，皮弁の血流を傷害しない程度に，直線よりもややジグザクが整容的に望ましい。

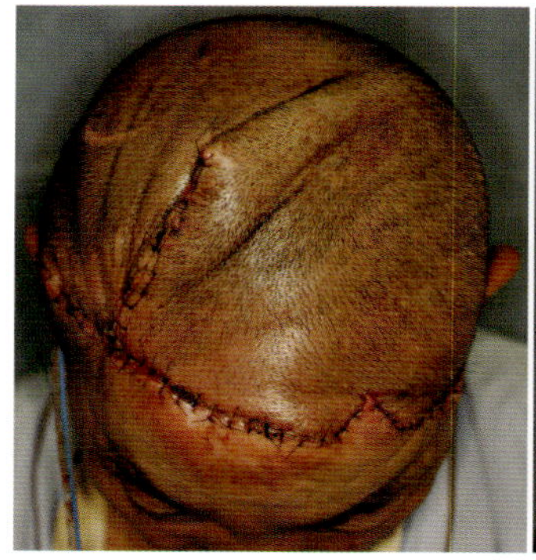

皮弁の移動後

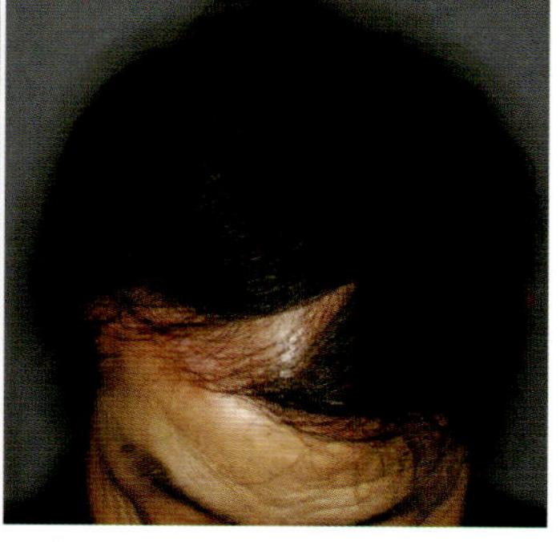

再建後 1 年

症例 2 人工骨挿入時における頭部皮膚の拡張

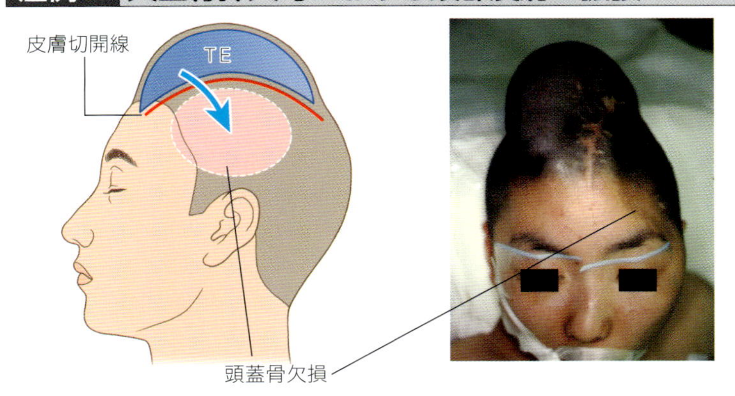

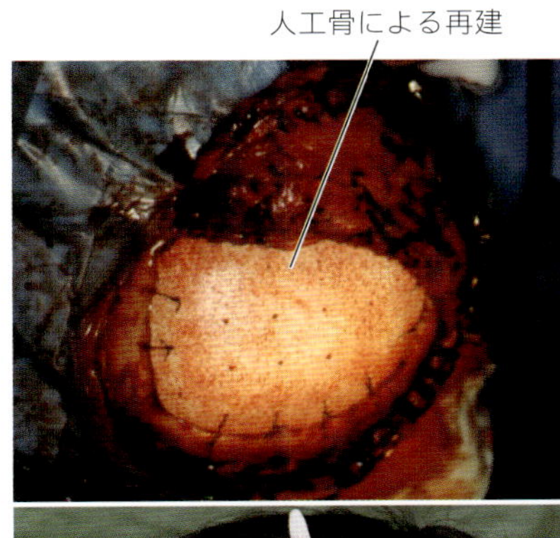

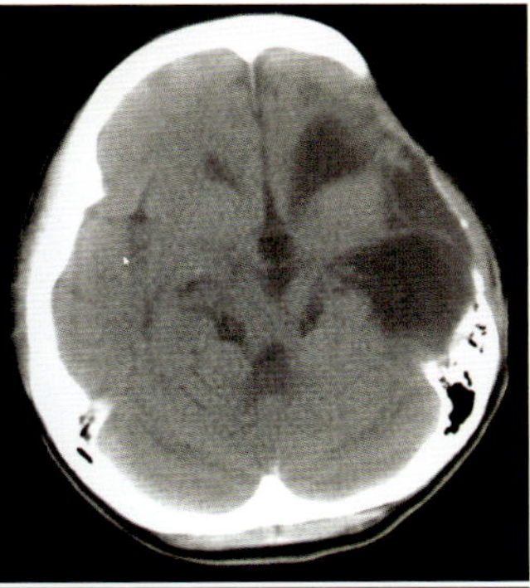

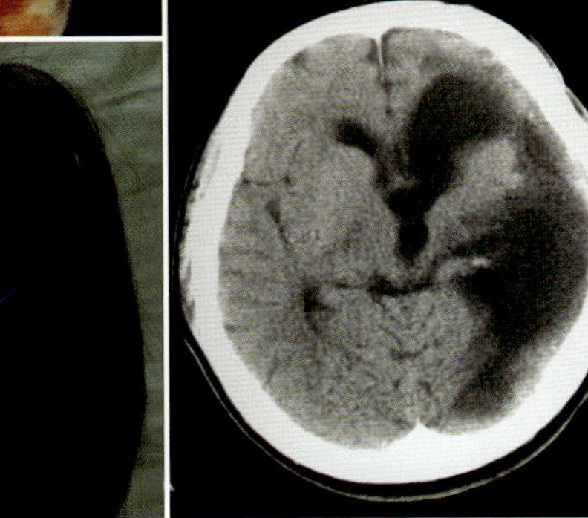

術後 10 年

18 歳，女性

脳挫傷のため脳神経外科で左側頭部の頭蓋骨を外して手術を受けたが，骨壊死のため腐骨を摘出した。二次的に人工骨を挿入予定としたが，頭皮皮弁が瘢痕化および縮小したため，人工骨を挿入した場合頭皮を縫合できないと思われた。

TE の底面に支えとなる硬組織がない部位では頭蓋内を圧迫するため，頭頂部に 400cc の crescent 型の TE を 挿入した。

6 カ月後 full expansion の後，人工骨を挿入し，拡張した頭皮で問題なく縫合できた。

10 年後の現在，瘢痕の幅の拡大もなく，人工骨の露出もない。

Advice

- 腐骨を除去した後，人工骨を二次的に挿入する際に頭皮を縫合できない症例ではもっと利用されてよい方法である。

症例 3 前額部の巨大色素性母斑に対する再建

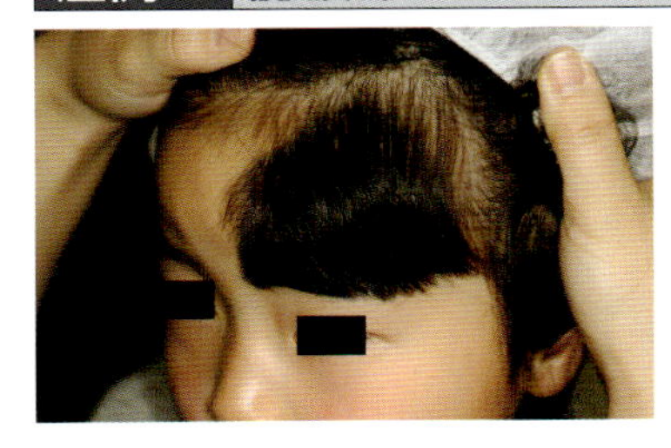

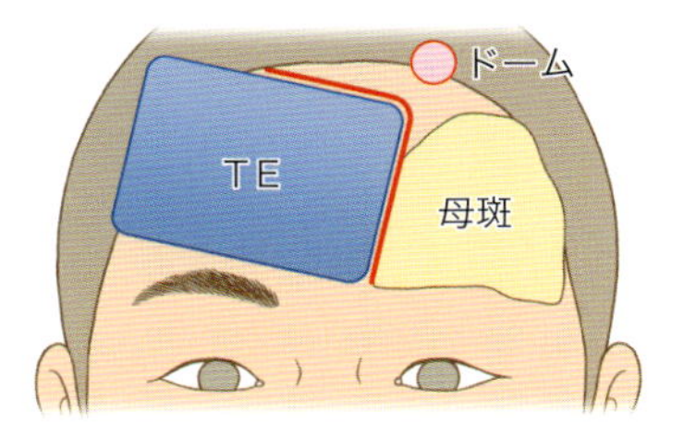

5 歳，女児，左前額部の巨大色素性母斑

右前額部の前頭筋下に TE を挿入し，滑車上動脈を栄養血管として含めることで axial pattern flap として前進および回転前額皮弁で再建する計画とした。

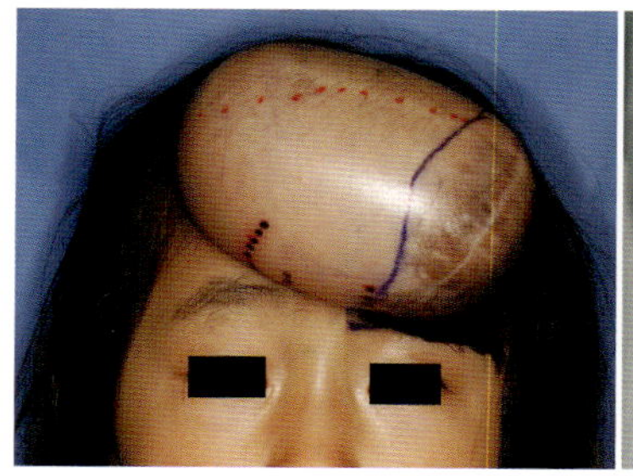

5 カ月後 full expansion

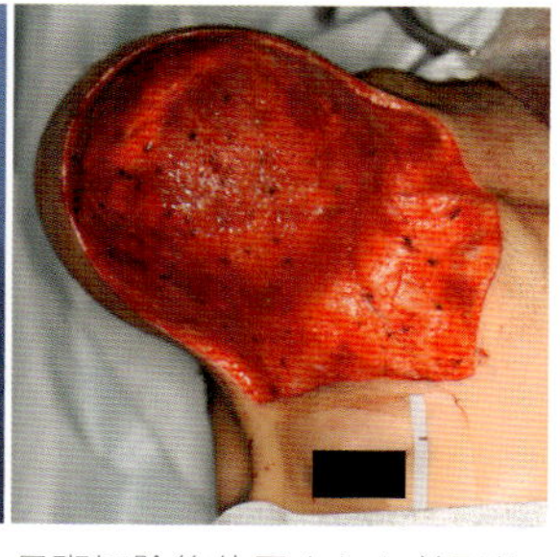

母斑切除後伸展された前頭筋

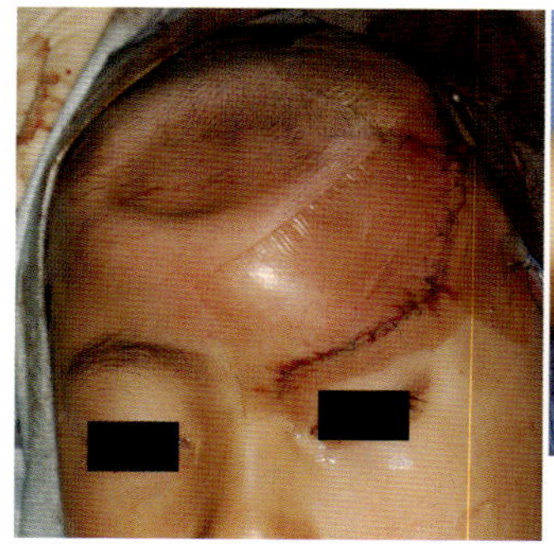

手術終了時。前頭骨の陥凹が目立つ

術後 6 カ月

母斑内に切開線をおき，前頭筋を縦切開して，右前頭筋下に rectangular 型 290ml の TE を挿入した。ドームは前頭部においた。

5 カ月後 full expansion ののち皮弁の移動を行った。左眉毛を温存するかどうかを保護者と相談した結果，全摘を希望したため切除した。将来的に眉毛再建の予定である。

Advice

・術直後は前頭骨に陥凹が見られるが，次第に目立たなくなる。

症例 4 頬部の外傷後瘢痕に対する再建

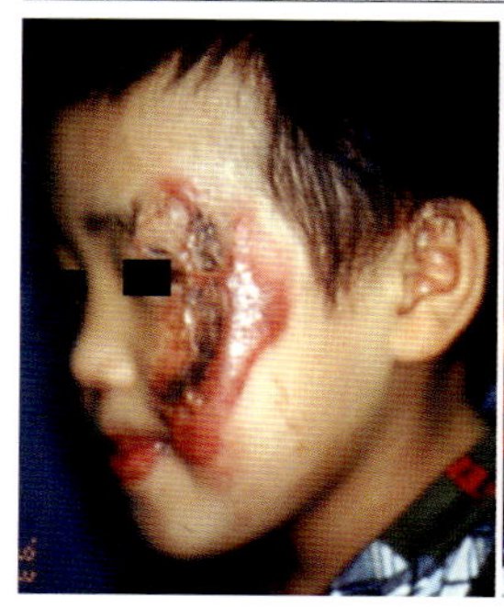

初診時

full expansion

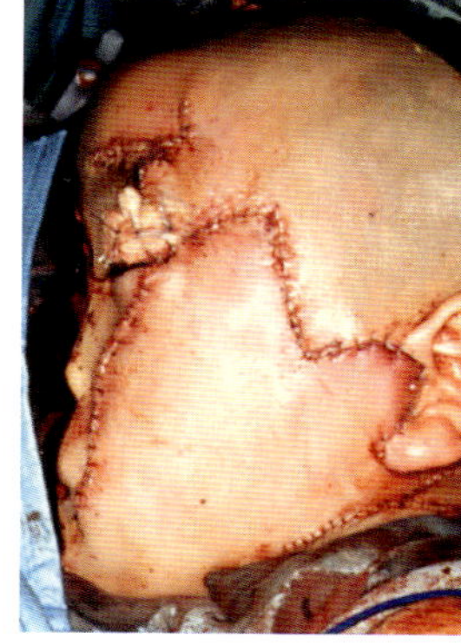

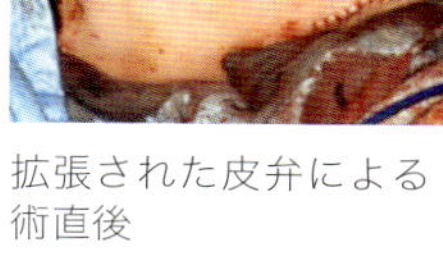

拡張された皮弁による術直後

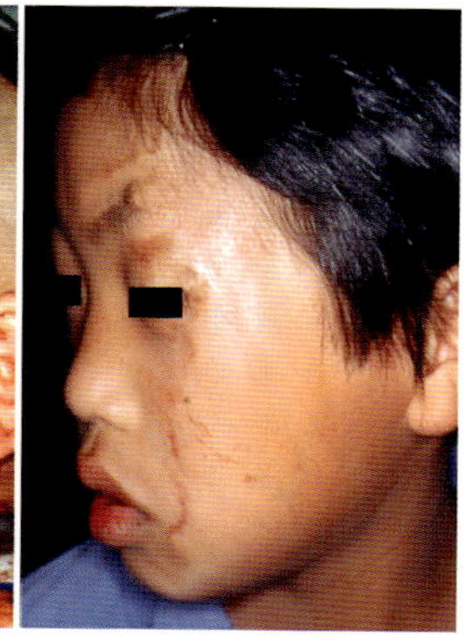

術後 6 カ月

7 歳，男児，左顔面の外傷後瘢痕

左頬部，左頸部，前額部に TE を挿入して再建する方針とした。

頬部では，顔面神経が SMAS 下層を走行しているため，TE は SMAS 上層に留置した。ドームは側頭部で同様に SMAS 上層に留置した。前額部の TE は前頭筋下，頸部の TE は広頸筋上に留置した。

3 カ月後 full expansion ののち，頬部と頸部で拡張された皮膚は celvicofacial flap として可能な限り顔面のエステティック・ユニットに沿うような再建を行った。皮弁の収縮による下眼瞼外反を予防するため，外眥靱帯に皮弁を固定した。左上眼瞼の瘢痕は，前額部に作成した皮弁で再建した。

Advice

・頬部・頸部では通常 SMAS 上，広頸筋上を剥離して TE を埋入するが，小児のように皮下脂肪が少ない場合表情筋の下に TE を挿入する。

（京都大学形成外科　鈴木茂彦先生提供）

症例 5 頸部の色素性母斑に対する再建

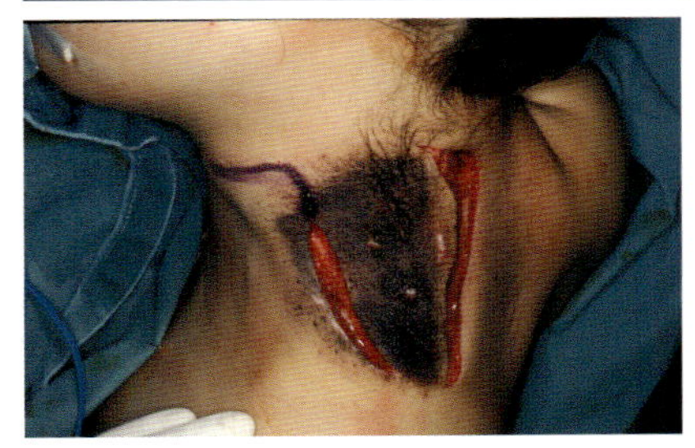

ポケット作成は母斑内切開から筋膜上で行った

13 歳，女児，左側頸部から背部にかけての色素性母斑（10 × 6cm）

母斑の前後に TE を挿入して再建する計画とした。TE を挿入する皮切は母斑内で長軸と平行にデザインした。後方は僧帽筋筋膜上を鈍的に剥離し，rectangular 型 150ml の TE を留置した。ドームは後頸部に置いた。前方は顔面神経，副神経のほか大耳介神経や外頸静脈を損傷しないよう広頸筋および胸鎖乳突筋筋膜上を鈍的に剥離し，rectangular 型 150ml の TE を留置した。ドームは肩峰方向の側頸部に置いた。

3 カ月後，full expansion ののち TE を抜去し，皮弁で十分被覆可能なことを確認してから母斑を切除した。頭側の瘢痕は下顎縁に沿って目立たない方向になるように留意した。

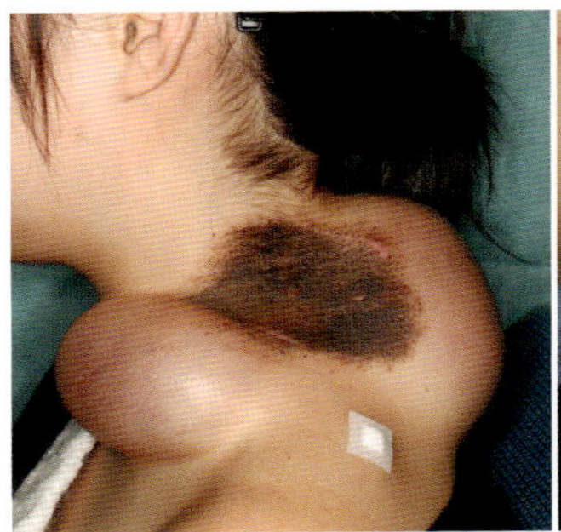

Full expansion

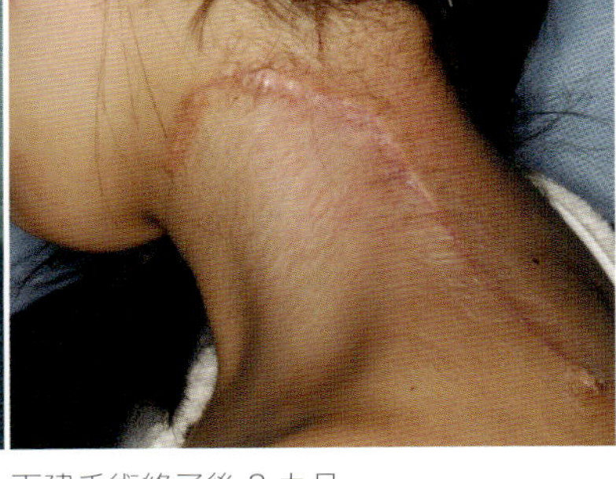

再建手術終了後 3 カ月

（金沢医科大学　島田賢一先生提供）

症例 6 胸部の色素性母斑に対する再建

12 歳，女児，色素性母斑

生下時より右乳房部色素性母斑を認めた。1 歳時よりレーザー治療を施行したが改善せず，6 歳および 7 歳時に分割切除術を施行した。

乳房発育前の 10 歳時に乳輪乳頭部を除く残存母斑および瘢痕を切除し，expanded deltopectoral flap での再建を行った。

12 歳時，乳輪乳頭部の位置はほぼ左右対称で，右乳房は順調に発育している。

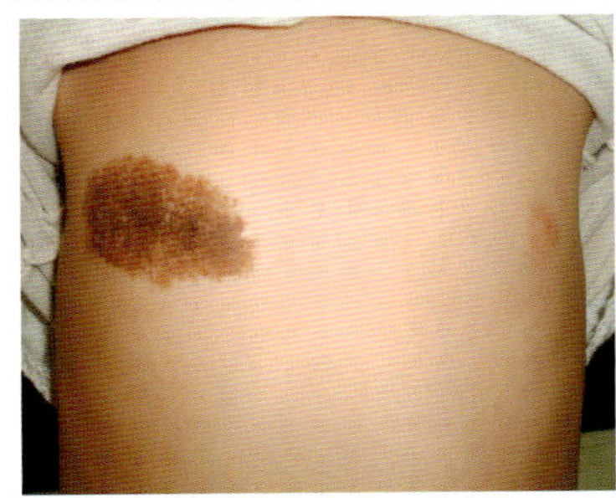

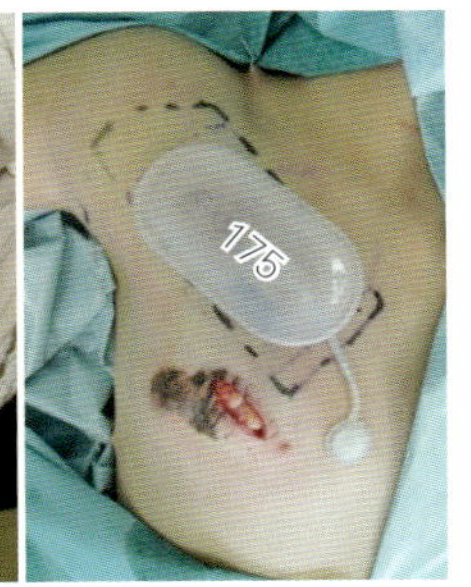

6 歳時

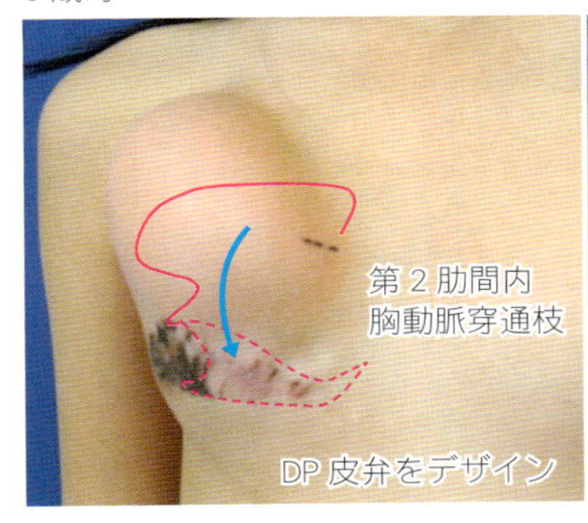

TE 挿入後 3 カ月

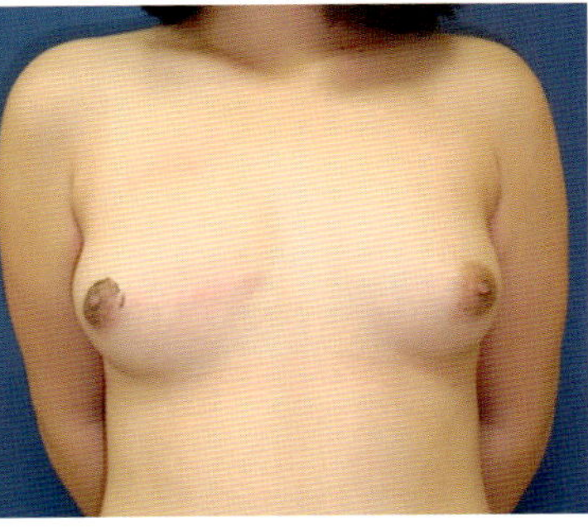

12 歳時

症例 7 大腿部の熱傷後瘢痕に対する再建

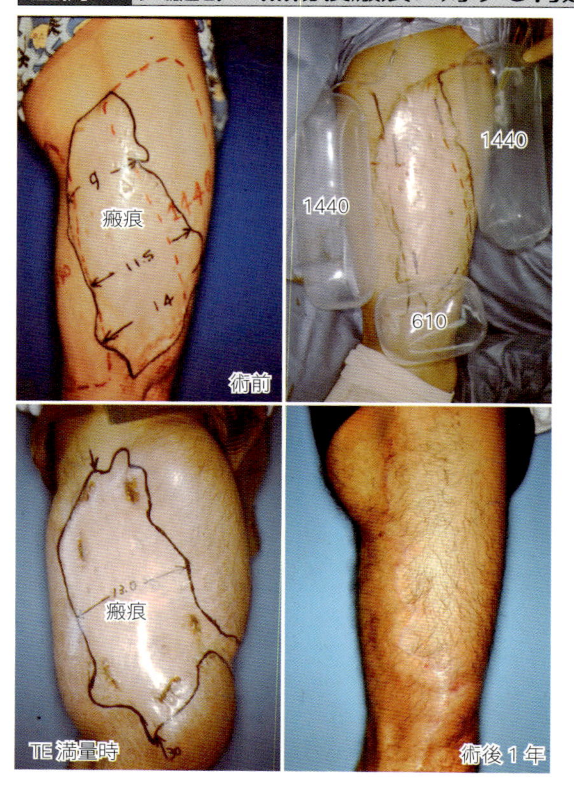

27 歳，男性，熱傷瘢痕

4 歳時に右大腿部に熱傷を負い，治癒後に大腿外側を中心に 28 × 14cm の瘢痕を認め，無毛部となっていた。

瘢痕切除目的に 1,440ml（W：8 × L：26 × H：8cm，rectangular 型）を 2 つ，610ml（W：9 × L：12 × H：7cm，rectangular 型）の 3 個の TE を瘢痕周囲皮下に挿入した。生理食塩水注入にて皮膚伸展を図り，約 2 カ月後に 2 回目の手術を施行した。

TE を除去し，伸展された皮膚で瘢痕を覆えることを確認した後に瘢痕の切除を行った。瘢痕切除後，伸展皮膚は適宜三角弁を入れながらジグザグ状に縫合した。

術後は，瘢痕拘縮を来たすことなく，整容的に満足する結果が得られた。

History & Review

●初めて TE を用いた報告。

Neumann CG: The expansion of an area of skin by progressive distention of a subcutaneous balloon: Use of the method for securing skin for subtotal reconstruction of the ear. Plast Reconstr Surg 19: 124–130, 1957

●現在の装置のもととなる TE を初めて乳房再建に用いた報告。

Radovan C: Breast reconstruction after mastectomy using the temporary expander. Plast Reconstr Surg 69: 195–208, 1982

●現在の装置のもととなる TE を身体各部に用いた論文。

Radovan C: Tissue expansion in soft tissue reconstruction. Plast Reconstr Surg 74: 482–492, 1984

●TE で伸展された表皮細胞は分裂増殖能が亢進することを実験的に報告した。

Austad ED, Thomas SB, Pasyk KA: Tissue expansion: Dividend or loan? Plast Reconstr Surg 78: 63–67, 1986

●TE によって拡張された皮弁の血流は delay 効果と同様の現象で増加することを実験的に証明した論文。

Sasaki GH, Pang CY: Pathophysiology of skin flaps raised on expanded pig skin. Plast Reconstr Surg 74: 59–65, 1984

●TE で伸展された組織の反応を分子生物学的に説明した論文。

Takei T, Mills I, Arai K, et al: Molecular bases for tissue expansion: Clinical implications for surgeon. Plast Reconstr Surg 101: 247–258, 1998

●TE の合併症に対する危険因子についてまとめた論文。

Huang X, Qu X, Li Q: Risk factors for complications of tissue expansion: A 20-year systematic review and meta-analysis. Plast Reconstr Surg 128: 787–789, 2011

第11章 知っておきたい知識

p.305

1. 遊離植皮術とその他の組織移植術の歴史

清川兼輔・王丸陽光

遊離植皮術の歴史

遊離植皮術は，有茎皮弁作成術よりも歴史が新しく，19世紀に入ってから発展してきた。1804年にイタリアの生理学者Baronioが，ヒツジの背中を用いて遊離全層植皮術を行っている。その際Baronioは，皮下脂肪や筋肉を付着させなければ生着するという報告を行ったが，なぜかその報告が注目されることはなかった。その後，1817年に医師であるLerouxが外鼻欠損に対して，古代インド式遊離植皮術を行い成功した症例を報告している。この術式は，皮膚片採取部である殿部を木製のスリッパで腫れあがるまでたたき，皮膚全層と皮下組織を含んだ遊離皮膚片を採取する。その後，遊離皮膚片を移植部に特殊なセメントで固定する方法であった。また，1823年にはBungerも同様の方法を用いて移植皮膚を生着させることに成功し，遊離植皮術の可能性について報告している。しかし，当時有名な外科医たちの間では，人間での遊離植皮は成功しないとの考え方が一般的であった。

それから約半世紀後，パリの病院で創傷治癒の臨床研究を行っていたスイス人のReverdinが，潰瘍の中央に残存した島状の上皮から皮膚が拡大伸展することに気づいた。そこでReverdinは，母指の潰瘍に上腕から表皮と真皮を含んだ1cm四方の植皮片を2カ所移植し，移植皮膚の生着に成功した。Reverdinは，このことを1869年の12月8日にパリで行われた外科学会で報告した。これが，現代に通じる遊離植皮術を世界で初めて学問的に報告したものであり，その後，本格的にその歴史が始まった。

1872年にはフランス人のOllierが，また1886年にはドイツ人のThierschが，それぞれ表皮と薄い真皮を含んだ分層植皮に成功し報告した。これらの植皮の方法は現在における薄めの分層植皮術であり，それぞれの名前を用いて別名Ollier-Thiersch植皮とも呼ばれている。一方，1870年にLawsonが，1872年にLe Fortが，それぞれ兎眼に対して表皮と真皮の全層を含んだ全層植皮術に成功した。また1875年にWolfeが全層植皮の有用性を報告し，1893年にKrauseは，移植床のwound bed preparation（デブリードマンおよび止血）を十分に行い，植皮片のしっかりとした圧迫と固定することで生着率を向上させ，全層植皮の術式を完成させた。この植皮方法が現在における全層植皮術であり，それぞれの名前を用いて別名Wolfe-Krause植皮とも呼ばれている。

Ollier-Thiersch植皮は当時実際の臨床でも広く用いられたが，Krauseはその植皮法が皮膚の修復にとっては不十分であると指摘した。この指摘以降Ollier-Thiersch植皮の欠点を補うために，原法から術式を変化させ，その術式は原法である薄め分層植皮術から中間および厚め分層植皮術へと発展していった。

また，それらの植皮を行う際の採皮に用いる採皮刀の開発には，Blairが大きくかかわっている。1929年にThierschが作成した採皮刀を改良し，さらに吸引器を用いることで容易に適度な厚さの採皮を行うことができたと報告している。その後，Blairが開発した採皮刀にはさらなる改良が加えられ，現在でもフリーハンドナイフとして臨床に広く用いられている。また，1939年にはPadgettがドラム式ダーマトームを，1948年にはBrownが電動式ダーマトームを開発し，より精密な厚さで採皮することを可能とした。

わが国の遊離植皮術の歴史については，1899年に開催された第1回日本外科学会総会において富田忠太郎が遊離植皮術について報告している。その報告の内容は，難治性潰瘍2例と瘢痕拘縮3例に対して全層植皮術を行い，1例では完全脱落し，他の4例では部分生着したというものであった。その際の討論では，分層植皮では薄いものの方が生着しやすいか，潰瘍を搔把するべきか，止血を行う必要があるか，ガーゼ交換はどのようにすべきかなどが議論されていた。また当時では，被覆材に「ゆば」を使用することが推奨されていた。わが国でも，明治後期には遊離植皮術が広く普及していたと推測される[1)~3)]。

骨移植術の歴史

骨移植術の歴史については，1682年にVan Meekrenが頭蓋骨欠損に対してイヌの頭蓋骨を移植したのが始まりである。しかし，その症例については教会からの圧力によって移植骨が摘出されたと記録されており，実際この異種骨移植が成功したかどうかに関しては詳細不明である。

1809年にMerrenが自家骨移植の基礎実験を，次いで1820年にVon Waltherがその臨床応用について報告している。1867年にOllierは，移植された骨膜と骨が生存すること，そして移植骨片自身にも骨形成能があることを報告した。一方1893年にBarthは，移植骨は数日で完全に死滅し生きた移植床に接した部位よりの吸収と置換が行われると報告し，移植骨生着について両者の意見が対立していた。1914年にPhemisterはさらに研究を行い，①移植骨表層に存在する骨形成細胞は，移植床からの酸素と栄養の拡散によって生存している，②移植骨の大部分は死滅し，移植後10日目には移植床との間に間隙が観察される，③移植骨表面に生存する骨形成細胞は，移植骨中心部の壊死した部分の吸収と置換に重要な役割を果たしている，④血腫は移植骨の生存には有害である，⑤骨の煮沸は細胞を死滅させるため煮沸骨移植は生着しないという5点について報告した。

その後1918年にGallieは，移植骨表面の細胞生存は重要であり，その点では皮質骨より海綿骨の方が有利であると主張した。また，1944年にMowlemも骨移植において海綿骨の方が皮質骨より有利であることを報告し，さらにその生着には移植骨周囲の環境づくりが重要であることを報告している。彼らの報告を踏まえ，1952年にKazanjianは，①移植骨表面の生存には移植床の適切な血行が必須である，②移植床から移植骨への骨誘導を容易にするためには，両者が骨面と骨面で接していることが重要である，③移植骨は強固に固定する必要がある，④移植骨は健常組織の中に置かれることが重要であり，感染した組織の中では不成功に終わる，⑤術中はできるだけ生きた細胞の保存に注意を払うことが重要であるなどの遊離骨移植についてのガイドラインを作成し，骨移植が生着するための基本的な手技を確立した。

その後も骨移植における骨形成についての基礎研究が進み，1973年にはUristらが未分化間葉細胞を軟骨細胞や骨細胞に分化させる物質BMP（bone morphogenic protein）が移植骨片から遊離されることを発見した。現在では，このBMPによって骨誘導が行われることで，骨移植が成功すると考えられている。

わが国の骨移植術については，1907年に富田，1908年には橋本や荘らによって，自家骨移植だけでなく新鮮煮沸牛骨や新鮮家兎の異種骨移植までがすでに行われていたとの報告がある。このように，わが国でも骨移植の研究開発が進んでいた記録が残っている[1)4)~6)]。

軟骨移植術の歴史

軟骨移植術の歴史は，動物実験から始まっている。1865年にBertが白ねずみの尾に，1893年にはPenskyが動物の膝関節に軟骨移植を行ったと報告している。人体では，1896年にKonigが肋軟骨を気管欠損部へ移植したのが初めての報告である。以後，肋軟骨を用いた軟骨移植については，1899年にMongaldtが鞍鼻に対して肋軟骨移植を行い，1913年と1923年にはDavisとNeuhofが，それぞれ頭頸部の組織欠損や頭蓋欠損に非常に良い移植材料であることを報告している。また，1943年にはPeerが，顔面の骨や軟部組織の欠損に対するaugmentationを目的として採取した肋軟骨をサイコロ状に細工して移植し非常に有用であったと報告している。その後1959年にTanzerが，小耳症に対する耳介形成術の際のフレームワークに初めて用いている。以降，隆鼻術や眼球陥凹のaugmentationなどに対して，肋軟骨移植が一般的に行われるようになった。

鼻中隔軟骨を用いた軟骨移植については，1941年にPeerは自家鼻中隔軟骨移植が生着することを報告し，1966年にはMillardが外鼻形成術の際の鼻柱形成に用いて良好な結果を得たと報告している。その後，1956年にConverseが鼻翼欠損に対して，1962年と1969年にMillardとMustardéがそれぞれ眼瞼欠損に対して鼻中隔軟骨移植を行っている。

耳介軟骨を用いた軟骨移植については，1953年にBarskyとBlinickが卵管の開存維持のために，1962年にDuncanが中耳手術にそれぞれ用いたようである。以後，形成外科領域でも用いられるようになり，現在では眼瞼や鼻翼の再建によく用いられている[1)5)]。

脂肪移植術の歴史

脂肪移植術の歴史は，1893年にNeuberが人体を用いて脂肪移植を行ったのが始まりである。1910年にLexerが，片側顔面萎縮症に対するaugmentationや豊胸術などさまざまな組織不足や欠損に対して脂肪移植を用い，臨床的に有用であったと報告している。しかし，当時の大半の形成外科医は，組織不足や欠損に対して，脂肪移植よりもシリコンなどの人工物，軟骨，骨および真皮などの移植を好んで用いていたようである。その理由は，脂肪移植は感染しやすく生着しにくいこと，また仮に生着しても大部分が吸収され臨床効果に乏しいことであった。

そのため，脂肪生着についての研究や議論が盛んに行われるようになり，組織球が自壊した脂肪細胞から放出される脂質を貪食して脂肪細胞に変化するとした説（細胞置換説）や，移植した脂肪細胞がそのまま生存するとした説（細胞生存説）などが報告された。1950年にPeerが人体を用いて脂肪移植の実験を行い，①脂肪組織の生着については，遊離植皮の生着機序と同じように4日目に脂肪組織の中の血行が再開されることで生着する，②脂肪組織内に存在する組織球は，自壊もしくは破壊された脂肪細胞を排除していることを報告した。この報告により，細胞生存説が支持され脂肪移植における脂肪生着の機序が確立された。

この生着機序の確立によって，真皮脂肪移植の方が脂肪移植よりも血行が再開しやすく広範囲の生着が期待できること，また生着後の吸収が少ないことがわかり，1949年にはStevensonが片側顔面萎縮症に対してaugmentationに真皮脂肪移植を用いている。また1953年にBamesが，1959年にはWatsonが豊胸術に真皮脂肪移植を用いて良好な結果を得たことを報告している[1)]。さらに，脂肪吸引の普及に伴い，その吸引した脂肪を注射器で注入する脂肪注入法が1986年にChajchirやEllenbogenによって初めて報告された[7)]。その後，脂肪注入法は豊胸術を中心に一般的に行われるようになり，2006年頃より採取した脂肪を酵素処理して幹細胞を取り出し，脂肪とともに注入を行う脂肪幹細胞移植が開発された。現在では，生着率の向上のため更なる技術研究が進んでいる。

筋膜移植術の歴史

筋膜移植術の歴史については，1901年にMcArthurが外腹斜筋膜を用いて鼠径ヘルニアの治療を行ったのが始まりである。また，1904年にMurphyは，膝関節などの関節包の形成に筋膜を用いている。以降，筋膜は靭帯，腱，胸膜，硬膜，胸壁，気管や食道壁などのさまざまな部位の再建に用いられてきた。

形成外科領域では，1909年にKirscher，1913年にBuschやSteinが大腿筋膜を用いて顔面神経麻痺に対する再建を行っている。また，1924年にGallieとLeMesurierが，巨大な腹壁瘢痕ヘルニアに対してシート状の大腿筋膜移植を行ったことを報告している。1947年にはFriedenwaltとGuytonが，眼瞼下垂症に対して前頭筋つり上げ法を行う際に大腿筋膜を用いる方法を報告しており，現在に至るまでさまざまな疾患に対して筋膜移植が臨床応用されている[1)]。

参考文献

1）Converse JM: Reconstructive Plastic Surgery. edited by Converse JM, pp126–313, WB Saunders, Philadelphia, 1977
2）倉田喜一郎：植皮術の実際（第1版）．pp21–38，中外医学社，東京，1977
3）倉田喜一郎：植皮の歴史（第1版）．pp173–248，克誠堂出版，東京，1986
4）山本真：骨・軟骨の基礎と臨床　骨・軟骨移植の歴史．別冊整形外科別冊 8：2–5，1985
5）木本誠二，和田達雄：新外科学大系　形成外科 I．pp262–282，中山書店，東京，1988
6）波利井清紀，秦維郎：形成外科アドバンスシリーズ I–6 骨移植 最近の進歩，pp3–9，克誠堂出版，東京，1995
7）鬼塚卓彌：形成外科手術書　基礎編（改訂第4版）．pp309–316，南江堂，東京，2007

皮弁移植術の歴史

亀井　譲・三鍋俊春

皮弁移植術の歴史は古く，紀元前6～7世紀にインドで行われていた前額皮弁に始まるといわれている。これは，刑罰として鼻をそぎ落とされた人に対して造鼻術として行われたものとして知られている。また，中世イタリアで行われたTagliacozziによる造鼻術も有名である。これは，上腕部に弁状に挙上した皮膚脂肪弁を欠損部に縫合して，欠損部からの血流を確保した後に弁状の部分を切り離して移植する，いわゆる遠隔皮弁のうちの直達皮弁である。

皮弁移植術の確立

現在のように皮弁移植術として確立されたのは1900年代になってからである。各種局所皮弁（表1）が開発され，1920年にはGillisにより筒状皮弁が考案された。その後，1963年にはMcGregorにより側頭筋弁が，1965年にBakamjian[1]がdeltopectoral flapいわゆるDP皮弁を報告し，頭頸部再建に多く利用されるようになった。1970年代になると，McGregorら[2]が鼠径皮弁を報告，McLeanら[3]による遊離大網移植，Danielら[4]による遊離鼠径皮弁移植，Hariiら[5]による遊離皮弁移植の成功が報告され，皮弁移植術は画期的な発展を遂げた。さらに1976年には神経血管柄付き遊離筋弁，その後，連合皮弁や穿通枝皮弁が開発され現在に至っている（表2）。その他には，動脈と静脈が逆の方向に流れている逆行性皮弁，非生理的な静脈皮弁，大網などを利用して，新しい血管系を作成するneovascularized flap（prefabricated flap）などが報告され，多くの再建術に用いられるようになった。

表1　局所皮弁

1　回転皮弁（rotation flap）
2　横転皮弁（transposition flap）
3　進展皮弁（advancement flap）
　1）sinngle pedicle advancement flap
　2）double pedicle flap
　3）V-Y advancement flap

皮弁血行の概念

一方，皮弁血行の概念は，19世紀後半より人体の皮膚血行の研究が始められ，1936年にはSalmonにより，全身皮膚動脈のX線造影が報告された。その後，1973年に，McGregorやMorganらにより軸走皮弁（axial pattern flap）と乱軸皮弁（random pattern flap）の概念が提唱され，血行による分類がなされるようになってきた。また，皮膚への血液の供給形態の概念から，direct cutaneous arteryとmusculocutaneous arteryに分類され，やがて筋皮弁へと発展し，1980年代になるとMathesやNahaiらにより筋肉の血行分類が報告された。1982年にSongら[6]が上肢の筋間中隔を穿通する血管を利用した皮弁を報告し，さらに筋間中隔からの穿通枝により栄養される筋膜皮弁が開発された。それにより1984年には，CormackやLambertyらにより筋膜皮弁の血行分類がされ，その後Nakajimaらにより筋膜皮弁血行の6型が報告された。1987年になるとTaylorらによりAngiosomeの概念が提唱され現在多くの研究が行われている（表3）。

このように，多くの皮弁の開発に並行して血管解剖や皮弁血行の解明が行われてきたが，細かい部分での統一された見解が待たれるのも現状である。

表2 皮弁開発の歴史

年代	術式	著者・術者	国
600BC	前額皮弁による外鼻再建（インド造鼻法）	Sushruta Samhita	インド
1597	筒状皮弁による外鼻再建，delay 法の記載	Tagliacozzi	イタリア
1896	広背筋皮弁による乳房再建	Tansini	イタリア
1920	筒状皮弁 tubed pedicle flap	Gillis	イギリス
1946	筋弁による骨髄炎治療	Stark	イギリス
1963	側頭筋弁	McGregor	イギリス
1965	胸三角筋部皮弁 deltopectral flap	Bakamjian	アメリカ
1971	下肢の筋皮弁	Ger	南アフリカ
1972	鼠径皮弁 groin flap	McGregor	イギリス
1972	世界初の遊離皮弁成功	波利井	日本
1972	薄筋皮弁 musculocutaneous flap	Orticochea	コロンビア
1973	遊離皮弁 free flap の英文論文発表	Taylor	オーストラリア
1976	神経血管柄付き遊離筋弁	Harii	日本
1981	筋膜皮弁 fasciocutaneous flap	Pontén	スウェーデン
1981	連合皮弁 combined flap	Harii	日本
1989	穿通枝皮弁 perforator flap	Koshima	日本

表3 皮膚血行の研究と皮弁血行概念の変遷

年代	血行分類・概念	研究者・提唱者	国
1870–90	人体皮膚血行，血行区分研究	Spalteholz, Manchot	ドイツ
1936	全身皮膚動脈 X 線造影研究	Salmon	フランス
1969	皮弁の縦横比率は一定説を否定	Milton	イギリス
1973	Axial pattern/random pattern	McGregor & Morgan	イギリス
1977	筋肉皮膚血行領域	McCraw	アメリカ
1981	筋肉の血行分類	Mathes & Nahai	アメリカ
1984	筋膜皮弁の血行分類	Cormack & Lamberty	イギリス
1986	筋膜皮弁血行の 6 型	Nakajima	日本
1987	Angiosome 概念	Taylor	オーストラリア
2001	穿通枝皮弁の定義	Blondeel ほか	ベルギー

参考文献

1) Bakamjian VY: A two stage method for pharyngoesophageal reconstruction with a pectoral skin flap. Plast Reconstr Surg 36: 173–184, 1965
2) McGregor IA, Jackson IT: The groin flap. J Plast Surg 25: 3–16, 1972
3) McLean BH, Bunke HJ: Autotransplant of omentum to a large scalp defect with microsurgical revascularization. Plast Reconstr Surg 49: 268–274, 1972
4) Daniel RK, Taylor GI: Distant transfer of an island flap by microvascular anastomoses. Plast Reconstr Surg 52: 111–117, 1973
5) Harii K, Ohmori K, Ohmori S: Successful clinical transfer of ten free flaps by microvascular anastomoses. Plast Reconstr Surg 53: 259–270, 1974
6) Song R, Gao Y, Song Y, et al: The forearm flap. Clin Plast Surg 9: 21–35, 1982

索　引

和文

欧　文

数字・記号

形成外科治療手技全書 II
形成外科の基本手技 2
〈検印省略〉

2017年4月1日　第1版第1刷発行
定　価 （本体 16,000円＋税）

監　修　波利井 清紀・野﨑 幹弘
総編集　平林 慎一・川上 重彦
編　集　清川 兼輔・亀井　譲
発行者　今井　良
発行所　克誠堂出版株式会社
〒113-0033　東京都文京区本郷3-23-5-202
電話　03-3811-0995　　振替　00180-0-196804
URL　http://www.kokuseido.co.jp

印刷・製本：株式会社シナノパブリッシングプレス
イラスト：勝山 英幸
デザイン・レイアウト：有限会社貫太郎事務所
株式会社MOデザイン室
佐野裕子

ISBN 978-4-7719-0478-1 C3047　￥16,000E